# TRAITÉ PRATIQUE

DES

# DÉVIATIONS

## DE LA COLONNE VERTÉBRALE

DÉPÔT LÉGAL
Seine & Oise
N° 391
1900

PAR

**P. REDARD**

ANCIEN CHEF DE CLINIQUE CHIRURGICALE DE LA FACULTÉ DE MÉDECINE DE PARIS
CHIRURGIEN EN CHEF DU DISPENSAIRE FURTADO-HEINE
MEMBRE CORRESPONDANT DE L'AMERICAN ORTHOPEDIC ASSOCIATION

---

Avec 231 figures dans le texte

---

PARIS
MASSON ET C^ie^, ÉDITEURS
Libraires de l'Académie de médecine
120, BOULEVARD SAINT-GERMAIN

1900

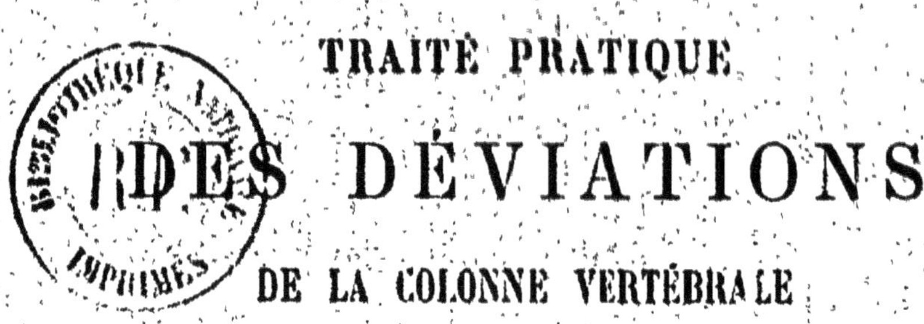

TRAITÉ PRATIQUE

# DES DÉVIATIONS

DE LA COLONNE VERTÉBRALE

CORBEIL. — IMPRIMERIE ÉD. CRÉTÉ

# TRAITÉ PRATIQUE

DES

# DÉVIATIONS

# DE LA COLONNE VERTÉBRALE

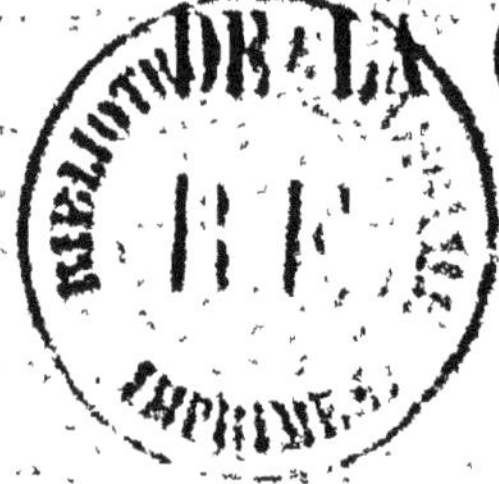
BIBLIOTHÈQUE NATIONALE
RF
IMPRIMÉS

PAR

**P. REDARD**

ANCIEN CHEF DE CLINIQUE CHIRURGICALE DE LA FACULTÉ DE MÉDECINE DE PARIS
CHIRURGIEN EN CHEF DU DISPENSAIRE FURTADO-HEINE
MEMBRE CORRESPONDANT DE L'AMERICAN ORTHOPEDIC ASSOCIATION

---

Avec 231 figures dans le texte

---

PARIS
MASSON ET C^ie, ÉDITEURS
Libraires de l'Académie de médecine
120, BOULEVARD SAINT-GERMAIN

1900

# PRÉFACE

Cet ouvrage est le résumé de mes études et de mes observations sur les déviations de la colonne vertébrale, pendant quinze années.

Le sujet que je traite est particulièrement aride, ingrat; les résultats thérapeutiques, en particulier, sont lents, souvent difficiles à obtenir. L'étude des déviations rachidiennes, en raison de leur fréquence et de leur gravité, n'en constitue pas moins un des chapitres les plus importants de la chirurgie orthopédique. Depuis que l'orthopédie a cessé d'être empirique et suit une voie véritablement scientifique, de très notables progrès, surtout dans ces dernières années, ont été réalisés pour le traitement des difformités du rachis.

Je désire indiquer dans ce traité les résultats de ma pratique, décrire les nouvelles méthodes que j'ai imaginées, apprécier le mode d'action et la valeur des divers procédés thérapeutiques que j'ai expérimentés.

Bien qu'il s'agisse d'une œuvre essentiellement pratique, dans laquelle le traitement occupe le premier rang, j'ai jugé utile de développer quelques questions d'anatomie et de physiologie pathologiques, de pathogénie et d'étiologie qui, au premier abord, paraissent trop techniques, mais qui sont cependant les bases d'une thérapeutique rationnelle.

C'est ainsi que j'ai longuement étudié l'anatomie pathologique et la pathogénie de la scoliose des adolescents, démontrant que les notions acquises par cette étude permettent une connaissance plus exacte de cette difformité et retentissent d'une façon directe sur les moyens d'obtenir la guérison.

J'ai compris dans deux groupes toutes les variétés de déviations du rachis.

J'étudie dans le premier groupe (*déviations dans le sens antéro-postérieur*), les cyphoses, les lordoses et tout particulièrement les déviations du Mal de Pott. J'apprécie la valeur et les indications de la nouvelle méthode de redressement rapide des gibbosités pottiques.

Je décris dans le deuxième groupe, le plus important, les *déviations latérales*, insistant sur les déviations d'origine statique et nerveuse. Les diverses variétés de scolioses sont décrites séparément, en se basant sur les conditions étiologiques de leur développement.

La valeur, les indications du traitement de la scoliose des adolescents ont été établies avec un soin tout particulier. J'expose enfin les résultats de ma méthode de redressement forcé dans le traitement des scolioses graves et invétérées.

J'adresse tous mes remerciements à mon collègue et ami P. Bezançon, pour sa précieuse collaboration à la rédaction de mon chapitre sur les déviations vertébrales d'origine nerveuse, ainsi qu'à mes élèves : Pomé, F. Michel,

J. Lacombe, qui m'ont aidé à recueillir mes observations cliniques dans mon service du Dispensaire Furtado-Heine.

M. C. Ruckert a droit à tous mes remerciements pour la bonne exécution de mes photogravures.

Je remercie aussi M. Éd. Crété, qui a bien voulu surveiller très attentivement l'impression des épreuves typographiques.

P. Redard.

Paris, le 10 juin 1900.

# TRAITÉ PRATIQUE

DES

# DÉVIATIONS DE LA COLONNE VERTÉBRALE

## INTRODUCTION A L'ÉTUDE DES DÉVIATIONS DE LA COLONNE VERTÉBRALE

Avant d'entrer dans l'étude des déviations de la colonne vertébrale, il est nécessaire de rappeler quelques détails d'anatomie physiologique, d'insister sur les courbures, les mouvements, les attitudes, le développement du rachis à l'état normal.

1. *Courbures du rachis.* — La colonne vertébrale de l'homme adulte présente plusieurs *courbures antéro-postérieures* ou *sagittales*; la région cervicale est convexe en avant, de même que la région lombaire, tandis que la colonne dorsale présente une convexité dirigée en arrière; la région sacro-coccygienne décrit également une courbe à concavité antérieure.

Tandis que les lignes épineuses au cou et au dos suivent, en la modifiant légèrement, la courbe de la ligne des corps vertébraux, la ligne épineuse lombaire devient droite, et parfois s'infléchit en arrière (P. Richer).

Des quatre courbures antéro-postérieures, les trois premières se font par une transition insensible; la dernière naît, au contraire, par une courbure brusque, d'où la formation de l'angle sacro-vertébral.

Ces courbures normales sont peu accentuées et varient beaucoup suivant les sujets, les races, les âges et les professions. Elles ont pour conséquence une différence d'épaisseur entre la partie antérieure et la partie postérieure du corps vertébral et une différence d'épaisseur correspondante des disques vertébraux taillés en forme de coins. Mais cette constitution du rachis a elle-même une cause, et nombreuses sont les théories proposées pour l'expliquer.

L'élasticité des ligaments jaunes, mise en avant par L. Hirschfeld, a un effet indéniable sur la persistance des courbures, mais elle n'est, comme l'épaisseur des corps ou des cartilages, que l'effet d'une cause à déterminer.

Malgaigne et G.-H. Meyer ont voulu voir dans ces courbures un résultat de la force musculaire mise en jeu par l'enfant, pour se tenir debout ou assis, pour marcher. Il se produirait, sous l'influence de cette action musculaire et aussi de la lutte contre le poids des parties supérieures du corps, une courbure primitive dorsale, rendue permanente par le développement des os, toutes les autres courbures n'étant que secondaires. Cette théorie parle vaguement d'action musculaire et de poids du corps, mais sans préciser la manière d'agir de ces forces ; elle admet de plus, sans preuves suffisantes, que la courbure dorsale est primitive. H. Staffel la croit au contraire secondaire. Pour lui, l'inflexion primitive serait la courbure lombaire qui se développerait au moment où l'enfant passe de l'attitude du premier âge à l'attitude bipède et commence à marcher, attitude qu'il prend pour ramener en arrière son centre de gravité placé trop en avant de la ligne joignant les axes des articles coxo-fémoraux. Cette théorie diffère peu de celle de A. Mora qui admet également que le poids des viscères abdominaux, attachés par le mésentère à la colonne lombaire, entraîne en avant ces mêmes vertèbres et, appuyant en même temps sur le bassin, le ferait basculer en avant, produisant ainsi cet angle sacro-vertébral, si accusé chez l'adulte.

Ainsi que les auteurs précédents, Testut et Cunningham admettent que les courbures sont acquises et non primitives; l'angle sacro-vertébral commencerait seul à apparaître dès le cinquième mois de la vie intra-utérine. L'inflexion cervicale, due à l'acte de relever la tête, viendrait au quatrième ou cinquième mois de vie extra-utérine, puis, plus tard, au moment de la marche, se produirait la courbure dorsale.

Les recherches précises de Bouland viennent à l'encontre de cette opinion. Cet auteur a trouvé qu'au moment de la naissance le rachis humain présente :

1° Une *courbure cervicale* à convexité antérieure dont la corde est en moyenne de 42 millimètres, et la flèche de 2mm,5 ;

2° Une *courbure dorsale* à concavité antérieure formée par les dix ou onze premières dorsales, ayant une corde de 78mm,5 et une flèche de 4mm,25 ;

3° Quelquefois une *courbure lombaire* à convexité antérieure, mais cette courbure fait le plus souvent défaut. Cette courbure se formerait vers l'âge de deux ans et serait presque exclusivement due à la forme des fibro-cartilages interarticulaires.

Pour expliquer la courbure lombaire, il faut tenir compte de l'influence du poids des viscères abdominaux et du mouvement de bascule du bassin quand l'enfant commence à marcher. Mais il nous paraît aussi qu'une large part doit être faite à l'hérédité. Nous rappellerons que l'aspect de rectitude du rachis chez le fœtus et chez l'enfant est souvent trompeur et dû à la rectitude de la ligne unissant les apophyses épineuses, alors que les corps vertébraux eux-mêmes peuvent dessiner des courbures.

Avec Charpy, nous pensons que l'accentuation de la courbure lombaire, exagérée durant la grossesse et persistant en partie après l'accouchement, a pu devenir, après un grand nombre de générations, un caractère fixe et hérédit..ire.

Peut-être même pourrait-on admettre alors que cette hérédité aurait comme manifestation fœtale une hauteur différente des noyaux d'ossification, fait signalé par Bouland qui croyait y trouver la cause unique des inflexions normales du rachis du nouveau-né.

Les courbures antéro-postérieures ne sont appréciables que sur la colonne des corps vertébraux ; la colonne apophysaire est complètement droite dans la position horizontale. C'est à cette disposition qu'il faut rattacher l'erreur que commettent encore aujourd'hui quelques auteurs qui admettent la rectitude complète du rachis chez le nouveau-né.

L'existence d'une *courbure latérale* au niveau de la partie dorsale gauche du rachis, surtout marquée au niveau des 3e, 4e et 5e vertèbres dorsales, n'est pas admise par tous les auteurs.

On a voulu faire jouer à cette courbure un rôle important dans l'étiologie des scolioses dorsales à convexité droite (Voy. *in* Scoliose : Étiologie). Cette courbure latérale a été attribuée à la prédominance d'action du bras droit (Bichat, Béclard, Tillaux); à l'attitude intra-utérine du fœtus ; à l'hypertrophie normale du côté droit; à sa nutrition exagérée (Malgaigne, Vogt, Busch, Volkmann, Albrecht); au passage de l'aorte à gauche (Sabatier, Bouvier).

D'après Stadfeld, la dépression latérale existerait déjà chez le nouveau-né et serait le résultat de la torsion en spirale que subit l'embryon pendant la première semaine.

La plupart des anatomistes avec Cruveilhier, Sappey, Testut n'admettent qu'une gouttière latérale, sans courbure, une véritable empreinte artérielle. Les faits de Cruveilhier, de Géry, de Beaunis, dans lesquels l'aorte située à droite, avec transposition des viscères, chez des individus non gauchers, a laissé son empreinte sur le côté droit de la colonne, viennent à l'appui de cette opinion.

Nous donnons plus loin les autres raisons qui nous autorisent à nier l'existence d'une courbure latérale normale (*scoliose physiologique*) et son influence sur le développement des scolioses dorsales droites.

II. — Le rôle physiologique du rachis doit être examiné à un triple point de vue : il protège la moelle, reçoit le poids du corps et le transmet au bassin, et enfin, est doué de mouvements propres.

On peut décomposer la colonne rachidienne en deux colonnes secondaires : l'une antérieure, la *colonne des corps vertébraux*, ayant comme fonction spéciale de supporter le poids du tronc avec les viscères, de la tête et des membres supérieurs ; l'autre placée en arrière de celle-ci, la *colonne apophysaire* ou des arcs vertébraux, ne jouant qu'un rôle secondaire dans la fonction de sustentation, mais formant le canal protecteur de l'axe médullaire et servant en outre à l'insertion de nombreux ligaments et muscles moteurs de l'appareil rachidien. Cette distinction établie par H. Meyer a une grande importance au point de vue de la théorie des scolioses.

La colonne des corps vertébraux est surtout destinée à servir d'axe de sustentation. Elle doit accomplir cet office aussi bien dans le repos que dans l'action; elle possède, en conséquence, au moins dans quelques-unes de ses parties, une certaine mobilité. Elle n'a pas une structure homogène, mais elle est composée de disques alternativement osseux et fibreux, suffisamment solidaires les uns des autres pour que la colonne vertébrale puisse lutter efficacement contre les forces qui la sollicitent latéralement ou suivant des obliques. De plus, ces disques fibreux, par la mise en jeu de leur élasticité propre, remplissent le vide angulaire formé entre les deux plans de contact de deux disques osseux qui tendent à s'éloigner dans les mouvements de flexion. Cette même élasticité sollicite la colonne fléchie à reprendre sa rectitude quand cesse l'action musculaire ou la force déprimante. Une conséquence naturelle du rôle que nous venons d'attribuer aux disques fibreux, c'est que ceux-ci sont d'autant plus épais que la région vertébrale où on les considère est plus mobile.

La colonne apophysaire, en dehors du rôle de protection qu'elle joue vis-à-vis de la moelle, sert encore à l'insertion des muscles moteurs du rachis, véritables régulateurs des attitudes.

Ces muscles, dits muscles des gouttières vertébrales, considérés dans leur ensemble, sont extenseurs de la colonne vertébrale. Ils luttent constamment contre le poids des viscères qui tend à fléchir le corps en avant; par leur contraction, ils renversent la colonne en arrière, ou la redressent alors qu'elle a été fléchie.

Lorsque les faisceaux costaux et transversaires du long dorsal, du côté droit, se contractent, la colonne vertébrale s'incurve et exécute dans son ensemble un mouvement de rotation en vertu duquel le corps regarde à droite. Les faisceaux du transversaire épineux du même côté (droit), par leur contraction, attirent vers eux la pointe des apophyses épineuses correspondantes, le corps regarde à gauche, du côté opposé à celui des muscles contractés.

Les faisceaux costaux et transversaires du long dorsal, ont donc pour antagonistes, au point de vue du mouvement de rotation, les faisceaux transversaires épineux du côté opposé (Testut).

Les muscles intertransversaires du cou, du dos, des lombes, s'ils se contractent synergiquement, tendent à immobiliser, à rendre rigide le rachis; contractés d'un seul côté, ils inclinent vers eux la colonne vertébrale.

Chaque vertèbre est soumise à une très forte pression de haut en bas qui tend à l'écraser et à la déplacer.

Nous apprécions le rôle de cette pression dans la genèse des scolioses. A l'état physiologique, la résistance à l'écrasement et au déplacement est produite par les disques intervertébraux, par les ligaments et par les muscles.

Le rachis, considéré comme organe locomoteur, présente des mouvements *partiels* ou de *totalité*.

Les mouvements *partiels* ont pour siège, ainsi que nous l'avons vu, la partie flexible de la colonne vertébrale. Ils se passent exclusivement dans les disques fibreux intervertébraux, et sont limités justement par la compressibilité et par l'élasticité de ces disques (G.-H. Meyer). De plus, la disposition des articulations intervertébrales, constituées par les apophyses articulaires, influe sur l'amplitude de ces mouvements, qui, d'autre part, sont limités par la plus ou moins grande laxité des capsules articulaires des articulations intervertébrales. C'est par ces raisons d'ordre analomique que s'explique le faible jeu des vertèbres dorsales, la mobilité assez grande de la région lombaire et l'étendue des mouvements exécutés par la région cervicale.

Les mouvements de *totalité*, exécutés par un segment plus ou moins étendu de la colonne vertébrale, peuvent être classés en trois espèces, rarement isolées, le plus souvent combinées.

1° Mouvements autour de l'axe longitudinal ou de *torsion* ou de *rotation*.

2° Mouvements autour de l'axe antéro-postérieur ou d'*inclinaison* [illegible] *érale*.

3° [illegible]ouvements autour de l'axe transversal ou de *flexion* et d'*extension*.

La *circumduction* résulte de la combinaison de ces divers mouvements.

Dans les mouvements de *torsion*, l'apophyse épineuse se déplace dans un sens opposé par rapport à la face antérieure du corps vertébral, pour l'observateur, ce déplacement de l'apophyse épineuse dans un sens donné, indique non seulement le sens, mais l'amplitude du mouvement de torsion, de rotation de la vertèbre. Il sert d'indicateur, au même titre que le poinçon, que l'aiguille que l'on enfonce dans la tête humérale, par exemple, pour rendre apparents, visibles pour ainsi dire, les mouvements de rotation que l'on imprime à l'humérus. On conçoit toute l'importance de ce fait dans le diagnostic du degré d'une scoliose.

Ce mouvement de torsion, de rotation vertébrale, se produit grâce à une véritable torsion des disques intervertébraux. Comme les autres mouvements du rachis, il est limité par le degré d'élasticité de ces disques et il est, par conséquent, d'autant plus ample que les disques sont plus épais.

Ainsi que l'a indiqué Judson, ce mouvement de torsion se combine en général avec la flexion latérale.

En effet, pour que l'inclinaison latérale se fasse sans rotation, il faut que le plan de flexion passe exactement suivant l'axe transversal de la vertèbre. Si ce plan de flexion passe suivant un diamètre oblique, on a une flexion plus ou moins accompagnée de rotation et même de flexion en avant.

Dans ce dernier cas, en effet, la pression exercée par suite de cette flexion latérale, tombant obliquement sur le plan supérieur de la vertèbre, et suivant un des diamètres obliques de ce plan, tend à faire glisser l'os vers le point qui subit une moindre pression, comme le noyau de cerise pressé entre les doigts.

Les corps vertébraux qui ont des moyens de résistance moins importants que ceux de la colonne apophysaire et des apophyses épineuses, subissent un déplacement plus prononcé que ces derniers. De là cette notion utile dans l'étude des scolioses, que la ligne apophysaire épineuse donne toujours la mesure atténuée de la torsion ou de la rotation des corps vertébraux.

La torsion a son siège presque exclusif dans la région dorsale, au niveau des dernières vertèbres; elle est à peu près nulle dans la région lombaire (frères Weber). Elle s'effectue, d'après Duchenne (de Boulogne), sous l'influence du transversaire épineux.

Les mouvements d'*inclinaison latérale* sont très limités et se passent surtout, chez le vivant, dans les articles coxo-fémoraux et aussi dans la région lombaire.

Les obstacles à ces mouvements se trouvent dans la résistance des ligaments interosseux et de la partie latérale du ligament vertébral commun antérieur.

La tête des côtes, le peu de hauteur des disques intervertébraux, les articulations ligamenteuses solides s'opposent au mouvement d'inclinaison de la région dorsale.

Les mouvements de *flexion* et d'*extension*, assez étendus, se produisent autour des axes transversaux qui passent derrière le noyau des disques et au-devant des apophyses articulaires. Dans le mouvement de flexion, déterminé par les muscles abdominaux, le disque s'aplatit en avant, les facettes articulaires tendent à s'écarter, mais bientôt la flexion se trouve arrêtée par la résistance du disque, par les ligaments postérieurs, la forme des apophyses articulaires et le plus ou moins de laxité de leur capsule. Dans le mouvement d'extension, produit par les muscles spinaux postérieurs, les ligaments postérieurs sont relâchés, le ligament vertébral antérieur tendu. Ainsi que les autres mouvements, l'extension est également limitée par la compressibilité et l'élasticité des disques intervertébraux.

La flexion est surtout facile au niveau de la région de la 1re à la 6e cervicale (E.-H. Weber), ainsi que de la 11e dorsale à la 3e lombaire et au niveau de l'articulation sacro-lombaire.

L'extension peut se produire dans une grande étendue au niveau du cou et aux lombes ; elle est très limitée dans la région dorsale.

III. — Le rôle du rachis étant surtout de soutenir et de transmettre le poids du corps, il prend certaines *attitudes* déterminées par les lois de la statique et plus ou moins modifiées par l'action des muscles volontaires. On doit considérer dans la statique du rachis normal une attitude *active*, produite par la tonicité ou la contraction des muscles, et une attitude *passive* relâchée dans laquelle, les muscles faisant défaut, la colonne n'est plus soutenue que par ses ligaments et ses propres appareils d'arrêt. L'action des muscles peut se borner à fixer l'attitude. Considérée en général, l'attitude que prend le sujet est celle du moindre effort.

Ces attitudes, principalement l'attitude *debout* ou *assise*, ont une importance considérable pour l'étude des déviations du rachis.

Nous donnerons seulement ici quelques indications sur ce sujet, renvoyant aux travaux plus complets de Weber, H. Meyer, H. Staffel, W. Schulthess.

Le sujet debout peut prendre deux positions extrêmes : l'attitude *droite* ou *militaire* (H. Meyer), l'attitude *relâchée* ou *paresseuse* (Weber).

Dans l'attitude *militaire*, la ligne de gravité du corps commençant en haut au niveau du tubercule de l'atlas et descendant en arrière des vertèbres lombaires, passe par le bord inférieur de la 6e vertèbre cervicale et par le bord supérieur de la 9e vertèbre dorsale. C'est grâce à la forme en S de la colonne vertébrale que le sujet qui prend l'attitude militaire, peut aisément maintenir son équilibre.

D'après H. Meyer, la tige élastique de la colonne vertébrale est divisée en trois segments destinés à porter une partie du poids du corps. Meyer les compare aux ressorts en forme de cou de cygne des anciens chars. Le tronc repose sur le segment inférieur dont le centre de gravité se trouve situé à peu près au niveau de la 9e dorsale ; les membres supérieurs s'appuient sur le segment moyen ou courbure dorsale ; la tête sur le segment cervical, convexe en avant. Dans cette attitude, le bassin est fortement incliné, les articulations coxo-fémorales maintenues en extension modérée par l'action musculaire. C'est d'ailleurs par l'action musculaire que se maintient cette attitude, essentiellement momentanée, exigeant un effort, une fatigue.

Dans l'attitude *relâchée*, les corps vétébraux, obéissant à l'action de la pesanteur, s'affaissent sur eux-mêmes ; la concavité de la région dorsale s'exagère, le dos se voûte, le thorax se rapproche du bassin. Le bassin est un peu incliné, le détroit supérieur se rapproche du plan horizontal, l'articulation de la hanche est fixée en extension extrême.

Dans cette attitude, le sujet cherche à donner la liberté à ses muscles, ligaments actifs de ses articulations, et à fixer son corps uniquement par la passivité de ses ligaments qui refusent de se laisser distendre. Cette attitude est la plus fréquente, c'est celle du sujet qui ne s'observe pas.

Cette attitude relâchée est d'autant plus marquée que, le sujet étant plus fatigué, la résolution musculaire est plus complète. C'est à elle qu'il faut avoir recours pour expliquer la diminution de la taille sous l'influence de la station debout prolongée. Malgaigne estime que cette diminution peut atteindre 13 à 14 millimètres. Elle serait même plus marquée, d'après Cruveilhier.

Nous admettons cependant avec Wirchow, Vogt, Staffel, que ces deux types, attitude militaire ou relâchée, sont extrêmes et que tous les intermédiaires se rencontrent entre eux deux. Chacun a son attitude type et Staffel, qui a apporté un soin particulier à cette étude, les classe en cinq catégories principales.

L'homme assis prend une attitude spéciale caractérisée par l'absence de l'ensellure lombaire normale et par le bassin plat. L'attitude assise prolongée a une grande influence sur le squelette du tronc, dans le jeune âge, jusqu'à l'ossification complète. Dans un premier type d'attitude assise, observé chez les individus lourds, osseux (Staffel), le dos est fortement voûté, il y a absence de toute courbure lombaire. Le sommet de la voussure se trouve vers le milieu du dos. Dans un deuxième type, observé chez les individus délicats et grêles, le bassin est également renversé et le rachis fait une forte courbure en arrière, mais la courbure ne comprend pas la totalité du dos comme dans le type précédent. Les sujets ont besoin d'appuyer leurs coudes soit sur leurs genoux, soit sur une table, ce que l'on ne remarque pas dans le premier type, afin de fixer la partie supérieure du rachis. Ce second type s'observe surtout chez les enfants qui fréquentent l'école et prédispose au dos rond (H. Staffel).

Nous insistons dans plusieurs parties de notre Traité sur le rôle important que jouent les attitudes vicieuses, pendant la position *verticale*, *assise*, *couchée* dans la genèse et l'étiologie des déviations vertébrales.

IV. — Le début de l'ossification vertébrale commence vers la septième semaine de la vie intra-utérine.

Le rachis est en voie de développement jusqu'à l'âge de vingt-cinq ans. Les trois points primitifs d'ossification sont : l'un médian, pour le corps vertébral, les deux autres latéraux pour les apophyses articulaires et les portions postéro-latérales de la vertèbre.

Les points complémentaires, ordinairement au nombre de cinq, forment : l'apophyse épineuse, le sommet des apophyses transverses, enfin les disques épiphysaires qui se placent au-dessus et au-dessous de chaque corps.

Ils se montrent vers l'âge de quinze à dix-huit ans, d'après Cruveilhier, vers l'âge de quatorze à quinze ans, d'après Sappey et A. Bouchard.

Les deux points primitifs latéraux s'unissent l'un à l'autre vers l'âge de deux ans ; ils s'unissent au corps vers l'âge de cinq ou six ans. Les points complémentaires s'unissent dans l'ordre suivant : à dix-huit ans pour les apophyses transverses ; de dix-neuf à vingt ans pour les apophyses épineuses ; de vingt à vingt-cinq ans seulement pour les lamelles épiphysaires des corps vertébraux (Testut). C'est au moment de l'apparition des points complémentaires d'ossification vers l'âge de quinze ans, lorsque l'accroissement des vertèbres présente une activité toute spéciale, que se développent les scolioses dites des adolescents.

Les déviations *pathologiques* du rachis peuvent se produire en divers sens. Nous étudierons :

I. Les déviations dans le sens *antéro-postérieur* (*cyphose, lordose*) ;

II. Les déviations *latérales* et les *scolioses*.

Nous croyons pratique de décrire dans les mêmes chapitres les déviations vertébrales en divers sens observées dans le Mal de Pott, dans les traumatismes, dans l'obstruction naso-pharyngienne, dans les affections nerveuses.

# I

## DÉVIATIONS PATHOLOGIQUES DU RACHIS DANS LE SENS ANTÉRO-POSTÉRIEUR

### CYPHOSE

κῦφος, *Cyphosis; Dos voûté, Dos rond, Cyphose ;* (anglais) *Antero-posterior curvature, Spinal excurvature, Round shoulder ;* (allemand) *Runde Rücken, Kyphosis dorsalis arcuata, Habituelle Kyphose ;* (italien) *Schiene rotonde.*

La cyphose est, chez l'homme, la plus fréquente des courbures antéro-postérieures.

Nous étudierons :

I. La *cyphose (habituelle Kyphose) ;*

II. Les *cyphoses d'origine osseuse ou ostéopathiques.*

Le premier groupe comprend la cyphose observée généralement chez les adolescents et dont la cause est attribuée soit à des troubles musculaires, soit à des lésions osseuses.

Nous signalons dans notre chapitre II, § 8 les cyphoses d'origine musculaire (*Cyphoses myopathiques*), qui sont sous la dépendance d'affections du système nerveux.

Nous décrivons dans les cyphoses d'origine osseuse, le mal de Pott, les arthrites rhumatismales et infectieuses du rachis, l'ostéite déformante, la spondylose qui se caractérisent surtout par des déviations vertébrales dans le sens antéro-postérieur.

### I. — Cyphose (Habituelle Kyphose)

Cette forme de cyphose est souvent héréditaire ; elle s'observe surtout chez les jeunes filles, assez rarement chez les vieillards ; elle est plus fréquente que la lordose et plus rare que la scoliose avec laquelle elle se combine très souvent (cypho-scoliose).

**Anatomie pathologique.** — La courbure occupe soit la colonne vertébrale tout entière (cyphose *générale* ou *totale*), soit une de ses parties, le plus souvent la région dorsale.

La caractéristique de la déviation est l'affaissement de la partie antérieure des corps vertébraux et des disques intervertébraux, avec écartement fréquent des apophyses transverses, raccourcissement et élargissement des lames.

Ces déformations ne s'observent le plus souvent que sur quelques vertèbres, au sommet de la courbure seulement. Elles sont plus ou moins marquées, suivant le degré de la difformité.

Les lésions anatomiques et le processus de déformation sont analogues à ceux étudiés plus loin dans les scolioses.

La figure 1, d'après une pièce de Bouvier, déposée au Musée Dupuytren, est un exemple de cyphose totale, avec léger degré de scoliose et ankylose par fusion de plusieurs articulations vertébrales.

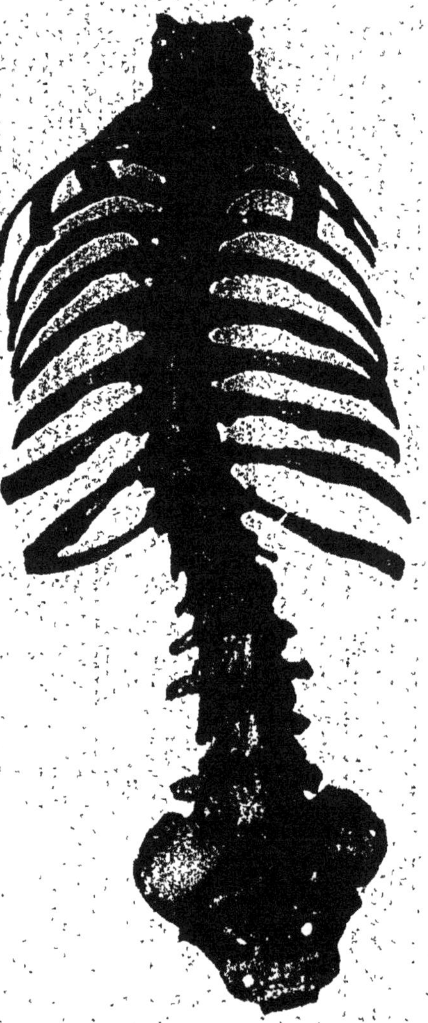

Fig. 1. — Cyphose de la totalité de la région dorsale avec léger degré de scoliose dorso-lombaire.

Les productions osseuses nouvelles et l'ankylose sont très fréquentes chez les adolescents et les adultes, presque constantes chez le vieillard. L'ankylose se produit soit par jetées osseuses périphériques, soit par fusion.

L'ankylose par jetées osseuses est la plus fréquente. Dans ce cas, le ligament commun antérieur est souvent ossifié. Des ostéophytes se développent fréquemment sur le corps des vertèbres contiguës, se rapprochent, restent simplement en contact ou se soudent solidement entre eux.

Dans l'ankylose par fusion, on observe la soudure soit des lames, soit des apophyses. Assez rarement, les disques intervertébraux ont disparu et les corps vertébraux se sont soudés entre eux. L'ossification des disques intervertébraux est assez fréquente.

La poitrine présente des changements de forme en rapport avec le siège et le degré de la cyphose. Si la courbe occupe toute la région dorsale et empiète sur les régions voisines, le thorax prend la forme d'un ovoïde dont le diamètre est antéro-postérieur. Le diamètre transverse est souvent très diminué. Le sternum est excavé, comme plié en son milieu, sa moitié inférieure s'élevant et tendant à devenir horizontale.

Dans la cyphose dorso-lombaire, le bassin est agrandi, en entonnoir, trop haut, asymétrique; la face antérieure du sacrum est plus longue que la postérieure. La base du sacrum dépasse le sommet des ailerons (G. Chantreuil, Phenomenow, Hirigoyen, Budin).

D'après Jaboulay et Perré, le bassin, dans la cypho-scoliose non rachitique, se déforme sous l'influence de la projection en arrière de la base du sacrum et de la combinaison des mouvements de torsion et d'inclinaison au niveau de cet os.

Au détroit supérieur, le diamètre antéro-postérieur prédomine sur les autres diamètres. Au lieu de la forme normale de cœur à jouer, on a une figure ressemblant à un ovale dont la grosse extrémité est dirigée en arrière et la petite en avant.

Au détroit inférieur, on trouve, en général, des dimensions notablement inférieures à la normale.

**Étiologie.** — De même que pour la scoliose, diverses théories ont été invoquées pour expliquer le mode de production de la cyphose.

La cyphose est attribuée par les auteurs :

A l'exagération d'une voussure dépendant de l'organisation même du rachis (Bouvier);

A une lésion anatomique et à un changement de forme des vertèbres (Heather Bigg);

A un relâchement ou à un affaissement des disques intervertébraux;

A la parésie des muscles rachidiens.

Nous pensons que, dans la très grande majorité des cas, la cyphose est due à une attitude relâchée dans laquelle les muscles dorsaux abandonnent les vertèbres à leurs seuls moyens mécaniques de fixation, les ligaments périarticulaires et les disques intervertébraux.

Nous attribuons une grande importance, chez les sujets prédisposés, aux attitudes vicieuses, principalement pendant la station assise, pendant les travaux scolaires, chez les myopes, pendant les exercices de sport (bicyclette, rame, tennis), pendant certains travaux (*cyphose professionnelle*).

Chez des sujets très vigoureux, la cyphose définitive peut se produire sous l'influence d'efforts musculaires (exercices de gymnastique, lutte, etc.) qui exagèrent la convexité normale de certains segments du rachis.

La débilité des muscles du rachis, principalement dans la région cervico-dorsale, à la suite de la croissance rapide, de convalescence de maladies aiguës, d'affections constitutionnelles (*cyphose constitutionnelle*) joue un rôle pathogénique capital. Le rachis, mal soutenu par ses muscles, abandonné à la seule résistance de ses ligaments, s'incurve en avant, dans le sens de sa courbure naturelle.

Les déformations osseuses sont le plus souvent secondaires. Chez les très jeunes enfants débiles, à développement osseux irrégulier, la faiblesse des muscles et des ligaments sacro-spinaux favorise la cyphose de la région dorso-lombaire.

D'après H. Staffel, l'attitude vicieuse de la cyphose n'est pas due à une faiblesse musculaire, mais à un défaut de volonté.

L'arthritisme (Verneuil) et le rhumatisme sont considérés par quelques auteurs comme une cause prédisposante importante de l'affection.

Nous avons souvent noté des troubles nerveux (troubles de la sensibilité, troubles trophiques) analogues à ceux observés dans l'étiologie de certaines scolioses de l'adolescence.

D'après nos observations, l'hérédité est bien moins fréquente que dans la scoliose. Le pied plat, le pied plat valgus, très souvent notés chez les cyphotiques, prédisposent à cette variété de difformité. Les sujets, pendant leur marche défectueuse, n'étendent pas leurs genoux et le tronc subit en conséquence une forte flexion en avant.

Nous signalons, page 150, la fréquence de la cyphose dorsale chez les jeunes sujets atteints d'obstruction des voies respiratoires supérieures.

**Symptômes.** — L'aspect du tronc varie suivant le siège et le degré de la cyphose.

Dans la *cyphose dorsale*, la région vertébrale dorsale présente une voussure plus ou moins marquée, comprenant six à sept vertèbres, empiétant légèrement sur les régions voisines, arrondie, à courbure à court rayon. La ligne apophysaire est régulière, sans saillie plus apparente d'une des apophyses épineuses.

Dans trois cas de cyphose dorsale chez des jeunes filles de douze à seize ans, nous avons noté une saillie notable de la 7e cervicale. Des douleurs spontanées et de l'hyperesthésie de la peau avaient fait diagnostiquer l'existence d'un mal de Pott.

Les épaules sont élevées et dirigées en avant, le bord postérieur et l'angle inférieur des omoplates deviennent saillants (*scapulæ alatæ*).

La tête est portée en avant, le menton est abaissé vers le sternum.

La poitrine est rétrécie, excavée à sa partie antérieure.

Le ventre est saillant, le bassin est porté en avant, les fesses sont aplaties, mais l'inclinaison pelvienne et la lordose sont, en général, très peu prononcées.

Un fil à plomb tendu au niveau de l'articulation de Chopart passe derrière les hanches et derrière l'oreille. Appliqué au niveau du point culminant de la voûte du pied, il tombe en arrière des fesses.

La marche est lourde, se fait par poussées, comme si les sujets portaient un fardeau devant eux.

Au début, le rachis est flexible dans toute son étendue, mobile dans tous les sens. Les efforts volontaires, l'excitation des muscles des gouttières vertébrales, la suspension verticale et les pressions manuelles redressent complètement la courbure cyphotique.

Plus tard, lorsque la difformité est sous la dépendance des déformations osseuses, la rigidité rachidienne est assez prononcée au niveau de la cyphose et dans les régions voisines. On ne note jamais cependant l'irréductibilité et l'ankylose complètes, ni l'immobilisation d'un segment du rachis par la contracture musculaire, symptôme caractéristique du mal de Pott et des arthrites douloureuses vertébrales.

Si, le sujet étant couché sur le ventre, on relève les deux membres inférieurs avec le bassin, on perçoit très nettement que le rachis est mobile en arrière et sur les côtés. Dans la station verticale, les mouvements de flexion en avant sont faciles et accentuent la cyphose.

Les douleurs spontanées et à la pression sont exceptionnelles. Nous avons observé assez souvent chez des jeunes filles des zones hyperesthésiques au niveau de la courbure dorsale.

Dans la *cyphose dorso-lombaire*, le tronc est fortement incliné en avant, les épaules ont une position normale ; mais, en raison du renversement de la tête en arrière, la région cervicale et dorsale supérieure présentent une légère lordose.

Parmi les principales variétés de cyphose, citons :

La cyphose lombaire avec lordose dorsale consécutive (cyphose des tailleurs).

La cyphose dorsale avec lordose dorsale, assez fréquente (dos *creux-rond* de H. Staffel).

La marche de l'affection est en général assez lente. Dans quelques cas, la cyphose s'atténue ou même disparaît. Fréquemment, les déformations vertébrales s'aggravent, la difformité devient peu réductible, s'accompagne de courbures de compensation, de scoliose (*cypho-scoliose*) et de déformation de la cage thoracique. La cyphose précède assez souvent la scoliose et se combine avec elle. Nous étudions plus loin les rapports des scolioses avec la cyphose et le dos creux.

La *cyphose des vieillards* est surtout caractérisée par des lésions ankylosantes des articulations vertébrales, analogues à celles que nous décrivons dans les déviations rachidiennes d'origine rhumatismale (p. 128). La cyphose du vieillard est du reste fréquemment causée par le rhumatisme.

La cyphose est surtout *dorsale inférieure* ou *dorso-lombaire*, avec forte inclinaison du tronc en avant, formant un angle souvent très aigu et produisant une gêne notable, principalement pendant la marche.

**Diagnostic.** — Nous indiquons plus loin les caractères qui permettent de reconnaître les diverses variétés de cyphose (cyphose du mal de Pott, rachitique, des obstructions naso-pharyngiennes). L'analyse des antécédents, les symptômes concomitants, la douleur spontanée ou à la pression, la forme de la gibbosité, le défaut de mobilité du rachis, la contracture des muscles vertébraux permettent de différencier la cyphose du mal de Pott des autres formes de cyphose.

**Pronostic.** — Le pronostic de la cyphose est souvent grave en raison de la difformité permanente, si disgracieuse chez les jeunes filles, et en raison des complications de lordose et de scoliose.

**Traitement.** — Le traitement de la cyphose présente une grande analogie avec celui de la scoliose des adolescents.

Nous résumons seulement ici les principes essentiels du traitement, renvoyant pour la description plus complète des méthodes thérapeutiques à notre chapitre sur la scoliose.

Le traitement *prophylactique* est le même que celui des scolioses.

Le traitement *orthopédique* s'adresse aux deux éléments de la difformité, soit aux attitudes vicieuses et aux muscles, soit aux os déformés.

I. — Au début, lorsque la difformité est surtout sous la dépendance de la faiblesse musculaire et des attitudes vicieuses, il faut fortifier les muscles, rétablir l'équilibre entre les groupes antagonistes, fléchisseurs et extenseurs du rachis.

On recommandera, dans ce but, les moyens hygiéniques et reconstituants: l'hydrothérapie, le massage, l'électricité et surtout les exercices gymnastiques.

Nous indiquons (p. 314 et p. 320 les exercices *actifs* et *passifs*, les *exercices respiratoires*, p. 324) qui conviennent à la fois aux scolioses et aux cyphoses.

Nous prescrivons surtout les exercices suivants :

1° Exercices d'auto-redressement et de redressement actif, dans la station verticale.

2° Extension forcée et flexion en arrière de la région dorsale, dans la station verticale, les mains appuyées sur les hanches, ou à la nuque, ou les membres supérieurs élevés verticalement, le chirurgien faisant une résistance au mouvement en appliquant sa main au niveau de la nuque ou au niveau de la région dorsale.

3° Même mouvement de flexion en arrière se produisant au niveau des vertèbres dorsales, deux aides placés de côté et en arrière maintenant avec une main les poignets du sujet et exerçant, avec l'autre main, appuyée sur le dos, une résistance au mouvement de flexion.

Les genoux doivent être bien tendus, le ventre ne doit pas avancer.

4° Écartement des membres supérieurs, dans la station verticale avec appui dorsal, le chirurgien exerçant une résistance au niveau des mains du sujet.

5° Mouvements d'extension et de flexion en arrière, le sujet dans le décubitus ventral, dans la position de la figure 142 (p. 314), ou de la figure 146 (p. 317), le tronc libre dans l'espace, les membres supérieurs écartés, ou les mains placées au niveau des hanches ou de la nuque.

6° Relèvement du tronc, le sujet primitivement dans le décubitus dorsal, les membres inférieurs fixés par une courroie ou fixés par une corde, ou les jambes pendantes, les mains au niveau des hanches ou de la nuque.

7° Extension du thorax dans la position assise du sujet (p. 326).

8° La plupart des exercices respiratoires décrits page 324, principalement l'exercice avec un rouleau placé au niveau de la région dorsale (fig. 148, p. 325), le sujet exécutant des mouvements d'élévation et d'abaissement des bras qui coïncident avec l'inspiration et l'expiration.

Pendant ces divers exercices, et surtout dans les mouvements avec résistance, le cou et la tête doivent être en extension. Des mouvements rythmiques et lents de respiration sont exécutés, l'inspiration coïncidant avec l'extension ou la dilatation de la poitrine.

II. — A une période plus avancée, lorsque le rachis est

déformé et rigide, on s'adressera aux exercices passifs de gymnastique, aux manipulations de redressement, aux méthodes de mobilisation et de redressement par des machines.

Les exercices passifs de gymnastique comprennent tous les procédés de suspension, combinés le plus souvent avec des pressions au niveau de la région dorsale ou lombaire. La suspension au trapèze avec planche capitonnée reliée par deux cordons aux extrémités du bâton et venant presser sur la partie saillante de la courbure, la suspension aux anneaux, avec mouvement dit de « la sirène », l'extension sur l'échelle orthopédique, la suspension verticale avec l'appareil de Sayre sont souvent utiles.

Les manipulations de redressement s'exécuteront d'après les principes indiqués page 333.

Nous recommandons, surtout dans les cas de cyphose dorsale, les manipulations dans la position représentée dans la figure 2,

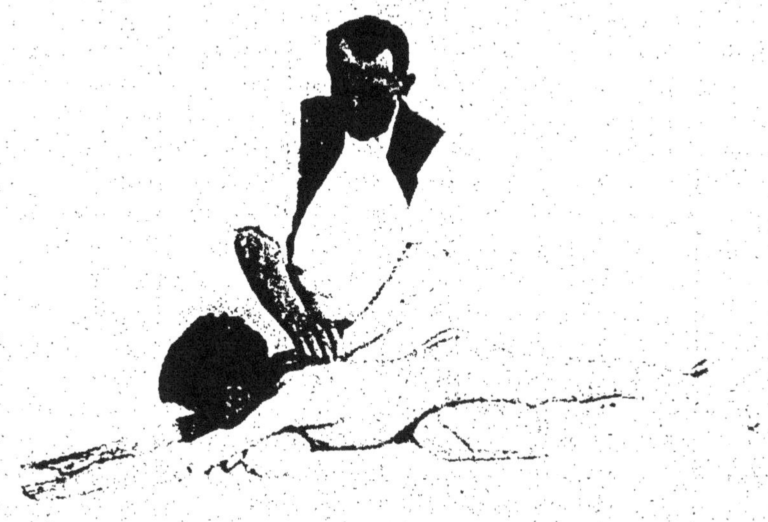

Fig. 2.

le sujet étant dans le décubitus ventral, un coussin placé au niveau des clavicules, un autre coussin au niveau du bassin. Les pressions exercées dans cette position au niveau du sommet de la convexité tendent à ouvrir l'arc formé par la cyphose.

Les mobilisations et les redressements avec les appareils de Nycander, de Zander, de C.-F. Stillmann, de Gifford et de Lorenz (fig. 3 et 4), avec notre appareil (fig. 5) seront souvent recommandés.

Nous sommes peu partisans de l'immobilité permanente sur un

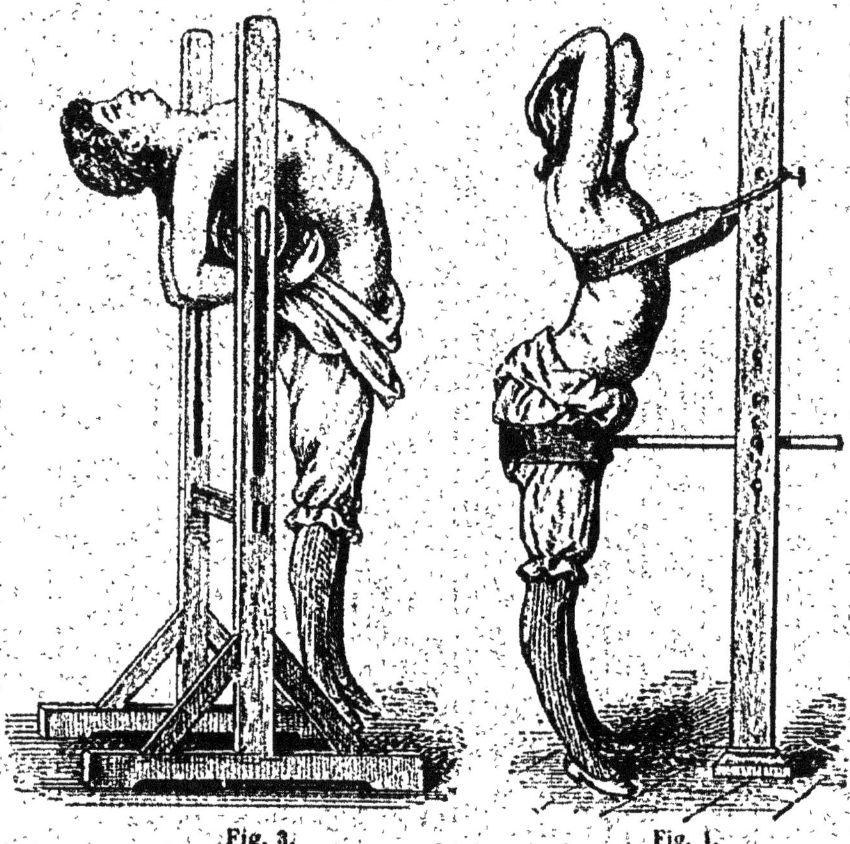

Fig. 3. Fig. 4.

plan horizontal ou incliné, mais nous prescrivons souvent le repos horizontal sur un plan résistant, un coussin dur placé sous les lombes, plusieurs fois pendant quelques heures de la journée.

L'extension oblique avec notre appareil (p. 76, fig. 38) donne aussi de très bons résultats.

Pendant le sommeil, on mettra l'oreiller au niveau de la région cyphotique, ou mieux dans la région lombaire. Le matelas sera dur et placé sur une planche résistante.

Les corsets et les divers appareils orthopédiques ne peuvent à eux seuls redresser la difformité. Ils ont un rôle adjuvant assez important, après la mobilisation du rachis, et paraissent maintenir quelquefois le rachis en position redressée.

Parmi les nombreux appareils orthopédiques recommandés, mais que nous n'utilisons que très rarement, nous citerons les

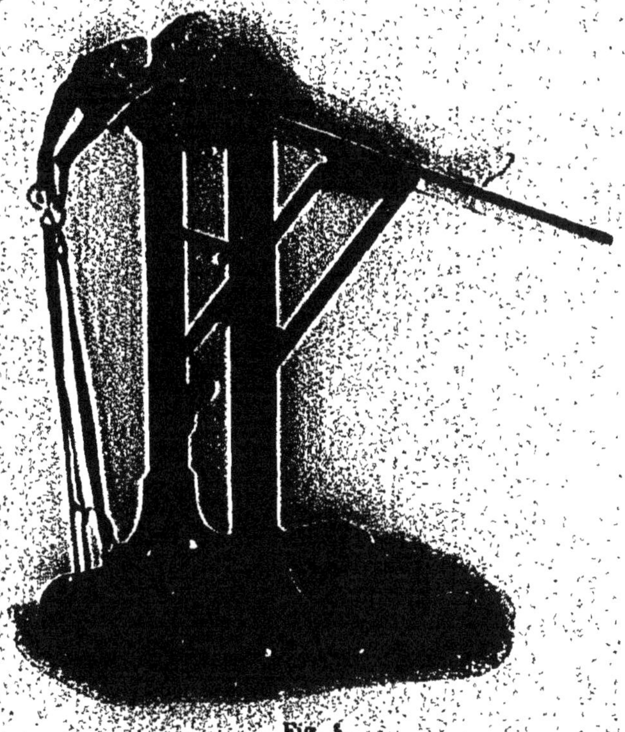

Fig. 5.

divers modèles de ceintures d'épaules, le corset de Banning, de C. Nyrop, de Duchenne, de C.-F. Stillmann, de Hessing, de Beely (fig. 6, 7, 8, 9).

Dans la plupart de ces appareils, des bandes viennent exercer des tractions sur les épaules et les renversent en arrière ; des colliers en tissu rigide, qui se fixent en divers points au corset, exercent des pressions de redressement au niveau du cou.

Dans les cyphoses graves, à évolution rapide, on pourra soutenir la tête au moyen de mentonnières ou de minerves analogues à celles recommandées dans le traitement du mal de Pott cervical.

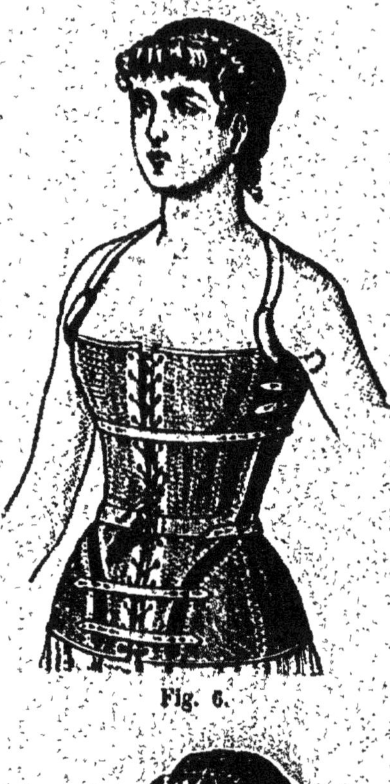

Fig. 6.

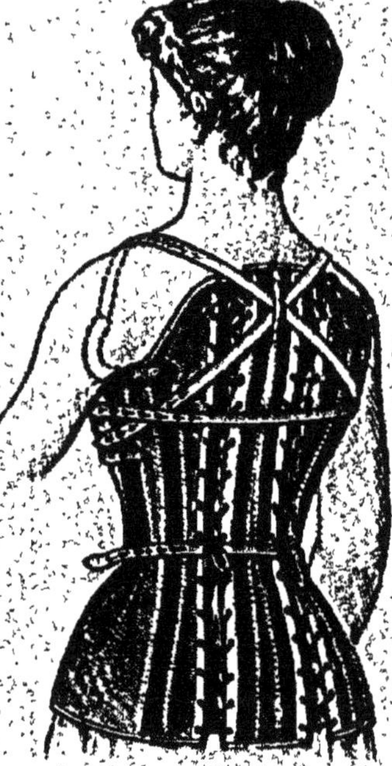

Fig. 7.

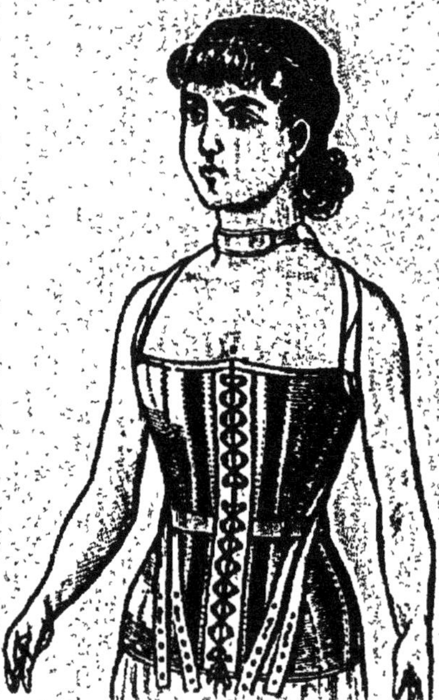

Fig. 8.

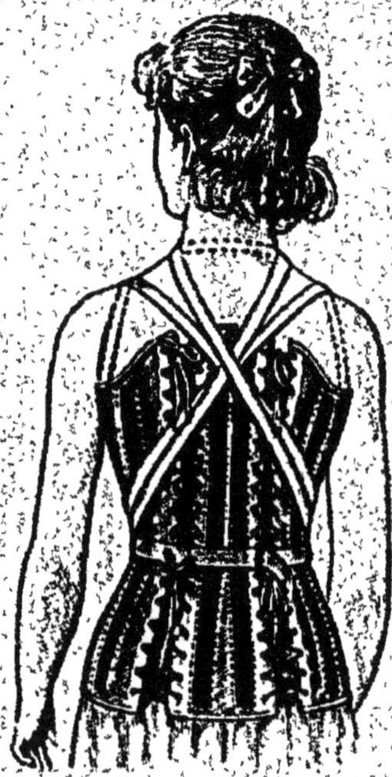

Fig. 9.

Corsets de Beely pour la correction des cyphoses.

Le *redressement forcé* sous le chloroforme, avec immobilisation consécutive sous le plâtre, nous a donné d'excellents résultats dans quelques cas de cyphoses irréductibles très prononcées.

Le traitement *opératoire* qui consiste dans la ligature en huit de chiffre des apophyses épineuses de la région déformée (C. Chipault), est rarement indiqué dans les cyphoses et les scolioses irréductibles de l'adolescence.

## II. — Cyphoses d'origine osseuse ou ostéopathiques.

### CYPHOSE RACHITIQUE

D'après notre statistique, dans 100 cas de rachitisme, la cyphose pure est notée 30 fois. La colonne vertébrale est généralement atteinte plus tard que les membres. Nous indiquons page 136 la fréquence de la combinaison de la cyphose avec la scoliose rachitique.

Le rachitisme prédispose aux déformations thoraciques et à la cyphose que nous décrivons dans l'obstruction naso-pharyngienne.

**Anatomie pathologique.** — Au début, les lésions anatomiques consistent souvent dans un simple relâchement des ligaments et des muscles.

Plus tard, on note des déformations des disques intervertébraux et des vertèbres.

Tantôt la diminution de hauteur en avant porte seulement sur les disques, les corps vertébraux conservant leur hauteur ou étant même plus élevés en avant qu'en arrière; tantôt seulement sur les noyaux osseux de ces corps, les cartilages d'ossification étant alors plus épais en avant, et les ligaments interarticulaires ayant la même épaisseur dans tous les sens; tantôt enfin sur toutes les parties constituantes de la vertèbre. Dans ce dernier cas, l'élément osseux entre pour une faible part dans la constitution de la difformité. Les faces articulaires du centre de la courbure sont souvent très bombées. Par suite de cette disposition, le noyau du disque fibro-cartilagineux, au lieu d'être central, est rejeté en arrière (P. Bouland).

**Étiologie.** — Parmi les causes *prédisposantes* les plus importantes de la cyphose, qui agissent sur le rachis flexible et malléable du rachitique, nous citerons la station debout et assise prolongée, les attitudes vicieuses, lorsque les enfants sont couchés sur des matelas mous, la tête fortement relevée par un oreiller, lorsqu'ils sont sur le bras de leur mère, le tronc fortement incliné en avant (Voy. fig. 74, p. 134).

**Symptômes.** — Dans une forme très fréquente, que nous avons surtout observée chez de très jeunes enfants, la courbure cyphotique est dorso-lombaire, à long rayon, régulière, sans saillie plus notable d'une des vertèbres, sans courbure de compensation, sans douleur spontanée ou à la pression.

Comme caractère particulier, cette cyphose est très apparente dans la position assise ; elle se réduit complètement dans le

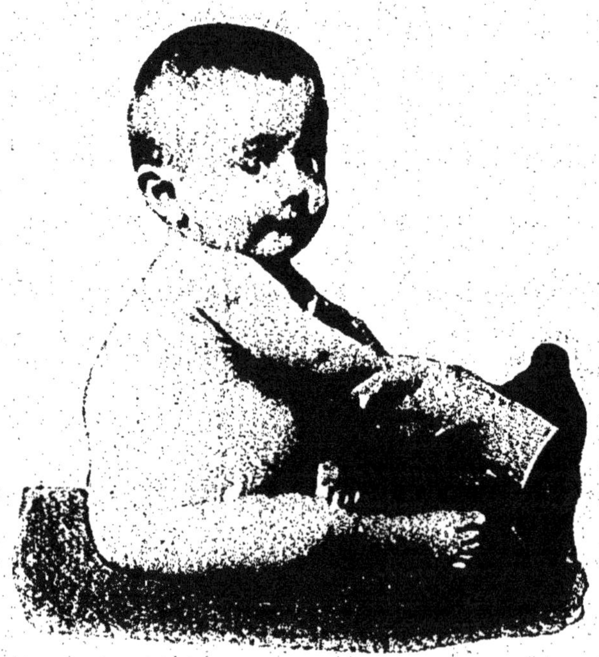

Fig. 10. — Cyphose dorso-lombaire rachitique, d'après une photographie de notre collection.

décubitus dorsal ou la suspension verticale. Le rachis est flexible dans tous les sens. Le ventre étant en général volumineux, tassé et distendu, par suite de la position assise prolongée, l'enfant présente l'aspect représenté dans la figure 10.

Dans quelques cas de cyphose dorso-lombaire rachitique très prononcée, la courbure cyphotique n'est plus régulière ; elle est constituée par une saillie anguleuse au niveau des dernières dorsales, souvent très marquée. Cette difformité est souvent confondue avec le mal de Pott des nourrissons.

Chez les enfants plus âgés, la cyphose occupe généralement aussi la région dorso-lombaire, elle succède souvent à la forme réductible précédente des très jeunes sujets, mais le rachis, assez fixe au niveau de la courbure, est rigide, et conserve sa position anormale pendant le décubitus dorsal. L'irréductibilité est rarement complète et, par les moyens habituels, on constate qu'il existe de la mobilité dans tous les sens. La flexion du tronc en avant est facile et exagère la difformité.

Cette forme de cyphose s'accompagne de courbures de compensation, de déformation de la cage thoracique et des autres déformations habituelles du rachitisme. Elle se transforme en cypho-scoliose, sous l'influence d'attitudes vicieuses, principalement à la suite de troubles statiques qui dépendent des déformations des membres inférieurs. Les douleurs spontanées ou à la pression sont très rares.

**Pronostic.** — La forme réductible de cyphose s'atténue ou disparaît souvent sous l'influence de l'amélioration de l'état général.

Les cyphoses rachitiques rigides, celles qui se combinent avec la scoliose, sont très rebelles et cèdent difficilement aux traitements même les mieux dirigés.

**Diagnostic.** — Les caractères différentiels indiqués plus haut : forme de la courbure, réductibilité partielle, conservation de la mobilité, coexistence de déformations osseuses rachitiques, permettent de distinguer cette difformité du mal de Pott et des autres variétés de cyphose.

**Traitement.** — En plus du traitement de la cyphose en général et des moyens médicaux dirigés contre le rachitisme, il faut recommander les moyens prophylactiques qui permettent d'éviter la cyphose, d'arrêter son évolution.

On corrigera les attitudes vicieuses, on placera l'enfant dans la position horizontale sur un plan résistant, ou mieux encore dans la suspension oblique.

Nous recommandons souvent le décubitus dorsal sur notre appareil (fig. 11).

Cet appareil qui permet de placer et de maintenir en lordose

Fig. 11. — Appareil de P. Redard pour le redressement des cyphoses.

la région cyphotique du rachis, se compose essentiellement de plusieurs lames d'acier, juxtaposées, qui peuvent être plus ou moins courbées, en forme d'arc, au moyen du mécanisme très simple représenté dans les figures 11 et 12.

Fig. 12. — Le même appareil, en action.

La courbe, en forme d'arc, doit exactement correspondre à la région cyphotique. Un matelas, peu épais et fortement capitonné est placé au-dessus des parties métalliques. Le sujet est mis dans la position représentée dans la figure 13.

Cet appareil peut être utilisé pour la cure de certaines formes de mal de Pott. Il nous a donné de rapides et excellents résultats dans le traitement des cyphoses rachitiques des jeunes enfants.

Les figures 14 et 15 indiquent les résultats que nous avons obtenus chez un de nos malades, atteint de cyphose rachitique très

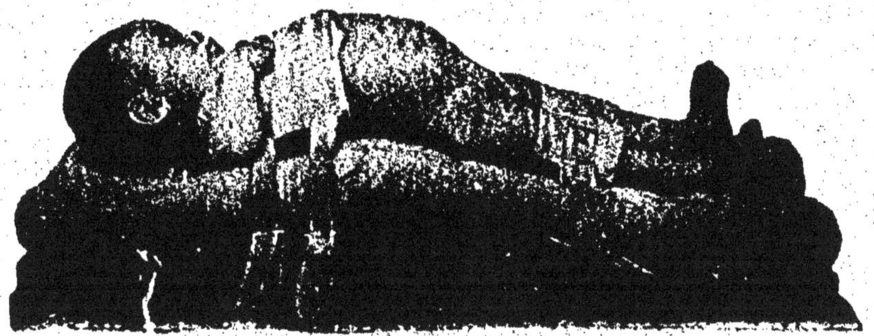

Fig. 13. — Position du sujet sur notre appareil.

prononcée et qui a été placé sur notre appareil d'une façon presque continue, pendant six mois.

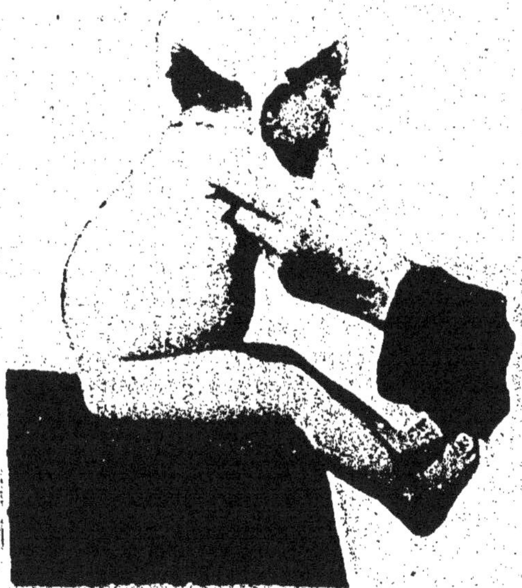

Fig. 14. — Avant le traitement.

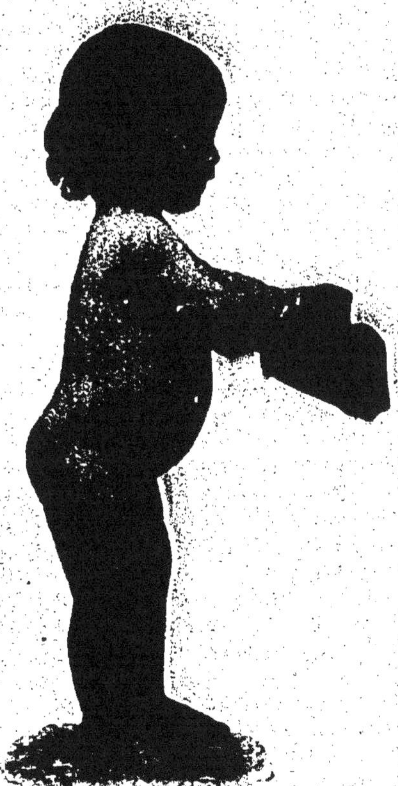

Fig. 15. — Après le traitement.

Le *lit plâtré* rend de très grands services dans les formes graves.

Le *traitement orthopédique* seul suffit dans un grand nombre de cas.

Nous avons obtenu d'excellents résultats du *redressement forcé* avec immobilisation consécutive sous le plâtre, la tête étant comprise dans l'appareil plâtré, dans quelques cas de cyphoses rachitiques prononcées et irréductibles.

Suivant la méthode opératoire de Chipault, on pourra, dans quelques cas exceptionnels de cyphoses réductibles à marche progressive, pratiquer, dans le but d'obtenir la correction et l'immobilisation du rachis en bonne position, la *ligature* en huit de chiffre, avec le fil d'argent ou même avec la grosse soie plate, des apophyses épineuses de la région déformée.

### Cyphose dans la spondylose rhizomélique.

La cyphose est presque constante dans l'affection décrite par P. Marie, en 1898, sous le nom de *spondylose rhizomélique* (σπόνδυλος = vertèbre; ῥίζα = racine; μέλος = membre), surtout étudiée dans ces dernières années par Strumpell, V. Bechterew, Koehler, Beer, Baumler, Hilton Fagge, Lancereaux, Méry, Markuszewski, M. Boyer, A. Leri.

D'après P. Marie, la spondylose rhizomélique est essentiellement caractérisée, au point de vue clinique, par une ankylose à peu près complète du rachis et des articulations de la *racine des membres*. Elle diffère du rhumatisme déformant classique en ce que les petites articulations des membres (mains, pieds, cou-de-pied, genoux) ne sont pas atteintes.

**Anatomie pathologique.** — D'après les autopsies de P. Marie et A. Leri, de G. Milian, on doit admettre que la lésion capitale et dominante consiste dans l'*ossification sur place des ligaments*, articulaires et même extra-articulaires, avec dégénérescence osseuse des fibres ligamenteuses. L'ossification envahit les ligaments qui unissent les os à distance, ainsi que les ligaments directement périarticulaires, et forme une sorte de manchon osseux autour des articulations. En plus de l'ossification périphérique, il existe une *hypertrophie régulière des extrémités articulaires* qui arrivent au contact et finissent par se souder réciproquement après que les derniers restes du cartilage ont disparu.

L'ossification s'observe surtout sur les ligaments qui *occupent la convexité des courbures* : par exemple, à la cyphose dorsale répond l'ossification des ligaments jaunes, du ligament surépineux, de la partie postérieure seule des disques ; à la lordose lombaire, l'ossification de la partie antérieure des disques avec intégrité relative des ligaments jaunes ; à la lordose des deux premières cervicales, l'ossification de la partie tout antérieure aussi du disque avec intégrité du ligament atloïdo-axoïdien postérieur, premier des ligaments jaunes.

Les lésions de la hanche et des grosses articulations sont identiques à celles des articulations vertébrales et costo-vertébrales. L'ossification occupe d'abord la capsule et les ligaments périphériques et est ensuite souvent suivie d'une soudure partielle des surfaces articulaires proliférées (Hilton Fagge). Les extrémités articulaires ne présentent aucun ostéophyte, aucune exostose, aucun nodule saillant.

D'après P. Marie, en règle générale, seules sont ankylosées les articulations à ligaments renforcés, à bourrelet ou à ménisque.

L'examen histologique des ossifications nouvelles indique qu'il y a transformation pure et simple des ligaments en tissu osseux vrai, sans trace d'inflammation.

**Étiologie.** — On ne trouve dans les observations aucun renseignement étiologique précis. D'après P. Marie, la spondylose est la conséquence d'une *maladie générale* qui consiste en un trouble spécialisé de la nutrition d'origine infectieuse, toxique ou diathésique. L'une quelconque de ces causes peut agir directement sur les os ou les ligaments ou par l'intermédiaire du sang ou des nerfs.

Quelques auteurs (L.-R. Muller) considèrent la spondylose comme une variété du rhumatisme ankylosant du rachis (*arthrite déformante vertébrale*).

Cette affection est presque spéciale au sexe masculin et atteint surtout l'adolescence et la première partie de l'âge adulte.

**Symptômes et diagnostic.** — Le principal symptôme caractéristique est l'*ankylose* qui envahit, en deux ou plusieurs temps, la partie inférieure de la colonne d'abord avec la racine des membres inférieurs, puis la partie supérieure du rachis avec, tardivement et incomplètement, la racine des membres supérieurs et quelquefois la mâchoire. La région lombaire s'immobilise très souvent la première.

Plus ou moins longtemps après la période d'*ankylose inférieure*, marquée ou précédée généralement d'une période de douleurs dans la région correspondante, survient d'ordinaire une seconde phase qui est annoncée par des douleurs *cervicales* très violentes et caractérisée par la déformation du cou et l'ankylose en flexion, plus ou moins prononcée, de la tête.

Les figures 16, 17 et 18, qu'a bien voulu nous communiquer

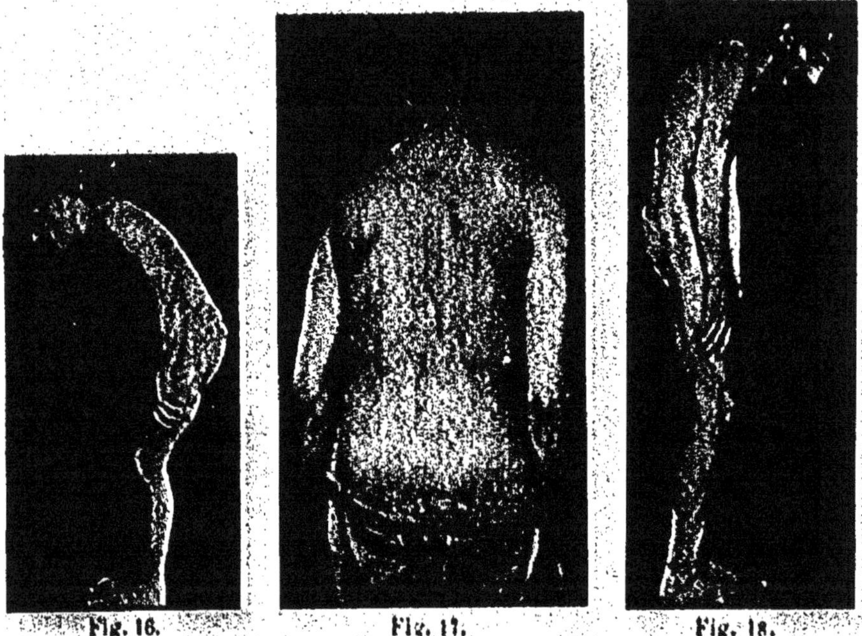

Fig. 16. Fig. 17. Fig. 18.

M. P. Marie, représentent la forme la plus habituelle de déformation et d'attitude du rachis.

Avec P. Marie, on doit admettre deux types extrêmes d'attitudes, avec de nombreux cas intermédiaires : les *types de flexion* et *d'extension*.

La cyphose de la spondylose rhizomélique est surtout caractérisée par une forte et assez brusque inclinaison de la portion cervicale du rachis et un peu aussi de sa portion dorsale tout à fait supérieure (*cyphose cervico-dorsale*). Les portions lombaire et dorsale inféro-moyenne du rachis se combinent suivant une ligne presque droite ou sont quelquefois en lordose.

Il n'existe que rarement une légère déviation latérale.

Le rachis, au niveau de la courbure, est rigide et paraît complètement ankylosé.

Dans quelques cas (Achard et Clin), les apophyses épineuses de quelques vertèbres cervicales et dorsales sont élargies et saillantes, de façon à constituer une cyphose en ligne brisée.

Les membres, dans leur *racine*, sont rigides, ankylosés. Les muscles sont atrophiés au niveau des épaules et des fesses et réagissent, normalement, en général aux courants faradiques et galvaniques. P. Marie a insisté sur la place primordiale qui revient dans le *diagnostic* à la recherche de la mobilité des membres dans leur racine.

Cette recherche préliminaire permet d'éliminer toutes les déformations simples de la colonne vertébrale, mal de Pott, etc., et de différencier la spondylose rhizomélique des autres variétés de spondyloses.

La forme d'ankylose de Bechterew, considérée par P. Marie comme une *cyphose hérédo-traumatique*, présente une cyphose curviligne plus accusée et plus limitée, des douleurs névralgiques plus intenses.

Le *rhumatisme chronique déformant* se distingue par sa prédominance ou sa précocité au niveau des petites articulations.

La *duplicature champêtre* de P. Marie est une cyphose avec une soudure en flexion de la région lombaire, observée chez les cultivateurs toujours penchés sur leur bêche ou leur charrue, et qui ne s'accompagne ni de soudure de tout le rachis ni d'ankylose prononcée dans les articulations des membres.

*L'ostéite déformante de Paget* se distingue de la spondylose rhizomélique par son apparition dans la seconde moitié de l'âge adulte, par l'hypertrophie du crâne, par l'augmentation de volume de la diaphyse des os longs, tandis que leur épiphyse est intacte, par une cyphose supérieure beaucoup plus angulaire, projetant fortement la tête en avant et laissant retomber, au-devant du corps les bras qui paraissent démesurément longs et, enfin, par une large courbure à concavité interne des fémurs et du tibia (Voy. p. 201).

Dans la *myosite ossifiante*, on constate l'existence d'une ankylose généralisée, principalement marquée au niveau du rachis et des racines des membres, mais, fait caractéristique, on note la présence de masses, de lames, de travées osseuses disséminées dans l'épaisseur de divers muscles, surtout autour des parties ankylosées.

Dans les *déformations ostéomalaciques* du rachis (Voy. p. 139), la colonne vertébrale ne s'ankylose pas, les membres ne se soudent pas.

Dans les *spondyloses d'origine blennorragique* (Rendu, Hilton Fagge), ou *syphilitique* (*mal de Pott syphilitique*) les mouvements passifs persistent, il n'existe pas d'ankylose de la racine des membres.

Dans la *pachyméningite cervicale hypertrophique*, on ne trouve ni limitation des mouvements passifs des bras, ni craquements articulaires.

**Traitement.** — Le traitement est en général impuissant à enrayer la marche presque fatale du mal. Seule la variété qui ne s'accompagne pas de déformation et de productions osseuses nouvelles serait, d'après Méry, susceptible d'amélioration ou de régression.

Le *massage*, la *mobilisation forcée*, la *pendaison* quotidienne et peu prolongée, les *exercices de gymnastique*, principalement la gymnastique passive, l'*électrisation* et l'*hydrothérapie* donnent quelques améliorations.

Au début de l'affection on doit chercher à immobiliser en bonne position, par le traitement *orthopédique* (corset, minerve plâtrée, etc.), les parties qui ne sont pas encore atteintes.

L'iode, les iodures, le colchi-sal n'ont que peu d'action. P. Marie a obtenu quelques bons effets de l'emploi du salol à la dose de 3 grammes, pris en six fois dans le courant de la journée, mélangé ou non à une quantité égale de salicylate de soude et continué pendant des semaines, interrompu seulement de loin en loin au moment des périodes d'accalmie.

CYPHOSE DANS L'ARTHRITE DÉFORMANTE DE LA COLONNE VERTÉBRALE.

Cette variété, surtout observée chez les vieillards, est caractérisée par des bruits particuliers entendus pendant les mouvements du rachis, par des névralgies et des paralysies cervicales ou brachiales, conséquence de la compression des nerfs cervicaux et brachiaux par le tissu osseux de nouvelle formation (Leyden), par une tuméfaction formée, en dehors des corps vertébraux, par les articulations latérales malades (Gurlt, Fuhrer, Luschka, V. Thaden, Volkmann. Quelques observations de cyphose avec ankylose périphérique, jetées osseuses et synostoses totales des corps vertébraux, doivent être considérées comme des lésions dues à l'arthrite sèche déformante.

Nous décrivons les cyphoses du mal de Pott, les cyphoses traumatiques, rhumatismales, d'origine nerveuse et dans les obstructions naso-pharyngiennes dans notre étude des déviations vertébrales dans ces affections.

## DOS PLAT OU PLAT CREUX

### Cyphose lombaire ou absolue. Lordose dorsale relative ou absolue.

Cette forme de déviation, à peine signalée par les auteurs, étudiée par H. Staffel et W. Schulthess, doit être décrite à part, en raison de sa fréquence et de ses rapports avec la scoliose.

Dans le dos plat, le rachis a conservé les caractères qu'il présente dans l'enfance, c'est-à-dire que les courbures des lombes et du dos sont rudimentaires, peu marquées.

Le bassin est peu incliné, il n'est pas repoussé en avant.

La poitrine paraît voûtée. Un examen attentif démontre qu'elle est légèrement aplatie. Le diamètre antéro-postérieur est diminué, le diamètre transversal est considérablement augmenté et les arcs costaux font une forte saillie en avant. Le ventre est excavé.

Les omoplates sont refoulées en arrière.

La courbure cervicale du rachis est aplatie et le menton rapproché du cou.

Dans les formes légères, le dos est *plat* comme une planche : à un degré plus avancé il est *plat creux*, le segment lombaire est alors *plat*, le segment dorsal est *creux* ; les courbures physiologiques sont interverties (H. Staffel). Le creux lombaire n'existe plus et est remonté au niveau de la partie inférieure du rachis dorsal.

D'après Schildbach, le dos plat est la conséquence de l'inflexion en arrière du rachis dans la première enfance, lorsqu'on fait asseoir les enfants qui n'ont pas la force de se soutenir. Le rachis s'infléchit en arrière dans la région lombaire (cyphose), tandis que le segment supérieur dorsal s'aplatit et se redresse sous l'influence des efforts que fait l'enfant en relevant la tête et en étendant les bras.

D'après H. Staffel, la persistance de la forme infantile du rachis existe toutes les fois qu'il se produit, dans le jeune âge, des obstacles à une bonne position du bassin et à une inflexion convenable des lombes. Ces obstacles sont :

La flexibilité du rachis, en cas de rachitisme ;

La mauvaise habitude de faire asseoir les enfants trop tôt ;

Un défaut de force musculaire ne permettant pas le redressement du bassin dans l'attitude debout.

## LORDOSE

Λόρδωσις ; *Lordosis* ; *Lordose*, *Ensellure*, *Ensellement*, *Dos ensellé*, *Dos creux* ; (allemand) *Lordosis*, *Habituelle Lendenlordose* ; (anglais) *Spinal incurvation*, *Anterior deformity* ; (italien) *Lordosi*.

La *lordose*, moins fréquente que la cyphose, s'observe dans les régions qui présentent normalement une courbure à convexité antérieure, principalement dans la région *lombaire* et *lombo-sacrée*, rarement dans la région *cervicale*.

Au point de vue *anatomique*, cette difformité est caractérisée par une diminution de hauteur portant sur toute la colonne postérieure du rachis, principalement sur le tiers postérieur des corps vertébraux et des disques intervertébraux.

La poitrine a une forme inverse de celle qu'on observe dans la cyphose. Le diamètre transverse est peu modifié ; le diamètre antéro-postérieur est très diminué.

Le bassin tout entier décrit un mouvement de bascule en bas et en arrière. Le diamètre antéro-postérieur est très rétréci. Le sommet du sacrum se relève en arrière et l'angle sacro-vertébral fait une saillie exagérée.

D'après H. Staffel, le dos creux est la conséquence d'un bassin étroit avec courbure lombaire exagérée. La région dorso-cervicale est plate. La ligne de gravité du corps passe en avant des articulations coxo-fémorales. On doit distinguer :

I. La *lordose statique* ;
II. La *lordose par compensation* ;
III. La *lordose myopathique* ;
IV. La *lordose ostéopathique*.

## I. — Lordose statique.

Cette variété de lordose se rencontre chez certaines races, surtout chez les femmes, dans les professions qui obligent à tenir le dos renversé (maîtres d'armes, de boxe, etc.), à la suite de tumeurs de l'abdomen, de grossesses répétées.

Pendant la grossesse, la région lombaire s'incurve en lordose (Maisonabe, W. Schulthess).

Dans le type le plus fréquent, la lordose est lombaire (*dos creux*), avec aplatissement du segment dorsal et cervical (H. Staffel).

Le tronc, la tête, les épaules sont portés en arrière; le ventre fortement convexe, est saillant ; les fesses relevées en forme de croupe.

## II. — Lordose de compensation.

Cette forme de lordose, très fréquente, s'observe dans les diverses régions du rachis et se produit comme compensation d'une autre déformation qui nuit à l'équilibre ou gêne certaines fonctions.

Nous signalons plus loin la *lordose cervicale*, consécutive à la cyphose du mal de Pott des premières vertèbres cervicales.

La *lordose dorsale*, partielle ou totale, s'observe dans la cyphose commune ou par mal de Pott, dans les fractures et les luxations de la région cervicale, plus rarement dans la scoliose.

La *lordose lombaire* est quelquefois la conséquence d'une cyphose cervicale, assez souvent d'une cyphose dorsale ou sacrée ou d'un changement de direction du bassin.

Le mal de Pott, les coxalgies, les luxations pathologiques ou congénitales de la hanche, la coxa vara, les abcès par congestion, les rétractions musculaires s'accompagnent souvent de lordose lombaire.

Les troubles de la marche, la démarche les jambes écartées, à la suite de difformités des membres inférieurs et de la coxa vara, déterminent souvent une lordose lombaire chez les jeunes *rachitiques*. Dans cette variété de lordose rachitique, la colonne lombaire est flexible, la difformité est réductible.

D'après nos observations, le poids de la tête, très volumineuse chez certains *rachitiques*, détermine souvent une *lordose cervicale*, flexible, réductible, qui s'exagère pendant la position debout prolongée et s'accompagne d'un fort renversement de la tête en arrière sur les épaules.

La cyphose dorsale se combine fréquemment, dans ces cas, avec la lordose cervicale. D'autres fois, au contraire, les autres régions du rachis conservent leur configuration normale.

## III. — Lordose myopathique.

Nous signalons dans notre étude des déviations vertébrales d'origine nerveuse (page 163), les lordoses par *contracture*, par *paralysie*, par *atrophie* des muscles fléchisseurs du tronc (muscles de l'abdomen) et des extenseurs du rachis.

La *lordose cervicale* s'observe dans quelques cas de torticolis par contracture musculaire (contracture du splénius, de la portion claviculaire du trapèze).

## IV. — Lordose ostéopathique.

Cette forme de lordose s'observe surtout dans le *mal de Pott* et dans quelques cas de *rachitisme*.

La *lordose rachitique*, dépendant des déformations du squelette vertébral, distincte des lordoses statiques ou par compensation signalées plus haut, est assez rare. Elle occupe presque toujours la région lombaire et succède souvent à la forme statique ou par compensation.

Elle est difficilement réductible ou irréductible, et la radiographie indique l'existence de déformations prononcées des vertèbres.

La *lordose cervicale rachitique*, avec déformations vertébrales et irréductibilité, est très rare.

Le *rhumatisme chronique*, l'*arthrite chronique déformante*, la *spondylose* ne s'accompagnent pas en général de lordose.

Dans l'affection décrite sous le nom de *spondylolisthésis* (Neugebauer, Schrœder, Rokitansky, Since Kilian, Breisky), caractérisée anatomiquement par une subluxation des dernières vertèbres lombaires sur le sacrum, la lordose est très prononcée et accompagnée de déformations graves du bassin.

La *lordose* dite *congénitale* ne se rencontre que sur des monstres et coïncide souvent avec le spina bifida.

**Diagnostic.** — Le diagnostic consiste à déterminer la cause de la déformation. On étudiera l'attitude du sujet, la mobilité de la colonne vertébrale, la contractilité des muscles vertébraux et de l'abdomen. On recherchera les signes du mal de Pott, du rachitisme, des affections de la hanche, des affections nerveuses qui sont des causes fréquentes de la difformité.

La spondylolisthésis se reconnaîtra aux caractères particuliers de la déformation, très accentuée au niveau du bassin, à la saillie brusque des dernières lombaires, à l'absence de douleurs et de difformités dans d'autres régions (thorax, extrémités).

**Pronostic.** — Le pronostic de la lordose varie suivant l'étiologie des divers types de la difformité. Les lordoses paralytiques, par compensation, à la suite de luxations congénitales, de coxalgie, sont souvent rebelles à tout traitement.

**Traitement.** — Le traitement, dans la lordose par compensation, consiste à guérir la difformité principale qui a produit la courbure du rachis.

Le traitement des positions vicieuses de la coxalgie, des luxations congénitales et des autres difformités des membres inférieurs est souvent suivi de l'atténuation, ou de la disparition de la lordose.

Dans les lordoses flexibles, dans les lordoses paralytiques, on prescrira le repos sur un plan horizontal ou incliné, les corsets rigides en plâtre, en feutre, en bois, les corsets prenant point d'appui par des tiges rigides sur le bassin et la partie supérieure du thorax et pressant sur l'abdomen, tels que la ceinture d'Erichsen, les corsets de Bigg, de Nyrop, de H. Staffel, d'Hessing.

Les pressions au niveau du bassin et des fesses au moyen d'un tube de caoutchouc fixé aux deux bras d'un fauteuil, dans la position assise (J.-B. Reynier), nous ont souvent donné de bons résultats.

Les *exercices de gymnastique* sont souvent indiqués et varient suivant la nature de la lordose, suivant qu'il faut agir sur les muscles fléchisseurs (muscles de l'abdomen), ou sur les muscles extenseurs du rachis.

Dans les formes communes de lordose, et plus particulièrement dans la lordose par paralysie ou parésie des muscles abdominaux, nous recommandons les exercices de flexion en avant du tronc.

Nous prescrivons souvent les deux exercices suivants :

1° Le sujet, étant debout, les bras tendus, penche la partie supérieure du corps en avant, cherche à toucher le sol avec les mains et se redresse ensuite.

2° Le sujet, dans le décubitus dorsal sur un plan résistant, les membres inférieurs immobilisés par un aide ou une courroie, se redresse lentement et s'incline en avant pour se placer ensuite dans la position du début. Le chirurgien exerce au niveau du thorax une pression de résistance au mouvement de redressement et de flexion en avant du tronc.

Dans les cas où il est nécessaire de fortifier les muscles fléchisseurs du rachis, on prescrira l'exercice suivant :

Le sujet, dans le décubitus ventral, sur un plan résistant, les deux mains derrière la nuque, les membres inférieurs immobilisés, se relève lentement (Voy. fig. 142, p. 314), pendant que le chirurgien exerce une résistance avec une main placée au niveau de la région dorsale.

L'*électricité*, le *massage* conviennent surtout aux lordoses d'origine nerveuse.

Le *redressement forcé* de la lordose sous le chloroforme, avec immobilisation consécutive sous le plâtre, nous a donné dans quelques cas des corrections importantes de courbures lordotiques.

La *réduction* dans la spondylolisthésis, proposée par Gibney, n'a pas donné jusqu'à ce jour des résultats encourageants.

## DÉVIATIONS DU RACHIS DANS LE MAL DE POTT

Nous rapprochons l'étude des déviations du rachis dans le mal de Pott, qui sont surtout des déviations dans le sens antéro-postérieur, de celle des cyphoses et des lordoses ostéopathiques.

**Anatomie et Physiologie Pathologiques.** — Nous décrirons succinctement les lésions anatomiques, aujourd'hui bien connues, du mal de Pott. Nous indiquerons surtout le mode de formation, la structure des gibbosités, la façon dont guérissent et se réparent les altérations vertébrales pottiques, ces notions ayant une importance capitale au point de vue du traitement.

Tout le monde est actuellement d'accord pour considérer le mal de Pott comme une ostéite tuberculeuse.

La tuberculose peut se développer dans toutes les parties constitutives du rachis, mais elle atteint surtout les *corps vertébraux*, plus rarement l'*arc postérieur* (*mal vertébral postérieur*), les *articulations* du rachis (*polyarthrite vertébrale tuberculeuse*, *mal sous-occipital*), les *disques vertébraux* (Brodie, Nichet, Ripoll, Broca).

La tuberculose vertébrale se présente sous des formes très variées ; le plus souvent localisée, elle est quelquefois diffuse, à marche très rapide et envahissante, à foyers disséminés, multiples,

I. Corps vertébraux. — Les lésions tuberculeuses des corps vertébraux sont *profondes* ou *superficielles*. Ces deux formes de tuberculose se confondent souvent, les lésions superficielles s'étendent dans quelques cas profondément.

1° *Lésions profondes* (*tubercule enkysté, infiltration tuberculeuse*). Le *tubercule enkysté* est surtout caractérisé par l'existence d'une caverne remplie de produits nécrosés et d'une paroi envahissante analogue à celle d'un abcès froid.

La caverne se présente sous des aspects variés et joue un rôle important dans la production des gibbosités.

La paroi de la caverne est tantôt recouverte de granulations molles, envahissantes et infiltrées dans le voisinage, sécrétant un pus plus ou moins épais (*forme humide* de Kœnig); tantôt elle est granuleuse, limitée et sclérosée, contenant des fongosités fibreuses, ce qui indique une tendance à la réparation (*forme sèche* de Kœnig).

Par ordre de fréquence, les lésions tuberculeuses siègent à la partie antérieure, au centre, au voisinage de la face supérieure ou inférieure du corps vertébral.

L'*infiltration tuberculeuse* (Nichet, Nélaton) demi-transparente, puis opaque et puriforme, s'accompagne de destruction régulière et généralisée de l'os, de nécrose de la masse infiltrée et de formation de séquestres.

Dans les deux formes de tuberculose, enkystée ou infiltrée, il se produit autour des lésions principales une irritation se traduisant par de l'ostéite condensante ou hypertrophiante et par des végétations osseuses périphériques qui jouent un rôle important dans la consolidation du rachis tuberculeux.

2° *Lésions superficielles* (*carie superficielle des anciens auteurs, ostéo-périostite tuberculeuse de Lannelongue*).

Les lésions superficielles, attribuées à tort à la carie, sont dues à l'infiltration tuberculeuse de la couche sous-périostée. Elles constituent une forme torpide de l'infiltration tuberculeuse qui n'aboutit que rarement à la granulation confluente et à la caverne. Elles s'accompagnent fréquemment d'abcès ossifluents et n'entraînent jamais la formation de gibbosités.

II. Pédicule. Arc postérieur. — Les lésions tuberculeuses

atteignent assez rarement le pédicule et l'arc postérieur (*mal vertébral postérieur*). Elles sont superficielles, peu envahissantes, non déformantes, et déterminent souvent la formation d'abcès.

Même dans les cas où la tuberculose vertébrale s'est localisée exclusivement dans les corps vertébraux, l'arc postérieur présente des modifications de forme et de structure qui jouent un rôle important dans la consolidation du rachis pottique (Voy. p. 57).

Dans le cas d'envahissement, primitif ou consécutif, par la tuberculose de l'arc postérieur, les *lames* sont épaissies, élargies en hauteur, souvent soudées entre elles.

Les *apophyses épineuses* présentent des modifications de forme bien étudiées dans ces derniers temps par F. Regnault, que cet auteur attribue à une action mécanique, en dehors de toute altération pathologique.

Dans le mal de Pott dorsal, on constate en général au niveau de la gibbosité, un déjettement en bas, une incurvation plus ou moins marquée des apophyses épineuses.

Dans quelques cas, les apophyses épineuses sont imbriquées, soudées même entre elles, ainsi que nous l'avons observé dans un cas, et cette disposition peut créer de réels obstacles au redressement des gibbosités.

Au point de la gibbosité où la compression, dans le décubitus dorsal ou par des appareils, est la plus forte, les apophyses épineuses sont atrophiées, usées, offrant la forme d'une tubérosité écrasée et aplatie.

Insistons sur ce fait important au point de vue de la formation de la gibbosité, que les vertèbres au voisinage des lésions principales subissent dans une étendue souvent considérable, une atrophie et une dégénérescence qui rendent le tissu osseux vertébral friable et peu résistant.

Sur nos radiographies, nous notons que plusieurs vertèbres, au-dessus et au-dessous du foyer tuberculeux, se laissent traverser par les rayons X, et se dessinent mal avec une teinte claire. Cet aspect particulier indique l'ostéite raréfiante et la dégénérescence graisseuse des tissus osseux au voisinage des lésions tuberculeuses.

Les *apophyses articulaires* présentent des altérations importantes. Elles se déforment et se soudent très souvent entre elles. Leur cartilage s'ulcère, disparaît.

Nous indiquons en détail les modifications imprimées à l'arc vertébral par le processus de guérison.

Nous renvoyons les quelques indications que nous donnons sur le canal médullaire, la moelle et les déformations consécutives du squelette à notre paragraphe *Gibbosité* (p. 44).

III. Articulations vertébrales. Cartilages intervertébraux. — Les arthrites vertébrales tuberculeuses primitives sont rares; elles s'observent principalement dans le *mal sous-occipital*. Les synoviales sont épaissies, fongueuses, ramollies ou ulcérées par place. Les ligaments sont boursouflés et ulcérés par places, leurs insertions osseuses sont souvent détruites. Les surfaces articulaires subissent des changements de direction analogues à ceux que nous décrivons dans les scolioses. L'ankylose par fusion osseuse des surfaces articulaires et les végétations osseuses au voisinage des articulations vertébrales sont très fréquentes (Voy. p. 58).

Les lésions primitives signalées par Nichet et Azam, au niveau des cartilages intervertébraux, sont très rares; le plus souvent la lésion osseuse se propage aux cartilages intervertébraux.

Le tassement, la diminution de hauteur des disques vertébraux au voisinage des lésions principales est presque constamment observée. La disparition, partielle ou totale, de ces corps vertébraux est, d'après nos recherches, très fréquente. Sur quelques pièces de maux de Pott, avec flexion angulaire très prononcée, nous avons noté, au voisinage de la lésion, que le corps vertébral ne reposait sur le cartilage que par sa partie postérieure sans interposition de tissu, un angle dont le sinus était ouvert en avant, existant entre la face inférieure d'une vertèbre et la face supérieure d'un cartilage intervertébral. Cette disposition est due au redressement compensateur du rachis, au-dessus et au-dessous de la lésion principale.

IV. Parties molles extra-rachidiennes. — Nous ne ferons que signaler les abcès ossifluents, les infections ganglionnaires, les lésions tuberculeuses des parties molles, et les lésions générales bien étudiées dans les divers Traités de chirurgie. Insistons cependant sur les rapports des abcès froids avec les cavités splanchniques voisines, en particulier avec le médiastin postérieur, l'aorte, etc. Fréquemment, l'abcès froid est directement en rapport avec les méninges et la moelle, la paroi osseuse ayant été détruite par la tuberculose. Les parois adhèrent souvent aux parties voisines, quelquefois à l'aorte. On comprend que, dans ces cas, le redressement du rachis pottique peut être suivi de rupture des parois des abcès froids avec déversement du pus dans les cavités voisines. La membrane pyogénique peut ulcérer les parois de vaisseaux importants et produire des hémorragies graves.

Le redressement des gibbosités pourra, dans quelques cas, modifier les inflexions vasculaires et faciliter ainsi la circulation, faire disparaître les œdèmes.

V. Gibbosité. — La destruction de la substance spongieuse des vertèbres par la tuberculose, l'ostéite raréfiante observée au voisinage du siège initial des lésions, diminue la résistance du rachis qui s'affaisse en produisant la gibbosité.

Tantôt, le plus fréquemment, l'inflexion se produit *graduellement*. Tantôt, au contraire, le corps vertébral détruit, soutenu pendant quelque temps par une coque fibreuse, ou plutôt par les ankyloses au niveau de l'arc vertébral, s'affaisse et s'infléchit *brusquement*, les parties qui le soutenaient ayant cédé à l'occasion d'un léger traumatisme.

Les lésions tuberculeuses atteignant en général la partie médiane des corps vertébraux, le rachis s'infléchit en avant, formant une courbe, de forme angulaire, dont le sinus est ouvert en avant, et en arrière, un angle saillant qui constitue la gibbosité.

La disposition des parties infléchies est assez variable. Les figures 19, 20, 21, 22, d'après des pièces du Musée Dupuytren, indiquent les principales variétés observées, les formes les plus fréquentes de gibbosité.

Il est impossible de ranger les gibbosités dans une classification rigoureuse ; plusieurs formes, en effet, se combinent ou se confondent.

En se basant sur l'étude des pièces anatomiques, et sur les renseignements fournis par la clinique, on peut admettre les principales variétés suivantes :

Gibbosité à forme angulaire, surtout observée dans la région dorsale ;

Gibbosité arrondie, plus ou moins régulièrement convexe, avec plateau horizontal supérieur, surtout observée dans la région cervicale. Dans quelques cas, la forme convexe de la gibbosité est remplacée par une ligne verticale formant un plateau vertical ;

Gibbosité à forme arrondie ; la courbure surajoutée à l'angle formé par la rencontre de deux segments a la forme d'une anse ;

Gibbosité avec vaste courbure d'une partie étendue du rachis, surtout notée dans la région dorsale ;

Gibbosité peu accentuée, principalement formée par la proéminence angulaire d'une seule apophyse épineuse, le rachis conservant, au-dessus et au-dessous, sa direction normale, surtout observée dans la région lombaire.

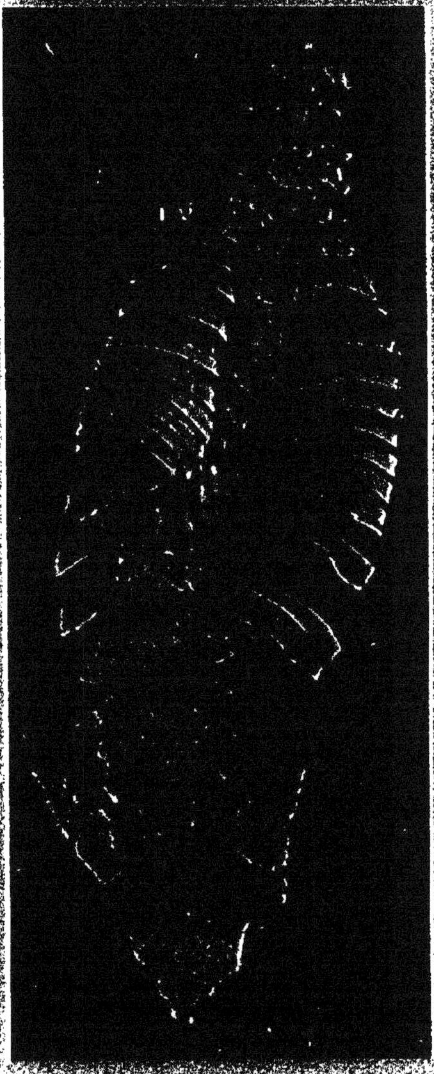

Fig. 19. — Mal de Pott dorsal avec gibbosité très marquée. Destruction du corps des 9e, 10e, 11e, 12e vertèbres et de la 1re lombaire. Forte inclinaison du rachis en avant. Ankylose solide.

Les gibbosités avec courbure régulière, s'observent chez l'enfant et dans quelques cas de maux de Pott cervicaux ou lombaires. D'après Bouvier, cette particularité serait due à ce fait que les apophyses épineuses sont moins longues et moins

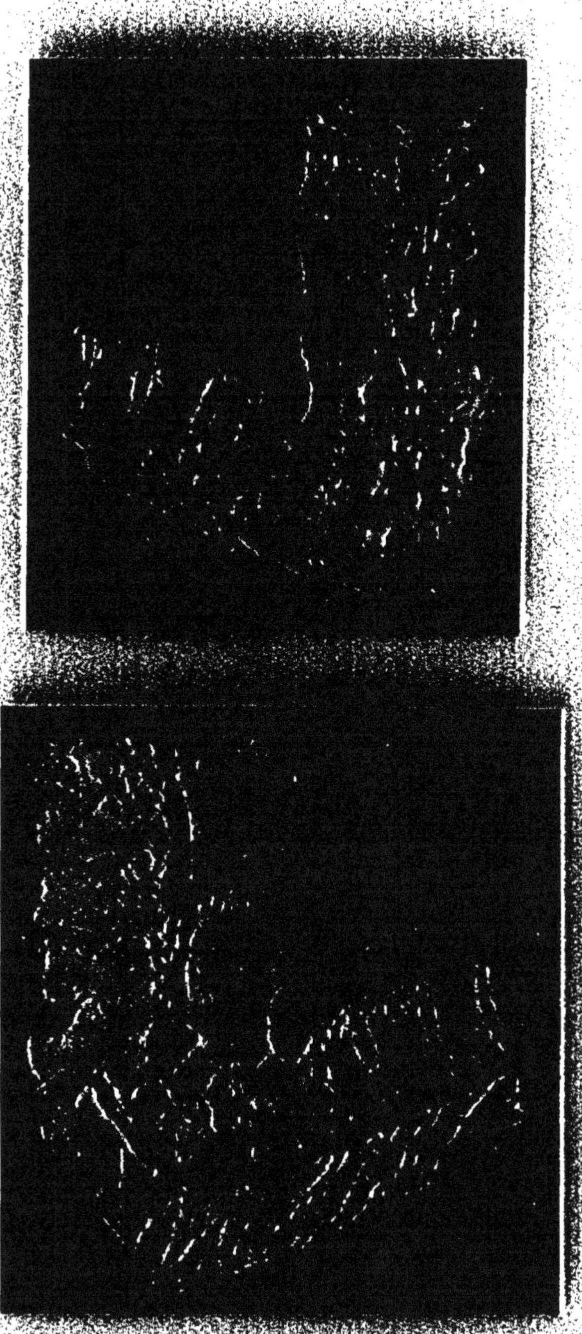

Fig. 20. — Mal de Pott dorsal avec forte gibbosité. Destruction complète des six dernières vertèbres dorsales. Forte inflexion en avant du rachis. Ankylose.

obliques dans ces régions que dans la région dorsale. Les grosses gibbosités se développent surtout dans la région dorsale. Les gibbosités cervicales et lombaires sont souvent atténuées, prin-

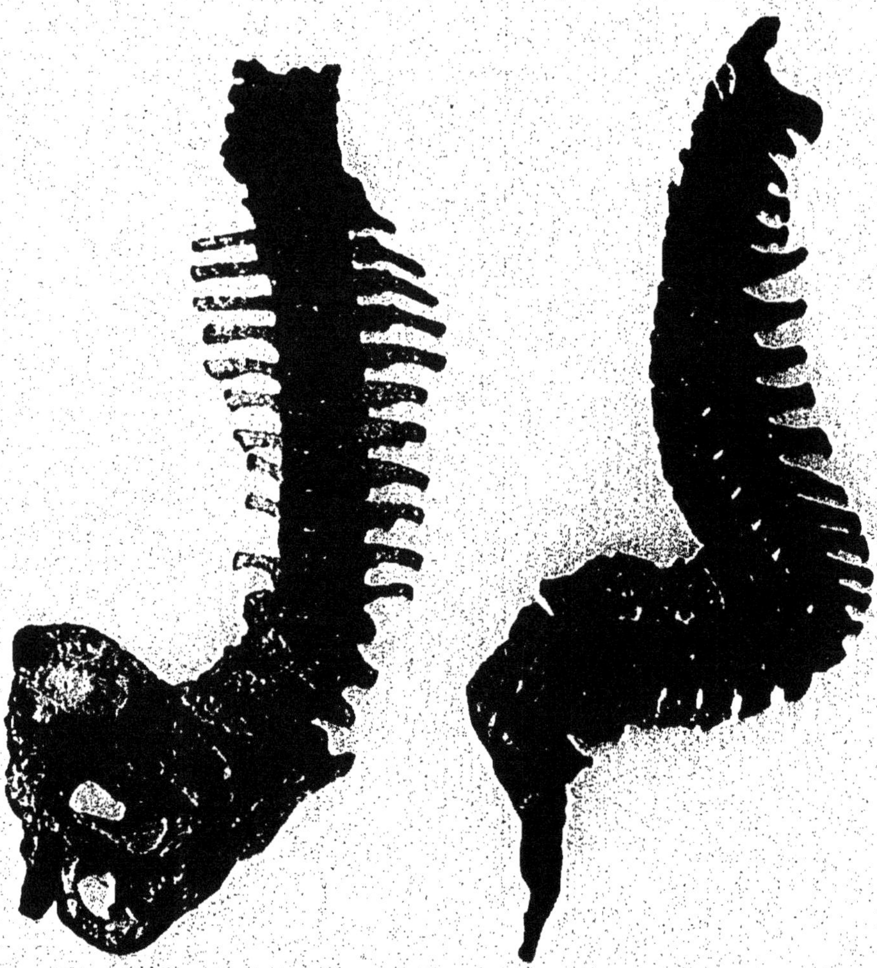

Fig. 21. — Mal de Pott lombaire. Gibbosité très prononcée. Forte inclinaison en avant et latérale du rachis. Ankylose.

Fig. 22. — Mal de Pott dorso-lombaire avec gibbosité très prononcée. Destruction du corps des 8e, 9e, 10e, 11e, 12e vertèbres dorsales et des trois premières lombaires.

cipalement par le tassement du rachis très marqué dans ces régions ; elles sont rarement en rapport avec le nombre des vertèbres atteintes par la tuberculose.

Dans quelques cas, un grand nombre de corps vertébraux

sont détruits, la gibbosité est énorme et occupe la presque totalité du rachis.

Exceptionnellement, on note l'existence de gibbosités dans plusieurs régions du rachis. Dans un de nos cas, il existait deux gibbosités, une, peu marquée, dans la région lombaire, une deuxième, volumineuse, dans la région dorsale.

Les coupes médianes et verticales (fig. 20) permettent surtout de se rendre un compte exact des altérations et des changements de rapport des corps et de l'arc des vertèbres. Assez rarement les extrémités des deux segments restent éloignées, soutenues par les parties voisines (*inflexion sans contact*). L'inflexion sans contact s'observe surtout dans les maux de Pott dorsaux moyens.

L'affaissement complet est surtout empêché par l'ankylose de l'arc vertébral (*ankylose postérieure*, Voy. p. 57), par la présence de séquestres et aussi par la résistance des côtes au-dessus et au-dessous de l'inflexion, par les apophyses transverses et les pédicules, placés latéralement de chaque côté des corps vertébraux dans la région du cou.

En général, les corps vertébraux, sus et sous-jacents au foyer de destruction, viennent en contact intime (*inflexion avec contact*). Ce contact entre les deux fragments du rachis s'observe même dans les cas de lésions très étendues des vertèbres, principalement dans les maux de Pott de la région cervico-dorsale ou dorsale supérieure.

L'angle formé par les deux segments est très variable, très aigu ou obtus, suivant l'étendue de la lésion.

Les deux segments se placent, en général, l'un au-dessus de l'autre, la gibbosité est *médiane*.

L'extrémité inférieure du segment supérieur peut, dans quelques cas de flexion extrême, se *luxer* en avant, débordant en avant la partie correspondante du segment inférieur, ou se mettre en contact avec le segment inférieur par la partie antérieure de la dernière vertèbre sus-jacente. Dans quelques cas, le segment supérieur a subi un *déplacement latéral* par son extrémité qui répond au foyer tuberculeux. La gibbosité et un des segments du rachis s'infléchissent latéralement. La déformation présente quelquefois une très grande analogie avec celle des scolioses (Voy. fig. 33).

Dans plusieurs pièces du Musée Dupuytren, le rachis, vu par sa face postérieure, décrit une courbe analogue à celle des scolioses.

Il est à remarquer que, dans tous les cas, l'inflexion antéro-postérieure est toujours beaucoup plus marquée que l'inflexion et les courbures latérales.

Les attitudes particulières, les contractures musculaires réflexes, et surtout la localisation ou la prédominance des lésions sur la face latérale des vertèbres, sont les causes principales de cette inclinaison latérale.

La gibbosité n'est pas, dans tous les cas, la reproduction exacte de la figure décrite par l'angle rentrant.

A la suite de l'inflexion du rachis par destruction de plusieurs corps vertébraux, les pédicules se rapprochent en arrière, les différentes parties de l'arc s'écartent; les apophyses épineuses doivent, pour se loger, décrire une sorte de courbure en forme d'anse.

Les apophyses épineuses très écartées au niveau du sommet de la gibbosité, conservent, au contraire, leur écartement normal au-dessus et au-dessous de la gibbosité.

Le mouvement de flexion en avant et de bascule, qui a pour point d'appui les apophyses articulaires, explique les modifications, les altérations de forme, l'atrophie et les soudures fréquentes de ces parties.

Les arcs postérieurs sont en outre repoussés en arrière et subissent un *tassement* dû à la descente des apophyses articulaires inférieures sur le plan incliné des supérieures, surtout très marqué dans les maux de Pott de la région lombaire. Ce tassement a pour résultat de diminuer la hauteur du rachis et de rapprocher les deux segments séparés par le foyer tuberculeux.

Au niveau de l'inflexion, le *canal vertébral* n'est presque jamais rétréci. Il est souvent agrandi, de même que les trous de conjugaison qui laissent passer, sans les comprimer, les nerfs rachidiens.

Son diamètre transversal n'est pas modifié; son diamètre antéro-postérieur est quelquefois légèrement diminué. Il existe assez souvent un rétrécissement notable du canal médullaire, par déplacement ou subluxation des vertèbres, dans les gibbosités pottiques de la région cervicale supérieure.

Dans quelques cas, le canal vertébral subit, au niveau de l'inflexion, un changement notable de direction, faisant un coude brusque et présentant transversalement, au niveau de la paroi antérieure, une *vive arête*.

Un fragment osseux, un séquestre, des fongosités, un abcès viennent quelquefois faire saillie dans l'intérieur du canal vertébral et le rétrécir.

Jaboulay a publié quelques observations de paraplégies dues à l'étranglement médullaire par brides cicatricielles.

En général, la cause du rétrécissement du canal et de la compression de la moelle réside dans les parties molles. Assez souvent, la moelle est comprimée par un abcès froid en état de tension. Plus rarement, le fait est prouvé par plusieurs observations, la compression est due à un fragment osseux détaché ou encore adhérent à un des segments du rachis.

La *moelle épinière* et ses *enveloppes*, les *nerfs rachidiens* et leurs *racines* présentent, au niveau ou au voisinage de la gibbosité, des lésions fréquentes, qui résultent, soit de la propagation du processus inflammatoire ou tuberculeux, soit de la compression. Des dégénérescences secondaires, suivies quelquefois de régénération des éléments médullaires, sont la conséquence de l'interruption anatomique dans les faisceaux et les colonnes grises cellulaires de la moelle. On voit, d'après ces notions d'anatomie pathologique, que les paraplégies pottiques sont sous l'influence de facteurs multiples ; elles peuvent être produites par un ensemble de causes agissant simultanément.

Le plus souvent, la *paraplégie* est la conséquence de lésions matérielles de la moelle, en dehors de toute compression directe. Les lésions médullaires sont dues, dans quelques cas, à des compressions ou à des oblitérations vasculaires, principalement par des fongosités (Ziegler), qui produisent l'œdème ou l'anémie médullaire et consécutivement le ramollissement de la moelle (Krœger). Assez fréquemment, on note une véritable myélite tuberculeuse par propagation, avec infiltration ou tubercule volumineux dans les cordons blancs ou la substance grise (Schmaus, Chipault).

L'hypothèse de Schmaus, qui admet l'existence d'une myélite infectieuse due à l'extravasation des produits bacillaires (ptomaînes bacillaires) venus des fongosités, n'est démontrée par aucun fait précis.

Plus exceptionnellement, les paraplégies sont dues à la compression par des plaques de pachyméningite, par des fongosités, par des abcès en état de tension, par des séquestres, par l'angle formé par la déformation du rachis au niveau de la gibbosité, par la fracture ou la luxation brusque des vertèbres tuberculeuses, par des brides cicatricielles. Des pièces anatomiques, soigneusement étudiées, démontrent que les paraplégies pottiques peuvent être produites par les divers agents de compression que nous venons d'énumérer.

Les plaques de pachyméningite, les fongosités, la périostite de la face postérieure du corps vertébral (Strumpell), produisent rarement à elles seules une compression médullaire importante, à moins qu'elles ne soient accompagnées de myélite tuberculeuse ou d'abcès froids.

Nous avons observé plusieurs cas dans lesquels la paraplégie était sous la dépendance d'abcès froids en état de tension (Jobert, Tavignot, Hérard, Leudet).

Il existe quelques observations de paraplégies pottiques dues à la compression de la moelle par un séquestre.

D'après nos examens de pièces anatomiques, nous admettons que dans quelques cas, pas aussi rares que l'ont prétendu certains auteurs, la moelle est comprimée, suivant la théorie de la vive arête, anciennement défendue par Boyer, Louis, Nélaton et plus récemment par Tripier, Myers, Forissier.

Dans quelques pièces anatomiques, les altérations médullaires sont très nettement sous la dépendance de la gibbosité; la paroi antérieure du canal vertébral décrit un angle plus ou moins aigu, la moelle infléchie est comprimée sur cet angle et se ramollit. L'altération médullaire, dans ces cas, est très limitée et ne s'étend pas au-dessus ou au-dessous de la gibbosité.

Quelques observations démontrent que des paraplégies brusques sont sous la dépendance de la compression par des fragments d'une fracture des vertèbres tuberculeuses, ou par un fragment osseux détaché (V. Ménard). Les parésies ou paralysies, notées à la suite du redressement brusque des gibbosités, s'expliquent en partie par ce mécanisme.

Quelquefois, principalement dans le mal sous-occipital, les paralysies sont la conséquence d'une compression médullaire par luxation des vertèbres profondément désorganisées.

Dans quelques cas de maux de Pott sous-occipitaux ou cervicaux, la paraplégie est en rapport avec le rétrécissement du canal médullaire qui succède à un déplacement des vertèbres (luxation ou subluxation).

En résumé, ces notions anatomiques prouvent que la compression de la moelle joue un rôle important dans la production de la paraplégie pottique. Notre intervention sera très utile dans ces cas. Le *redressement forcé* des gibbosités peut en effet éloigner les agents de compression de la moelle, tels que fragments osseux ou séquestres, modifier les conditions des parties molles qui compriment, diminuer la tension des abcès froids. Ainsi s'expliquent les cas, assez nombreux, de guérison ou d'amélioration de paraplégies à la suite des réductions de gibbosités.

Quelques interventions chirurgicales, et, en particulier, le drainage qui agit en faisant disparaître la tension des abcès froids, ont pu donner aussi quelques guérisons de paraplégies anciennes.

Notre thérapeutique est absolument impuissante dans les paraplégies pottiques par lésion matérielle de la moelle, pachyméningite ou myélite tuberculeuse.

A une période avancée du mal de Pott, des *déformations secondaires* se produisent au voisinage de la gibbosité, du côté du bassin (*bassin cyphotique, en entonnoir*), du thorax, du crâne et de la face (Witzel, A. Lorenz), des organes respiratoires, du cœur, de l'aorte, de l'œsophage.

De même que dans les scolioses, dans les gibbosités dorsales, la forme des côtes s'adapte à tous les points de leur longueur aux conditions modifiées par l'attitude continuellement ramassée du thorax (J. Wolff) aux côtés gauche et droit du rachis.

La *cage thoracique* subit une déformation et un rétrécissement importants qui se manifestent dès l'apparition de la gibbosité dorsale. La déformation thoracique se présente sous deux formes principales, suivant que la gibbosité occupe le segment dorsal supérieur ou inférieur.

Dans le premier cas, les premières côtes se dirigeant en bas, le sternum s'abaisse et se rapproche du rachis, aplatissant le thorax d'avant en arrière. Le diamètre antéro-postérieur est très rétréci ; dans quelques cas, le diamètre transverse est augmenté, il est souvent rétréci en raison de l'aplatissement latéral des côtes. La capacité thoracique est très diminuée. Les poumons et le cœur sont gênés dans leur développement et altérés dans leur forme.

Dans le deuxième cas (gibbosité dorsale inférieure), le sternum est projeté en avant, la courbure des côtes s'exagère, le thorax devient globuleux. Le diamètre vertical est diminué ; par compensation, le diamètre antéro-postérieur s'accroît. La capacité thoracique est moins diminuée dans cette forme que dans la précédente.

Les diverses déformations que nous venons de signaler ont une importance capitale et constituent, dans un grand nombre de cas, des contre-indications au redressement des gibbosités pottiques.

Sans décrire en détail le mécanisme de la formation de l'inflexion vertébrale et de la gibbosité, signalons les facteurs principaux de la déformation que notre thérapeutique doit combattre avec énergie.

La résistance du rachis étant amoindrie en raison des lésions destructives des vertèbres et de l'ostéite raréfiante des vertèbres voisines, la surcharge produite par le poids des parties situées au-dessus, agissant surtout dans la position debout, est le facteur principal de l'affaissement vertébral. Cet affaissement se fait dans le sens de la flexion, en raison du siège des lésions au niveau des corps vertébraux et aussi en raison des causes puissantes qui font prédominer la flexion du rachis sur l'extension. La contracture musculaire réflexe agit aussi d'une façon puissante pour aggraver l'inflexion rachidienne. Même lorsque les sujets sont rigoureusement immobilisés dans le décubitus abdominal, le rachis étant soustrait à l'influence de la pesanteur, la gibbosité s'accroît dans quelques cas. Cette aggravation ne peut être due qu'à l'action de la contracture musculaire réflexe qui agit, en partie, par le mécanisme de l'ulcération compressive. La théorie de l'usure par frottement n'est plus aujourd'hui admise par personne. Les examens anatomiques démontrent que les pressions ne peuvent produire une usure des tissus osseux, lorsqu'ils sont encore sains.

Les courbures de compensation sont, en grande partie, sous la dépendance des déformations des vertèbres, analogues à celles que nous décrivons dans notre étude des scolioses.

*Processus anatomique de guérison des lésions vertébrales.* — La guérison des altérations vertébrales du mal de Pott est démontrée par l'examen des pièces anatomiques.

Le processus par lequel se produit la réparation des lésions osseuses tuberculeuses diffère peu de celui observé dans les os courts des autres régions.

La transformation fibreuse des fongosités, la régénération osseuse, les néoformations d'os se font lentement et avec peu d'activité. Elles font absolument défaut dans quelques cas. Sans entrer dans l'examen détaillé des lésions histologiques, on peut dire que le périoste, principalement celui qui double la face profonde du ligament vertébral antérieur (Nichel, Jakson Clarke), est l'agent principal de la réparation. Viennent ensuite : la moelle des aréoles du tissu spongieux, la substance osseuse. La réparation peut se produire aux diverses phases de l'évolution du mal de Pott. Elle diffère suivant l'âge et l'étendue des lésions, suivant que la suppuration s'établit ou non dans l'érosion superficielle (*forme sèche* de Kœnig). La guérison se produit par l'apparition d'une lame de tissu compact qui recouvre les tissus ulcérés. Les granulations fongueuses subissent la transformation fibreuse.

Lorsque le foyer tuberculeux suppure, formant des cavernes, des séquestres, des abcès froids, la guérison survient par divers processus, souvent après ouverture à l'extérieur. Citons l'enkystement, la caséification, l'ossification des cavernes, les transformations et souvent la résorption des abcès froids, l'élimination ou la résorption des séquestres.

Avec Lannelongue, on peut admettre que les fongosités des parois du foyer tuberculeux peuvent s'organiser, se transformer en tissu osseux et s'ossifier, comblant des pertes de substance souvent considérables. Signalons particulièrement le mode de réparation et de consolidation du rachis tuberculeux, à la période de gibbosité, et étudions séparément le travail de réparation au niveau des corps vertébraux et au niveau des arcs.

I. Corps vertébraux. Ankylose antérieure. — Par suite de la formation de la gibbosité, les parois supérieure et inférieure de la caverne, siégeant dans les corps vertébraux, se rapprochent et sont au contact direct (*inflexion avec contact*, Voy. p. 48).

Assez rarement, la gibbosité, étant peu importante ou manquant même complètement, les parois de la caverne ne sont plus en contact et restent plus ou moins écartées (*inflexion sans contact*).

1° *Les parois de la caverne se rapprochent et sont au contact.* — Dans ce cas, suivant l'observation précise de Shaw, on peut n'observer aucun travail de réparation au niveau des corps vertébraux, l'ossification restant limitée aux arcs. Quelquefois, les deux tronçons osseux sont réunis par du tissu fibreux de réparation, probablement destiné à s'ossifier (*fausse ankylose*). Plus fréquemment, on note une *véritable ankylose* portant à la fois sur les corps vertébraux et les arcs.

Cette ankylose est le résultat d'un véritable cal osseux analogue à celui des fractures (*cal interfragmentaire*).

De très nombreuses pièces anatomiques indiquent la fréquence de ce cal intermédiaire.

Les figures 19, 20, 21, 22, indiquent la disposition la plus habituelle de la soudure osseuse.

Les cartilages intervertébraux sont détruits et résorbés, les corps vertébraux se fusionnent très intimement, sans qu'il soit possible, souvent, de reconnaître la ligne de réunion.

Citons encore les pièces anatomiques de cal interfragmentaire présentées par Bouvier, Chassaignac, Schutzenberger, Nichet.

Le tassement des vertèbres malades, produit par le poids de la colonne sus-jacente et par les tractions musculaires, permet le rapprochement ou le contact des corps vertébraux et favorise ainsi la formation d'un cal interfragmentaire.

A côté du *cal intermédiaire*, on observe très souvent des végétations osseuses à la surface des vertèbres malades ou au voisinage du mal de Pott, signalées depuis longtemps par les auteurs (Delpech, Cloquet, Nichet, Denonvilliers).

Ces *ostéophytes* (ostéides de Bouvier), quelquefois assez abondantes, se présentent souvent sous l'aspect de jetées périphériques qui réunissent les deux tronçons vertébraux, fixent à distance les corps vertébraux et forment un *cal périphérique* qui consolide le rachis.

Ils sont quelquefois irréguliers et incapables de servir à la consolidation.

Ils sont produits par le périoste irrité au voisinage du foyer tuberculeux (Delpech) et surtout par celui qui double profondément le ligament vertébral antérieur (Nichet, Jakson Clarke).

Les figures 19, 20, 21, et principalement la figure 23, d'après une pièce du Musée du Val-de-Grâce, démontrent l'importance que peuvent avoir les ostéophytes qui contribuent à consolider le rachis d'une façon assez efficace au niveau des parties latérales ou antérieures des corps vertébraux.

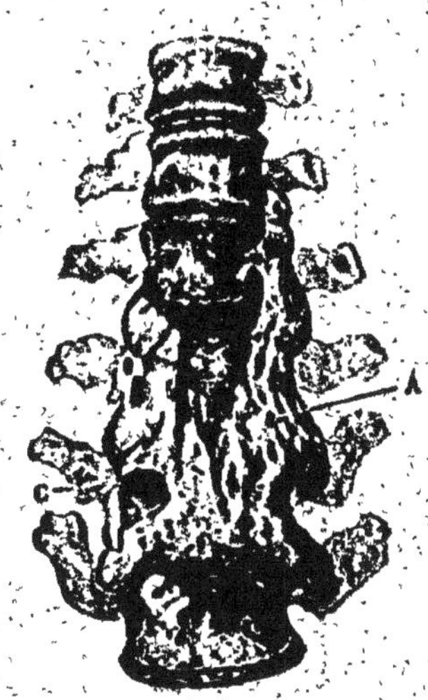

Fig. 23. — Ostéophytes très développés dans un cas de mal de Pott ancien ankylosé en bonne position.

Les pièces du Musée Dupuytren, n° 258 C D E (fig. 19), n° 258 G, 264, 265, 265 B (fig. 21), sont des exemples de productions osseuses périphériques qui étayent solidement le rachis. Dans la pièce 265 B, l'apophyse osseuse de la partie latérale droite de la face antérieure de la troisième vertèbre lombaire est formée par l'ossification du ligament commun antérieur. Nous rapprocherons ces ostéophytes de ceux que nous signalons dans notre étude anatomo-pathologique de la scoliose. Ces ossifications s'observent encore dans les déviations d'origine traumatique ou rhumatismale et dans la spondylose rhizomélique. Ces faits démontrent la facilité avec laquelle le périoste du rachis dévié forme de l'os. Il est à remarquer que cette ostéogenèse s'observe surtout dans les déviations rachidiennes prononcées. Dans le cas particulier de mal de Pott, elle est probablement due à l'irritation périostique au niveau du foyer tuberculeux et, dans les régions voisines, à la surcharge de la vertèbre ou à son adaptation à ses nouvelles conditions statiques.

Quelques-unes de nos radiographies montrent la présence de végétations osseuses qui forment un cal périphérique dans des maux de Pott anciens et consolidés.

2° *Les parois de la caverne sont écartées et ne sont plus au contact.*

Si les fragments sont peu écartés, ils peuvent se réunir et se consolider (S. Hare, Gosselin, Lannelongue). La réparation se fait alors par la transformation des fongosités des parois de la caverne, d'abord en tissu fibreux, puis en tissu osseux.

D'après quelques auteurs (Kœnig), la perte de substance des corps vertébraux ne peut être, dans aucun cas, comblée par de l'os de nouvelle formation. Lorsque l'écartement est trop considérable, il est peu probable, conformément à l'opinion de V. Ménard, que les tissus osseux et spongieux ou le périoste, puissent produire une substance osseuse qui comblerait l'espace vide.

Dans ces cas, la consolidation est obtenue par les ossifications au niveau de l'arc vertébral postérieur qu'il nous reste à étudier.

II. Arc vertébral postérieur. Ankylose postérieure. — Les ankyloses produites par l'ossification ou la fusion des diverses parties de l'arc vertébral postérieur, déjà signalées par S. Hare, Shaw, Bouvier, ont été récemment étudiées avec soin par F. Regnault.

Elles sont rares dans les tuberculoses vertébrales superficielles.

Dans les lésions profondes, elles accompagnent presque toujours l'ankylose des corps vertébraux, ainsi que nous l'avons indiqué.

Dans le *mal sous-occipital* et *cervical*, on observe fréquemment l'ankylose des articulations ulcérées. Les ankyloses des articulations occipito-atlo-axoïdiennes immobilisent quelquefois les vertèbres luxées ou subluxées ; elles atteignent quelquefois un grand nombre de vertèbres cervicales. Les hyperostoses périphériques, constituant des jetées, des ponts osseux qui réunissent et consolident le rachis, sont très fréquentes.

Lorsque les parois de la caverne se rapprochent, mais ne s'ankylosent pas, la fusion des diverses parties de l'arc vertébral n'est pas constante ou elle est incomplète. Sur quelques pièces de cette variété de consolidation, la fusion est cependant complète et très solide (Pièce n° 2586 du Musée Dupuytren).

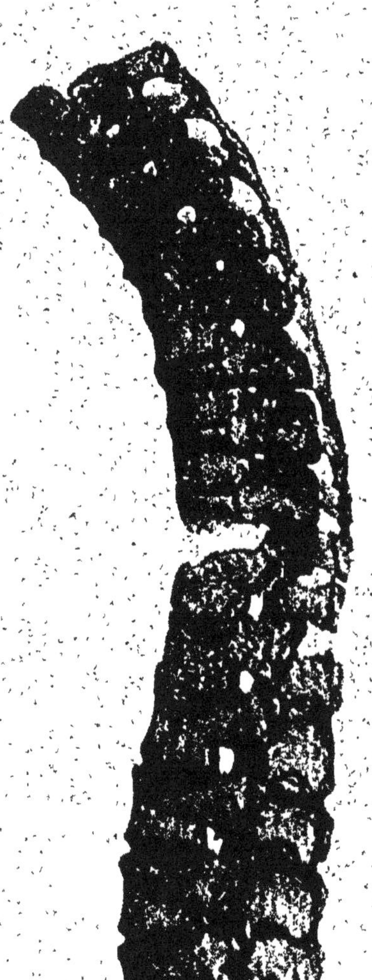

Fig. 21. — Mal de Pott dorsal ancien.

Lorsque les parois de la caverne ne sont pas en contact, la fusion des diverses parties de l'arc vertébral s'observe assez souvent. L'ankylose des apophyses articulaires et des arcs, malgré la destruction de plusieurs vertèbres, peut prévenir la gibbosité et permet au rachis, dans quelques cas rares, ainsi que le démontre la figure 21, d'après la pièce de Pilliet du Musée Dupuytren, de conserver sa rectitude.

L'ankylose et la fusion osseuse, partielle ou totale, s'observent surtout au niveau des apophyses articulaires, des lames, plus rarement au niveau des apophyses épineuses.

Dans plusieurs pièces, nous avons constaté une fusion complète des apophyses et des surfaces articulaires; une coupe ne permet pas de retrouver la ligne de réunion.

L'ossification qui débute souvent par la face antérieure ou latérale des vertèbres, au niveau du ligament vertébral commun antérieur, se produit par le même processus et envahit l'arc vertébral postérieur.

Elle débute au centre des ligaments jaunes, interépineux, ou périarticulaires, gagne leur superficie et s'étend ensuite profondément à l'arc, unissant très solidement entre elles les apophyses articulaires et les lames.

On remarquera l'analogie de ces ankyloses de l'arc postérieur avec celles des mêmes régions que nous étudions dans les scolioses. La fusion osseuse, la disposition des facettes et des apophyses articulaires sont absolument identiques, qu'il s'agisse d'un mal de Pott ou d'une scoliose. Nous avons déjà signalé la présence des ostéophytes des corps vertébraux, observés dans ces deux affections rachidiennes qui sont cependant de nature essentiellement différente.

Il résulte de cette étude anatomique que les vertèbres détruites par la tuberculose peuvent se consolider dans un grand nombre de cas. Dans certaines formes de tuberculose à marche rapide, le tissu osseux vertébral est irrémédiablement perdu et on n'observe aucune tendance à la réparation. Assez souvent, dans les lésions peu étendues, la consolidation se produit par un cal interfragmentaire ou par un cal périphérique. Les diverses parties de l'arc postérieur prennent une part active à la réparation et à la consolidation du rachis tuberculeux. Bien plus activement que dans d'autres régions osseuses, le rachis des sujets atteints de mal de Pott ou de scoliose a tendance à produire de l'os.

Ces notions anatomiques sur le mode habituel d'ankylose du rachis pottique, l'examen de quelques pièces de gibbosités redressées depuis un certain temps, et les résultats cliniques, nous renseignent sur la question si discutée de la consolidation du rachis après nos opérations de réductions de bosses. Si le rachis ne se consolidait pas, la reproduction des gibbosités serait fatale, nos tentatives de réduction seraient absolument inutiles.

Après examen attentif, nous pensons que le rachis redressé se consolide dans un grand nombre de cas. Cette consolidation, certaine pour les maux de Pott lombaires, est plus rare dans les maux de Pott cervicaux et dorsaux supérieurs.

Nos radiographies (fig. 25, 26, 27, 28), surtout celles faites sur plan latéral, indiquent la réalité du processus réparateur.

Sur l'épreuve radiographique sur plan latéral (fig. 28), on distingue nettement la réunion solide de deux vertèbres, au point où le redressement avait été fait.

Dans le cas d'écartement très notable des corps vertébraux,

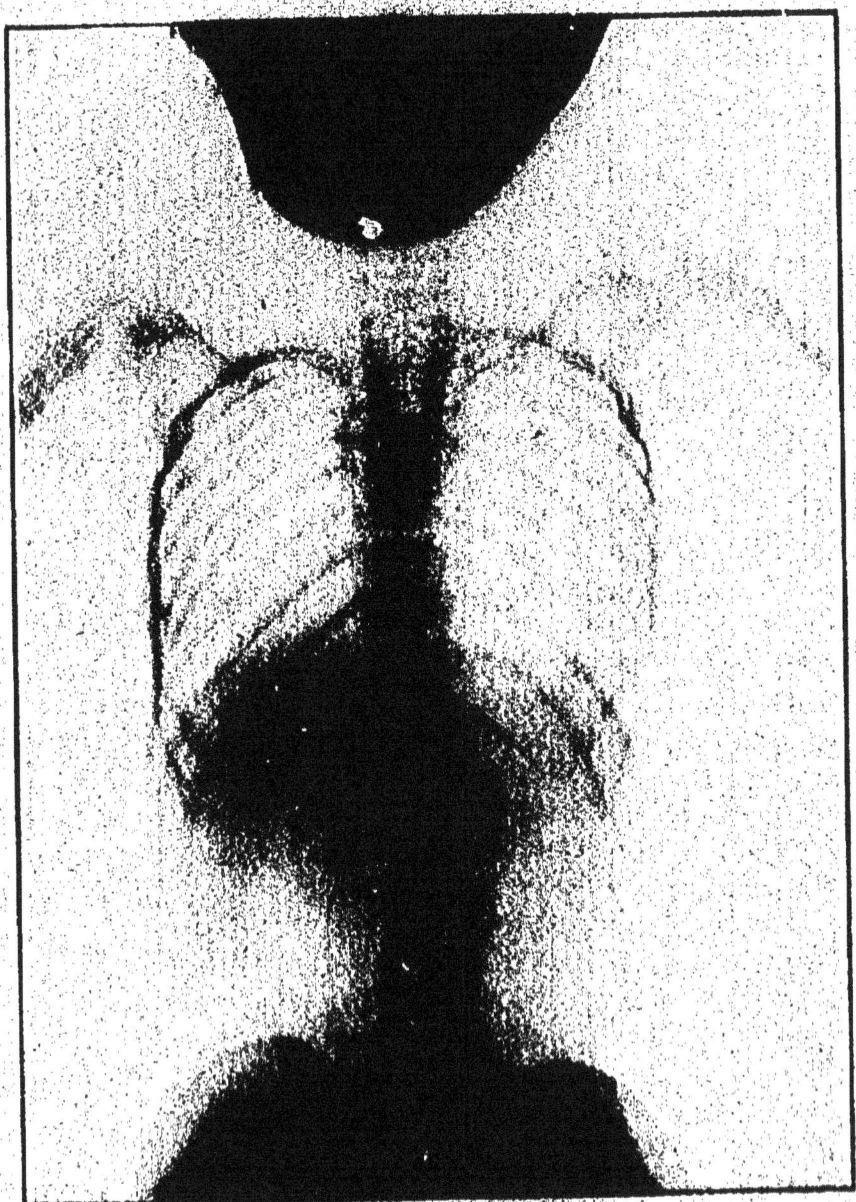

Fig. 25. — Mal de Pott dorsal supérieur avec gibbosité volumineuse. État du rachis un an après la réduction de la gibbosité. Redressement parfait. Tissu osseux de nouvelle formation au niveau des parties latérales des 2e, 3e et 4e dorsales.

l'*ankylose antérieure* ne peut se produire que par quelques jetées osseuses périphériques, souvent, il est vrai, assez résistantes

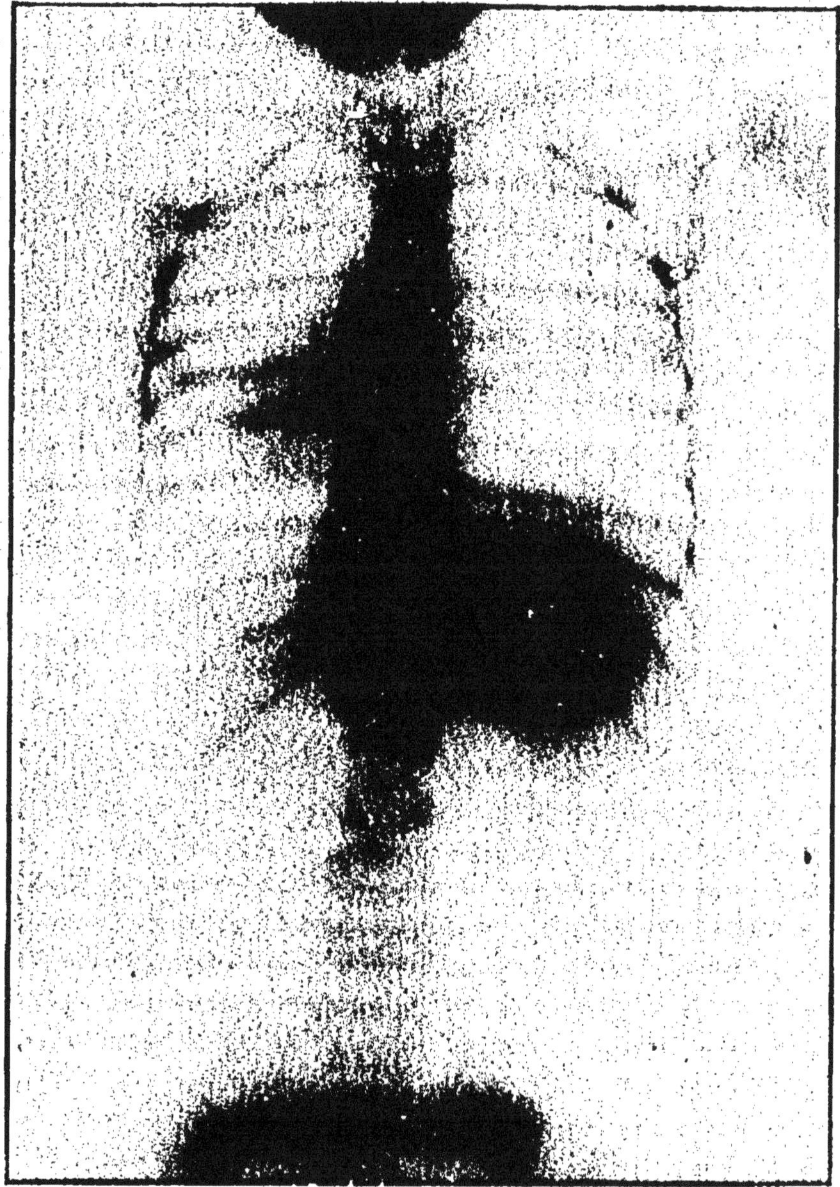

Fig. 26. — Mal de Pott dorsal inférieur. État du rachis un an après le redressement. Consolidation dans la rectitude. Productions osseuses sur les parties latérales de la 11e vertèbre dorsale, surtout à gauche.

Le redressement, dans les cas de vieilles gibbosités avec lésions

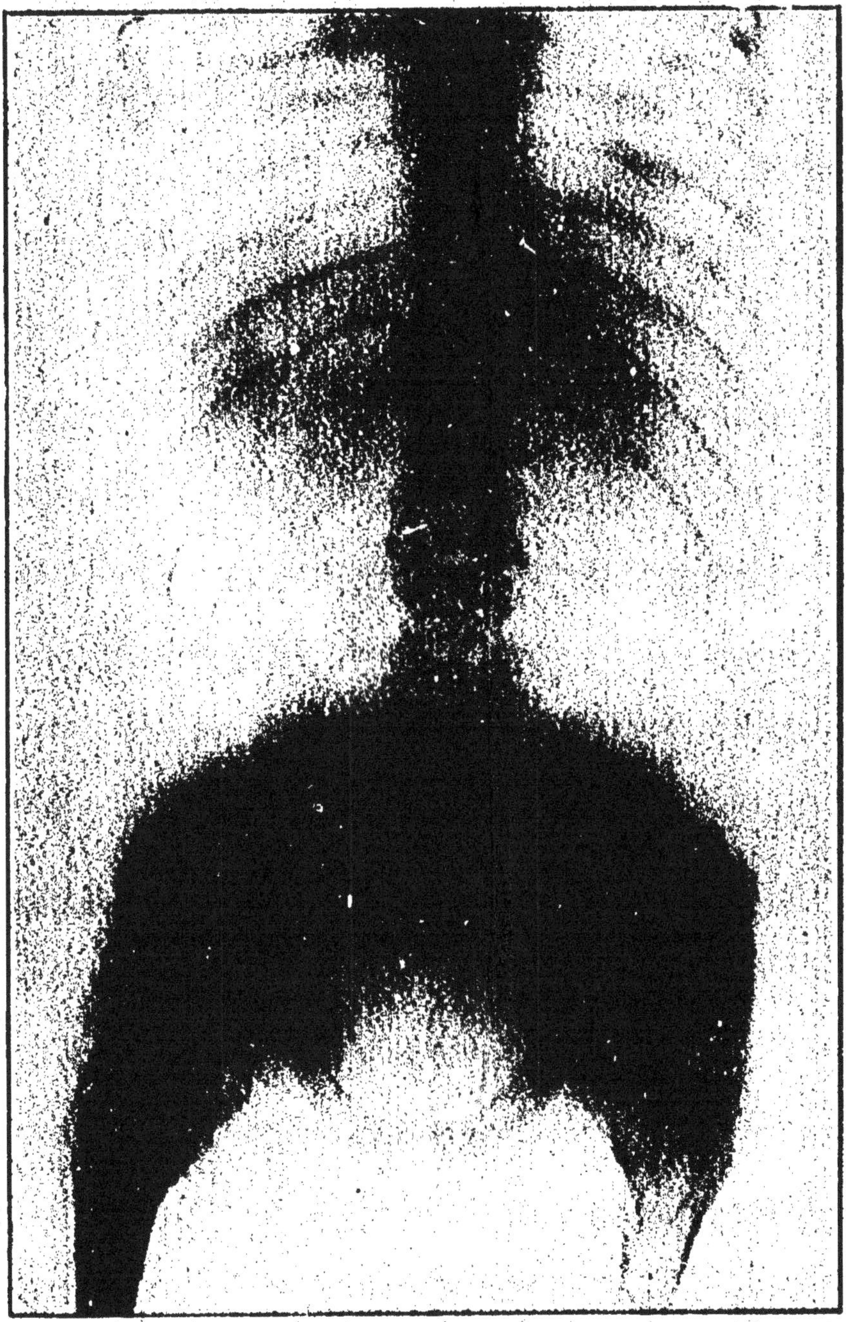

Fig. 27. — Mal de Pott lombaire. État du rachis un an après le redressement. Soudure des corps vertébraux de la 2e et de la 3e vertèbre lombaire.

étendues à plusieurs vertèbres, a peu de chances d'être suivi de con-

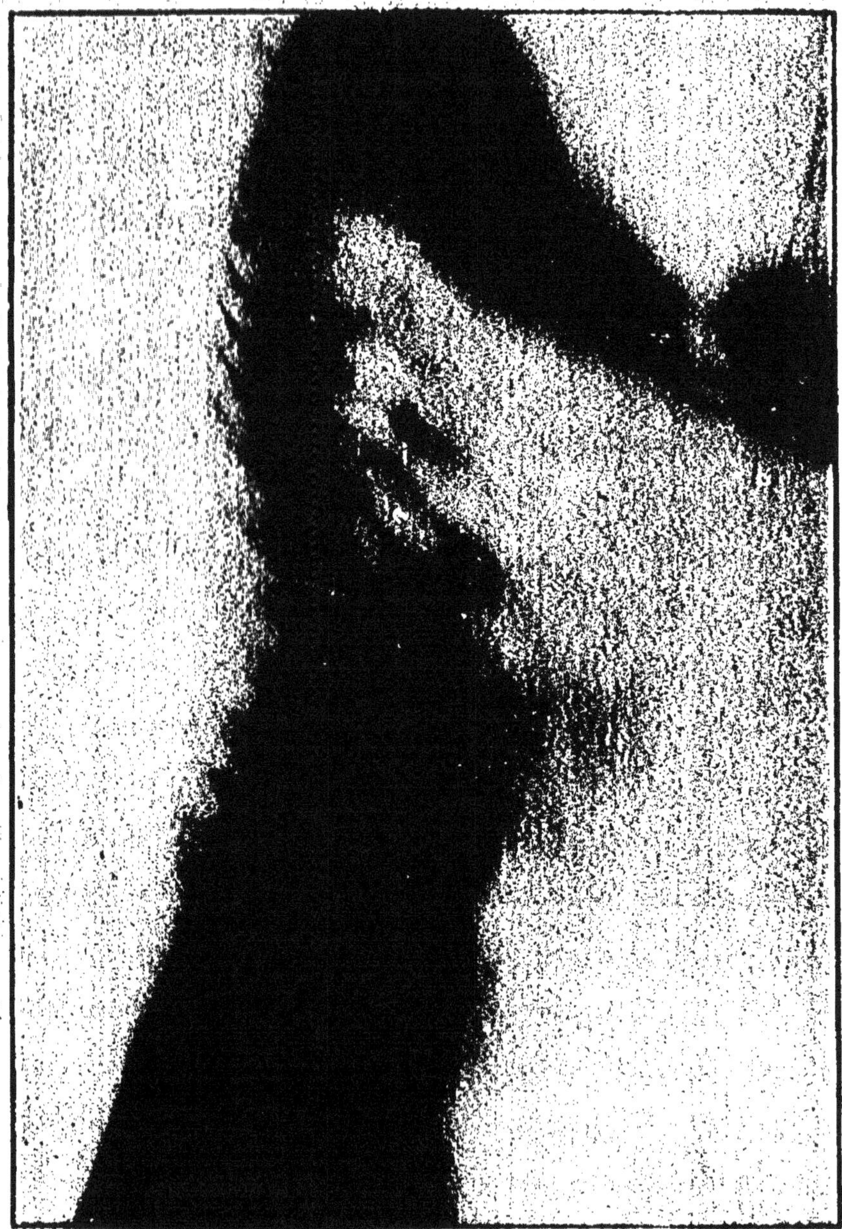

Fig. 28. — Mal de Pott lombaire. Réduction de la gibbosité. Consolidation en bonne position. Soudure des corps vertébraux de la 2e et de la 3e lombaire.

solidation par productions osseuses au niveau des corps vertébraux.

*L'ankylose postérieure* au niveau de l'arc postérieur des vertèbres contribue à consolider, dans un grand nombre de cas, le rachis redressé, si toutefois les lésions des corps vertébraux ne sont pas trop étendues. Dans les gibbosités récentes, la consolidation se produit, grâce aux productions et aux soudures osseuses au niveau de l'arc postérieur.

La consolidation est enfin favorisée par le *tassement* qui succède à la réduction et qui est dû à une imbrication des lames vertébrales des vertèbres dont le corps vertébral a été détruit par la tuberculose, tassement pouvant aller jusqu'à l'invagination du segment inférieur du rachis dans le segment supérieur (Calot, Ducroquet).

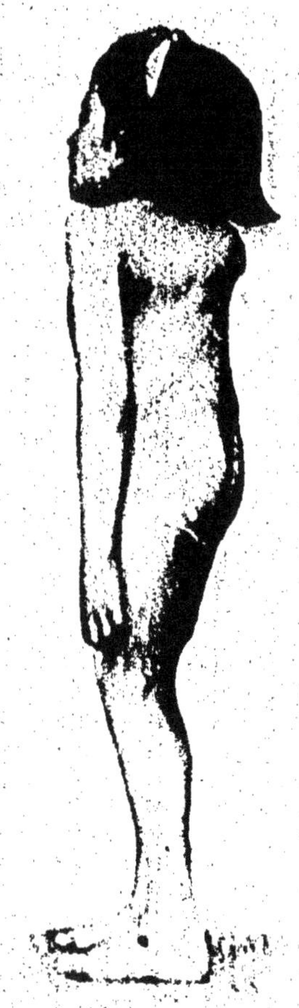

Fig. 29. — Mal de Pott cervico dorsal supérieur.

Les examens anatomiques, les épreuves radiographiques démontrent la réalité de ce léger tassement qui se produit surtout par la descente des apophyses articulaires inférieures sur le plan incliné des supérieures et qui est rapidement limité par la rencontre du bord inférieur de ces apophyses avec les lames vertébrales sous-jacentes.

L'invagination du segment inférieur dans le supérieur n'est point possible, parce que l'apophyse épineuse l'empêcherait tout d'abord et surtout parce que l'anneau vertébral, presque toujours respecté, sauf à sa partie tout antérieure, ne saurait se laisser pénétrer par la masse osseuse du segment inférieur, même après l'ablation de l'apophyse épineuse (P. Wiart).

**Séméiologie.** — La plupart des caractères des gibbosités pottiques ont été indiqués dans notre étude d'anatomie pathologique.

Nous rappellerons que la gibbosité est, le plus souvent, *posté-*

*rieure*, *médiane*, *angulaire* ou *arrondie*, à rayon plus ou moins étendu.

Les figures 29, 30, 31, 32 représentent les principales variétés de gibbosités observées dans diverses régions.

Dans la région *cervicale*, l'angle de la gibbosité est généralement peu accentué; la difformité est quelquefois peu marquée.

Dans la région *dorsale supérieure*, la bosse est très marquée

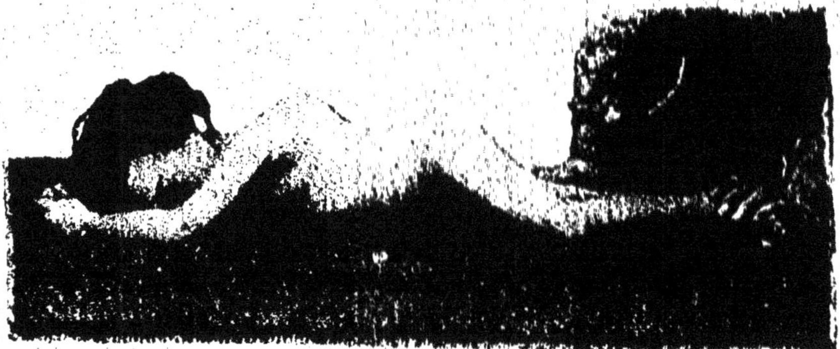

Fig. 30. — Mal de Pott dorsal.

et fait un angle saillant; elle est presque toujours compliquée de déformation grave du thorax (fig. 29).

Dans la région *dorsale*, la difformité est très apparente, plus ou moins marquée suivant les cas (fig. 30).

Dans la région *lombaire*, la difformité est peu apparente, souvent accompagnée de raccourcissement en hauteur du tronc et de déformation du bassin (fig. 32).

Les gibbosités pottiques ne sont pas toujours des cyphoses.

La fig. 33 représente une très légère gibbosité, dans un cas de mal de Pott dorsal, avec inclinaison latérale très prononcée.

Dans quelques cas, la gibbosité manque et il n'existe qu'une *inclinaison latérale* ou *oblique* avec torsion qui peut être facilement confondue avec les scolioses rachitiques ou des adolescents.

Cette déviation latérale ou oblique est surtout due, d'après nos recherches, à la position vicieuse du tronc ou à des troubles statiques, par inclinaison vicieuse du bassin, par raccourcissement ou allongement, apparent ou réel, des membres inférieurs.

A la période de début, avec symptômes douloureux, du mal

de Pott dorsal ou lombaire, on note presque constamment un léger degré d'inclinaison latérale dû à la contracture réflexe d'un groupe de muscles fléchisseurs du rachis.

Assez rarement, la gibbosité se produit *brusquement*, elle apparaît en général d'une façon *lente* et progressive. La plupart

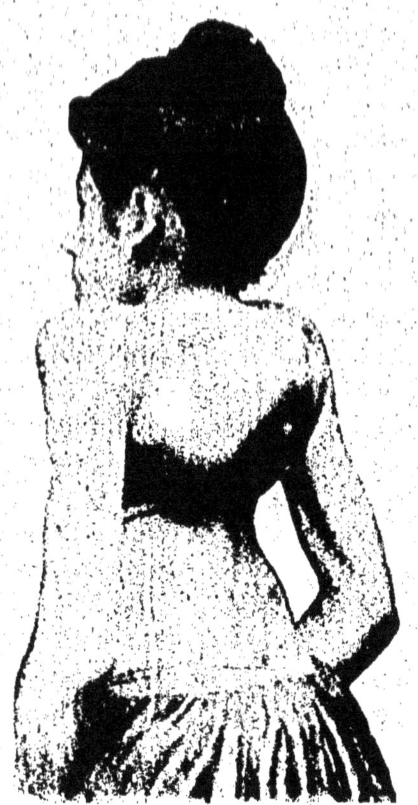

Fig. 31. — Mal de Pott dorsal très prononcé.

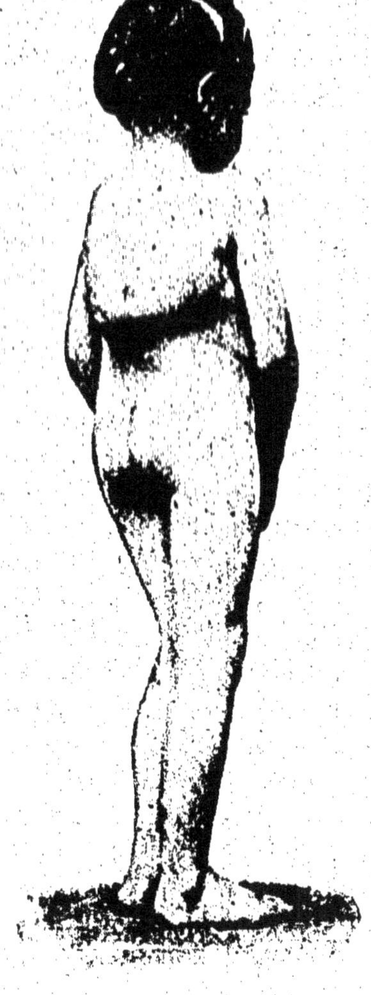

Fig. 32. — Mal de Pott dorso-lombaire.

des gibbosités pottiques abandonnées à elles-mêmes sans traitement, s'accroissent lentement et d'une façon continue; elles restent instables pendant toute la durée de la vie.

Les courbures de compensation, au voisinage de la gibbosité, se produisent suivant le mécanisme que nous signalons dans notre étude des scolioses. Elles évoluent lentement et augmentent pendant toute la période de croissance; elles s'observent rarement après l'âge de la puberté (Delpech), dans le cas de maux de Pott des adultes.

La forme et la situation des courbures sont en rapport avec le siège et les caractères spéciaux de la difformité. Les cyphoses normales s'aplatissent, les lordoses s'exagèrent. On observe quelquefois une interversion de toutes les courbures normales antéro-postérieures du rachis.

Lorsque la gibbosité est latérale, la compensation se fait dans la direction oblique opposée, un segment du rachis, au-dessus et au-dessous de la gibbosité, s'incline latéralement, donnant assez exactement l'image d'une scoliose.

Les attitudes vicieuses et les déformations du thorax et du bassin contribuent à accentuer les courbures de compensation.

Pendant la période d'évolution de la gibbosité, les malades ne peuvent facilement se tenir debout et marcher, ils prennent diverses attitudes bien décrites par Boyer.

Dans quelques cas, le tronc est déjeté d'un côté. A cette inclinaison latérale se joint fréquemment un mouvement de torsion, très appréciable lorsqu'on regarde la face antérieure du thorax et du bassin.

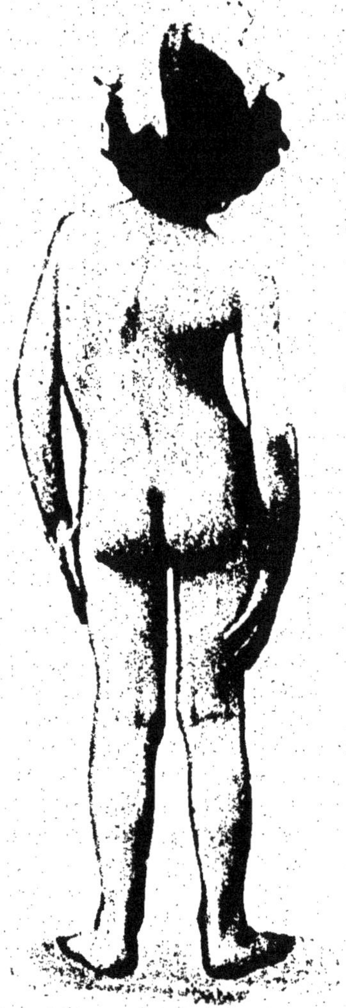

Fig. 33. — Gibbosité dans un cas de mal de Pott dorsal, avec courbure latérale du rachis.

Les membres inférieurs sont fréquemment allongés ou raccourcis, en flexion, principalement dans les maux de Pott lombaires avec abcès ossifluents au voisinage du psoas. Les troubles statiques qui résultent de cette inégalité des membres inférieurs, contribuent à l'aggravation de la gibbosité et au développement des courbures latérales et de compensation.

Conformément aux indications de l'anatomie pathologique, la clinique enseigne qu'il faut distinguer avec soin les gibbosités *réductibles* des gibbosités *ankylosées* ou *irréductibles*.

Quelques gibbosités se réduisent complètement et *très facilement*, d'autres sont *assez facilement* réductibles, d'autres enfin sont *irréductibles*.

L'âge, le degré, le siège de la gibbosité, l'étendue des lésions donnent des indications assez précises sur l'état de réductibilité ou d'irréductibilité des gibbosités.

Les gibbosités *récentes* des jeunes enfants débiles, avec lésions vertébrales peu étendues, se corrigent, en général, assez facilement par une extension et une pression modérées.

Les gibbosités *anciennes*, de trois à huit ans et plus, volumineuses, avec lésions vertébrales étendues, compliquées de déformations thoraciques et pelviennes, sont presque toujours ankylosées, irréductibles.

Les gibbosités angulaires à court rayon, à début brusque, à croissance rapide, se réduisent mieux que les gibbosités arrondies, à rayon étendu, qui forment plateau et sont constituées par des lésions vertébrales multiples. Il n'est pas cependant possible de donner des règles fixes; des gibbosités anciennes avec lésions tuberculeuses encore en voie d'évolution se réduisent, en effet, facilement; d'autres, plus récentes, avec affaissement, tassement, engrènement et même soudure des tronçons vertébraux, résistent au déploiement d'une grande force. Nous avons pu réduire quelques gibbosités assez anciennes, dans un cas une gibbosité qui datait de deux ans.

La radiographie, l'exploration sous le chloroforme, l'extension du rachis, avec développement d'une force modérée, nous donnent d'utiles renseignements sur les bosses qui sont réductibles ou irréductibles.

Nous indiquons, dans notre étude des indications et des contre-indications de la méthode du redressement forcé des gibbosités, l'importance de la constatation de réductibilité ou de l'irréductibilité.

La radiographie donne d'utiles renseignements sur la configuration de la gibbosité, le nombre des vertèbres atteintes, sur leur degré de destruction, sur l'existence de séquestres ou d'abcès froids, sur le processus de consolidation et sur les déviations latérales de compensation à diverses hauteurs du rachis.

Signalons enfin les douleurs, l'empâtement, les bourses séreuses au niveau de la gibbosité, aux diverses périodes de son développement, les bruits de souffle observés dans les bosses lombaires (French), assez rares d'après nos observations, les troubles circulatoires, respiratoires et digestifs, les complications qui résultent des déformations pelviennes.

Les gibbosités, en dehors des autres sypmtômes du mal de Pott, constituent un élément très défavorable et d'un pronostic sérieux. La difformité, toujours très disgracieuse, a une tendance à s'accroître et à s'accentuer; elle se complique souvent d'accidents graves, tels que paralysie, abcès froids, troubles circulatoires, respiratoires, digestifs et de déformation du bassin.

Loin de considérer, avec quelques auteurs (Nélaton, Kirmisson), la gibbosité comme une conséquence fatale ou une terminaison heureuse du mal de Pott, nous pensons qu'il faut, par tous les moyens possibles, prévenir son apparition, la corriger dès qu'elle s'est développée.

## REDRESSEMENT ET RÉDUCTION DES GIBBOSITÉS

### Technique et Appareils

#### I. — *Méthodes anciennes.*

Les chirurgiens ont de tout temps essayé de s'opposer à l'accroissement des gibbosités du mal de Pott et ont cherché à obtenir la réduction ou le redressement de cette difformité. De même que dans les méthodes récentes, le redressement était *forcé, brusque, obtenu en une seule séance* ou *lent* et *graduel*.

Hippocrate rapporte ses premières tentatives infructueuses de redressement des gibbosités. Il exerçait l'extension et la contre-extension sur les membres du sujet placé dans le décubitus dorsal. Il faisait ensuite des pressions au niveau de la gibbosité, au moyen d'une outre vide que l'on insufflait à l'aide d'un soufflet de forge.

Le même auteur recommande un autre procédé qui consistait à placer le sujet sur un plan résistant (fig. 34), les bras fixés par un lien circulaire. Des lanières étaient disposées sous les aisselles, au-dessous des genoux, des talons, autour du bassin et reliées à deux bâtons en forme de pilons; l'un recevait les liens axillaires et répondait à l'extrémité supérieure du plan sur lequel était couché le malade, vis-à-vis de la tête; l'autre, les liens des membres inférieurs et du bassin et prenait point d'appui à l'autre extrémité, vis-à-vis des pieds. A l'aide de ces leviers et de ces lacs, on faisait l'extension et la contre-extension.

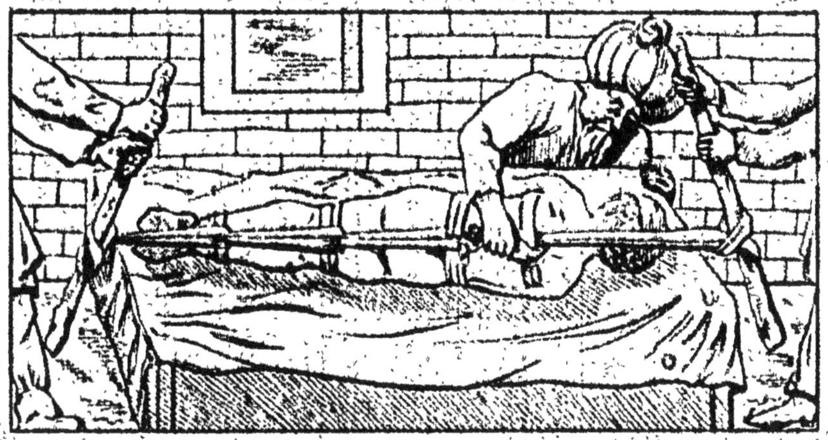

Fig. 34. — Procédé d'Hippocrate pour le redressement des gibbosités (d'après Avicenne).

L'extension et la contre-extension étaient quelquefois pratiquées avec des treuils (fig. 35).

Les pressions s'exerçaient avec la paume des mains, en s'asseyant sur la bosse, ou avec le pied ou avec le chevalet connu sous le nom de « Scamnum Hippocratis » représenté dans la figure 30.

Avicenne, dans son *Canon de la médecine*, qui date du commencement du XI^e siècle, et Ambroise Paré, dans son grand *Traité de chirurgie* (1583), donnent la description du procédé d'Hippocrate avec les intéressantes figures que nous reproduisons d'après ces auteurs (fig. 34 et fig. 35).

La méthode de redressement forcé des gibbosités, préconisée par Hippocrate, s'adressait surtout aux déviations du rachis d'ori-

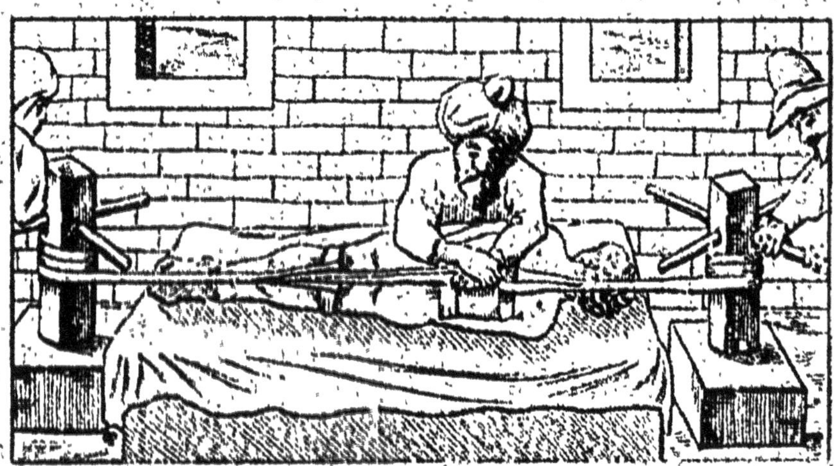

Fig. 35. — Procédé d'Hippocrate pour le redressement des gibbosités (d'après Avicenne).

gine traumatique. A la fin du XVI^e siècle, Ranchin, chancelier de la Faculté de Montpellier, tente de redresser la gibbosité de

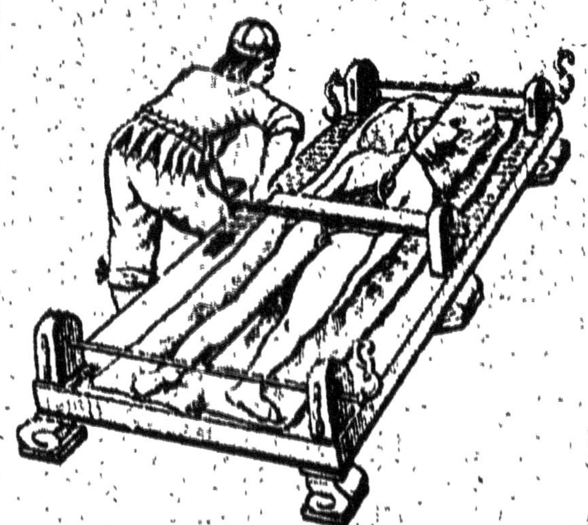

Fig. 36. — Scamnum Hippocratis (d'après Ambroise Paré).

Madame de Montmorency, d'abord avec une presse analogue à celle dont les chirurgiens se servaient pour presser les linges destinés à faire la barbe, ensuite avec un cric « dont l'on élève les carrosses dans un chemin enfoncé » (*in* Lazare Rivière et *in* Maisonabe).

Aurran (de Rouen) (1771), David (de Rouen) (1779), Jaerg (1816), Wenzel (1824) cherchent à redresser les gibbosités au moyen de pressions avec des coussins au niveau de la convexité de la courbure du rachis.

Bampfield préconise, en 1824, non seulement le décubitus abdominal, mais encore l'extension et les pressions sur la gibbosité.

E. Harrison recommande, en 1827, un procédé de redressement des gibbosités qui consiste à faire, à des intervalles assez rapprochés, le malade étant couché sur le ventre, de violentes frictions de la bosse, suivies de pressions manuelles, surtout avec les pouces.

Le redressement est maintenu avec de larges bandelettes de sparadrap. Le sujet est, en outre, couché sur le dos avec un appareil mécanique de compression destiné à exercer une pression constante sur les vertèbres saillantes.

L'auteur a principalement appliqué sa méthode dans des cas de gibbosités pottiques. Il donne des figures qui représentent les redressements, vraiment extraordinaires, qu'il a obtenus.

Jacques publie, en 1838, un cas de guérison d'une gibbosité obtenue par le Lorrain Humbert, au moyen de l'extension dans la position horizontale en supination, combinée avec de fortes pressions au niveau de la difformité.

S. Hare publie (1838), dans son livre sur les causes et le traitement des déviations de la colonne vertébrale, deux figures indiquant le redressement obtenu dans un cas de gibbosité (*angular curvature*) très prononcée. Le traitement, conseillé par ce chirurgien, consistait dans l'immobilité sur un lit dans la position horizontale, des tractions et des contre-tractions, au moyen de poids, étant exercées au niveau de la tête et des membres inférieurs.

Gillebert d'Hercourt (de Lyon), publie, en 1857, deux cas de gibbosité traités avec succès par un procédé analogue à celui d'Hippocrate. Il faisait coucher le malade sur un coussin dur, à plan incliné de la tête aux pieds, légèrement convexe dans la partie dorso-lombaire. Il pratiquait, au niveau du point correspondant à la gibbosité, un trou de capacité suffisante et comblait ce trou par un ballon en caoutchouc, rempli d'air, qui dépassait la surface du coussin et qu'on pouvait gonfler plus ou moins, de façon à obtenir une pression assez énergique sur la gibbosité.

Delore affirme que, dès 1864, il redressait des gibbosités pottiques par la suspension, et par des pressions très prudentes sur la difformité et son pourtour. Il appliquait, après le redressement, un bandage inamovible.

J. Guérin, Bouvier, F. Martin plaçaient le sujet dans le décubitus abdominal et faisaient de timides tentatives de redressement des gibbosités au moyen de pressions manuelles.

Les principales méthodes de traitement du mal de Pott : l'immobilisation dans la position horizontale et le décubitus abdominal (*prone system*), souvent combinées avec l'extension et les pressions sur la bosse, les appareils de Rauchfluss (1875), de Petersen (1884), de Davy (1885), le lit plâtré de Lorenz (fig. 40), etc., ont pour principal but d'obtenir le redressement de la gibbosité. Les appareils qui agissent par l'extension dans la position horizontale, oblique ou verticale produisent des redressements importants des gibbosités.

Nous devons une mention particulière à la méthode de L.-A. Sayre, qui est l'origine de tous les perfectionnements apportés actuellement au traitement des déviations du rachis.

En inventant le *corset plâtré*, appliqué pendant la suspension verticale, L.-A. Sayre avait la juste prétention de redresser les gibbosités du mal de Pott.

Le professeur américain raconte comment il fut amené, en novembre 1874, à appliquer son premier corset plâtré. Il examinait un jeune enfant qui présentait une forte gibbosité pottique des trois dernières dorsales et de la première lombaire, avec paralysie du rectum et d'un des membres inférieurs. Il remarqua que pendant l'extension obtenue en soulevant le malade et en le tenant sous les bras, la gibbosité se « *redressait notablement* » et que la paralysie disparaissait. Afin de maintenir le redressement obtenu, il eut l'idée d'envelopper tout le tronc dans un bandage plâtré, allant du bassin aux aisselles.

Dans ses diverses publications sur ce sujet, L.-A. Sayre, s'appuyant sur les tracés des courbures du rachis, sur l'augmentation de la taille des sujets placés dans des corsets plâtrés, démontre qu'il obtenait un véritable redressement des gibbosités.

Les diverses modifications apportées dans la confection du corset plâtré ont malheureusement, dès l'origine, enlevé à cet appareil sa valeur et son efficacité.

L.-A. Sayre lui-même, préoccupé de la gêne respiratoire de ses malades, a préconisé l'amovibilité des corsets.

Ainsi que nous le démontrons, le corset amovible est un moyen de contention absolument insuffisant et qui ne permet en aucune façon de maintenir le rachis en position de redressement.

Il est juste de faire remarquer que les moyens de contention actuels du tronc et du rachis, et le redressement lui-même que L.-A. Sayre recherchait, sont exactement ceux que préconisait l'orthopédiste américain dans ses premiers essais.

Nous redressons actuellement quelques formes de gibbosité, le sujet étant en suspension verticale, par la méthode de Sayre et dans l'appareil de Sayre qui est indispensable dans la plupart des procédés de réduction des gibbosités pottiques.

Le corset plâtré inamovible que nous appliquons après redressement des gibbosités, est exactement celui que recommandait L.-A. Sayre en 1874. Nous adoptons actuellement, pour notre part, la technique primitivement recommandée par Sayre pour l'application des corsets plâtrés.

Von Langenbeck voulant obtenir le relâchement musculaire et faciliter le redressement par la violence, pendant la suspension par la méthode de Sayre, donnait du chloroforme à ses sujets. Cette pratique du chirurgien allemand a été récemment recommandée et est souvent adoptée encore par quelques orthopédistes.

Dans ces dernières années, quelques chirurgiens ont encore recommandé le redressement des gibbosités par des pressions manuelles combinées avec l'immobilisation dans le décubitus abdominal et l'extension.

Nous rappellerons que nous préconisons depuis dix ans le redressement lent des gibbosités du mal de Pott, soit par le décubitus abdominal, des coussins convenablement disposés permettant une courbure en lordose du rachis au niveau ou au voisinage de la difformité, soit par des pressions mécaniques intermittentes que l'on obtient avec l'appareil décrit page 76 et représenté figure 37, le sujet reposant dans le décubitus ventral.

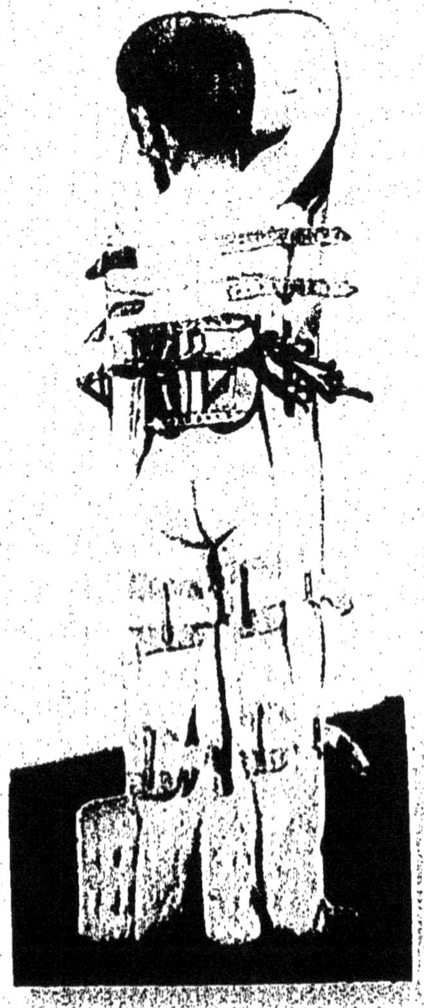

Fig. 37. — Appareil de P. Redard pour le redressement des gibbosités.

Nous ne décrirons pas en détail les nombreux appareils d'immobilisation, d'extension, les corsets, etc., figurés dans tous les Traités d'orthopédie, qui agissent non seulement sur la gibbosité, mais sur les autres symptômes du mal de Pott.

Parmi les meilleurs corsets, préconisés dans le but de faire une extension et une contre-extension sur le segment sus et sous-jacent à la gibbosité et de redresser aussi la bosse, nous citerons les corsets de J. Robert, de F. Stillman, de Wyeth, de Beely, de Taylor, de J. Ridlon, de Dollinger, de Hessing (Voy. fig. 211).

Nous recommandons souvent, dans le cas de gibbosité au début, le *décubitus sur le ventre* (*prone system*), cherchant à obtenir, au moyen de divers appareils, une courbure lordotique, au niveau du segment cyphotique. Cette position a l'avantage de décharger le rachis, de s'opposer à l'affaissement par pression de la partie antérieure des corps vertébraux.

Nous employons souvent un appareil composé d'une planche matelassée, sur laquelle reposent des coussins convenablement disposés pour permettre une courbure en lordose, au niveau de la cyphose.

Dans le cas de gibbosité moyenne en voie de formation de la région dorsale ou lombaire, nous recommandons notre appareil représenté dans la figure 37.

Des plaques, actionnées par des tubes en caoutchouc, viennent exercer des pressions douces et intermittentes, de chaque côté de la gibbosité, pendant que le sujet est immobilisé, dans une gouttière, en décubitus abdominal, des coussins disposés de telle sorte que la partie du rachis qui correspond à la bosse se place en légère lordose.

L'*extension*, principalement dans la *position oblique*, donne des réductions notables de certaines gibbosités récentes de la partie supérieure du rachis. Nous appliquons journellement dans notre service du Dispensaire Furtado-Heine, l'appareil représenté dans la figure 38.

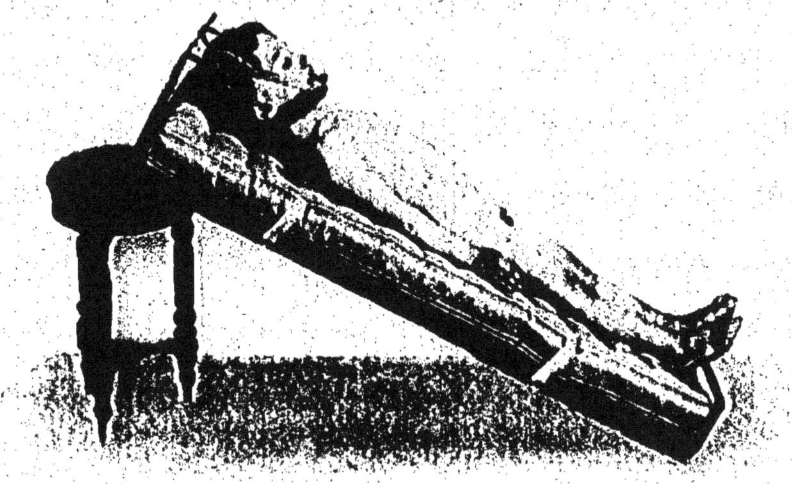

Fig. 38. — Appareil à suspension oblique de P. Redard.

L'appareil peut être placé dans la position verticale ; l'obliquité peut être facilement augmentée ou diminuée.

Le *lit plâtré* de A. Lorenz a surtout pour but d'obtenir l'immobilisation, l'extension du rachis, la décompression des parties malades, une position en lordose (*réclinaison*) qui est favorable au redressement lent des gibbosités.

La construction du lit plâtré diffère légèrement suivant que le mal de Pott siège dans la région dorsale, lombaire, ou dans la région cervicale. Dans le premier cas, la réclinaison seule suffit, dans le second, on doit ajouter au lit plâtré, un appareil qui permet de faire l'extension de la tête.

*Lit plâtré pour la réclinaison.* — Pour construire le lit plâtré, il faut avoir à sa disposition plusieurs coussins durs de diverses épaisseurs. L'enfant étant mis en décubitus abdominal, on place un de ces coussins sous le front, un second sous la région claviculaire et un dernier sous les cuisses (fig. 39). De cette façon, la partie moyenne du rachis s'affaisse vers le plan sous-jacent et prend une forme lordotique. Au moyen de coussins, plus ou moins épais, on peut varier cette réclinaison.

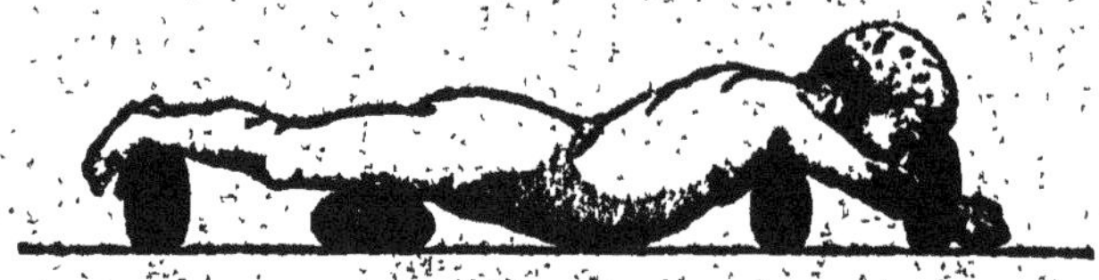

Fig. 39.

Il faut, dans tous les cas, procéder avec lenteur. On attend quelques instants, en observant comment l'enfant résiste, au début, par la contraction des muscles du dos, pour rapprocher bientôt, par saccades, le ventre du plan sous-jacent. On peut activer l'affaissement en pressant très légèrement sur le dos de l'enfant. Certains enfants raisonnables indiquent le degré auquel cette position ne produit aucune sensation désagréable. La réclinaison trop prononcée est douloureuse et doit être évitée.

Les bras de l'enfant sont mis en adduction horizontale et la tête est fixée par les mains d'un aide qui la saisit latéralement.

On recouvre alors la face postérieure du corps d'une couche d'ouate depuis le vertex jusqu'aux plis fessiers, et mieux jusqu'à la partie postérieure et inférieure des cuisses. S'il existe déjà une gibbosité assez prononcée, on la recouvre d'une couche d'ouate un peu plus épaisse. Par dessus cette ouate, on étend du calicot pour l'empêcher de coller au plâtre.

Les bandes sont, au préalable, préparées de la même façon que pour les corsets plâtrés.

Les bandes en tarlatane non gommée, à mailles fines, de 6 mètres de longueur, larges de 6 à 8 centimètres, sont imprégnées, en quantité suffisante, d'un plâtre très fin (plâtre de Paris à mouler), absolument anhydre, conservé dans un endroit très sec et enfermé dans une boîte de fer-blanc.

On ne se sert de ces bandes que lorsque les bulles qui se forment dans l'eau tiède, où elles sont placées, ont cessé de se produire. On doit exprimer avec soin, avant l'application, l'eau qu'elles contiennent en excès. Pendant l'application de la première bande, la deuxième est mise dans l'eau tiède, et ainsi de suite.

Le sujet étant ainsi préparé, on commence l'application des bandes plâtrées : on les conduit d'abord longitudinalement depuis le vertex, par-dessus le dos et jusqu'aux plis fessiers. On doit placer cinq systèmes de bandes longitudinales, dont trois partent du vertex en rayonnant ; la moyenne suit la ligne médiane du rachis, les deux latérales vont en diagonale depuis le vertex jusqu'à la moitié pelvienne correspondante.

Deux autres bandes longitudinales servent surtout à renforcer les parois latérales du lit plâtré et vont depuis les plis axillaires, sur la face latérale du tronc, jusqu'à la limite inférieure du lit. Des aides appliquent exactement ces bandes sur le tronc, les lissent et répartissent le plâtre uniformément.

Quand la couche plâtrée a atteint une certaine épaisseur, on pose des bandes transversales depuis le vertex jusqu'au bassin. Ces bandes doivent couvrir exactement les parois latérales du tronc. Pour renforcer cette carcasse thoracique, on ajoute, entre les bandes transversales, des copeaux à placage qui sont placés longitudinalement et qui s'entrecroisent. Afin d'économiser les bandes, on peut recouvrir le lit plâtré d'une couche de coton de bois trempé dans une bouillie de plâtre. Dans un dernier temps, on serre toutes ces couches à l'aide d'une bande de toile, en les appliquant exactement sur le tronc.

Lorsque le lit plâtré s'est durci, on l'enlève du dos de l'enfant. Les petits malades transpirent souvent pendant l'application de l'appareil ; on aura donc soin de frotter le tronc avec une serviette et de bien couvrir l'enfant. On enlève ensuite le rembourrage provisoire de la gouttière plâtrée, dont on lisse la face interne. S'il existe des proéminences, on les aplatit à l'aide du doigt ou à coups de marteau ; on agrandit les échancrures axillaires. On coupe les bords qu'on lisse ensuite entre les doigts et qu'on recouvre enfin d'une bande de toile.

Le lit, ainsi confectionné, est séché dans un four, puis on l'imprègne d'une solution alcoolique de gomme-laque qui le rend imperméable.

Afin d'éviter les fermentations à odeur pénétrante et les moisissures, il ne faut se servir du lit plâtré que lorsqu'il est absolument sec. Avant d'appliquer la gouttière plâtrée, on la garnit d'ouate et, chez les jeunes enfants, on place sous la couche la plus superficielle une toile imperméable.

Par-dessus le tout, on étend une serviette ou une couche, puis on étend soigneusement le petit malade vêtu d'un maillot ouvert

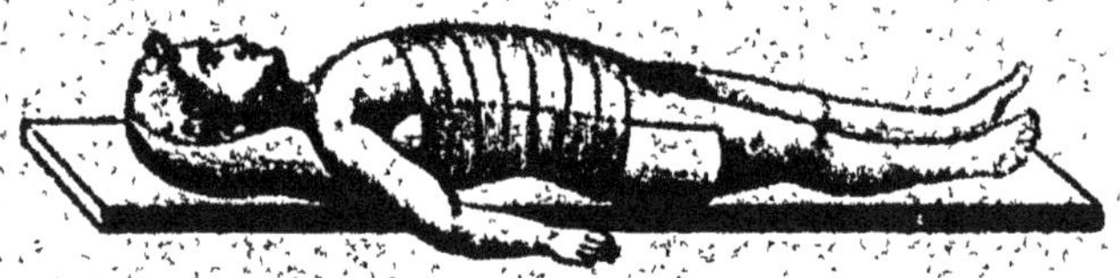

Fig. 40.

en arrière et on le fixe au lit plâtré à l'aide d'une bande de calicot (fig. 40).

On peut, dans quelques cas, principalement pour les adultes, se servir de la gouttière plâtrée comme moule qui permet de faire un lit en bois, rembourré en dedans de crin, recouvert de peau de chevreuil et fixé à l'aide de billots sur une planche.

*Lit plâtré pour extension.* — Si le mal de Pott siège sur les parties supérieures du rachis, Lorenz préfère le lit plâtré qui permet de faire l'extension, en agissant sur la tête au moyen d'un jury-mast. La construction de ce lit diffère peu de celle que que nous venons de décrire.

L'enfant doit cependant être couché d'une autre façon, puisqu'il faut obtenir que l'occiput et la surface du dos soient dans un même plan.

Dans ce but, on soutient toute la face antérieure du tronc, depuis les clavicules jusqu'aux cuisses, par un matelas ayant une hauteur uniforme de 5 à 6 centimètres, tandis que sous le front on place un coussin bien moins épais. On construit ensuite la gouttière, suivant les règles indiquées. Dans les couches superficielles, on introduit un arc en fer, portant un étrier transversal qui correspond à peu près au milieu des os pariétaux; une mentonnière de Glisson vient s'y fixer et produit l'extension de la tête.

L'enfant peut être laissé en place dans son lit plâtré pendant plusieurs jours. Il faut changer, de temps en temps, la couche, vérifier le rembourrage et le lisser. Pour enlever l'enfant de sa gouttière, on le place sur le ventre ou bien on glisse la main sous son siège. On doit examiner attentivement, de temps en temps, le dos au niveau de la gibbosité, afin de s'assurer s'il n'existe pas des places rouges ou enflammées. S'il y a un peu de rougeur, on excave légèrement l'endroit correspondant de la gouttière, à l'aide d'un marteau, et on le rembourre soigneusement. Pour permettre la défécation, on glisse un vase plat sous le malade légèrement soulevé.

Le lit plâtré ne donne de bons résultats que s'il est construit avec grand soin et suivant les règles précises indiquées. Afin d'éviter que l'enfant, en remuant les jambes, ne déplace l'appareil et n'imprime ainsi des mouvements au rachis, il est utile de faire descendre la gouttière plâtrée assez bas, jusqu'au niveau de la face postérieure du genou.

La disposition des coussins, qui doit varier suivant les cas, n'est pas toujours facile, précise. L'enfant indocile se déplace en se défendant, les muscles vertébraux entrent en contraction, le rachis ne prend pas une bonne attitude relâchée en réclinaison.

Dans le but d'éviter ces quelques inconvénients, nous proposons l'appareil représenté dans les figures 41 et 42.

Cet appareil permet de placer les sujets, en quelques secondes, dans une bonne position et sans aucune gêne ni fatigue. Il se compose :

1° D'un châssis en bois sur pieds, de 40 centimètres, de telle sorte que le chirurgien assis peut facilement exécuter les divers temps de l'application du lit plâtré;

2° De deux montants *postérieurs* ou *pelviens*, articulés aux deux tiers inférieurs du châssis, réunis par des sangles à coulisse, qui peuvent s'élever au moyen de deux crémaillères et sont destinés à soulever ou à soutenir la partie inférieure du tronc;

3° De deux autres montants *antérieurs* ou *thoraciques*, avec deux sangles mobiles, qui peuvent s'élever au moyen de crémaillères et sont destinées à relever la partie antérieure du thorax ;

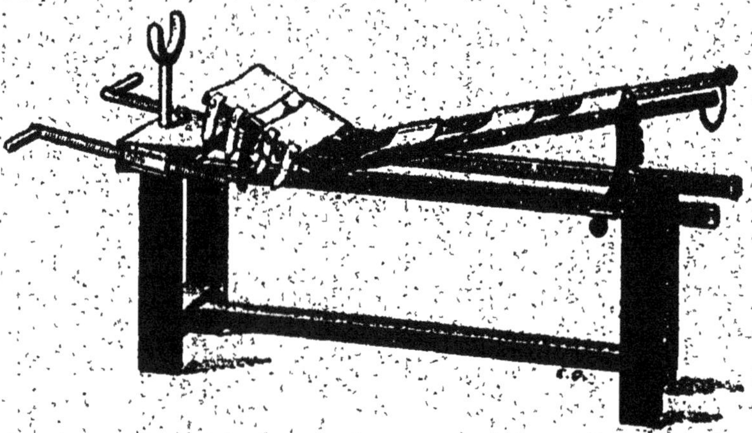

Fig. 41. — Appareil de P. Redard, pour l'application des lits plâtrés.

4° D'un croissant *frontal* mobile, qui s'élève et se fixe à volonté ;

5° De deux *poignées* latérales à coulisse qui doivent recevoir les mains du sujet, les membres supérieurs en abduction horizontale.

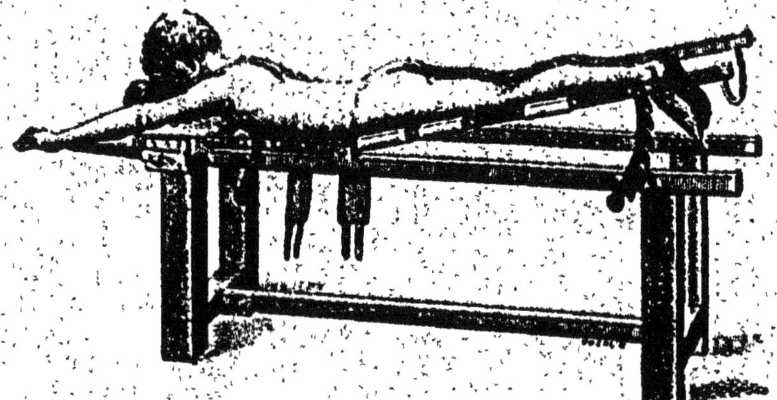

Fig. 42. — Le même appareil disposé pour la confection d'un lit plâtré, dans un cas de mal de Pott dorsal moyen.

La disposition de cet appareil permet de placer facilement les sujets dans le décubitus abdominal, le rachis étant en lordose au niveau des régions lombaire, dorsale, cervicale.

S'agit-il d'un mal de Pott lombaire, les sangles à coulisse des montants pelviens sont placées au niveau du bassin et des membres inférieurs, les deux sangles mobiles, ou une seule sangle, tendues à la partie supérieure du thorax, la tête et les mains en bonne position, appuyées sur le croissant frontal et les poignées.

Pour un mal de Pott dorsal, les sangles pelviennes à coulisse sont remontées au niveau de l'abdomen, une seule sangle mobile en place, ou toutes les sangles mobiles enlevées (fig. 42).

Pour un mal de Pott cervical, le tronc et la partie supérieure du thorax sont maintenus en rectitude au moyen des diverses sangles tendues, le croissant frontal relève plus ou moins la tête et place la portion cervicale du rachis dans la position voulue.

Notre appareil permet d'obtenir la position exacte, relâchée, en réclinaison, du sujet maintenu bien immobile. Le sujet, couché commodément, peut conserver longtemps la même position. Le chirurgien assis près du malade et très à l'aise, peut disposer, suivant les règles, les bandes plâtrées et confectionner un appareil irréprochable.

Nous indiquons plus loin la technique des appareils plâtrés (p. 97).

## II. — *Méthodes récentes.*

Ces méthodes diffèrent peu des précédentes et comprennent des procédés de redressement *brusques* ou *lents*, par *pressions manuelles* ou *instrumentales*, par l'*extension*, par l'*immobilisation* sous des appareils plâtrés.

Le *redressement forcé* systématique est cependant plus nettement recommandé, avec plus de hardiesse, avec l'aide de l'anesthésie générale et des appareils plâtrés appliqués suivant une technique perfectionnée.

En 1889, Forgue (de Montpellier) accepte le redressement des petites gibbosités.

En 1891, Hadra préconise, après le redressement de la bosse, la ligature apophysaire.

En mars 1893 et en mai 1896, Chipault parle du traitement des gibbosités pottiques par la réduction et l'immobilisation en bonne position des vertèbres malades. Il insiste sur la nécessité d'obtenir, par le chloroforme, le relâchement musculaire pendant le redressement et d'immobiliser ensuite les vertèbres par des ligatures apophysaires.

Il recommande l'immobilisation absolue du sujet après le redressement sur une planche orthopédique (Voy. p. 385, fig. 199).

A Calot revient certainement l'honneur d'avoir démontré que l'on peut redresser le rachis tuberculeux, sans crainte de retentissement sur la moelle, sans danger de réveil et de généralisation de la tuberculose.

Dans sa communication à l'Académie de médecine (22 décembre 1896) et dans diverses publications, Calot indique les résultats thérapeutiques qu'il a obtenus, il décrit la technique opératoire qu'il préconise.

D'importantes modifications ont été apportées à la technique opératoire, dans ces dernières années. Le redressement brusque et violent, préconisé par quelques chirurgiens, est remplacé par des manœuvres plus douces et plus prudentes.

*Technique opératoire pour la réduction de la gibbosité et le redressement du rachis. — Contention et immobilisation du rachis.* — Le manuel opératoire comprend deux temps principaux :

1° La *réduction de la gibbosité* et le *redressement du rachis* ;

2° *Immobilisation du rachis redressé, dans sa direction normale.*

Nous ne citerons que les méthodes de réduction et de contention qui, en pratique, ont une réelle valeur.

I. Réduction de la gibbosité et redressement du rachis. — L'anesthésie chloroformique, préconisée par Chipault et Calot, est indispensable lorsqu'il s'agit de gibbosités volumineuses, douloureuses, accompagnées de contractures musculaires réflexes. Sous le sommeil chloroformique, la réduction s'obtient plus facilement, l'appareil contentif s'applique mieux.

Nous avons souvent donné du chloroforme à nos opérés, sans accident, pendant la réduction des gibbosités. Nous avons constaté que cet anesthésique, administré dans la position en suspension verticale, est parfaitement toléré. Dans un grand nombre de cas, cependant, nous réduisons les gibbosités, sans l'aide du chloroforme. En général, la réduction s'opère facilement, sans douleurs vives, grâce surtout aux tractions lentes et mesurées obtenues avec notre appareil (fig. 11, p. 88).

Comme dans les procédés anciens, les chirurgiens actuels ont cherché à obtenir la réduction soit par des pressions *manuelles* ou *mécaniques* sur la gibbosité, soit en agissant par des *tractions* aux deux extrémités de l'arc, le plus souvent en combinant ces deux méthodes. Les pressions sur la gibbosité sont *violentes* ou *modérées*.

La réduction s'obtient *en un seul temps* ou *successivement*, par *étapes*.

Pendant la réduction, le sujet est placé dans diverses positions : *position horizontale*, dans le *décubitus abdominal* ou même *dorsal; suspension verticale*, la tête *en haut* ou la tête *en bas*. Chipault et Calot placent le sujet dans la *position horizontale*, sur le ventre, et exercent des pressions sur la gibbosité pendant que des aides exercent de fortes tractions au niveau de la tête, des extrémités supérieures et inférieures.

Dans ses premiers essais, Calot préconise la technique suivante qui nécessite l'assistance de six aides :

« Les deux premiers aides tirent à eux fortement, comme s'ils voulaient allonger le tronc (et ils l'allongent en vérité), et, secondés par les deux autres, portent ensuite en haut les deux extrémités de l'arc rachidien, comme pour l'infléchir en arrière.

« Pendant ce temps, mes mains, appliquées directement sur la gibbosité, exercent en ce point une pression vigoureuse, allant peu à peu *jusqu'à l'extrême limite de mes forces*, en procédant avec méthode, jusqu'à ce qu'enfin les vertèbres déplacées soient rentrées au niveau ou même au-dessous des vertèbres voisines.

« L'on perçoit sous la main et l'on entend même quelquefois des craquements osseux, qui témoignent du désengrènement des deux segments rachidiens et du glissement des vertèbres les unes sur les autres. »

Actuellement, notre collègue recommande des manœuvres moins violentes. Il exerce des pressions modérées sur la gibbosité; l'extension du rachis est produite par des tractions exercées au niveau des membres et de la tête, au moyen d'une mentonnière en toile dont les extrémités sont logées dans les deux rainures de la tringle à suspension de l'appareil de Sayre. Pendant l'opération, le sujet repose par son bassin et ses clavicules sur deux supports en bois (les deux pièces d'un pelvi-support ordinaire).

Primitivement, Calot recommandait, dans le but de faciliter la réduction, la *résection des apophyses épineuses* et *de la bourse séreuse* au niveau de la gibbosité. Cette pratique n'est actuellement suivie que par quelques rares chirurgiens (Phocas).

Le même opérateur a proposé la *résection cunéiforme* du rachis pour les cas de gibbosités ankylosées, irréductibles par les manœuvres ordinaires. Cette intervention est d'une extrême gravité et ne doit être que très exceptionnellement pratiquée.

Ainsi que l'a démontré L.-A. Sayre, la suspension dans la *position verticale, la tête en haut*, donne souvent une réduction complète de la gibbosité. La suspension doit être *totale*, le sujet étant suspendu dans l'espace, les pieds ne touchant pas le sol, la tête placée dans une mentonnière de Sayre, ou, plus simplement, dans une mentonnière en toile (fig. 13). L'extension et le redressement du rachis se font par le seul poids du corps.

Nous avons souvent obtenu par ce procédé la réduction complète de gibbosités et le redressement du rachis.

Nous avons toujours soin de mesurer au dynamomètre la force de traction développée.

En général, la suspension verticale seule ne suffit pas; il faut le plus souvent exercer des pressions assez fortes avec les pouces placés de chaque côté de la gibbosité. Des tractions doivent souvent être exercées par des aides au niveau des extrémités inférieures et du bassin. Afin d'obtenir une traction forte et continue au niveau des membres inférieurs, nous chargeons ces extrémités de poids, suivant la disposition représentée dans la figure 13.

La méthode de réduction des gibbosités par la suspension verticale, la tête en haut, a l'avantage de ne pas exiger un grand nombre d'aides et de permettre l'application facile de l'appareil plâtré. Nous appliquons toujours la partie céphalique des appareils plâtrés, pendant la suspension verticale du sujet.

Ce procédé convient dans les maux de Pott au début, facilement réductibles, particulièrement dans ceux qui siègent sur la partie supérieure du rachis.

Il n'agit certainement pas avec une force aussi puissante,

aussi régulière et continue, que les tractions dans la position horizontale, avec notre appareil, exercées à la fois au niveau de la tête et des membres supérieurs et inférieurs. Il ne donne pas la position en lordose qui est si favorable pour le redressement de certains maux de Pott dorsaux inférieurs et lombaires.

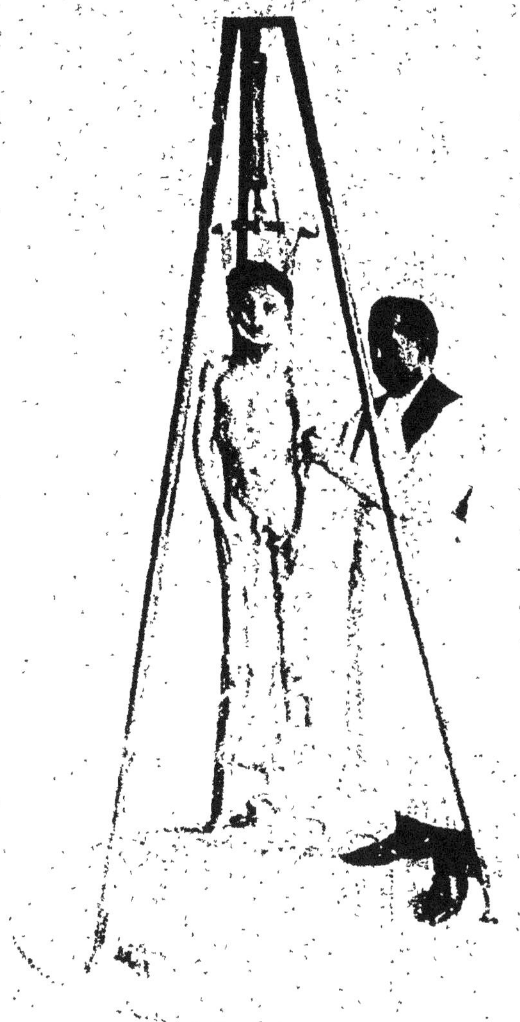

Fig. 13.

Levassort et Bilhaut ont recommandé de placer l'enfant dans la suspension verticale par les pieds, la *tête en bas*. Cette position est incommode, et ne permet pas, de même que la suspension verticale la tête en haut, de développer une force puissante, régulière et continue, les points d'appui étant insuffisants.

Remarquons qu'actuellement tous les opérateurs, et Calot lui-même, préconisent la réduction et le redressement du rachis, en évitant toute violence extrême et toute brusquerie. Ils conseillent une extension lente et graduelle en ne dépassant pas une traction de 30 à 60 kilogrammes, et en pratiquant des pressions très modérées de chaque côté de la gibbosité. Dans nos premiers essais de la méthode de réduction des gibbosités, nous avons toujours agi avec douceur, sans secousses, cherchant surtout à obtenir le redressement par l'extension et n'exécutant des pressions modérées sur la bosse que dans des cas tout à fait exceptionnels.

La plupart des opérateurs réduisent la gibbosité *en un seul temps*. Dans quelques cas de gibbosités volumineuses, il est cependant prudent de faire des redressements *successifs*, par *étapes* (J. Wolff), à intervalles assez rapprochés.

J. Wolff place son opéré dans le cadre de Hoffa, en suspension verticale, le bassin immobilisé. Il applique un corset plâtré pendant qu'un aide exerce des pressions au niveau de la gibbosité. Il fait des bandages à de très courts intervalles, obtenant chaque fois une correction plus grande de la difformité jusqu'au moment où la bosse est réduite.

Nous avons souvent employé cette technique, avec avantage, dans les cas de gibbosités volumineuses partiellement réductibles.

*Redressement instrumental.* — Nous recommandons depuis longtemps l'emploi d'un appareil très simple produisant l'extension du rachis par des tractions graduelles et mesurées, au niveau de la tête et des membres inférieurs.

Cet appareil, que nous employons dans notre pratique depuis plus de trois ans, permet d'obtenir, d'une façon méthodique et précise, l'extension du rachis graduellement, lentement, sans violence ni brusquerie, au moyen d'une force de traction, mesurée au dynamomètre, peu importante et très facile à régler.

Il donne la réduction de la plupart des gibbosités et des déviations vertébrales paragibbaires par l'extension seule du rachis, sans qu'il soit nécessaire le plus souvent de presser directement sur la

Fig. 41. — Appareil de P. Redard pour la réduction des gibbosités pottiques.

bosse. Il permet d'opérer sans anesthésie et avec un très petit nombre d'aides, et d'appliquer facilement l'appareil plâtré de contention

Fig. 15. — Gibbosité pottique dorsale, datant de deux ans, avant la réduction.

en donnant au rachis une position en lordose très favorable au maintien de la réduction et du redressement.

Les figures 44, 45, 46, indiquent la disposition de notre appareil et son mode d'application.

Le sujet repose sur des supports matelassés mobiles dans la position de la figure 45.

Nous employons actuellement, pour soutenir la partie supérieure du tronc, deux tiges terminées par des béquillons qui sont placées sur une planchette à des hauteurs et à des distances convenables.

Une vis sans fin, mue par une manivelle, vient tirer sur l'étrier de la mentonnière en toile de la tête.

Deux autres vis semblables agissent sur deux guêtres ou sur des écheveaux de laine fixés sur les membres inférieurs au tiers inférieur des jambes, au-dessus des genoux et même au niveau du bassin (fig. 45).

L'enfant étant placé dans la position de la figure 45, on exerce lentement, graduellement des tractions à la fois sur la tête et sur les membres inférieurs. Des aides tirent aussi, assez énergiquement, au niveau des membres supérieurs.

On obtient, dans la généralité des cas, la réduction complète des gibbosités, sans qu'il soit nécessaire d'exercer une pression manuelle directe sur la bosse.

Si la gibbosité résiste à l'extension du rachis, ou ne se réduit qu'incomplètement, on exerce des pressions manuelles directes de chaque côté de la gibbosité. Dans quelques cas, nous faisons des pressions directes sur la gibbosité au moyen de plaques matelassées, actionnées par des vis sans fin et reliées à un arc métallique mobile sur la table d'opération. Les pressions de ces plaques sont énergiques, mais lentes et graduelles (fig. 47).

La force de traction, nécessaire pour obtenir la réduction des gibbosités et l'extension complète du rachis avec redressement, est variable.

Nous avons pu développer, sans inconvénient, chez de jeunes sujets, une traction de 50 et même 70 kilogrammes. En général, une traction de 20 à 30 kilogrammes suffit.

Nous n'agissons jamais avec une grande violence, nous ne pressons jamais très fortement sur les gibbosités volumineuses, anciennes et ankylosées.

Pendant la réduction, la douleur est peu vive et le chloroforme peut être supprimé dans la généralité des cas.

Fig. 46. — La même gibbosité. Réduction avec notre appareil.

Nous avons pu réduire avec notre appareil, facilement et sans accidents, un très grand nombre de gibbosités, quelques-unes volumineuses et anciennes.

Nous n'avons jamais observé aucun accident (fièvre post-opératoire, rupture d'abcès, douleurs ou paralysie des membres inférieurs) dû aux tractions exercées au niveau de la tête et des membres inférieurs. On évite toute complication en appliquant

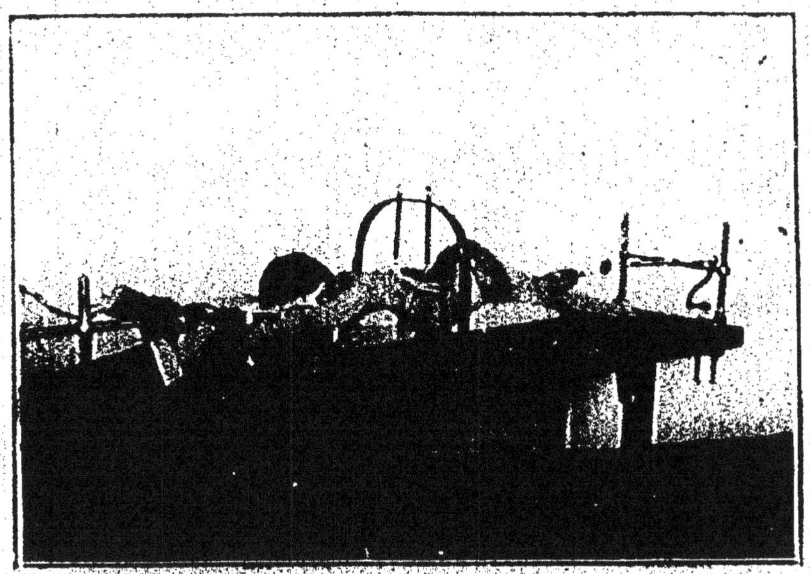

Fig. 47. — Notre appareil avec arc métallique qui soutient des tiges avec plaques de pression.

correctement les diverses parties de l'appareil, en réglant attentivement les tractions.

Jeannel et Jonnesco (fig. 48, 49) préconisent l'emploi des moufles pour les tractions au niveau de la tête, des membres supérieurs et inférieurs. Vulpius, M. Schede, G. Gevaert, Huhn, Mathieu (Voy. fig. 50, 51), Bilhaut se servent de machines qui ont une grande analogie avec notre appareil, Nebel (fig. 52), Lorenz, Lange, placent les sujets couchés sur le ventre et en forte lordose sur une sorte de cadre et étendent le rachis par des tractions, au moyen de bandes ou de courroies, appliquées au niveau du bassin, des membres supérieurs et inférieurs, de la tête, actionnées dans quelques cas par des vis sans fin.

A. Lorenz a proposé l'excellent appareil représenté figures 53, 54, destiné à obtenir la réduction de la gibbosité en plaçant l'opéré en forte lordose totale et dans l'extension, dans la position horizontale. Le sujet, en légère narcose, repose d'abord sur une table

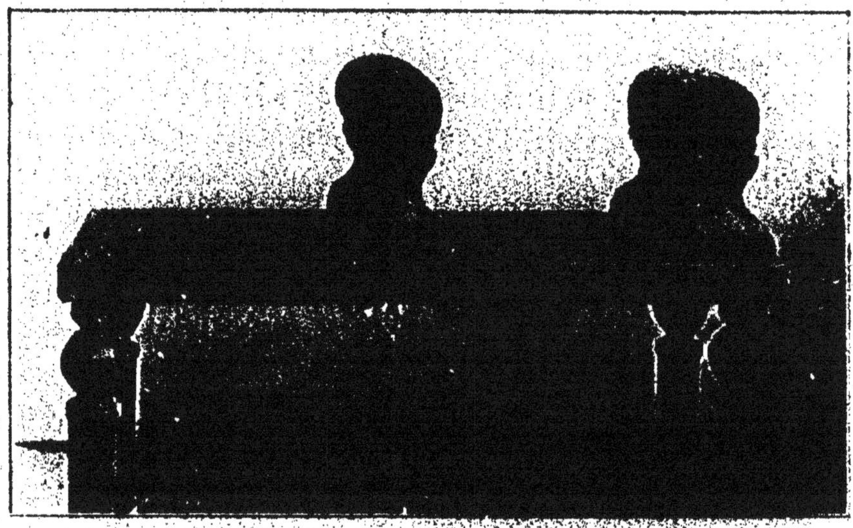

Fig. 48. — Appareil de Jonnesco.

(fig. 53) qui est ensuite éloignée lorsque les différentes pièces de la machine sont bien réglées (fig. 54).

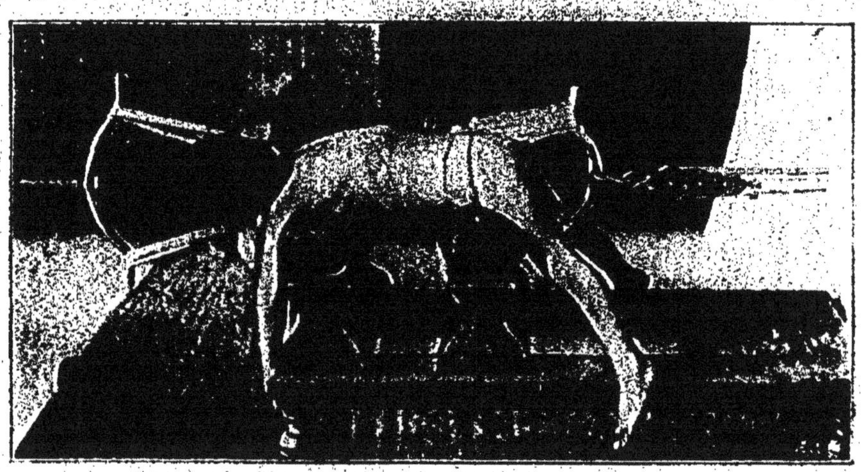

Fig. 49. — Le même, en action.

Une plaque de pression, actionnée par une vis sans fin, presse sur la gibbosité et augmente la lordose. Le bandage plâtré est

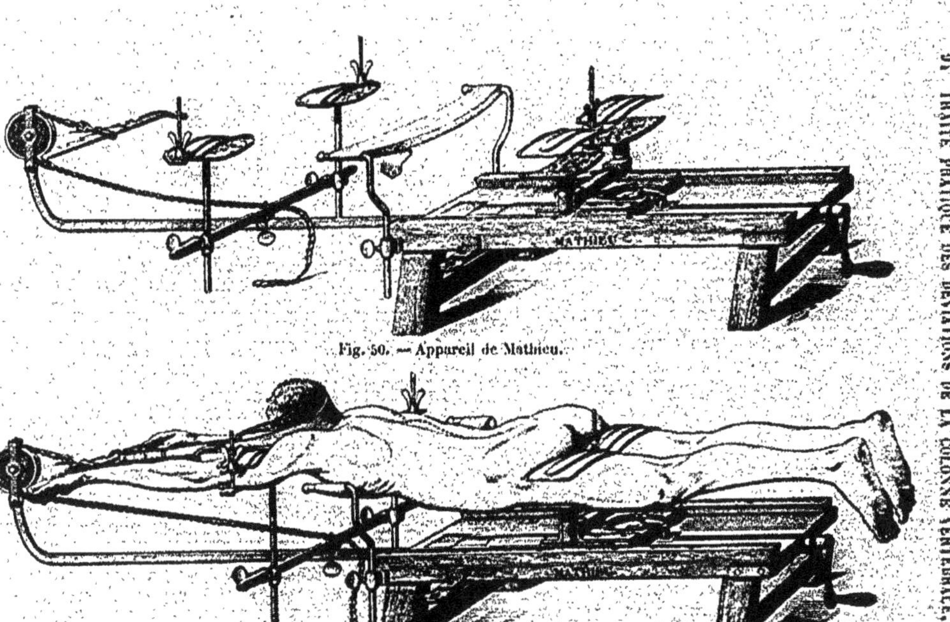


Fig. 50. — Appareil de Mathieu.

Fig. 51. — Appareil de Mathieu.

appliqué autour du tronc du sujet et sur la plaque de pression qui est enlevée ensuite, avant la solidification complète du plâtre.

Comme Lorenz, nous cherchons, en partie, à obtenir la réduction de la gibbosité par la position en lordose du sujet. Notre

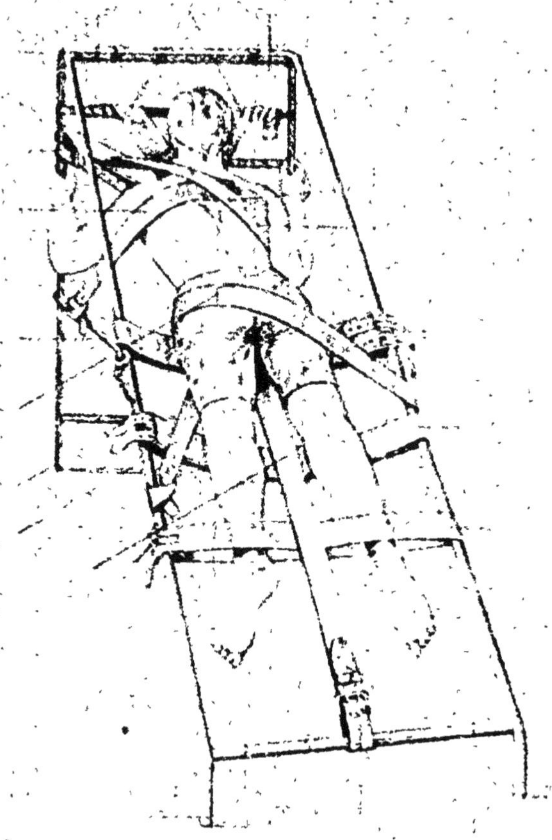

Fig. 52. — Appareil de Nebel.

appareil, principalement notre modification représentée dans la figure 47, a de grandes analogies avec celui de notre collègue.

L. Wüllstein place son opéré sur un lit en plâtre ou en bois et redresse ensuite la gibbosité par étapes, en faisant, à des intervalles rapprochés, des tractions avec des vis à extension, au niveau de la tête et des membres inférieurs.

L'emploi des machines à extension peu compliquées, capables de faire une extension douce et modérée, facile à mesurer et à régler, a marqué un très grand progrès dans la technique du redressement des gibbosités.

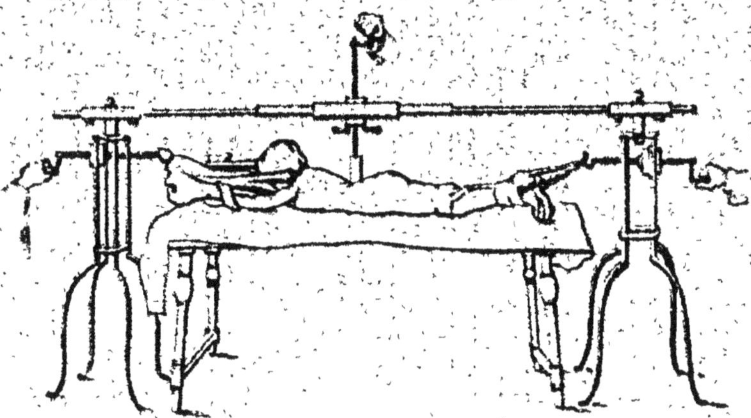

Fig. 53. — Appareil de A. Lorenz.

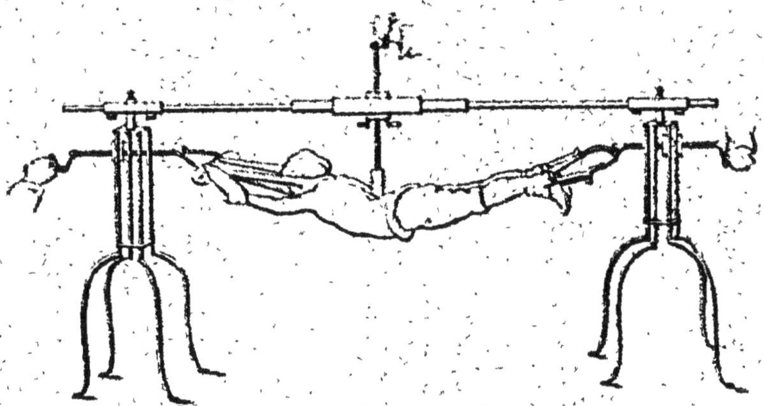

Fig. 54. — Le même, en action.

II. Contention et immobilisation du rachis. — Divers procédés ont été proposés pour contenir et immobiliser le rachis en bonne position, après réduction de la gibbosité.

*Ligature apophysaire.* — Chipault, après mise à nu de la face postérieure du rachis sur une étendue nécessaire et réduction de la gibbosité, cherche à obtenir la contention au moyen de la ligature apophysaire ou de griffes spéciales (Voy. fig. 231, page 423).

« La réduction, plus ou moins obtenue, un fil d'argent, de grosseur variable, suivant les cas, est passé à travers le ligament interépineux sus-jacent à l'apophyse la plus haute que l'on veuille fixer, au ras du bord supérieur de cette apophyse et le plus près possible de sa base, puis coupé, de manière que dépasse, de côté de la perforation, une longueur de fil double de la longueur de la plaie. C'est avec ces deux longueurs qu'il va falloir faire les ligatures apophysaires; il suffit pour y réussir de passer les deux fils dans l'espace interapophysaire sous-jacent à celui qui a été traversé, puis dans chacun des suivants, jusqu'à ce qu'on soit arrivé au-dessous de la dernière apophyse découverte, sous laquelle on tord solidement les deux fils en enroulant leurs extrémités. »

L'opéré est ensuite placé sur une planche orthopédique munie des orifices et liens nécessaires.

La ligature apophysaire, la planche de Chipault présentent quelques inconvénients. Elles ne donnent pas d'une façon pratique la contention et l'immobilisation rigoureuses du rachis.

*Laminectomie et sutures périostées des apophyses épineuses.* — Ces opérations, conseillées par Calot, sont difficiles à exécuter, exposent à l'infection de la plaie et ne donnent pas toujours la consolidation osseuse recherchée.

*Appareil plâtré.* — Un grand nombre de chirurgiens emploient actuellement l'appareil plâtré, plus ou moins modifié, comme moyen de contention et d'immobilisation du rachis après la réduction des gibbosités.

Suivant les cas, l'appareil n'entoure que le tronc (*corset plâtré de Sayre*) ou bien embrasse à la fois la tête et le tronc (*grand appareil plâtré de Calot.*)

1° *Corset plâtré.* — Ce corset, appliqué suivant les excellentes règles indiquées par L.-A. Sayre, doit prendre des points d'appui solides au niveau du bassin, des épaules et de la base du cou.

Les bandes plâtrées s'appliquent directement sur un jersey ou mieux sur *un maillot en tissu des Pyrénées.* Ce tissu que nous avons adopté depuis deux ans pour l'application de nos divers appareils plâtrés, est souple, léger, assez épais, d'un prix peu élevé. Une très petite quantité de ouate élastique, non dégraissée, est placée au niveau de la poitrine, de l'estomac, de l'abdomen, des épines iliaques antérieures et supérieures et des lombes.

L'interposition d'une certaine quantité de coton entre les bandes plâtrées et le tronc empêche, ainsi que nous l'avons démontré

7

BIBLIOTHÈQUE NATIONALE R.F. IMPRIMÉS

depuis longtemps, une bonne contention du rachis. Il faut en revenir à la pratique primitive de L.-A. Sayre et enrouler directement les bandes sur un simple maillot en tissu léger.

Le maillot étant bien tendu, collant et sans plis, on applique les bandes plâtrées, de bas en haut, d'une façon régulière, en *évitant les plis* et en *ne serrant que très modérément.*

On peut, avec avantage, faire remonter assez haut l'appareil en avant et en arrière, au-dessus de la ligne des aisselles, conduire, obliquement en sautoir, alternativement quelques tours de bandes sur l'une et l'autre épaule. On obtient de cette façon une contention assez exacte des épaules et du sommet de la poitrine. Malgré toutes les précautions, malgré le maintien des membres supérieurs, en position peu écartée du tronc les bandes plâtrées ne restent pas exactement appliquées sur les clavicules et le moignon de l'épaule. Un vide se produit et rend l'appareil inutile et disgracieux.

Afin d'éviter ces inconvénients nous remplaçons souvent les épaulettes en plâtre par des pièces d'étoffe fixées dans l'appareil plâtré et reliées par des boucles.

2° *Grand appareil plâtré* (fig. 35). Les bandes plâtrées, d'abord enroulées autour du thorax et des épaules, sont ensuite conduites autour du cou et de la tête ; ces parties ayant été préalablement recouvertes d'une petite quantité de coton.

La partie céphalique de l'appareil est appliquée assez commodément dans la suspension verticale.

Les points d'appui qui maintiennent l'extension du rachis et de la tête sont au niveau de la partie supérieure du thorax, d'une part, au niveau de l'occiput et du maxillaire inférieur, d'autre part.

La figure 35 représente cet appareil.

On renforce souvent la partie céphalique de l'appareil au moyen de bandes-attelles, composées de plusieurs épaisseurs de tarlatane, que l'on dispose en arrière de la nuque et du cou, en avant du cou, du menton au sternum, et même latéralement, en suivant la direction du sterno-cléido-mastoïdien, de l'apophyse mastoïde à la partie supérieure du thorax. Après solidification de l'appareil, on fait les échancrures nécessaires au niveau du bassin et des aisselles; on pratique quelques fentes longitudinales au niveau de l'abdomen et de la poitrine; on enlève la partie de l'appareil plâtré qui entoure le front et la partie supérieure du crâne en conservant avec soin les points d'appui sur l'occiput et le maxillaire inférieur (fig. 55).

Les ouvertures au niveau de la gibbosité (Lorenz, J. Wolff), afin d'éviter la pression des apophyses sur le plâtre, ont le grave inconvénient d'affaiblir l'appareil et d'empêcher la contention précise de la difformité.

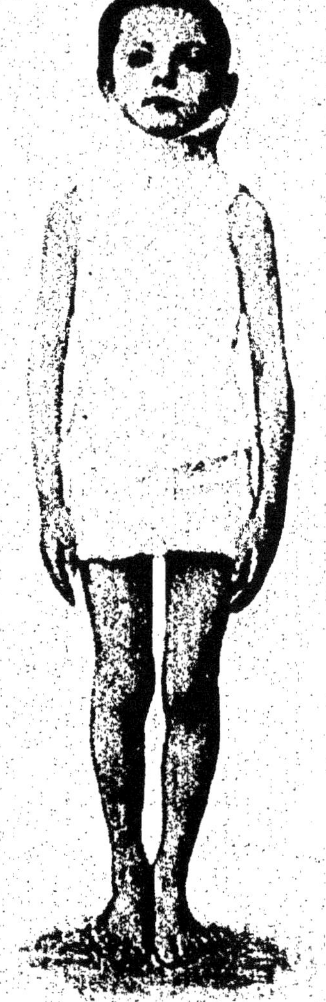

Fig. 55.

Théoriquement, le grand appareil plâtré doit fixer exactement le rachis en extension en agissant aux deux extrémités de la colonne, sur la tête d'un côté et sur le bassin de l'autre.

Dans la pratique, cette extension rigoureuse est difficilement obtenue. L'appareil, sous peine de ne pouvoir être toléré, ne s'applique pas avec précision au niveau de l'occipital, du maxillaire inférieur et du front. Les points d'appui nécessaires au niveau de la tête, ne sont pas obtenus sans pressions douloureuses. Les diverses sections que l'on est obligé de pratiquer sur l'appareil plâtré l'affaiblissent et permettent l'affaissement de la tête.

L'extension légère, le soutien de la tête que donne cet appareil sont cependant quelquefois utiles, principalement dans les maux de Pott dorso-supérieurs et cervicaux. Le corset plâtré ne convient qu'aux maux de Pott lombaires ou dorso-inférieurs.

Nous remplaçons souvent la portion céphalique de l'appareil plâtré, que quelques enfants ne peuvent supporter, particulièrement ceux qui sont atteints d'affections du cuir chevelu, par des jury-mast de diverses formes (fig. 56, 57, 58).

Ces appareils nous ont souvent rendu d'utiles services.

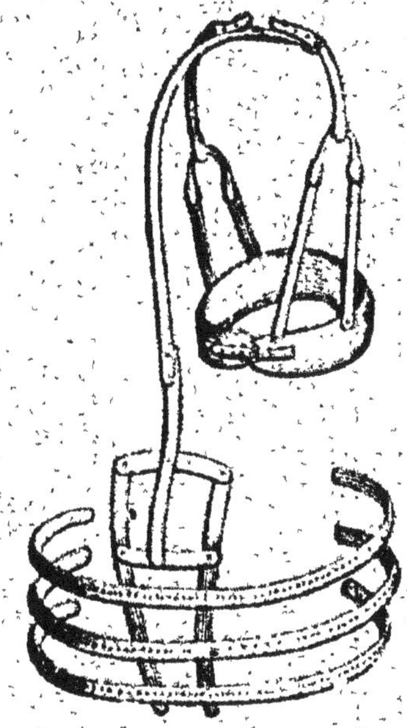

Fig. 56.

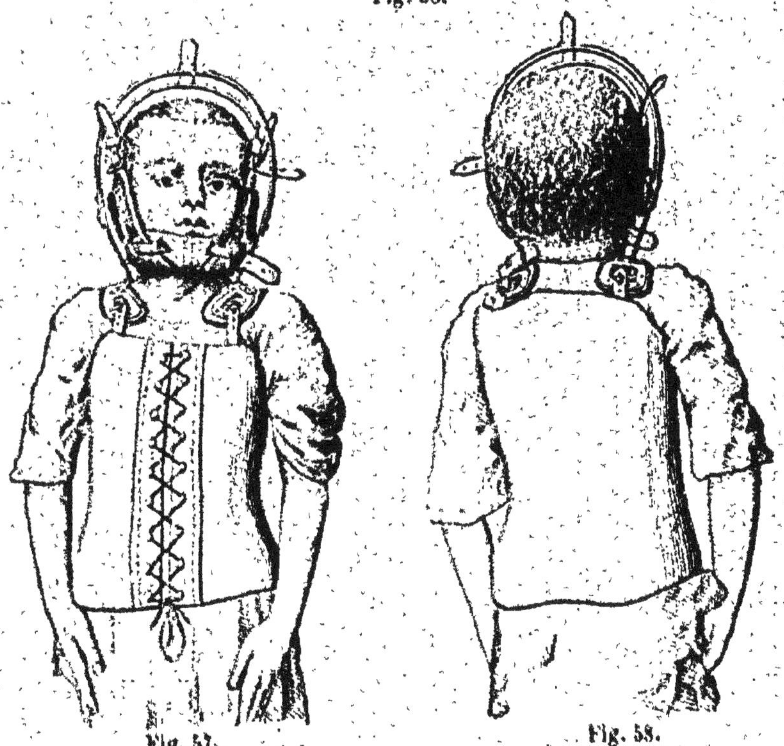

Fig. 57. Fig. 58.

(D'après des photographies de notre collection.)

Malgré les sérieux inconvénients (escarres, dermite, gêne des fonctions digestives et respiratoires, atrophie de la poitrine) que l'on peut, il est vrai, éviter en partie par une technique régulière, les appareils plâtrés sont encore, jusqu'à ce jour, les meilleurs moyens de contention et d'immobilisation du rachis, après le redressement des gibbosités.

Nous avons aussi assez souvent employé, après la réduction de la gibbosité, *le lit plâtré* qui donne une contention et une immobilisation suffisantes.

### ACCIDENTS PRIMITIFS ET CONSÉCUTIFS.

*A priori*, il semble que de graves accidents, primitifs et consécutifs, doivent toujours suivre la réduction des gibbosités pottiques. Jusque dans ces derniers temps, les chirurgiens considéraient que le redressement des gibbosités devait fatalement s'accompagner de retentissement sur la moelle épinière et de généralisation tuberculeuse. Les expériences récentes ont démontré que ces craintes étaient exagérées. D'une façon générale, les accidents dépendent de la technique employée, du siège, de la variété, du volume, de l'ancienneté, de l'irréductibilité de la gibbosité, de l'existence de complications et d'un mauvais état général. Nous indiquons, page 101, les contre-indications du traitement. La plupart des accidents signalés sont dus à une intervention trop violente, dans des cas graves et compliqués, qui n'étaient pas justiciables de l'opération.

1. *Accidents primitifs.* — Le chloroforme, ainsi que nous l'avons établi, est bien supporté pendant la réduction, surtout dans la suspension en position verticale. Deux cas de mort, qui paraissent dus à l'anesthésie, ont cependant été signalés.

Il est évident que, pendant les diverses manœuvres de la réduction, l'administration du chloroforme ne peut être rigoureusement surveillée; les mouvements respiratoires sont gênés en raison de la compression de la poitrine par les bandes plâtrées. Aussi préférons-nous, lorsque le sujet est peu sensible et que la bosse se réduit facilement, opérer sans le secours de l'anesthésie.

Pendant l'anesthésie, et même après le réveil, nous avons noté dans deux cas de très légers symptômes d'asphyxie dus à la compression trop grande de la poitrine par des bandes plâtrées. Dans une de nos observations, dès le début de la réduction, le sujet, qui n'était pas anesthésié, accusa une très grande gêne respiratoire. La mentonnière de Glisson étant enlevée et l'extension cessée, les accidents disparurent, mais se reproduisirent aussitôt dès que le malade fut replacé dans notre appareil. Cet enfant était porteur de volumineuses végétations adénoïdes et sa respiration ne se faisait que par la bouche. La mentonnière, en produisant l'occlusion de la bouche, supprimait presque complètement la respiration. Si notre sujet avait été anesthésié et s'il n'avait pas été surveillé, de graves complications se seraient certainement produites. Il résulte de ce fait que la gorge et l'état de la respiration des enfants qui doivent être soumis à la réduction des gibbosités par traction sur la tête et le maxillaire inférieur, doivent être attentivement observés, avant l'opération.

Avec les manœuvres douces et progressives au moyen du redressement instrumental que nous recommandons, on n'observe pas les craquements, la propulsion en avant d'une lame vertébrale entière, signalés par quelques auteurs.

Les trépidations épileptoïdes des membres et la contraction des extenseurs des pieds pendant les manœuvres (Vincent), les hématémèses pendant l'anesthésie (Calot) ne sont pas, en général, suivies d'accidents sérieux.

II. *Accidents consécutifs.* — Parmi les accidents consécutifs signalés, nous citerons : la fièvre post-opératoire, la parésie ou la paralysie des membres inférieurs, la paralysie de la vessie et du rectum (Lorenz, Latouche), les épanchements sanguins dans la plèvre (Malherbe), les ruptures d'abcès froids, l'infection du foyer vertébral, la mort par choc opératoire avec convulsions cloniques (Vulpius), la généralisation tuberculeuse du côté des méninges et du poumon (Calot, Civel, Malherbe).

Nous n'avons que très rarement noté une fièvre grave post-opératoire.

Les accidents paralytiques sont peu fréquents et s'atténuent dans les jours qui suivent l'opération. Nous n'avons observé, dans nos nombreuses opérations, qu'un seul cas de parésie légère, qui disparut au bout de cinq jours.

Les complications médullaires graves, la mort par choc opératoire se montrent surtout dans les réductions de gibbosités volumineuses et ankylosées, qui ont nécessité, pour leur réduction, le déploiement d'une grande force brutale. Le sujet de Lorenz était déjà partiellement paralysé, avant l'intervention.

La réduction des gibbosités en pleine évolution qui siègent à la région cervicale ou dorsale supérieure, présente une gravité toute particulière et expose à des accidents médullaires et à la mort rapide des sujets ; l'opération doit s'exécuter, dans ces cas, avec une extrême prudence et en ne développant qu'une force de traction et de pression très modérée.

Les épanchements sanguins, les ruptures d'abcès froids se produisent, de même, dans les réductions par une violence extrême de vieilles gibbosités ankylosées.

L'opération de la réduction n'a pas, d'après nos observations, une influence défavorable sur la marche et l'évolution des abcès ossifluents.

Dans trois de nos cas, la réduction et l'immobilisation consécutive du rachis ont été suivies de la diminution de volume et de la résorption de deux abcès froids situés dans la fosse iliaque.

La généralisation tuberculeuse est, d'après les auteurs, une cause de mort fréquente chez les gibbeux redressés.

On s'expose moins, croyons-nous, à cette complication, si l'on agit avec douceur en évitant un traumatisme important et des ruptures vasculaires. Il n'est pas juste d'accuser l'intervention de toutes les complications viscérales qui peuvent suivre la réduction de la gibbosité pottique. Il ne faut pas oublier que, presque toujours, nous opérons des sujets qui ont un mauvais état général, chez lesquels la tuberculose est en évolution et en voie de généralisation.

Dans notre statistique qui comprend cent vingt réductions de gibbosités, nous ne notons aucun accident primitif ou consécutif sérieux.

Cette heureuse série est certainement due à la sélection attentive des cas que nous soumettions à l'opération, et surtout à l'emploi, pendant la réduction, d'une force continue, régulière et sans secousse.

Nous n'employons jamais une force d'une violence extrême.

Si la bosse résiste à une traction modérée, nous interrompons notre opération et ne cherchons jamais à obtenir quand même la réduction de la gibbosité.

Nous devons une mention spéciale aux complications qui dépendent des appareils plâtrés.

Dans nos premiers essais, les escarres étaient très fréquentes.

Depuis que nous exécutons mieux nos appareils, et depuis surtout que nous appliquons directement nos bandes plâtrées sur un maillot, sans interposition de ouate, cet accident est très rare.

Les compressions douloureuses, le déplacement de l'appareil qui a déterminé, dans un de nos cas, une compression au niveau de la trachée et des phénomènes asphyxiques, l'atrophie de la poitrine, les hernies abdominales peuvent être évités par une application correcte du bandage plâtré.

En résumé, la réduction des gibbosités pottiques est une opération de gravité moyenne. Les complications opératoires ou post-opératoires sérieuses sont rares. Elles peuvent être évitées, grâce à l'emploi d'une technique régulière.

## INDICATIONS ET CONTRE-INDICATIONS DU REDRESSEMENT DES GIBBOSITÉS ET DES COURBURES VERTÉBRALES DU MAL DE POTT. — RÉSULTATS CLINIQUES.

La plupart des méthodes générales de traitement du mal de Pott ont pour but de prévenir l'apparition de la gibbosité, d'atténuer ou de faire disparaître cette difformité.

Les méthodes d'*immobilisation* et d'*extension* ont une valeur très réelle. Elles permettent, dans un grand nombre de cas, d'éviter les gibbosités, de diminuer leur volume, lorsqu'elles se sont développées.

L'immobilisation et l'extension sont cependant difficilement obtenues d'une façon rigoureuse et n'empêchent pas toujours la formation et l'aggravation des gibbosités.

Le *lit plâtré* est un excellent appareil que nous appliquons fréquemment. Il réunit la plupart des avantages des appareils d'immobilisation et d'extension. Il agit surtout sur les phénomènes douloureux et de contracture, prévient les attitudes vicieuses et la formation des gibbosités. Il diminue, dans de nombreux cas, le volume des gibbosités réductibles.

Il est surtout utile dans les maux de Pott des régions lombaire et dorsale inférieure, au début, et dans les périodes plus avancées de la maladie, en empêchant le développement des gibbosités, en redressant les courbures rachidiennes de compensation et en agissant favorablement sur les abcès froids et les paralysies.

Notre élève A. Richard a publié dans sa thèse, en 1892, nos observations et les résultats cliniques que nous a donnés cet excellent procédé de redressement et d'immobilisation.

Le *décubitus abdominal*, surtout avec des pressions, au niveau de la gibbosité, au moyen des plaques de notre appareil (fig. 37, p. 75), agit d'une façon très efficace sur la difformité et sur les courbures vertébrales.

Nous avons obtenu, grâce à notre méthode de *redressement lent*, des diminutions notables du volume des gibbosités ; dans un cas, une disparition presque complète de la difformité. Dans un autre cas, la gibbosité dorsale se réduisit complètement, en même temps que guérit la paralysie des membres inférieurs qui existait depuis quatre mois.

Les *corsets*, quelle que soit leur composition, ne sont efficaces que lorsqu'ils sont *inamovibles*.

Les corsets inamovibles seuls donnent une contention et une immobilisation exactes du rachis.

Le corset plâtré de Sayre inamovible est appliqué, après redressement de la gibbosité, suivant la technique et les indications que nous avons exposées.

Les corsets *amovibles* en plâtre, en feutre, en celluloïd, en étoffe, etc., sont utiles dans la période de convalescence de la maladie, après le redressement des gibbosités.

L'*indication* du *redressement rapide* des gibbosités, par les nouvelles méthodes, repose sur l'appréciation de très nombreux éléments.

Des règles fixes sont difficiles à donner. Notre expérience clinique nous permet cependant de donner quelques conclusions précises.

Établissons d'abord que *toutes les gibbosités* pottiques ne doivent pas être réduites; un très petit nombre seulement sont justiciables de l'opération de la réduction. Il faut choisir avec soin celles qui doivent être redressées.

L'indication du redressement doit surtout se baser sur la constatation de la réductibilité ou de l'irréductibilité de la gibbosité.

Dans notre pratique, nous n'opérons que les gibbosités *facilement* ou *assez facilement réductibles*.

A notre avis, la réduction rapide n'est indiquée que pour les gibbosités récentes des jeunes enfants, qui datent de deux mois à un an, avec lésions tuberculeuses peu étendues et à réparation lente, qu'on corrige facilement, sans traumatisme important, par l'emploi d'une force modérée.

Nous n'opérons jamais les gibbosités anciennes, volumineuses, avec lésions étendues à plusieurs vertèbres, compliquées de déformations thoraciques et de lésions des organes voisins, celles qui sont ankylosées et qui résistent au développement d'une force moyenne.

Le déploiement de force considérable, exigé pour la réduction de semblables gibbosités, expose à la fracture du rachis, à des lésions de la moelle et des organes voisins, à la généralisation tuberculeuse.

Presque tous les accidents graves, primitifs ou consécutifs, signalés par les auteurs, ont été observés à la suite du redressement, avec une violence extrême, de gibbosités ankylosées.

La consolidation du rachis, en bonne position, s'obtient du reste difficilement dans ces cas; la brèche qui succède au redressement, à la partie antérieure de la colonne, n'est pas comblée par du tissu osseux.

L'examen sous le chloroforme et la radiographie nous renseignent surtout sur les gibbosités réductibles qui peuvent être opérées sans risques.

Les gibbosités angulaires à court rayon, à début brusque, à croissance rapide, se prêtent mieux au redressement que les gibbosités arrondies, à rayon étendu, qui forment plateau et sont constituées par des lésions vertébrales tuberculeuses multiples.

Quelques gibbosités, de volume moyen, avec lésions étendues à un segment peu important du rachis, peuvent être redressées, mais à condition que la difformité soit facilement réductible par l'emploi d'une force moyenne.

L'opération expose, dans ces cas, à des complications et à la récidive par défaut de consolidation.

La région cervicale se prête, moins bien que les régions lombaire et dorsale inférieure, à la réduction. Les réductions des gibbosités et des déviations de la portion cervicale du rachis exposent à des complications médullaires graves. Nous préférons souvent traiter ces difformités par l'immobilisation avec suspension par la tête dans la position oblique (Voy. p. 76).

L'opération est absolument indiquée dans les gibbosités avec troubles médullaires et, particulièrement, avec paraplégie à début brusque.

Elle donne de bons résultats dans les cas, relativement rares, où les troubles radiculo-médullaires dépendent d'une compression par un séquestre ou par des fongosités. Elle ne donne aucun résultat, ainsi que nous avons pu le constater dans un cas, dans les paraplégies sous l'unique dépendance d'altérations médullaires. Elle doit être proposée dans quelques cas de paraplégies anciennes, le sujet pouvant retirer quelques bénéfices de l'intervention, à moins cependant que les troubles trophiques et la tendance à la production d'escarres ne soient trop accentués et que l'état général ne soit trop mauvais.

Le mauvais état général, la généralisation tuberculeuse, les dégénérescences viscérales, les abcès froids volumineux, les fistules pulmonaires sont des contre-indications au redressement.

Lorsque l'abcès ossifluent est peu volumineux, la réduction peut être quelquefois exécutée, sans crainte de rupture de la poche purulente. L'intervention, avec immobilité consécutive, est même, dans quelques cas, favorable. Dans trois de nos observations, les abcès ossifluents de volume moyen, ont diminué de volume et ont disparu quelques mois après notre opération.

Les observations publiées par divers auteurs, très nombreuses actuellement, ne donnent pas des indications nettes sur la *valeur clinique* de la méthode de réduction rapide des gibbosités.

Certains chirurgiens sont des partisans ardents, d'autres des adversaires acharnés de la nouvelle méthode.

La lecture très attentive de toutes les observations publiées nous a démontré qu'un assez grand nombre de morts et d'insuccès tiennent à l'application imprudente de l'opération à certaines gibbosités anciennes, volumineuses, irréductibles, à des cas d'une gravité particulière et aussi à l'exécution d'une technique irrégulière. L'appareil plâtré de contention, qui joue cependant un rôle capital au point de vue des résultats à obtenir, est généralement mal exécuté. Nous savons, par expérience, les soins que demande la confection de cet appareil, la persévérance avec laquelle il doit être appliqué pendant des années.

A côté des résultats défavorables de Vincent, Civel, Malherbe, Jonnesco, Vulpius, nous devons citer les redressements obtenus d'une façon définitive par Chipault, Calot, Phocas, Hoffa, J. Wolff.

Nous avons employé la réduction rapide depuis trois ans dans cent vingt cas.

Nos conclusions sur la valeur de ce traitement sont, par conséquent, basées sur un nombre imposant de faits.

Nous ferons remarquer encore que nous n'avons pas redressé toutes nos gibbosités pottiques et que nous avons soigneusement choisi celles qui devaient être opérées.

Ainsi que nous l'avons signalé, nous n'avons eu aucun cas de mort, ni aucun accident grave, immédiat ou consécutif, à déplorer.

Un enfant, opéré depuis deux ans pour une gibbosité dorsale assez volumineuse et parfaitement redressé, est mort assez rapidement avec des accidents urémiques. L'état général de ce sujet paraissait excellent au moment de notre intervention qui, pensons-nous, ne peut être incriminée.

Les escarres, à la suite d'application des appareils plâtrés, ont été assez fréquentes; elles n'ont jamais été suivies d'accidents graves.

Depuis que nous appliquons mieux les appareils plâtrés, depuis surtout que nous enroulons directement les bandes plâtrées sur un simple jersey, sans interposition de ouate, nous observons moins souvent cet accident.

Nous n'avons dans aucun cas noté de généralisation tuberculeuse.

La tuberculose pulmonaire qui existait chez quelques-uns de nos opérés, n'a pas paru s'aggraver à la suite de l'opération.

L'état général s'est amélioré dans presque tous les cas. Grâce aux précautions prises dans l'application de nos appareils plâtrés, nous n'avons pas noté l'atrophie de la poitrine, des muscles, du tronc, etc. La réduction de la gibbosité ne paraît pas favoriser le développement d'abcès froids ossifluents. Dans trois cas, l'opération a été, au contraire, suivie de la disparition des abcès.

Dans cinq cas, la réduction a été suivie de la disparition assez rapide de la paralysie. Dans un cas de paralysie ancienne à la suite d'un mal de Pott dorsal volumineux, notre intervention n'a été suivie d'aucun résultat.

Dans une de nos observations, le redressement de la gibbosité cervico-dorsale, de volume moyen, a été suivie, au bout d'un mois, de la disparition d'une paraplégie avec paralysie des sphincters. Aucune autre méthode n'aurait certainement pu donner un aussi bon résultat.

L'examen de nos opérés démontre que la réduction définitive, avec *consolidation* et facilité de la marche, est assez souvent obtenue (21 fois dans nos 120 cas).

Les redressements définitifs et persistants, avec consolidation du rachis en bonne position, ont surtout été obtenus dans la *phase de début* et dans la *première période de la formation* de la gibbosité. Dans ces cas déterminés, la méthode, simple, facile à appliquer, car elle consiste dans un redressement, obtenu par une légère extension du rachis, suivi de l'application d'un simple corset de Sayre, rend d'incontestables services.

A une période plus avancée de l'évolution de la gibbosité, les insuccès et les récidives sont plus fréquents.

Les résultats obtenus dans les cas de gibbosités assez anciennes, dépendent surtout du siège, de l'étendue et des complications du mal de Pott.

Nous ne sommes jamais intervenu pour des gibbosités

anciennes, volumineuses et ankylosées. Nos opérations ont toujours été pratiquées pour des cas de gibbosités non ankylosées, réductibles. Dans trente cas, nous avons obtenu une diminution très marquée de la gibbosité, dans vingt-deux, une dimi-

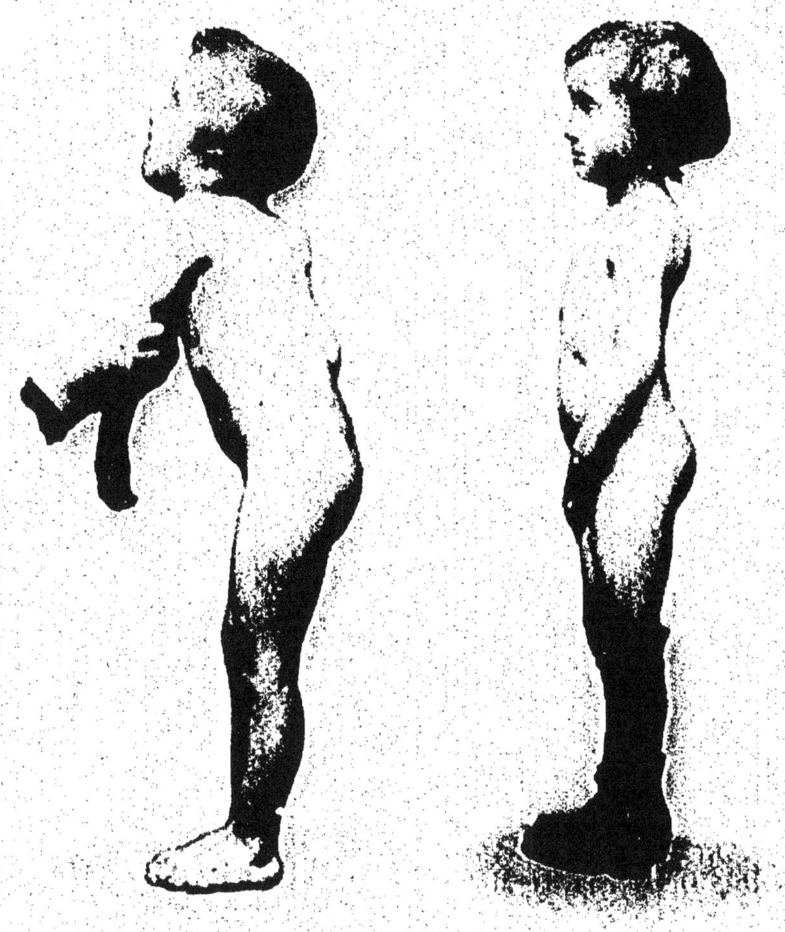

Fig. 59. — Mal de Pott dorsal supérieur. — Avant la réduction de la gibbosité.

Fig. 60. — Le même sujet, après le traitement.

nution peu notable. Dans huit cas, nous avons pu réduire les courbures rachidiennes voisines, atténuant ainsi la difformité produite par la gibbosité et par ces déviations. Les redressements de gibbosités volumineuses, partiellement réductibles, et de déviations rachidiennes ont été obtenus successivement et avec application d'appareils de contention à des intervalles assez rapprochés (*réduction par étapes*).

Dans quatre cas, le mal de Pott a présenté une gravité toute

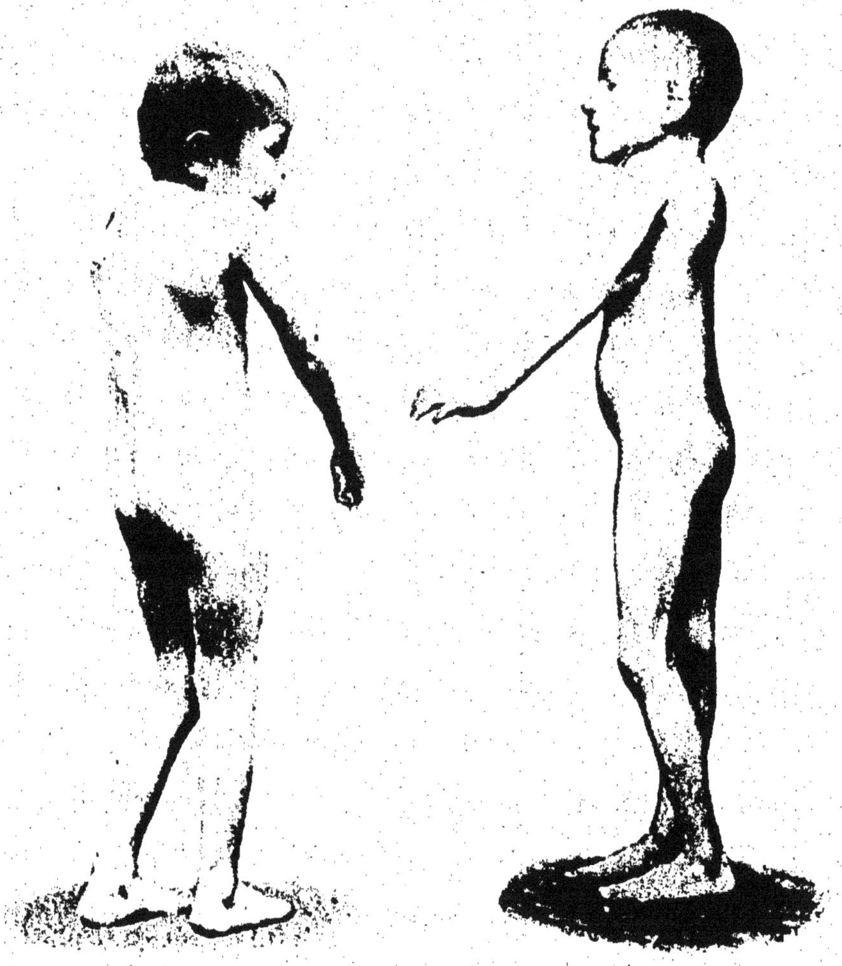

Fig. 61. — Mal de Pott dorsal supérieur occupant plusieurs vertèbres. Avant la réduction de la gibbosité.

Fig. 62. — Le même sujet, après le traitement.

particulière, envahissant une grande étendue du rachis, s'accompagnant d'abcès volumineux, de mauvais état général. La réduction de la gibbosité n'a pu être faite correctement, les appareils de contention n'ont pas pu été supportés, les résultats ont été nuls.

Les gibbosités lombaires ont été redressées plus facilement et se sont mieux consolidées dans la rectitude que les gibbosités dorso-cervicales et cervicales.

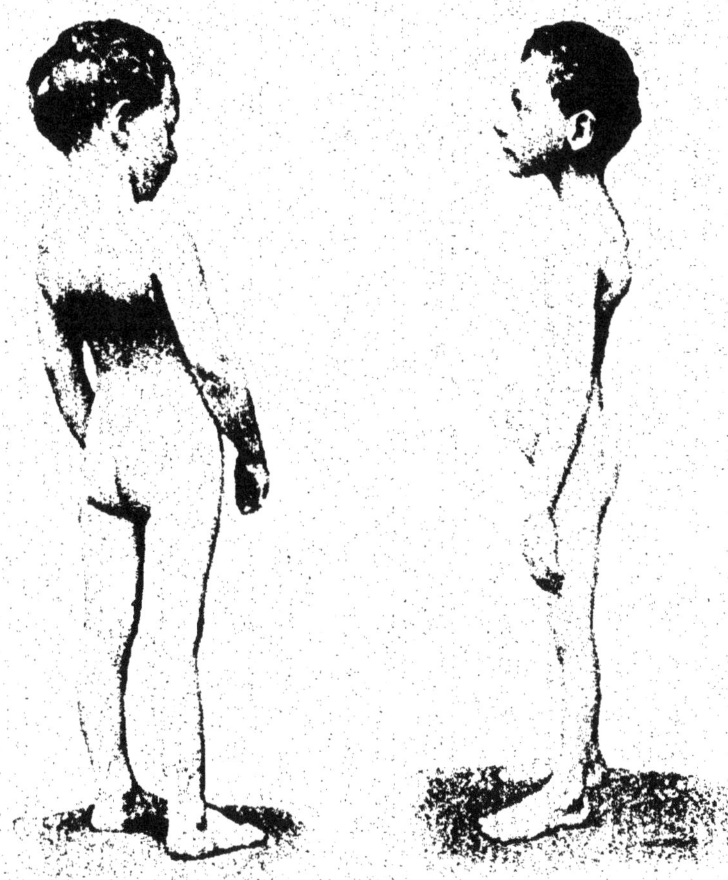

Fig. 63. — Mal de Pott dorsal. — Avant la réduction de la gibbosité.

Fig. 64. — Le même sujet, après le traitement.

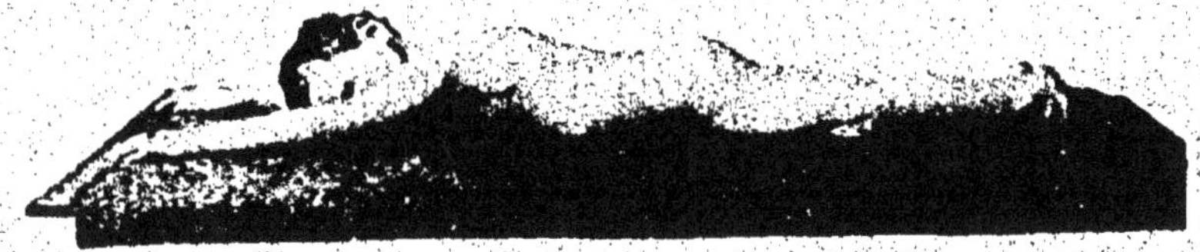

Fig. 65. — Le même sujet, après le traitement.

Le redressement des gibbosités de la région lombaire donne, au point de vue des résultats définitifs, la plus forte proportion de succès. Plus le mal de Pott est haut situé, moins les résultats définitifs sont favorables.

Les figures 60, 62, 64, 65, 67, indiquent les résultats que nous avons obtenus dans quelques-uns de nos cas.

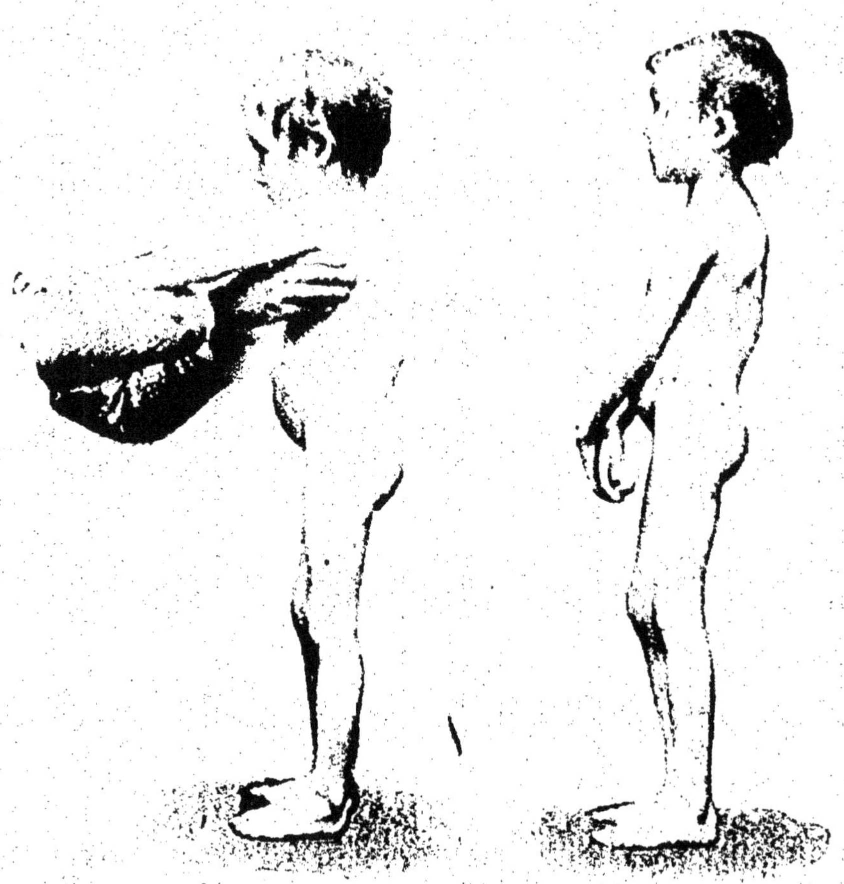

Fig. 66 — Mal de Pott lombaire supérieur avec abcès de la fosse iliaque droite. Avant la réduction de la gibbosité.

Fig. 67. — Le même sujet, après le traitement.

En résumé, la méthode de réduction rapide des gibbosités rend, dans des cas déterminés, de très grands services. Elle permet presque toujours d'enrayer l'évolution du mal, d'obtenir d'une façon définitive la réduction des gibbosités et le redressement de courbures vertébrales importantes. Elle agit favorablement sur les autres symptômes du mal de Pott.

## GIBBOSITÉ DANS LES LÉSIONS SYPHILITIQUES ET DANS L'OSTÉOMYÉLITE VERTÉBRALES

La *syphilis* des vertèbres, assez rare, peut se terminer par une gibbosité à angle aigu (Kœnig).

L'*ostéomyélite* des vertèbres est caractérisée par des phénomènes généralement aigus, violents, par une suppuration, quelquefois suivie de gibbosité à rayon étendu.

Les principes thérapeutiques généraux recommandés dans le mal de Pott, doivent être appliqués au traitement de ces difformités.

## II

## DÉVIATIONS LATÉRALES. — SCOLIOSES

*Distorsion du rachis; Distorsio spinæ;* (anglais) *Lateral curvature of the spine;* (allemand) *Scoliosis.*

Nous basant sur l'étiologie, nous décrirons les formes suivantes, principalement caractérisées par des déviations latérales du rachis.

I. — *Scoliose congénitale;*

II. — *Déviations d'origine traumatique;*

III. — *Scoliose pleurétique;*

IV. — *Déviations d'origine rhumatismale;*

V. — *Scoliose dans le rachitisme et dans l'ostéomalacie;*

VI. — *Déviations d'origine statique;*

VII. — *Déviations en rapport avec l'obstruction chronique des voies respiratoires supérieures;*

VIII. — *Déviations d'origine nerveuse;*

IX. — *Scoliose des adolescents.*

Les simples courbures latérales *temporaires*, réductibles, sans déformation des vertèbres (*fausses scolioses*), doivent être soigneusement distinguées des véritables scolioses, qui présentent un certain nombre de caractères essentiels.

La *scoliose* est une déviation latérale *permanente* de la totalité ou d'un segment du rachis, d'un côté du plan médian, avec torsion ou rotation sur son axe, inclinaison et rotation latérale du tronc, malformations thoraciques et pelviennes.

Les déviations latérales observées dans quelques affections (sciatique, maladies nerveuses, maladies avec troubles statiques), sont dénommées à tort par quelques auteurs, *scolioses sciatiques, scolioses statiques.*

## I. — SCOLIOSE CONGÉNITALE

La scoliose nettement congénitale, caractérisée par une malformation primitive des corps vertébraux ou une inégalité de développement du rachis, indépendante du rachitisme et due à un trouble de nutrition des corps vertébraux, au moment de la chondrification du tissu conjonctif qui les constitue primitivement, est assez rare. Dans nos nombreux examens de rachis de nouveau-nés, nous n'avons jamais observé des scolioses véritablement congénitales.

Les cas de Rokitansky (Musée Pathologique de Vienne), de W. Adams (Royal Orthopedic Hospital), de Willett, de Coville, ne sont pas de véritables scolioses congénitales. Le cas de Philipeaux (Pièce du Musée Dupuytren) et ceux récemment publiés par A. Mouchet, paraissent plus probants.

Dans une première observation de A. Mouchet, il s'agissait d'une fillette chez laquelle on nota, quelques jours après la naissance, l'existence d'une scoliose dorso-lombaire très marquée, à convexité gauche, avec légère courbure de compensation, à convexité droite, dans la région dorsale supérieure. L'examen du squelette n'indiquait aucun signe de rachitisme.

La radiographie de la colonne vertébrale démontrait que la scoliose était sous la dépendance d'un coin osseux interposé entre la première et la deuxième vertèbre lombaire du côté gauche. Cette pièce osseuse supplémentaire paraissait adhérer au bord supérieur de la deuxième vertèbre lombaire, tandis qu'elle était nettement distincte de la première. Elle présentait son sommet en dedans sur la ligne médiane, sa base en dehors, débordant le niveau des faces latérales des vertèbres sus et sous-jacentes. Ces vertèbres avaient une conformation et un volume absolument normaux.

Dans un deuxième cas, chez un monstre exencéphale du sexe féminin, porteur de diverses difformités, il existait une voussure légère de la colonne lombaire, sur la partie latérale droite des corps vertébraux, dont le maximum répondait à l'intervalle entre la première et la deuxième vertèbre.

La radiographie et la dissection révélaient l'existence d'une pièce osseuse supplémentaire placée en coin entre la première et la deuxième vertèbre lombaire, du côté gauche (fig. 68, 69, 70, 71, d'après Mouchet).

Dans un troisième cas, le même auteur a constaté, par la radiographie seulement, un nouvel exemple de vertèbre supplémentaire, placée en coin, entre la première et la deuxième

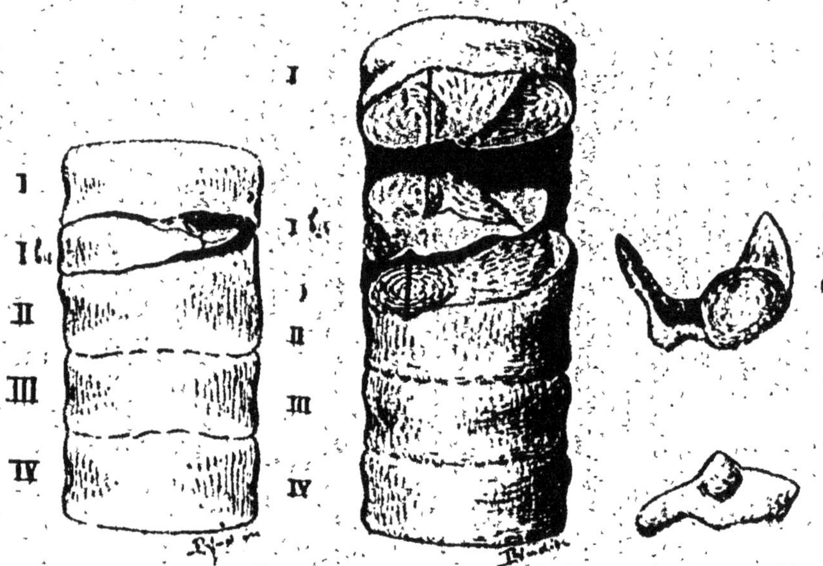


Fig. 68 et 69. — Face antérieure des corps des quatre premiers lombaires.

Fig. 70 et 71. — La vertèbre vue par en haut et par le côté droit.

vertèbre lombaire, chez un fœtus de sexe masculin mort-né de la collection de M. Varnier. Dans ce cas, comme dans le précédent; il n'y avait pas, en dehors de la région lombaire, d'autre anomalie des vertèbres.

S'appuyant sur ces observations, A. Mouchet admet une variété de scoliose congénitale due à l'existence, entre la première et la deuxième vertèbre lombaire, d'une vertèbre supplémentaire développée seulement dans une de ses moitiés, droite ou gauche. Cette anomalie peut se retrouver soit *à l'état isolé*, chez un enfant dont le reste du corps est normalement conformé, soit au milieu d'*une série d'anomalies*, de vices de conformation.

Dans une récente observation d'Hoffa et d'Hirschberger, la scoliose très prononcée, observée au moment de la naissance, s'accompagnait d'attitude vicieuse du bassin, de luxation de la hanche droite et de contracture en adduction de la jambe droite. D'après ces auteurs, ces anomalies étaient la conséquence de l'étroitesse de la cavité utérine.

Dans une autopsie de scoliose d'adulte, avec trois courbures latérales légères, les mêmes observateurs ont compté seulement quatre vertèbres lombaires. Il existait cinq apophyses transverses ; deux vertèbres lombaires s'étaient donc réunies. Hoffa et Hirschberger admettent que la soudure vertébrale s'était produite pendant la vie intra-utérine et que la scoliose observée devait être considérée comme étant d'origine congénitale.

Dans presque toutes les observations de scoliose des jeunes enfants, il est très difficile d'établir exactement la période de début de la difformité (Adams, Sayre). La plupart des auteurs se basent sur l'affirmation, souvent peu précise, des parents, pour affirmer la congénitalité des scolioses. La constatation de la scoliose, au moment de la naissance, manque le plus souvent.

La plupart des scolioses dites congénitales existaient chez des nouveau-nés, qui présentaient des monstruosités ou des anomalies générales de développement ; la difformité rachidienne n'étant, dans ces cas, qu'un phénomène accessoire.

Parmi les principales causes des scolioses congénitales, signalées par les auteurs, nous citerons :

L'inégalité de développement des deux moitiés latérales d'une vertèbre ;

La déformation cunéiforme d'un ou de deux corps vertébraux ;

La présence d'une pièce osseuse supplémentaire, en forme de coin, entre deux vertèbres ;

Les variations numériques des corps vertébraux (excès ou manque) ;

L'arrêt de développement de l'un des côtés du squelette ;

L'atrophie limitée à un côté du tronc qui produit une asymétrie prononcée (Vogt) ;

La pression et la position vicieuse intra-utérine, suivies de flexion ou d'incurvation latérale du rachis ; le rachitisme fœtal congénital ; les monstruosités, les arrêts de développement (Rokitansky, Busch, G. Saint-Hilaire), l'éventration latérale (Fleischmann) ;

Les lésions et les malformations du système nerveux central, anencéphalie (G. Saint-Hilaire, Depaul, Robert), microcéphalie (Busch), spina-bifida (Philipeaux), qui produisent, dans quelques cas, une scoliose par contracture des muscles de la concavité (J. Guérin).

Les scolioses congénitales sont, en général, à plusieurs courbures, plus prononcées dans la région dorsale, accompagnées de cyphose. Le plus souvent, la convexité siège à gauche, le sommet se trouve au niveau de la huitième ou de la neuvième vertèbre dorsale.

Dans quelques cas, la scoliose est lombaire, la déviation latérale est légère; son maximum répond à la première et à la deuxième lombaire.

Nous signalons (p. 135), les caractères des scolioses congénitales rachitiques.

L'examen des observations démontre qu'il n'y a aucun rapport à établir entre la scoliose congénitale et la scoliose des adolescents.

Il est à remarquer que les scolioses congénitales ou observées quelque temps après la naissance, exception faite pour les scolioses rachitiques, sont peu améliorées par le traitement; la difformité continuant à progresser, malgré la thérapeutique la mieux dirigée.

## II. — DÉVIATIONS DU RACHIS D'ORIGINE TRAUMATIQUE

En dehors des fractures et des luxations du rachis, qui s'accompagnent fréquemment de cyphose et de scoliose, quelques auteurs ont étudié récemment les déviations du rachis d'origine traumatique qui ont une évolution lente et des caractères spéciaux.

Au congrès de Halle (1891), H. Kümmell établissait que beaucoup de cas, classés auparavant comme maux de Pott d'origine traumatique, devaient être imputés à d'autres processus morbides qu'à la tuberculose. Aux cinq observations qu'il communiqua alors, il joignit, en 1894, dans un travail soumis à l'Association médicale de Hambourg, une nouvelle observation. Bechterew s'occupait en même temps de cette question, quand parut un mémoire de Henle, qui, joignant de nouveaux faits à ceux précédemment acquis et à ceux de Mikulicz, discuta le mécanisme de l'affection. Plus près de nous, Gillette en Amérique, Schneller en Allemagne, Astié et Marie en France, s'occupèrent également de cette intéressante question.

Dans tous, ou presque tous les cas de ces auteurs, on note que le traumatisme a atteint un adulte, un homme jeune encore.

Ce traumatisme consiste le plus souvent en un coup ou un choc direct, une chute sur le dos, par exemple. On a signalé, comme cause, la chute d'un objet lourd sur les épaules ou la nuque du sujet.

Les vertèbres dorsales sont le plus souvent atteintes.

**Symptômes et marche.** — Au niveau du point intéressé, on constate, immédiatement après l'accident, des lésions, plus ou moins graves, depuis la simple ecchymose jusqu'à la diérèse cutanée, presque toujours accompagnées d'une douleur, parfois très violente, exaspérée par la pression ou le mouvement.

Quelques jours après l'accident, la douleur disparait; les signes visibles de la contusion sont plus ou moins amendés.

Le malade est apparemment guéri. Il se lève, il marche, il se livre aux pénibles occupations de sa profession, quand au bout de quelque temps, il constate un retour offensif de la douleur; non plus locale maintenant, mais de forme névralgique, irradiée suivant le trajet connu des nerfs intercostaux. Il n'est pas rare de constater à ce moment des troubles de la motilité, d'ordinaire légers, mais qui peuvent prendre le caractère de véritables paralysies. La marche devient impossible, bien que l'état général soit cependant des plus satisfaisants. A l'examen, on constate une gibbosité peu volumineuse. En plus de cette gibbosité, limitée à un petit nombre de vertèbres (deux ou trois), il y a une cyphose très marquée. La pression des vertèbres proéminentes est douloureuse, leurs voisines même sont parfois sensibles au toucher.

Par la suspension verticale du malade, la cyphose disparait, mais la gibbosité persiste, même malgré quelques légers efforts de réduction.

Cette difformité, cyphose et gibbosité, persiste le plus souvent, parfois s'amende légèrement. La douleur et les troubles moteurs disparaissent généralement.

De cette description type, et qui n'offre que de légères variations de degré dans les observations des divers auteurs, nous pouvons, avec Henle, tirer cette conclusion, que la maladie évolue en *trois périodes* principales.

Dans le *premier* stade, nous sommes en présence de contusions plus ou moins profondes, avec douleurs vertébrales.

Ces symptômes s'atténuant, puis disparaissant, la maladie entre dans sa *seconde* période, ou période de guérison apparente. Mais, à ce deuxième stade en succède bientôt un *troisième*, caractérisé par la douleur névralgique et l'apparition de difformités diverses.

Chacun des symptômes sus-indiqués peut par son acuité dominer la scène et masquer les autres.

La *scoliose* d'origine traumatique, beaucoup moins fréquente que la *cyphose* de même nature, est cependant signalée dans un certain nombre d'observations.

Rappelons les déviations du rachis d'origine traumatique, actuellement bien connues, qui se montrent immédiatement après une fracture ou une luxation des vertèbres. Ces déviations s'accompagnent fréquemment de troubles sensitivo-moteurs graves. La gibbosité, la déviation latérale diffèrent suivant le siège de la lésion. On note, dans quelques cas, une dépression au niveau d'une vertèbre, avec gibbosité plus ou moins notable, au-dessus et au-dessous. Dans les fractures et les luxations cervicales, le cou et la tête ont une attitude spéciale. On note souvent une gibbosité à angle très saillant.

**Anatomie pathologique.** — Il n'existe aucune autopsie qui puisse nous renseigner sur le mécanisme des formes spéciales de déviations traumatiques du rachis, étudiées dans ces dernières années.

Kümmell, pour les traumatismes de peu de gravité, admet qu'il existe une compression et une attrition avec dislocation, qui nuisent à la nutrition des vertèbres. Ce *vice de nutrition* amène un ramollissement, une atrophie ou une résorption de la substance osseuse.

Pour défendre cette opinion, Kümmell se base sur la lenteur de l'apparition de la gibbosité.

Henle et Mikulicz invoquent une *lésion de la moelle* ou *de ses enveloppes*. L'hématome intra ou extra-dural, ainsi occasionné, entraîne des troubles sensitifs et trophiques qui aboutissent à une sorte d'ostéomalacie des vertèbres. Il faudrait ainsi admettre une compression des ganglions spinaux par l'hématome.

Enfin, Marie et Astié font de ces troubles *des manifestations hystéro-traumatiques*, tout en admettant pour un certain nombre de cas, l'hypothèse de Henle. Leur observation personnelle leur paraît, et nous sommes portés à partager leur avis, d'un ordre tout différent. Les antécédents héréditaires et collatéraux du malade permettent de supposer qu'il s'agit ici d'une prédisposition particulière du malade, éveillée seulement par le trauma. Avec ces derniers auteurs, nous donnerons donc le nom de *cyphoses hérédo-traumatiques* aux cas de ce genre.

En mettant de côté tous les faits où la force du choc a été telle qu'une fracture, une fêlure des corps vertébraux est indubitable, nous éviterons de nous ranger d'une façon formelle et exclusive à l'avis de l'un des auteurs cités.

Nous admettons que la déviation vertébrale peut se produire par divers mécanismes, tantôt due à des troubles de nutrition, tantôt à des troubles d'innervation, à une prédisposition héréditaire ou acquise, principalement à des manifestations hystériques et à de l'arthrite vertébrale localisée.

**Diagnostic.** — Les commémoratifs, l'évolution particulière de la maladie, la prédominance des troubles sensitivo-moteurs, permettent de différencier cette variété de déviation de celle du mal de Pott. Dans quelques cas, le diagnostic présente de très grandes difficultés.

**Traitement.** — Le traitement consiste dans le repos, la *réduction* de la déviation, l'application d'*appareils contentifs*.

Le *massage*, l'*électricité* rendent dans quelques cas d'importants services.

Les *ligatures apophysaires*, précédées de l'ouverture du canal rachidien ou de la *réduction* de la difformité existante, ont donné des succès dans quelques cas de déviations du rachis à la suite de fractures ou de luxations vertébrales [Hadra (1891), A. Chipault, Lane (1892), J.-W.-M. Barclay (1895)].

Cette opération est souvent suivie de la disparition des accidents dus aux compressions nerveuses. Elle est surtout applicable lorsque la déviation est réductible sous le chloroforme, et lorsqu'il n'est pas nécessaire de fracturer à nouveau le foyer osseux traumatisé.

## III. — SCOLIOSE PLEURÉTIQUE

Il convient d'appeler *scolioses pleurétiques* toutes les déviations latérales de la colonne vertébrale qui ont une pleurésie pour cause directe et efficiente.

La scoliose peut apparaître dans le cours d'une pleurésie tuberculeuse ou de toute autre nature : sèche, à épanchement séreux, purulent ou hémorragique. Elle peut se montrer dès le début ou ne survenir que plus tard, dans la période d'état ou même dans le décours de la pleurésie, à la période de résorption de l'épanchement.

La pleurésie, peut provoquer la déviation latérale du rachis par divers mécanismes.

a. *Scolioses mécaniques.* — La scoliose est la conséquence de l'épanchement pleural abondant. Le liquide refoule en dedans le poumon et le cœur; en bas le diaphragme; en dehors, il repousse de même les côtes qui bientôt forment une voussure appréciable; ces côtes entraînent le sternum et le rachis, qui fléchit, vers le côté sain. La scoliose mécanique ainsi constituée, porte sur un grand nombre de vertèbres; elle a, un arc très étendu, à flèche minime et à concavité dirigée du côté sain. Cette scoliose mécanique ne se rencontre guère que chez les jeunes sujets dont le rachis n'a pas encore une force de résistance suffisante. Elle coïncide avec un fort épanchement et disparaît avec lui.

b. *Scolioses réflexes.* — L'épanchement n'est pas la seule cause des scolioses pleurétiques; un certain nombre de ces déviations ont, en effet, été constatées chez des malades atteints de pleurésie sèche (cas de Besson et de D. Drummond). D'après Besson, David et beaucoup d'autres (Voy. p. 190), il y a lieu d'invoquer, pour cette variété de scoliose, un réflexe de l'organisme qui cherche à se soustraire à la douleur du point de côté ou aux phénomènes douloureux liés aux épanchements pleuraux. Le malade prend instinctivement une attitude soulageant sa douleur, et cette attitude est précisément la déviation latérale qui nous occupe.

Mais à côté de cette scoliose d'attitude, essentiellement transitoire, n'y a-t-il pas des déviations qui, en dehors de tout épanchement, persistent même après la disparition de la douleur qui les a provoquées ? et comment les expliquer ?

Sans doute faut-il attribuer un rôle dans leur mécanisme à cette atrophie musculaire locale que la plupart des auteurs ont signalée, qui est presque la règle dans la pleurésie, mais que personne n'a encore songé à invoquer pour expliquer toute une classe de scolioses pleurétiques d'origine obscure.

Mais cette cause ne saurait être considérée comme principale, que dans un nombre de cas restreint, et bien plus souvent, il est donné de voir des scolioses pleurétiques dues au retrait de l'épanchement.

*c. Scolioses cicatricielles.* — Le rachis est entraîné par le retrait des côtes, qui lui-même succède à la rétraction des exsudats organisés de la plèvre. C'est donc une scoliose en quelque sorte « cicatricielle » et qui, dans bien des cas de pleurésie purulente, pourrait être qualifiée de « providentielle ».

« Si l'on veut amener la guérison de l'empyème, il faut aider la force de rétraction des plèvres, et cela ne peut se faire qu'en diminuant la résistance que lui oppose le squelette des côtes. Supposons qu'on ôte une côte entière ou bien un grand morceau de son milieu, le cône qui forme la cavité pleurale se raccourcit de haut en bas, et une courbure scoliotique de l'épine dorsale se montre ; de là justement la forme que l'on constate dans la guérison naturelle. » Ces quelques mots d'Estlander lui-même, pour exposer le but de son opération, montrent bien que, par la résection des côtes, ce qu'il cherchait c'était cette scoliose, processus naturel de guérison.

Et plus loin, faisant la description de cette scoliose, il nous montre un de ses malades « l'épaule gauche sensiblement plus basse que l'autre, la poitrine enfoncée sous la clavicule et surtout sous le muscle grand pectoral ».

Chaque fois que le poumon réduit à un moignon n'a plus l'élasticité nécessaire pour remplir à nouveau la cage thoracique, on a, entre la paroi costale et le vestige du poumon, une poche purulente qui communique souvent avec l'extérieur par une ou plusieurs fistules. La suppuration ne se tarit que si l'affaissement de la paroi et la scoliose concomitante se produisent soit naturellement, soit artificiellement. Mais si le poumon n'a pas entièrement perdu son élasticité il peut revenir à ses dimensions primitives, et l'empyème se guérit sans grande déformation, bien que Moino ait prétendu que la scoliose existe toujours à la suite de la pleurésie purulente.

L'empyème n'est pas la seule forme de pleurésie entraînant une scoliose cicatricielle et le professeur Grancher déclare expressément, dans ses leçons cliniques, que les symphyses pleuro-pariétales sont indépendantes de la durée de la pleurésie et ne dépendent guère que de sa nature.

**Anatomie pathologique.** — Les principaux caractères anatomiques des scolioses cicatricielles, d'origine pleurétique, sont représentés dans la figure 72, d'après une pièce de Bouvier, déposée au Musée Dupuytren. Il s'agissait, dans ce cas, d'une jeune fille de quinze ans, atteinte d'une scoliose à convexité droite, à courbure unique, et qui s'était développée à la suite d'un empyème de la plèvre gauche ouvert à l'extérieur depuis deux ans.

**Symptômes.** — Ainsi que l'avait fort bien indiqué Bouvier, les caractères de la scoliose pleurétique lui donnent un aspect spécial.

Cette scoliose est toujours dorsale ; sa courbure, d'abord unique, devient principale ; la concavité répond naturellement au côté affecté. La courbe est à grand rayon et ne s'infléchit plus fortement dans son milieu qu'à une période avancée. A l'inverse des autres scolioses, le retrait et l'affaissement d'un côté du thorax précèdent la déformation du rachis. Le côté de la poitrine correspondant à la concavité, est moins saillant dans tous les sens; en avant et en arrière, aussi bien que latéralement, le diamètre vertical de la poitrine est aussi réduit, et la dépression des côtes supérieures produit un abaissement de l'épaule plus constant et plus marqué que dans les autres courbures latérales de la région dorsale.

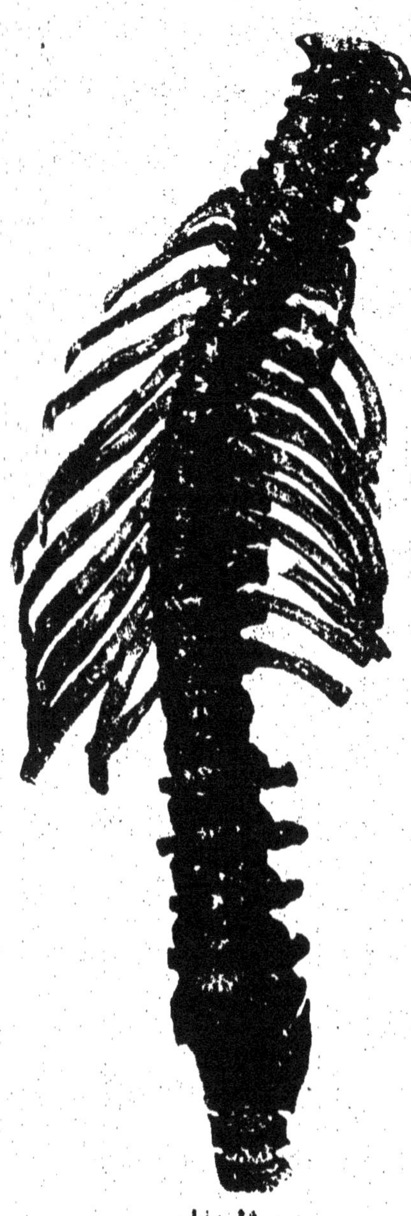

Fig. 72.

Il en résulte encore que la courbe remonte plus haut, du côté du cou; que la tête est plus souvent entraînée dans le même sens que la moitié supérieure de la courbe, et que les vertèbres lombaires sont plus fortement inclinées en sens contraire pour le maintien de l'équilibre.

La plupart des caractères précédents sont indiqués dans la figure 73, qui représente un de nos malades atteint de scoliose dorsale, à convexité droite, à la suite d'une pleurésie chronique ancienne du côté gauche, datant de un an.

Dans un certain nombre d'observations, dans celles d'Estlander notamment, on signale un léger degré de cyphose.

Les symptômes que nous venons de décrire ne s'appliquent évidemment qu'aux scolioses cicatricielles, les seules assez graves pour entraîner de leur seul fait des déformations rebelles.

Les symptômes des autres variétés de scolioses pleurétiques se déduisent des conditions étiologiques qui ont présidé à leur développement.

**Diagnostic.** — On distinguera aisément la cause de la scoliose, et l'on saura, après examen et auscultation, si elle est due à un épanchement, à la douleur, ou bien à une ancienne pleurésie. Ce diagnostic basé sur les symptômes actuels, et aussi sur les commémoratifs, sera facile, mais aussi de grande importance au point de vue du pronostic.

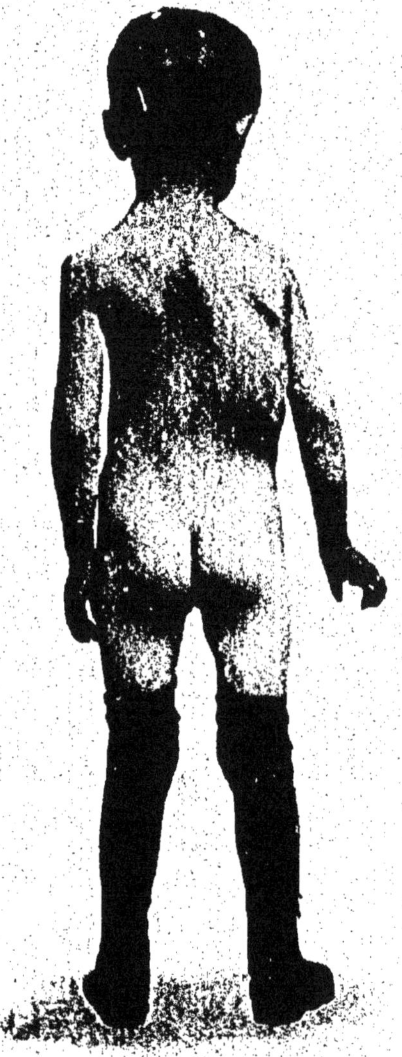

Fig. 53. — Scoliose pleurétique.

**Pronostic.** — La scoliose mécanique destinée à disparaître avec l'épanchement, la scoliose réflexe ne durant pas au delà de la période douloureuse ou s'atténuant avec le retour de la tonicité musculaire, seront loin de comporter un aussi sérieux pronostic que les scolioses cicatricielles. Cependant, dans les cas de pleurésies tuberculeuses, on peut craindre que la déviation réflexe ne gêne le libre fonctionnement des poumons, assez pour précipiter la marche des événements vers l'issue fatale.

**Traitement.** — La scoliose cicatricielle peut elle-même disparaître à la longue. On aidera le poumon à reprendre son élasticité par un traitement orthopédique prudent, en ayant toujours en vue que cette scoliose est le processus normal de guérison. Une gymnastique pulmonaire raisonnée permettra de vaincre peu à peu les tractus organisés, et de rendre son libre jeu au côté malade. Ce traitement ne sera institué que quelque temps après la guérison complète de l'empyème.

Le massage, l'électricité conviendront tout particulièrement lorsque les muscles thoraciques seront atrophiés.

Dans les cas où le poumon sera presque anéanti par le processus morbide, ou bien dans ceux où le chirurgien aura pratiqué l'Estlander, il ne faudra pas essayer de lutter contre la déviation salutaire. Seulement, pour l'esthétique, on pourra soutenir par un tuteur l'épaule qui, n'étant plus maintenue par le plan des côtes, tend à tomber du côté malade. On remédiera ainsi, dans la mesure du possible, à cette difformité disgracieuse.

La *résection costale* ou la *desternalisation* (Jaboulay), aura l'avantage de remédier, dans quelques cas, à la fois à la pleurésie ancienne et à la déformation des côtes et du rachis.

Dans les scolioses pleurétiques d'ordre mécanique ou réflexe, les indications thérapeutiques seront celles de la pleurésie. Peut-être la déviation latérale indiquera-t-elle comme plus urgente la thoracentèse ou même la thoracotomie (Peyrot).

Enfin, l'on ne perdra pas de vue l'enfant qui, prédisposé par nature ou par hérédité, pourra à l'occasion de sa pleurésie avoir une scoliose, non plus transitoire, mais progressive et permanente ; la pleurésie ayant été la cause occasionnelle de la déviation latente, pour ainsi dire, jusqu'à ce jour.

## IV. — DÉVIATIONS DU RACHIS D'ORIGINE RHUMATISMALE

Les déviations vertébrales sont assez fréquentes dans le *rhumatisme chronique* et dans l'*arthrite sèche déformante du rachis* (Voy. p. 32 : *Arthrite et ostéite déformantes*). Nos musées d'anatomie pathologique contiennent quelques spécimens de cette variété de déformation.

Les lésions anatomiques du rhumatisme chronique vertébral ne doivent pas être confondues avec les ankyloses et les productions osseuses (ostéides, ostéophytes, exostoses) communément observées dans la cyphose et dans la scoliose des adolescents.

Ces lésions portent surtout sur les régions lombaire et cervicale.

Au niveau des vertèbres, on trouve une multiplication, avec transformation osseuse des éléments sous-périostiques, d'où les exostoses (Thanassesco).

Dès le début, on constate un processus phlegmasique au sein du corps vertébral, dont les travées vascularisées, épaissies, étranglent entre elles des espaces aréolaires de plus en plus petits. Des saillies marronnées, de véritables boursouflures du corps de la vertèbre se forment, repoussant au-devant d'elles une lame de tissu compact. Ces bosselures proéminent surtout vers les cavités splanchniques; on ne les rencontre que beaucoup plus rarement à l'intérieur, oblitérant incomplètement le canal rachidien.

Cette tuméfaction inégale déplace les surfaces articulaires qui ne concordent plus. A ce moment, si l'on examine le tissu vertébral, on constate qu'il se laisse parfois déprimer par le doigt. La coque osseuse compacte, une fois ouverte, on trouve l'intérieur de l'os mou, friable.

Plus tard, l'os tuméfié, éburné, durci dans sa forme bizarre, présente des hyperostoses solides. Il est envahi par un travail lent d'ostéite hypertrophique et condensante.

Les exostoses des corps vertébraux sont parfois énormes. Elles constituent souvent de longues stalactiques, comparées par F. Regnault à des gouttes de sirop que l'on aurait laissé tomber le long de la colonne. Les arcs vertébraux sont souvent atteints. Les apophyses articulaires vertébrales se déforment et présentent de volumineux ostéophytes. Les trous de conjugaison sont souvent rétrécis. Les apophyses épineuses sont soudées sur toute leur longueur ou simplement par leur sommet. L'ankylose a lieu par ossification périphérique. Elle n'est pas en général osseuse, véritable, c'est-à-dire par réunion des corps vertébraux et des ligaments intervertébraux.

Les disques intervertébraux ont un aspect velvétique; ils sont épaissis, fortement vascularisés et peu élastiques. Ils présentent des fissures, des érosions. Ils s'ossifient et ankylosent l'articulation vertébrale correspondante.

Le rhumatisme chronique vertébral cervical est surtout caractérisé par des lésions destructives rapides, par des exostoses, par des ostéophytes, par l'hypertrophie fréquente de l'apophyse odontoïde (Smith), par des subluxations des premières vertèbres cervicales.

Les nerfs rachidiens sont quelquefois étranglés à leur sortie des trous de conjugaison rétrécis. La moelle est rarement comprimée, excepté dans quelques cas d'arthrite cervicale, avec luxation ou subluxation des vertèbres.

La déviation latérale est, en partie, la conséquence des lésions osseuses que nous venons de décrire. Le poids du corps agit sur un rachis malléable, moins résistant, et le fléchit dans divers sens. La contracture musculaire réflexe (Voy. *Déviations vertébrales d'origine réflexe*, p. 106) joue un rôle très important dans la pathogénie et dans la forme de la déviation (Charcot et Crocq).

**Symptômes.** — Les déviations rhumatismales procèdent généralement par poussées aiguës. Au début, la déviation est sous la dépendance de la contracture musculaire; elle cède souvent, pour se montrer de nouveau, et se fixer enfin, lorsque les lésions ankylosantes se sont définitivement établies.

La forme de la déviation est assez variable, en rapport avec les muscles vertébraux contracturés. Les régions cervicale et lombaire sont surtout atteintes.

La *cyphose*, très fréquente, souvent combinée avec une déviation latérale, occupe la région dorsale, quelquefois les régions voisines et même la totalité de la colonne (Delpech).

Les *courbures latérales* sont à long rayon, à flèche minima, avec déformations secondaires rares de la poitrine et du bassin.

La *flexion* prédomine, la torsion est peu marquée et la déviation latérale ne doit pas être considérée comme une véritable scoliose.

La mobilité du rachis, dans les divers sens, disparaît, même à la période initiale, l'irréductibilité et la rigidité tenant en partie à la contracture musculaire réflexe, en partie aux déformations osseuses et à l'ankylose.

Le sommeil anesthésique fait disparaître la contracture des muscles, laissant persister la raideur articulaire.

L'atrophie secondaire des muscles est, en général, très marquée, du côté de la concavité.

Les muscles, du côté de la convexité, sont durs, saillants, refoulés en arrière par les apophyses transverses hypertrophiées et, quelquefois, en rotation.

La pression au niveau des vertèbres, sur les apophyses et sur les parties latérales, indique des points douloureux limités et précis.

La douleur, exaspérée par les mouvements et les pressions, s'irradie souvent dans les régions voisines.

Les névralgies, les névrites par compression, et même la myélite (Leyden), sont signalées dans quelques observations.

Les grandes articulations voisines sont fréquemment aussi atteintes par le rhumatisme.

Le pronostic est grave, en raison de la difformité très apparente, en raison des douleurs, de l'impotence, de la marche presque toujours fatalement progressive du mal.

**Diagnostic.** — Le diagnostic s'établit d'après les commémoratifs, d'après la coexistence d'autres lésions rhumatismales, d'après la forme de la déviation irréductible dès le début, souvent combinée avec la cyphose, d'après les symptômes nerveux et douloureux très accusés.

Nous avons indiqué, page 64, les caractères des déviations vertébrales dues au *mal de Pott*. Dans les arthrites vertébrales rhumatismales ou infectieuses on perçoit des craquements pendant les mouvements provoqués; la rigidité et l'irréductibilité du rachis sont moins absolues que dans le mal de Pott, les douleurs sont plus vives, plus continues que dans cette affection tuberculeuse.

Nous avons décrit, pages 32 et 33, quelques symptômes particuliers des ankyloses vertébrales (*spondylose, arthrite déformante*), presque toujours accompagnées de cyphose, qui permettent de différencier cette affection du rhumatisme chronique vertébral.

**Traitement.** — En dehors du traitement médical habituel du rhumatisme, nous recommandons le *massage*, l'*électricité*, les *manipulations de redressement*, le *redressement forcé* avec immobilisation sous le plâtre, pratiqué pendant les périodes d'accalmie, qui est particulièrement utile dans les déviations cervicales (Delore).

L'*extension continue* dans la position oblique avec notre appareil (Voy. fig. 38, p. 76) nous a donné dans quelques cas de très bons résultats.

Les *arthrites infectieuses*, surtout à la suite de la scarlatine et de la blennorragie (Bradford, Raymond) s'accompagnent de déviations vertébrales qui présentent une grande analogie avec celles que nous venons de décrire dans le rhumatisme chronique vertébral.

## V. — SCOLIOSE DANS LE RACHITISME ET L'OSTÉOMALACIE

Scoliose rachitique. — Les troubles de l'ossification au niveau des zones épiphysaires et des arcs vertébraux, le ramollissement des vertèbres, la parésie et l'atrophie musculaires, observés dans le rachitisme, expliquent la fréquence des déviations de la colonne vertébrale au cours de cette affection. Il est à remarquer cependant que la scoliose de la première enfance, presque toujours d'origine rachitique, est moins commune que ne le ferait supposer la grande fréquence du rachitisme.

D'après notre statistique, sur 100 jeunes enfants rachitiques, 10 seulement sont atteints de déviations vertébrales (10 p. 100). Sur 100 enfants rachitiques, J. Guérin n'en trouva que 11 sans aucune déviation. Sur 483 enfants ayant des difformités rachitiques des os, 48 seulement étaient atteints de déviations vertébrales.

A part les cas de rachitisme congénital ou de rachitisme grave (consomption rachitique), les déviations vertébrales, après la naissance, sont tout à fait exceptionnelles.

Cette rareté des déviations vertébrales rachitiques, avant l'âge de deux ans, est due à l'accroissement très lent de la colonne vertébrale dans les quinze premiers mois après la naissance.

D'après notre statistique, les scolioses rachitiques sont surtout fréquentes vers l'âge de deux ans. Elles débutent principalement à l'âge de six ans, lorsque les enfants marchent avec des déformations des membres inférieurs (pied plat, genu valgum, etc.), lorsqu'ils fréquentent l'école et contractent des attitudes vicieuses dans la position assise, pendant les travaux d'écriture ou de lecture.

Nous notons presque toujours, dans nos observations, que la scoliose rachitique se montre chez des sujets atteints de difformités des membres inférieurs, au moment où ils marchent. Les troubles statiques sous la dépendance du pied plat, du genu valgum, des courbures rachitiques des membres inférieurs contribuent, en effet, pour une large part, chez les sujets qui commencent à marcher, au développement de la scoliose, au siège et au sens de la courbure.

Après six ans, la scoliose rachitique est rare. Elle doit être, à notre avis, différenciée de la scoliose des adolescents. Les déviations vertébrales dues au *rachitisme tardif*, sont exceptionnelles.

La scoliose rachitique atteint à peu près également les filles et les garçons, un peu plus fréquemment les filles, d'après notre statistique.

**Anatomie pathologique.** — L'anatomie pathologique ne diffère de celle des scolioses des adolescents que par quelques particularités peu importantes.

Les fibro-cartilages interarticulaires et les épiphyses prennent une part importante dans la constitution de la déformation. Nous devons une mention particulière aux déformations graves de la cage thoracique et du bassin qui s'observent dans presque tous les cas de scolioses rachitiques.

**Étiologie.** — Un certain nombre de causes *secondaires, prédisposantes*, agissent sur la colonne vertébrale du rachitique qui est malléable, flexible, mal soutenue par des ligaments et par des muscles parésiés ou atrophiés.

Parmi ces causes, il faut citer, en première ligne, l'influence de la pesanteur, la surcharge, l'action statique et les attitudes vicieuses.

La *position couchée* sur un côté du tronc, la tête relevée par un oreiller, favorise le développement de la scoliose rachitique des très jeunes enfants.

Il en est de même de l'*habitude de porter sur les bras* les très jeunes enfants rachitiques ou affaiblis.

D'après nos observations, l'enfant est généralement porté dans la position représentée dans la figure 71.

Dans cette position, l'avant-bras gauche offre au siège de l'enfant un plan oblique, d'où résulte un abaissement de la moitié droite du bassin et une déviation dorso-lombaire à convexité droite. L'enfant appuyant son tronc sur la poitrine de celui qui le porte, en s'inclinant à gauche, accentue la courbure (fig. 71).

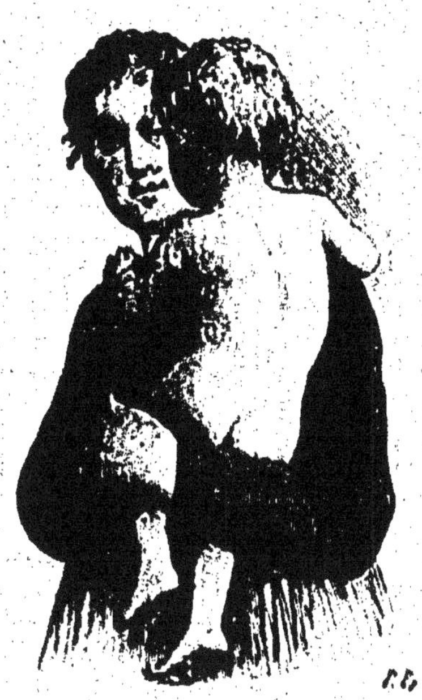

Fig. 71. — D'après une photographie de notre collection.

Si l'avant-bras gauche forme un angle moins aigu avec le bras, la moitié pelvienne gauche est abaissée, l'enfant s'incline à gauche, la déviation est dorso-lombaire à convexité gauche. Contrairement à l'opinion de Lorenz, nous pensons que cette position est beaucoup plus rarement adoptée par les mères que celle représentée dans notre figure, dans laquelle l'avant-bras se plie sur le bras à angle assez aigu.

Si l'enfant est porté sur le bras droit, les mêmes courbures se produisent, mais en sens inverse.

La *position assise* défectueuse, la *station debout* et la *marche prolongée* ont une influence particulièrement nocive sur la colonne vertébrale des rachitiques.

Les *troubles statiques* par difformités rachitiques des membres inférieurs sont une cause prédisposante importante des scolioses chez les jeunes rachitiques. Ces difformités s'accompagnent d'abord de simples flexions de la région dorso-lombaire qui se transforment plus tard en véritables scolioses.

Le *poids de la tête*, très volumineuse chez certains rachitiques, produit souvent une flexion latérale du rachis cervical qui prédispose à la scoliose de cette région (*torticolis d'origine rachitique* de Phocas).

Ces différentes particularités étiologiques expliquent l'époque de début, la forme, la direction, le siège des courbures des déviations vertébrales rachitiques.

C'est ainsi que nous avons souvent noté, d'après nos statistiques, que les scolioses rachitiques se montrent surtout au moment où l'enfant marche et où il fréquente l'école.

La forme de la scoliose à grande courbure, à arc dont le sommet correspond à la partie moyenne du rachis, s'explique par l'action statique du poids du corps et par la surcharge des extrémités. La colonne vertébrale se fléchit comme une tige qui, pressée aux deux extrémités, se courbe d'une façon régulière et principalement en son milieu.

La direction de la convexité de la courbure est en rapport avec le côté de l'inflexion du rachis sous la dépendance de troubles statiques des membres inférieurs.

La fréquence des scolioses primitives lombaires est due aux troubles statiques, fréquents chez les rachitiques, qui sont produits par un raccourcissement, apparent ou réel, des membres inférieurs, dû à des courbures des os, au genu valgum ou varum, au pied plat (Voy. *Scoliose statique*, p. 110).

**Symptômes.** — La scoliose *rachitique congénitale* est ordinairement compliquée de cyphose dorso-lombaire. Elle présente une courbure dominante à convexité gauche ; le sommet de l'arc se trouve vers la huitième ou la neuvième vertèbre dorsale.

Dans les observations de *rachitisme intra-utérin*, la colonne vertébrale est très rarement déviée.

La scoliose rachitique présente quelques caractères cliniques particuliers.

Chez les jeunes enfants de deux à trois ans, la déviation est en général dorso-lombaire et à grande courbure (*scoliose dorso-lombaire ou totale*).

Quelquefois, la courbure est dorsale avec cyphose dorso-cervicale, le sommet de l'arc correspondant à la sixième ou huitième dorsale. La *scoliose primitive lombaire*, souvent sans courbures de compensation, des enfants de quatre à huit ans, est très fréquente, d'après nos observations. Elle est en rapport avec les troubles statiques provoqués par les difformités concomitantes des membres inférieurs. Un certain nombre de pièces anatomo-pathologiques de scolioses rachitiques du Musée Dupuytren sont des scolioses primitives lombaires.

Assez souvent, chez les très jeunes sujets, le sommet de la déviation rachitique primitive correspond *au milieu du rachis* (*déviation dorso-lombaire*), tandis que, dans la scoliose des adolescents, la courbure primitive occupe généralement le segment dorsal ou lombaire. Les courbures de compensation sont situées très haut, dans la région dorso-cervicale, ou très bas, dans la région lombo-sacrée.

La limite supérieure de la gibbosité costale, souvent très considérable, se trouve au-dessous de l'omoplate correspondante. La saillie de la gibbosité costale secondaire est peu considérable et ne produit qu'une très légère proéminence de la moitié supérieure de l'omoplate du côté opposé.

Les figures 75 et 76 représentent des scolioses rachitiques avec les caractères que nous venons de signaler.

Dans quelques cas enfin, la scoliose est *anguleuse*, l'affaissement cunéiforme étant limité à quelques vertèbres seulement ou même à une seule vertèbre. La courbure est, en général, à convexité postéro-droite ; les deux côtés de la courbure sont très rapprochés.

La gibbosité de la partie postérieure droite du thorax est située très haut et près de la ligne médiane, très proéminente, mais courte et comme ramassée.

Cette déformation scoliotique présente quelque analogie avec la gibbosité du mal de Pott.

Dans quelques-unes de nos observations, la courbure dorsale est courte, située très bas avec courbure de compensation très légère limitée à la portion du rachis à laquelle s'attachent les fausses côtes.

La *scoliose rachitique dorsale* se combine presque toujours avec la *cyphose* de cette région. Elle se développe assez souvent chez des sujets primitivement atteints de *dos plat*.

Les *déformations thoraciques* sont très marquées et se montrent dès le début de la scoliose. La gibbosité postérieure est très saillante, en forme de côte de melon. Du côté de la concavité, on observe au niveau de la région thoracique postérieure, une forte dépression (fig. 75); à la partie antérieure du thorax, en plus de la saillie costale du côté opposé à la gibbosité postérieure, on note la saillie en avant du sternum et des dépressions latérales. La coupe transversale du thorax représente un ellipsoïde oblique très allongé. La spirométrie indique une forte diminution de la capacité pulmonaire. Les troubles respiratoires sont fréquents.

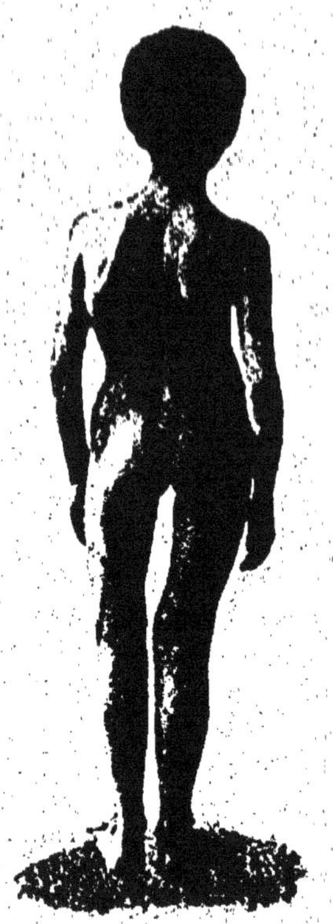

Fig. 75.

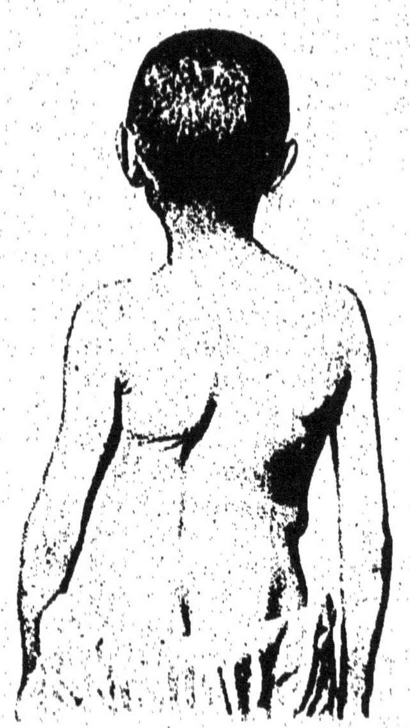

Fig. 76.

La *scoliose cervicale primitive* rachitique est rare. Nous avons observé, chez quelques rachitiques, une flexion latérale du rachis cervical, réductible, qui ne dépendait pas des déformations osseuses vertébrales, mais était, à notre avis, la conséquence du poids de la tête volumineuse. Dans ces cas, la tête est fortement inclinée d'un côté, la face en rotation du côté opposé (*torticolis d'origine rachitique* de Phocas). Les muscles du cou ne sont pas en contracture douloureuse. Le rachis cervical est flexible, sans saillie ni points douloureux. A l'inclinaison latérale, succède souvent le renversement de la tête en arrière, ou la lordose cervicale signalée page 37.

La scoliose dorsale ou dorso-lombaire rachitique est souvent accompagnée de courbures secondaires de compensation de la région cervicale.

Les courbures multiples sont fréquentes. La convexité de la courbure principale est plus souvent dirigée à gauche qu'à droite chez les très jeunes sujets, aussi fréquemment à droite qu'à gauche chez les sujets plus âgés (J. Guérin, Busch, Lorenz). Dans certaines formes, le rachis est flexible, la déviation est *réductible* et s'accentue sous l'influence de la position debout.

Cette *fausse scoliose*, simple flexion latérale sans lésions des vertèbres, ne doit pas être confondue avec la scoliose rachitique caractérisée par les déformations vertébrales, la rigidité et l'irréductibilité. La scoliose rachitique succède, dans quelques cas, aux flexions ou aux inclinaisons latérales primitives.

Les muscles vertébraux ne présentent aucun signe de contracture douloureuse. Exceptionnellement, nous avons noté des douleurs vives en certains points du rachis, qui pouvaient faire craindre l'existence d'un mal de Pott.

L'évolution de la scoliose rachitique est, en général, rapide. Son début est brusque, chez les jeunes enfants.

Les déformations de la poitrine et du bassin sont très marquées.

A ce point de vue, la scoliose rachitique diffère essentiellement de la scoliose des adolescents dont la marche est lente, chronique et ne s'accompagne que rarement de difformités très prononcées.

La difformité, une fois établie, ne rétrocède qu'exceptionnellement au moment de la croissance ou au moment de la guérison et de la disparition des autres lésions rachitiques.

Le traitement, le mieux institué, ne donne, le plus souvent, que peu de résultats.

**Pronostic.** — Le pronostic de la scoliose rachitique, en raison de son évolution particulière, de la gravité des déformations thoraciques et pelviennes et de l'impuissance du traitement, est toujours sérieux.

**Diagnostic.** — Le diagnostic doit se baser sur les caractères cliniques de la déviation (scoliose dorso-lombaire), sur son irréductibilité, sur l'absence de contractures musculaires douloureuses, sur son évolution grave et rapide. Nous indiquons, page 64, les signes qui permettent de différencier la scoliose rachitique du mal de Pott et des déviations latérales observées dans cette affection.

**Traitement.** — Le traitement de la scoliose rachitique se confond avec celui des scolioses en général.

Au début, il importe de *corriger les attitudes vicieuses*, de recommander le *décubitus horizontal* sur une planche rigide, la *suspension oblique*, *l'immobilisation dans le lit plâtré*. Le traitement par le lit plâtré nous a souvent donné d'excellents résultats.

On recommandera surtout aux parents d'éviter de porter les enfants sur les bras, dans une position vicieuse, ou de les laisser assis sur des lits à plan incliné.

On modifiera l'inclinaison du bassin en agissant sur le pied plat et les autres difformités des membres inférieurs.

Notre méthode de *redressement forcé* convient à un grand nombre de cas de scolioses rachitiques.

Déviations vertébrales dans l'ostéomalacie. — Nous rapprocherons des scolioses rachitiques, les déviations vertébrales observées dans l'*ostéomalacie*. D'après certains auteurs, le rachitisme et l'ostéomalacie ne sont pas deux états morbides différents, l'âge seul fait la différence entre ces deux affections. Nous n'avons observé aucun cas de scoliose infantile pouvant être attribué à l'ostéomalacie.

Dans l'ostéomalacie des adultes, il n'existe le plus souvent qu'un simple tassement des corps des vertèbres, sans déviation, surtout marqué dans la région dorsale et lombaire. Dans un cas d'ostéomalacie masculine avec déformation extrême du squelette, étudié par P. Berger, la colonne vertébrale ne présentait aucune déformation.

Le ramollissement ostéomalacique des vertèbres est surtout marqué à la région lombaire.

La *cyphose* est fréquente; la *scoliose* plus rare.

Dans la scoliose ostéomalacique, la déviation se produit sous des influences statiques, la courbure est longue, le sommet de l'arc correspond au milieu de la colonne vertébrale (*scoliose dorso-lombaire*). L'incurvation du rachis siège souvent dans la région lombaire.

Dans une autopsie d'un sujet (Potiron) atteint d'ostéomalacie, citée par Beylard, il existait une scoliose lombaire avec légère convexité au niveau de la troisième vertèbre lombaire, dont le corps était au moins trois fois plus épais à droite qu'à gauche. Le corps de la deuxième et de la troisième lombaire était affaissé.

Dans les cas de Collez, de Meslay et Péron, de E. Siegert, il existait une cypho-scoliose.

## VI. — DÉVIATIONS VERTÉBRALES D'ORIGINE STATIQUE

Les auteurs désignent sous le nom de *scoliose statique* les déviations latérales du rachis qui succèdent à des troubles statiques et à la rupture de l'équilibre du tronc, dus le plus souvent au raccourcissement d'un des membres inférieurs.

Il s'agit, en général, de déviations réductibles, *fausses scolioses* sans déformations osseuses importantes et sans torsion.

Quelle que soit la cause de l'inégalité des membres inférieurs, le mécanisme de ces déviations est assez simple et toujours le même.

Par suite du raccourcissement d'un des membres inférieurs, le sujet incline le tronc et le bassin du côté du membre inférieur le plus long; il déplace le centre de gravité vers la verticale passant par le membre inférieur du côté sain.

Le raccourcissement d'un des membres inférieurs, *réel* ou *apparent*, retentit de la même façon sur le rachis qui s'incline du côté du membre inférieur le plus court. La courbure de la déviation lombaire a sa convexité dirigée du côté du membre le plus court, sa concavité dirigée du côté du membre le plus long (fig. 85, 86, p. 166).

Les exemples de cette variété de déviation sont nombreux.

Nous citerons dans plusieurs de nos chapitres des formes de déviations vertébrales dues à des troubles statiques (déviations vertébrales chez les hémiplégiques, dans les paralysies infantiles, dans la sciatique, etc.)

Nous signalerons, en première ligne, les déviations latérales étudiées par P.-G. Morton, Terrillon, H. Staffel, H.-F. Taylor, W. Sklifosowski, Bilhaut, qui succèdent au raccourcissement *non pathologique* d'un des membres inférieurs.

L'*asymétrie* des membres inférieurs, leur *accroissement inéga* sont le plus souvent *congénitaux*, souvent *héréditaires*, et ne s'accompagnent d'aucune lésion des articulations ou des parties molles.

Il résulte de nos statistiques que cette inégalité des membres inférieurs est assez fréquente, moins fréquente cependant que semblent l'indiquer les statistiques de certains auteurs. Elle atteint plus souvent le membre inférieur gauche que le droit. Le raccourcissement varie entre 2 millimètres et 2 centimètres.

Sur deux cents sujets examinés, nous avons noté quatre cas, bien réels, d'asymétrie des membres inférieurs. Dans trois cas, le raccourcissement siégeait à gauche, et était, en moyenne, de 10 millimètres.

W.-C. Cox affirme que sur cinquante-quatre sujets examinés, six seulement avaient les membres inférieurs égaux.

Sur trente-cinq sujets, Callender a trouvé que les membres inférieurs étaient inégaux dans deux cas.

Garson a donné le résultat de mensurations de soixante-dix squelettes de sujets d'âge varié, de douze ans et au-dessus, de sexe différent et de races diverses. Dans vingt-cinq cas, c'est-à-dire dans 35,8 p. 100, le membre inférieur droit était plus long que le gauche, de 3,3 millimètres en moyenne. Dans trente-huit cas, c'est-à-dire dans 54,3 p. 100, le membre inférieur gauche était plus long que le droit de 4,8 millimètres en moyenne.

D'après Garson, le membre inférieur gauche est non seulement plus fréquemment plus court que le droit, mais la différence entre les deux membres est plus considérable, lorsque le membre inférieur gauche est raccourci (8 millimètres en moyenne pour le droit, 13 millimètres en moyenne pour le gauche).

Dans quarante et un cas, le fémur droit était plus long que le gauche de 3,8, en moyenne ; dans vingt cas, le fémur droit était plus court que le gauche de 2,9 millimètres, en moyenne ; dans neuf cas, les os étaient égaux ; dans vingt-quatre cas, le tibia gauche était plus long que le droit de 3,0 millimètres, en moyenne ; dans vingt-neuf cas, le tibia droit était plus long que le gauche de 2,6 millimètres, en moyenne ; dans dix-sept cas, les os étaient égaux.

G. Morton, d'après ses observations, considère que l'inégalité des membres inférieurs est la règle et non l'exception.

Sur cinq cent treize enfants de huit à dix-huit ans, cet auteur a trouvé que deux cent soixante-douze avaient les membres inférieurs inégaux ; sur deux cent quarante-un sujets, les membres abdominaux étaient égaux.

Sur deux cent quarante-un sujets asymétriques, le membre inférieur droit fut trouvé plus long que le gauche dans cent quatre-vingt-dix-huit cas.

Dans d'autres mensurations pratiquées sur quarante-neuf sujets robustes, treize seulement avaient les membres inférieurs égaux. Le membre inférieur droit était plus court que le gauche dans trente-six cas.

H.-F. Staffel, Taylor, W. Sklifosowski admettent que le membre inférieur gauche est plus souvent raccourci que le droit. Sur deux cent trente scolioses, Staffel a trouvé soixante-deux fois un raccourcissement du membre inférieur gauche, trois fois du membre inférieur droit.

Fischer, Staffel admettent que, dans quelques cas, il peut exister une hauteur inégale des deux ailes iliaques, conséquence de leur développement asymétrique.

Les attitudes vicieuses dans la station debout, dans la position assise s'accompagnent d'un raccourcissement d'un des membres inférieurs.

Nous signalons, dans l'étiologie de la scoliose des adolescents, les conséquences de ces attitudes vicieuses prolongées.

L'examen attentif des faits prouve le rôle étiologique important des troubles statiques dans un grand nombre des scolioses.

Le raccourcissement d'un des membres inférieurs, dans ces cas, n'est qu'*apparent*.

En raison de l'*attitude vicieuse*, position hanchée ou position assise oblique sur une seule tubérosité ischiatique, le bassin s'élève et s'incline d'un côté, l'un des membres inférieurs *paraît* raccourci.

Lorsque l'attitude vicieuse est corrigée, les deux épines iliaques étant ramenées sur la même ligne, la mensuration indique une égalité des deux côtés.

Des *lésions pathologiques* variées peuvent produire le raccourcissement, plus ou moins marqué, d'un des membres inférieurs, suivi d'attitude vicieuse et de déviation vertébrale. Parmi les principales, nous citerons : la *coxalgie* avec abduction de la cuisse, le bassin, dans ces cas, étant abaissé du côté malade ; les *fractures* de la cuisse et de la jambe ; les *ankyloses* en mauvaise position de la hanche et du genou ; les *luxations congénitales de la hanche* ; l'*ostéomyélite* du tibia et du fémur, les *lésions épiphysaires* et les *déformations rachitiques* asymétriques de ces os.

Le *pied plat*, la *tarsalgie*, le *genu valgum*, s'accompagnent fréquemment d'un raccourcissement, *apparent* ou *réel*, d'un des membres inférieurs, avec inclinaison vicieuse du bassin et incurvation secondaire de la région lombaire du rachis. Ces attitudes vicieuses par raccourcissement d'un des membres inférieurs, chez des sujets prédisposés, dont l'état général est mauvais, au moment de la croissance, sont une cause importante de scoliose dite des adolescents.

Nous avons insisté, p. 135, sur la fréquence de la scoliose lombaire, dans le rachitisme et l'ostéomalacie. Le siège lombaire de cette variété de scoliose est en rapport avec les troubles statiques sous la dépendance des difformités des membres inférieurs.

Nous avons depuis longtemps attiré l'attention sur les rapports qui existent entre certaines formes de *scolioses* et le *pied plat*. Nous signalons (p. 254) les relations de cause à effet entre la scoliose et le pied plat dans notre étiologie de la scoliose dite des adolescents. Sur une série de cent scolioses, au début, nous avons observé douze cas de scolioses lombaires avec pied plat, plus ou moins marqué, d'un côté, et raccourcissement d'un des membres inférieurs, variant d'un demi-centimètre à 2 centimètres.

Dans presque tous les cas, le raccourcissement d'un des membres inférieurs est *apparent*, et se manifeste dans la position debout. Il disparait, lorsque le sujet est examiné couché, les deux épines iliaques ramenées sur le même niveau. La mensuration précise indique une égalité des membres abdominaux ou un léger raccourcissement d'un côté.

Dans trois cas de notre statistique, il existait une légère courbure de compensation dorsale avec gibbosité, inégalité de hauteur des épaules, etc. Dans deux cas, il s'agissait de scolioses totales ayant débuté par la région lombaire.

Dans deux autres cas, nous avons suivi la marche de scolioses primitivement lombaires, avec pied plat et raccourcissement d'un des membres inférieurs, qui se sont compliquées de déviations dorsales avec gibbosité et de la plupart des caractères des scolioses essentielles ou habituelles.

Ces observations prouvent les rapports très intimes qui existent entre le raccourcissement avec attitude vicieuse d'un des membres inférieurs et la scoliose vraie. Elles démontrent que les *fausses scolioses*, les *flexions latérales de compensation* (Bouvier) peuvent dans quelques cas, rares, il est vrai, se transformer en véritables scolioses avec déformations osseuses et torsion.

Il résulte d'observations récentes que les troubles statiques avec raccourcissement d'un des membres inférieurs sont souvent la conséquence non seulement du pied plat, mais encore d'une certaine *laxité* des articulations tibio-tarsiennes, avec faiblesse et insuffisance des muscles de la jambe et du pied. Nous avons souvent, dans des cas de flexion latérale du rachis lombaire, noté cette *laxité articulaire* et cette *faiblesse musculaire* qui s'accompagnent d'incertitude et de difficulté de la marche, de fréquente torsion, et même d'entorse du pied, à certains moments, de valgus plus prononcé d'un côté, sans pied plat.

Les troubles apportés dans la statique par cette faiblesse des ligaments et des muscles de la région tibio-tarsienne nous ont paru, de même que pour le pied plat, une cause de déviation vertébrale lombaire par raccourcissement d'un des membres inférieurs.

Les *lésions douloureuses* des membres inférieurs, la contracture douloureuse des muscles de la hanche par coxalgie, rhumatisme ou hystérie (Voy. p. 189), le rhumatisme musculaire, la sciatique s'accompagnent d'attitude vicieuse et de boiterie avec raccourcissement d'un des membres inférieurs et déviation consécutive du rachis lombaire.

Il s'agit alors de raccourcissement, ou même quelquefois d'allongement, *apparent*, d'après le mécanisme du déplacement du bassin bien connu aujourd'hui.

Nous indiquons (p. 183) le mode de production des déviations vertébrales dans la sciatique.

Dans quelques cas, la déviation vertébrale statique est déterminée par une *charge anormale* agissant sur la partie supérieure du tronc : grosses tumeurs, amputations très élevées du bras (Stromeyer, G. Marchant).

**Symptômes.** — La plupart des déviations vertébrales statiques n'ont pas de signe caractéristique qui indique qu'elles dépendent du raccourcissement d'un des membres abdominaux. Le siège lombaire primitif de la déviation doit faire soupçonner l'asymétrie des membres inférieurs.

Dans quelques observations, on constate une marche particulière, de l'incertitude, la torsion fréquente de l'articulation tibio-tarsienne. Le bord du pantalon, la semelle, d'un côté, sont plus usés que ceux de l'autre côté (Morton). On note, quelquefois, des douleurs dans la région rénale (Morton), et du côté de la hanche, une boiterie douloureuse qui peuvent en imposer pour une coxalgie (Terrillon) ou un mal de Pott. Les douleurs lombaires et au niveau de la hanche, dans le domaine du sciatique, sont la conséquence des chocs fréquents auxquels le rachis est soumis, dans les cas d'asymétrie des membres inférieurs.

L'inspection debout donne d'utiles renseignements, surtout dans les cas de raccourcissements apparents des membres inférieurs.

La mensuration précise du raccourcissement présente toujours d'assez grandes difficultés. Elle peut être pratiquée de différentes façons et avec divers appareils.

Le sujet étant à plat sur une table, couché sur le dos dans la position horizontale, les deux membres inférieurs placés parallèlement, leur abduction ou leur adduction corrigée, les épines iliaques antérieures et supérieures, si possible, sur la même ligne, on mesure successivement la distance qui sépare les épines iliaques antérieures et supérieures ou les bords supérieurs des grands trochanters, du sommet des malléoles, de la face plantaire, de l'interligne articulaire externe, assez facile à trouver, des articulations du genou; on examine la différence de niveau des faces plantaires.

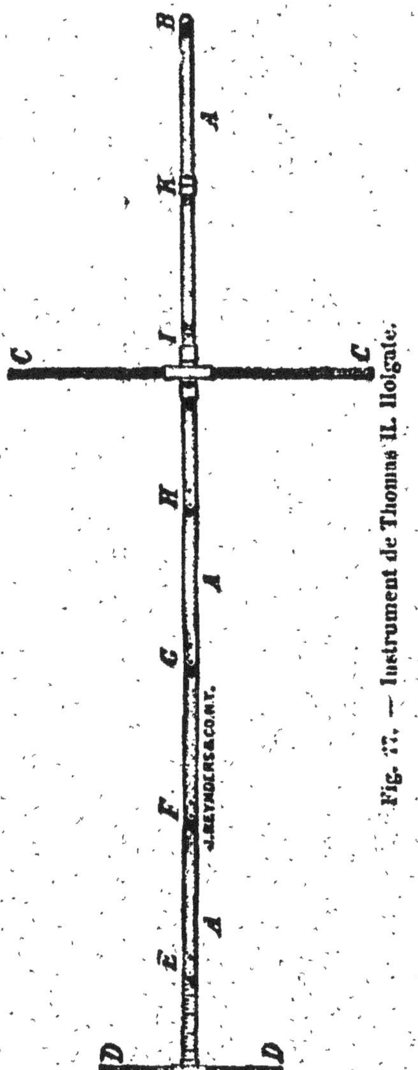

Fig. 77. — Instrument de Thomas H. Holgate.

Si l'on observe le sujet debout, on peut comparer les mensurations obtenues en se servant d'un fil à plomb qui part des épines iliaques antéro-supérieures et va toucher le sol.

Beely examine ses malades en les plaçant devant une table et en comparant la hauteur des deux épines iliaques antéro-supérieures au-dessus du bord horizontal de la table.

Busch se sert d'une planche appliquée au niveau des épines iliaques antéro-supérieures; un niveau à bulle d'air indique l'inégalité de hauteur des épines.

J.-B. Reynier fait asseoir le sujet dans une position naturelle, sur un tabouret; placé derrière, il applique la pulpe de l'index gauche sur la crête iliaque gauche, et, à un point correspondant sur la crête iliaque droite, la pulpe de l'index droit; par la simple vue ou en tendant une ficelle horizontalement entre ces deux points, il apprécie la différence en hauteur des deux crêtes iliaques.

Lorinser, Fischer ont proposé des moyens de mensuration que nous croyons inutile de décrire.

Stacy B. Collins a proposé un appareil encombrant et peu pratique que nous ne ferons que citer.

Nous préférons l'instrument de Thomas H. Holgate (fig. 77). La partie B, constituée par une boule d'ivoire fixée sur une barre d'acier AAA, doit se mettre en rapport, le sujet étant sur le dos, avec le milieu de l'espace interclaviculaire; la barre transversale CC est placée au niveau du bassin et des épines iliaques; la barre DD au niveau de la plante du pied.

A l'exemple de Morton, nous mesurons le raccourcissement d'un des membres inférieurs, en plaçant le sujet debout, dans une bonne position, et en mettant, au-dessous du pied correspondant au membre le plus court, de petites planchettes de bois ou de liège, jusqu'à ce que la correction soit obtenue (disparition de la déviation vertébrale; plis fessiers, poplités, crêtes et épines iliaques, des deux côtés, ramenés sur une même ligne). La hauteur de la planchette nécessaire pour corriger la difformité indique le degré du raccourcissement.

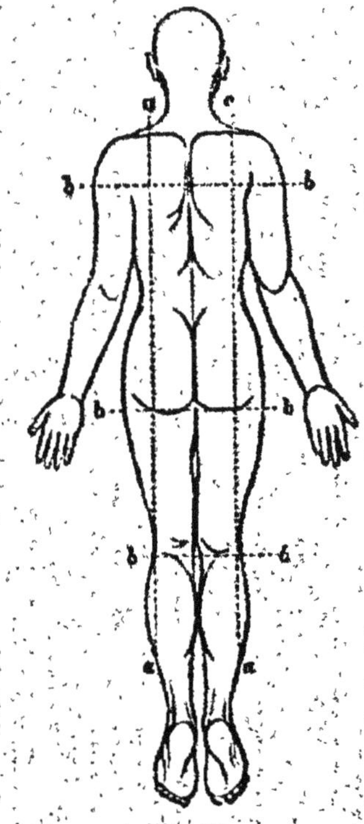

Fig. 78.

Les lignes suivantes, indiquées par G. Morton (fig. 78), seront examinées avec soin.

1° La ligne verticale normale déterminée par la saillie légère des apophyses épineuses;

2° La ligne verticale, ou rainure interfessière;

3° La ligne légèrement courbe, quelquefois presque horizontale, qui sépare les fesses de la cuisse *bb*;

4° La ligne déterminée par les plis poplités *bb*.

Nous nous servons souvent du *trapèze-niveau* de W. Schulthess (fig. 79) qui permet d'apprécier très exactement la longueur des membres inférieurs et qui peut servir aussi à déterminer la torsion du rachis sur le dos des scoliotiques, principalement en cas de forte inclinaison du tronc en avant.

Cet instrument se compose d'un carrelet en acier, divisé en centimètres, qui porte en son milieu une partie cylindrique sur laquelle est monté un cadran en laiton, gradué et mobile par l'effet d'un contrepoids. Au cadran, est annexée une aiguille-

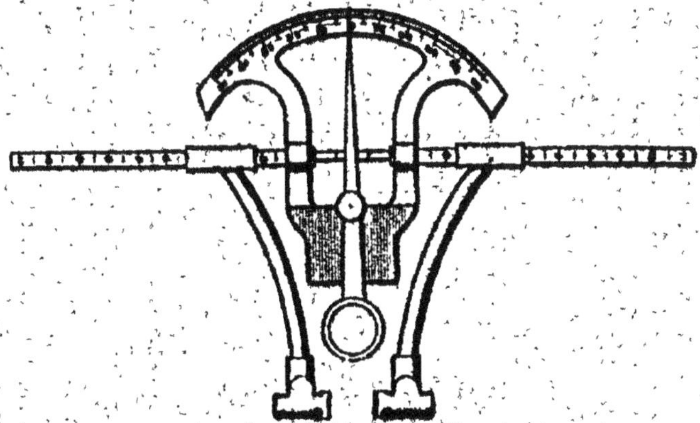

Fig. 19. — Trapèze de W. Schulthess (un tiers grandeur).

pendule, dont la pointe marque l'inclinaison du carrelet sur la verticale.

Le carrelet peut se déplacer transversalement à droite ou à gauche, sur deux supports.

Lorsqu'on veut déterminer la longueur relative des membres inférieurs, on applique les supports sur les épines iliaques supéro-postérieures, pendant que le sujet se penche fortement en avant, les genoux en extension. S'il y a raccourcissement d'un membre inférieur, la moitié correspondante du bassin s'abaisse et l'aiguille-pendule se dévie sur le cadran gradué.

Cette méthode semble donner de meilleurs résultats que la mensuration à partir de l'épine iliaque.

Pour déterminer les différences de niveau entre deux endroits situés symétriquement des deux côtés du rachis, dans le décubitus abdominal ou penché en avant, on place l'instrument sur le dos du malade, les supports dirigés en bas, de façon que l'axe de l'aiguille-pendule soit situé exactement au-dessus des apophyses épineuses et que les supports soient à égale distance du milieu du carrelet.

Pour des mensurations de contrôle, il faut toujours placer très exactement l'instrument sur les mêmes points.

Les symptômes des scolioses statiques dérivent de l'inclinaison du bassin et du tronc, qui succède au raccourcissement d'un des membres inférieurs. Le rachis s'incline et s'incurve, dans la région lombaire, du côté du membre le plus court (Voy. fig. 85, 86, p. 166).

La courbure lombaire a sa convexité dirigée du côté du membre le plus court, sa concavité du côté le plus long. La région lombaire est saillante, du côté convexe; elle est aplatie, du côté concave. Le triangle de la taille est très marqué du côté concave; il disparaît presque complètement, du côté convexe.

Des courbures compensatrices existent presque toujours dans la région dorsale, rarement dans la région cervicale.

L'épaule du côté raccourci est, en général, plus haute que celle du côté opposé.

Les attitudes de la tête, du cou et de la ligne des épaules sont variées et dépendent du nombre et du siège des courbures de compensation. La tête et le cou sont, en général, inclinés du côté du membre le plus court.

S'il existe une courbure de compensation dorsale, la ligne des épaules peut être horizontale ; l'épaule, du côté du membre le plus long, peut être aussi plus élevée de ce côté.

Lorsqu'il existe à la fois des courbures de compensation dans la région dorsale et cervicale, l'épaule, du côté du membre le plus court, est plus élevée que celle du côté opposé; la tête s'incline du côté du membre le plus court.

Les plis fessiers, poplités, sont plus abaissés du côté du membre le plus court. Les rotules, les malléoles sont situées plus bas de ce même côté. La fesse, du côté le plus court, est flasque, aplatie. Le bassin s'incline du côté raccourci ; les deux épines iliaques antéro-supérieures et postéro-supérieures, les crêtes iliaques ne sont pas sur le même niveau.

La crête iliaque et le rebord costal se rapprochent, du côté du membre le plus court.

La diminution de l'intervalle costo-iliaque, c'est-à-dire la *hauteur du flanc*, est, en général, proportionnelle au degré de la courbure et de l'inflexion rachidiennes. Le pied est souvent plus petit, du côté du membre le plus court.

Dans les scolioses statiques en rapport avec le *pied plat* ou la *faiblesse des ligaments* et des *muscles* tibio-tarsiens, on note la plupart des symptômes que nous venons de décrire (fig. 80).

La déviation vertébrale est *lombaire*, plus ou moins marquée, en général peu prononcée, siégeant presque toujours à gauche (dix fois à gauche sur douze cas de scolioses lombaires d'une de nos statistiques qui porte sur cent cas de scolioses).

Le pied, du côté du membre le plus court, qui correspond à la convexité lombaire, est manifestement plat, souvent en valgus. La déformation du pied s'accentue en marchant.

Les mensurations précises, par différents procédés, indiquent un raccourcissement d'un des membres inférieurs. Le raccourcissement est le plus souvent *apparent* et disparaît lorsque la mensuration est faite, dans le décubitus, le pied et le bassin dans une position redressée.

En corrigeant le raccourcissement du membre, au moyen d'épaisseurs de liège placées sous le pied plat, ou en rétablissant, avec du liège, la voûte plantaire affaissée, on arrive à modifier favorablement la courbure lombaire et à la faire même presque complètement disparaître, lorsque la déviation est de date récente.

Il existe souvent de la difficulté et de l'incertitude de la marche, de la torsion fréquente du pied, compliquée quelquefois d'entorse, de douleurs des régions plantaires et de tarsalgie.

Dans les déviations vertébrales, dues au raccourcissement par lésion pathologique des membres abdominaux, on note la plupart de symptômes étudiés plus haut.

La courbure lombaire, à convexité tournée du côté du membre le plus court, peut être très marquée, lorsque le raccourcissement du membre inférieur n'est pas corrigé par une semelle surélevée ou lorsque le sujet ne sait pas fléchir, en marchant, le membre sain.

Nous décrivons en détail la forme de déviation vertébrale observée dans le raccourcissement par lésion douloureuse des membres inférieurs, dans notre étude des *scolioses* dites *sciatiques* (p. 178).

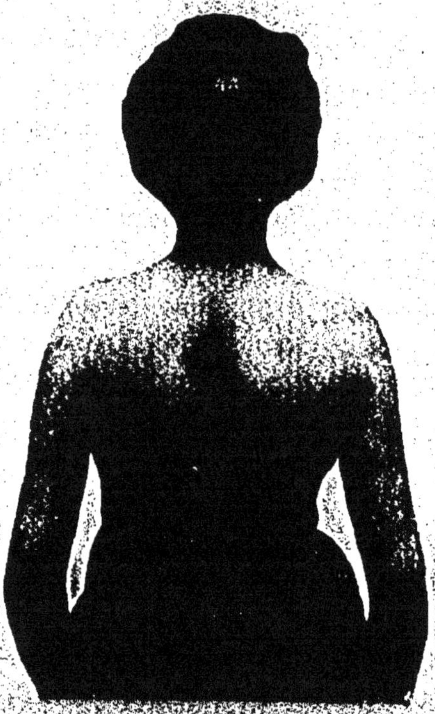

Fig. 80. — Déviation latérale du rachis lombaire, à convexité gauche, sous la dépendance d'un double pied plat plus marqué à gauche.

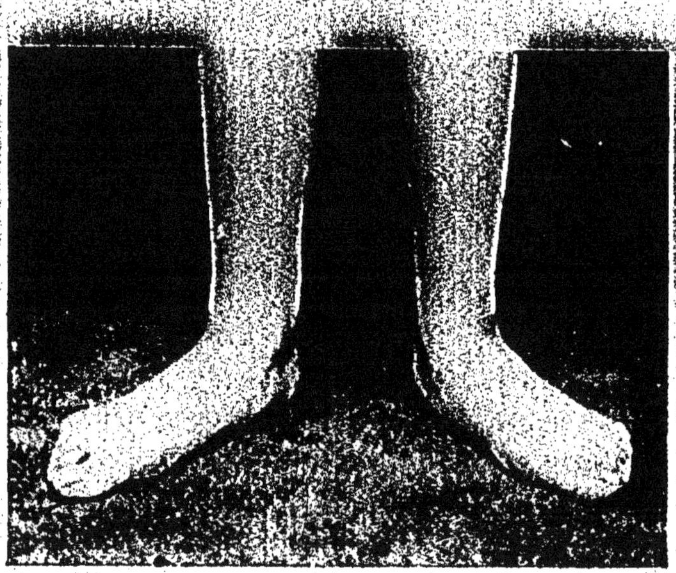

Fig. 81. — Pieds plats du sujet représenté dans la figure 80.

Nous insisterons peu sur les symptômes des scolioses statiques par lésions pathologiques des membres inférieurs, qui dérivent du degré de raccourcissement du membre et de son attitude vicieuse.

Les déplacements du bassin, la flexion, la torsion et surtout l'inclinaison latérale du bassin, qui jouent un si grand rôle dans la pathogénie de l'allongement et du raccourcissement apparents de la *coxalgie*, produisent des déviations importantes du rachis lombaire d'origine statique, qui sont suivies, dans les cas anciens, d'altérations et de déformations anatomiques définitives et irréductibles.

L'articulation sacro-iliaque est souvent rigide et ne possède plus aucun mouvement. Les vertèbres lombaires présentent les lésions des scolioses anciennes ordinaires.

Dans la coxalgie avec abduction combinée à la flexion et à la rotation en dehors, l'allongement apparent avec abaissement, flexion et torsion du bassin s'accompagne de lordose avec scoliose lombaire à convexité dirigée du côté malade.

Dans la *luxation unilatérale de la hanche*, avec raccourcissement du membre, du côté luxé, le bassin est fortement incliné en avant et la colonne lombaire présente une *lordo-scoliose* statique prononcée, dont la convexité regarde du côté du membre raccourci.

Plus fréquemment, la portion lombaire et dorso-lombaire du rachis décrit une courbe, dont la convexité est orientée du côté sain.

Cette dernière forme, qui aboutit, plus souvent que la première, à une déviation permanente du rachis, n'est pas d'origine statique, mais sous la dépendance des troubles de la marche.

Nous décrivons plus loin les principaux caractères des scolioses des adolescents qui semblent avoir leur origine dans des troubles statiques. Ces scolioses, comme les scolioses nettement d'origine statique, sont lombaires, à courbure convexe tournée du côté opposé au hanchement.

Les courbures des diverses variétés de scolioses statiques se corrigent très facilement au début, par la suspension verticale ou lorsqu'on fait disparaître l'asymétrie des membres inférieurs.

Cette facilité de réduction, qui est la caractéristique de ces *fausses scolioses* ou *scolioses par flexion latérale de compensation* (Bouvier), dans lesquelles la gibbosité dorsale ou lombaire est peu apparente, peut persister pendant longtemps, sans transformation ni aggravation. Chez quelques sujets, au contraire, après l'apparition d'une simple courbure lombaire réductible, on assiste au développement d'une véritable scoliose lombaire primitive et dorsale secondaire.

Dans la région lombaire, il se produit une saillie latérale lombaire, conséquence des déformations osseuses et de la torsion vertébrale. Dans la région dorsale, se montre une gibbosité dorsale postérieure avec rigidité du rachis, déformation osseuse et torsion, analogues à celles des scolioses ordinaires (*scolioses vraies*).

Cette transformation de simples flexions rachidiennes, par raccourcissement d'un des membres inférieurs ou par attitudes vicieuses prolongées, en véritables scolioses, niée par quelques auteurs, s'est montrée très nettement dans quelques-unes de nos observations.

Les déviations vertébrales lombaires dues à l'asymétrie des membres inférieurs se réduisent complètement, au début, lorsque les sujets sont assis ou lorsque, dans la position assise, la fesse du côté de la convexité de la courbure lombaire est surélevée.

Si la déviation statique est ancienne, la réduction de la difformité est moins facile et est même nulle dans quelques cas.

Cette *irréductibilité* indique que des déformations osseuses, avec affaissement et torsion des vertèbres et des disques intervertébraux, ont succédé aux attitudes vicieuses prolongées.

**Diagnostic.** — Les signes particuliers des scolioses statiques permettent, en général, de les reconnaître facilement et de ne pas les confondre avec les autres variétés.

Dans toutes les scolioses, surtout dans les scolioses lombaires, on recherchera s'il existe un raccourcissement, apparent ou réel, des membres inférieurs.

Dans les scolioses lombaires, on examinera si l'inclinaison du bassin et le raccourcissement d'un des membres inférieurs existent bien réellement.

Dans quelques cas, en effet, la saillie de la crête iliaque, du côté concave, et ses contours peu nets, du côté convexe, donnent l'impression d'un abaissement du bassin et d'un raccourcissement du membre inférieur de ce côté, qui ne sont qu'apparents.

Nous indiquons (p. 285) quelques-uns des caractères des scolioses lombaires primitives, fréquemment produites sous des influences statiques.

On n'oubliera pas enfin que certaines affections douloureuses de la hanche et du rachis, accompagnées d'une déviation latérale lombaire, sont la conséquence de l'asymétrie des membres inférieurs.

**Traitement.** — L'inégalité des membres inférieurs, apparente ou réelle, doit être corrigée au moyen d'une semelle placée dans l'intérieur de la chaussure d'un côté.

Nous conseillons une semelle de liège recouvrant toute la plante du pied, moins épaisse en avant, excavée au niveau du talon, légèrement saillante dans la partie correspondante à la voûte plantaire.

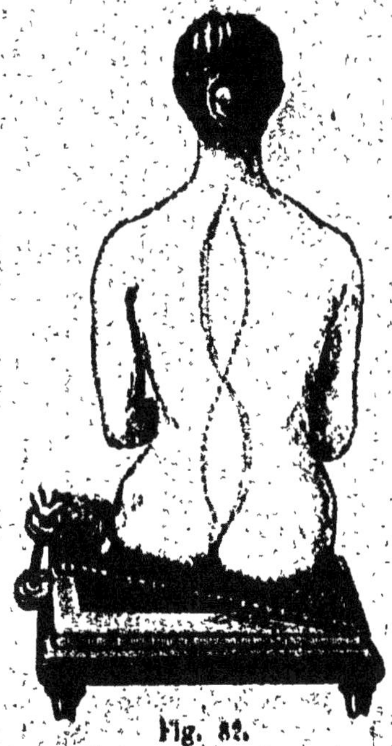

Fig. 82.

Le pied plat sera corrigé au moyen d'une semelle de liège surélevée au niveau de la région plantaire interne.

La correction de l'inégalité des membres inférieurs et de la déviation vertébrale ne doit pas, en général, être totale. Avec une correction imparfaite, on obtient souvent la disparition de la déviation latérale et de l'inclinaison vicieuse du bassin. On peut augmenter graduellement l'élévation du membre raccourci, en habituant le sujet à la transformation.

La surélévation du membre raccourci par les chaussures doit être maintenue tant que l'inégalité des membres inférieurs persiste. Dans quelques cas, au moment de la croissance, les deux membres inférieurs s'égalisent.

On corrigera l'inclinaison vicieuse du bassin, dans la position assise, au moyen de notre appareil très simple représenté dans la figure 82.

Chez les jeunes filles, nous conseillons un coussin, fixé sous la robe, au moyen de lacs qui s'attachent à une ceinture. Pendant la station assise, le coussin se place sous la fesse qui est ainsi surélevée.

Dans les lésions pathologiques des membres inférieurs et les boiteries douloureuses, on traitera avant tout la maladie principale.

Dans les cas de coxalgie, on modifiera l'attitude vicieuse du membre inférieur, particulièrement l'inclinaison latérale et la torsion du bassin.

Dans les scolioses avec position hanchée, raccourcissement apparent des membres inférieurs, on corrigera d'abord les attitudes vicieuses par le traitement habituel.

Dans les scolioses statiques qui ont une tendance à se fixer et à devenir permanentes, on prescrira les exercices gymnastiques, les manipulations, la mécanothérapie.

## VII. — DÉVIATIONS DU RACHIS EN RAPPORT AVEC L'OBSTRUCTION CHRONIQUE DES VOIES RESPIRATOIRES SUPÉRIEURES

Nous avons, en 1890, signalé la coexistence fréquente des déviations du rachis, principalement des cyphoses, et de l'obstruction chronique des voies respiratoires supérieures.

Nos recherches depuis cette époque, celles de notre élève et ami A. Chapard (Thèse de Paris, 1890), n'ont fait que confirmer le résultat de nos premières observations. Un grand nombre d'auteurs, C. Ziem (de Dantzig), Phocas, Chaumier, Bartoli, Bilhaut, etc., ont adopté nos conclusions.

Expérimentalement, C. Ziem (de Dantzig) a démontré que l'obstruction nasale, obtenue par des sutures à l'aide de fils métalliques, des narines de jeunes lapins, est bientôt suivie d'asymétrie de la tête, de scoliose et de difformité du thorax, qui est moins développé du côté correspondant à la narine obstruée. D'après C. Ziem, la sténose respiratoire est en relation directe avec l'asymétrie faciale, la déformation du thorax et la déviation du rachis qu'il a fréquemment observées chez ses malades.

L'observation démontre qu'un grand nombre de sujets atteints de déviations du rachis ou de déformations thoraciques, présentent, en même temps, de l'obstruction nasale ou pharyngée. Il ne s'agit pas, dans ces faits, d'une simple coïncidence, mais d'une causalité bien évidente, surtout démontrée par la guérison de la déviation vertébrale sous la seule influence de la désobstruction du nez ou du pharynx.

La *cyphose dorsale*, déjà signalée par Warren, Robert, Balme, comme une conséquence de la déformation thoracique, est, d'après nos études, très fréquente, presque constante chez les sujets atteints d'obstruction pharyngo-nasale. Elle s'accompagne généralement de déformations thoraciques, avec dépressions très marquées dans les creux sus-claviculaires, projection en avant des épaules, ensellure lombaire assez prononcée.

Les *scolioses* sont moins fréquentes que les cyphoses, mais s'observent cependant encore assez souvent. Elles sont, en général, combinées avec un léger degré de cyphose.

Les déviations du rachis se développent surtout chez les sujets atteints d'obstruction pharyngo-nasale importante, chez ceux qui ont des tumeurs adénoïdes, qui grossissent lentement et arrivent, par leur volume ou leur inflammation, à obstruer complètement le pharynx et à supprimer la respiration nasale.

L'inflammation d'une certaine durée de la muqueuse pharyngo-nasale, chez des sujets atteints de lésions chroniques de cette région, favorise l'apparition de la déviation du rachis. Dans plusieurs de nos cas, nous notons que la déviation n'est apparue qu'à la suite d'une inflammation violente assez persistante qui avait obstrué plus complètement la région pharyngo-nasale. Nos malades avaient cependant depuis longtemps des végétations adénoïdes qui, avant la poussée congestive, ne s'accompagnaient d'aucune complication fâcheuse.

Les déviations vertébrales s'observent aussi fréquemment chez les jeunes enfants rachitiques qui ont de l'obstruction nasale. Nous avons recueilli récemment des observations qui démontrent que les végétations adénoïdes sont fréquentes chez les rachitiques et sont souvent compliquées de déformations thoraciques et rachidiennes.

Les déformations du thorax et du rachis sont, dans ces cas,

très prononcées et certainement favorisées par le peu de résistance du tissu osseux des rachitiques.

Nous citerons, par ordre de fréquence, les causes d'obstruction chronique des voies respiratoires supérieures, notées chez nos malades :

Végétations adénoïdes, principalement les variétés compliquées d'inflammation chronique des muqueuses voisines;

Hypertrophie de la muqueuse nasale avec rhinite chronique, coryza chronique, ozène; malformations congénitales;

Déviation, déformation avec hypertrophie de la cloison, périchondrite traumatique de la cloison;

Rétrécissement osseux de l'orifice postérieur des fosses nasales;

Présence de corps étrangers, de polypes muqueux ou fibreux; adhérence du voile du palais; synéchies intra-nasales; spasmes glottiques; rétrécissement de l'orifice supérieur du larynx; adénopathies trachéo-bronchiques.

L'hypertrophie des amygdales joue un rôle moins important que les végétations adénoïdes, dans la pathogénie des déformations thoraciques et des déviations du rachis.

Les tumeurs adénoïdes, mieux en effet que l'hypertrophie amygdalienne, produisent l'obstruction pharyngo-nasale.

L'hypertrophie amygdalienne s'observe très souvent concurremment avec les végétations adénoïdes (88 p. 100, d'après nos observations).

Les *cyphoses* des obstructions des voies respiratoires supérieures sont dorsales, à grand rayon, et coïncident avec des épaules en porte-manteau ou fortement portées en avant. Elles accompagnent toujours les difformités de la poitrine, plus ou moins caractérisées, qui ont été décrites par les auteurs dans l'obstruction pharyngo-nasale.

Les *scolioses*, observées dans l'obstruction pharyngo-nasale sont, en général, peu prononcées, presque toujours dorsales, plus fréquentes chez les femmes et siègent habituellement du côté droit.

Leur courbure, d'abord unique, puis principale, est longue et ne s'infléchit fortement en son milieu qu'à une période avancée (fig. 81). Elles sont toujours accompagnées de déformations thoraciques. Le thorax est rétréci, un des côtés est moins saillant, en avant et en arrière, avec dépression latérale et déformation légère des côtes, abaissement marqué de l'épaule (fig. 83).

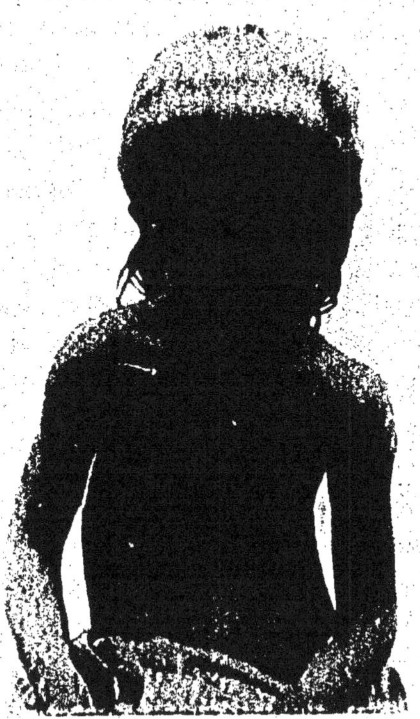

Fig. 83. — Sujet atteint d'obstruction pharyngo-nasale par végétations adénoïdes. Vu de face. — Déformation de la poitrine.

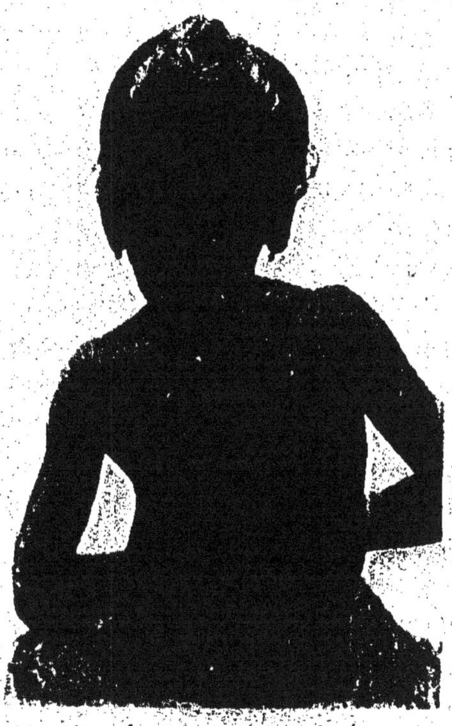

Fig. 84. — Le même sujet vu de dos. — Scoliose dorsale assez prononcée, à convexité droite, empiétant sur la région lombaire supérieure.

Dans trois observations récentes, il s'agissait de scolioses *cervicales primitives* avec *asymétrie du crâne et de la face* et déviations secondaires dorsales.

La spirométrie indique une diminution notable de la capacité pulmonaire.

L'évolution de ces scolioses est lente; elles n'atteignent généralement pas un développement exagéré. L'affection suit habituellement une marche particulière. Pendant l'enfance, le sujet atteint d'obstruction pharyngo-nasale présente de la déformation thoracique, puis de la cyphose et enfin, au moment de la croissance, de onze à seize ans, apparaît la scoliose.

Ces scolioses se montrent et augmentent pendant l'adolescence (l'âge de nos malades est compris entre douze et dix-sept ans), principalement au moment de la croissance. Elles évoluent surtout chez les sujets délicats, affaiblis pas l'obstruction nasale. Elles peuvent s'améliorer ou rester stationnaires, lorsque le sujet a grandi et a terminé sa croissance.

A l'inverse des scolioses d'origine pharyngo-nasale, les déformations thoraciques s'observent, au contraire, beaucoup plus communément pendant l'enfance.

Les scolioses, notées chez les rachitiques atteints d'obstruction pharyngo-nasale, s'observent souvent chez des sujets très jeunes, chez des enfants de un an à dix ans.

La preuve que la déviation du rachis est bien sous la dépendance de l'obstruction pharyngo-nasale, et non une simple coïncidence, est fournie par les résultats du traitement.

La guérison ou l'amélioration des déformations thoraciques, des cyphoses et des scolioses, survient en effet assez rapidement *dès que les fosses nasales sont désobstruées.*

L'examen de nos observations démontre très nettement la causalité que nous signalons.

Sous l'influence du seul traitement de l'obstruction, la circonférence du thorax s'amplifie, la capacité pulmonaire augmente, le rachis se redresse,

Nous possédons de nombreuses observations de guérisons de déformations thoraciques et de déviations du rachis que nous avons obtenues par le traitement de l'obstruction pharyngo-nasale.

Il résulte de ces faits qu'il faut toujours, lorqu'on se trouve en présence de déviations du rachis ou de déformation du thorax, examiner la gorge. S'il existe de l'hypertrophie des amygdales, le traitement de cette affection ne suffit pas. On doit explorer l'arrière-gorge et rechercher les végétations adénoïdes. Il faut d'abord traiter ces végétations; c'est en effet de cette cure que dépendra la guérison des difformités.

« A première vue, dit C. Ziem, on est surpris de voir une lésion, aussi minime que l'obstruction nasale, entraîner des déviations marquées de la colonne vertébrale. On peut donner de ces faits l'explication suivante :

« L'imperméabilité permanente d'une narine produit un trouble de développement des os voisins de la lésion primitive.

« De là, une asymétrie de la tête, d'où pression inégale qui s'exerce sur le rachis.

« La portion cervicale se déviera d'abord, il se formera ensuite des déviations compensatrices dans d'autres régions de la colonne vertébrale. »

La théorie de Ziem ne peut s'appliquer aux cas dans lesquels la scoliose est bien nettement dorsale, sans déviation cervicale et sans asymétrie du crâne et de la face.

Nous admettons que, dans ces cas, la déviation du rachis succède aux déformations thoraciques produites principalement par le tirage chronique et l'insuffisance respiratoire. L'état de débilité, l'affaiblissement musculaire, le peu de résistance, la malléabilité des os, notée surtout chez les rachitiques et chez les sujets atteints d'obstruction pharyngo-nasale, prédisposent au développement de difformités du thorax, qui sont bientôt suivies de déviations du rachis. Chez la plupart de nos sujets, la difformité thoracique est apparue la première, la cyphose s'est montrée bientôt et ensuite la scoliose. Si la scoliose évolue chez nos obstrués, vers l'âge de douze à seize ans, au moment de la croissance, cela tient au surcroît brusque d'activité organique, qui se produit à ce moment, au niveau du rachis et du thorax, chez des sujets affaiblis par l'insuffisance respiratoire ou chez lesquels l'obstruction nasale est devenue plus complète.

Les scolioses observées chez les rachitiques atteints d'obstruction pharyngo-nasale, se montrent à une époque variable de la vie, en général chez les jeunes sujets, au moment où le rachitisme est en pleine évolution, à la période de malléabilité et de diminution de consistance des os.

**Traitement.** — Dans les scolioses en rapport avec l'obstruction naso-pharyngienne il faut d'abord traiter les végétations adénoïdes et l'hypertrophie des amygdales, désobstruer le naso-pharynx.

Nous indiquons plus loin le *traitement gymnastique et orthopédique* complémentaire de la déformation thoracique et de la déviation du rachis que nous recommandons.

Les exercices gymnastiques spéciaux ne seront recommandés que lorsque l'affection du nez et du pharynx sera complètement guérie. Ces exercices seront surtout dirigés dans le but de développer les muscles respiratoires et d'augmenter la capacité thoracique (Voy. p. 324). Les *exercices respiratoires* au moyen des divers modèles de spiromètres, les ascensions dans les montagnes (Doit), les exercices de chant seront souvent très utiles.

## VIII. — DÉVIATIONS DU RACHIS D'ORIGINE NERVEUSE

Les maladies nerveuses s'accompagnent fréquemment de déviations du rachis. De récentes études ont démontré l'importance de ce chapitre de neuropathologie.

Le domaine des déviations rachidiennes de cause nerveuse s'étend tous les jours. Plusieurs observateurs attribuent même un rôle capital au système nerveux dans le développement de quelques déviations généralement considérées comme étant sous la dépendance de troubles musculaires ou osseux.

Tantôt légères, tantôt très développées, ces déviations spéciales sont quelquefois un symptôme principal et un élément de diagnostic de premier ordre, le plus souvent un signe accessoire ou accidentel de l'affection nerveuse. Elles n'intéressent pas seulement le clinicien, mais elles permettent encore, par le mécanisme et les causes nettement établis pour plusieurs d'entre elles, d'éclairer la pathogénie obscure de quelques formes de scolioses, de la scoliose des adolescents, par exemple.

Ces difformités s'observent dans les affections cérébrales, médullaires et des nerfs périphériques; elles sont particulièrement fréquentes dans les affections médullaires, surtout dans les maladies systématisées de la moelle, avec lésions, le plus souvent symétriques, de la substance grise.

Elles diffèrent essentiellement comme fréquence, comme type, comme siège, comme évolution et comme pathogénie, suivant la maladie nerveuse dont elles dépendent.

Elles se présentent sous l'aspect de lordose, de cyphose ou de scoliose, le plus souvent caractérisées par de simples flexions (*fausses scolioses*). Les déformations osseuses prononcées avec torsion vertébrale, sont assez rares. On observe, dans quelques cas, sur un même sujet, deux déviations de forme différente, isolément ou en même temps, des déviations se succédant quelquefois à diverses périodes, et occupant le côté opposé à celui primitivement atteint (*scoliose alternante*).

Nous signalerons dans chaque maladie nerveuse, le type, la variété, l'évolution, le diagnostic et le traitement des déviations rachidiennes, en insistant particulièrement sur la pathogénie, encore assez obscure. Une classification, basée sur les caractères précis de ces difformités, appuyée sur l'étiologie, l'anatomie pathologique ou la symptomatologie ne pouvant être actuellement établie, nous devrons nous contenter d'indiquer, dans l'ordre habituel, les diverses maladies nerveuses dans lesquelles les déviations vertébrales ont été signalées.

Cette étude nous démontrera, qu'au point de vue de la pathogénie, ces difformités peuvent être réparties en un certain nombre de groupes.

Un *premier* groupe comprend les déviations rachidiennes de *cause statique*, par attitudes vicieuses déterminées par le raccourcissement d'un membre inférieur ou par la douleur.

Dans un *deuxième* groupe se trouvent les déviations vertébrales de *cause musculaire*, par paralysie, atrophie, spasme ou contracture, par troubles trophiques (E. Landois), des muscles latéraux du rachis, des muscles extenseurs et fléchisseurs du tronc.

La déviation dépend du groupe musculaire atteint, et, par suite, du groupe musculaire antagoniste normal. Elle se fait dans le sens *antéro-postérieur*, quand les muscles qui meuvent le rachis dans le plan médian sont atteints, et dans le sens *transversal*, quand il s'agit d'altérations musculaires unilatérales, ou nettement prédominantes d'un côté du rachis.

Les *déviations latérales* par *paralysie*, par *contracture*, les scolioses *hystériques*, les déviations *sciatiques* et les scolioses des *hémiplégiques* doivent être rangées dans ce groupe.

Dans un *troisième* et dernier groupe, la déviation vertébrale est sous la dépendance d'altérations *trophiques* des vertèbres, des articulations et des ligaments vertébraux. Cette *théorie trophique* permet d'expliquer quelques faits de déviations rachidiennes de cause nerveuse.

Chacune des causes que nous venons de signaler peut agir isolément. Le plus souvent les diverses causes se combinent et entrent en jeu simultanément. La même affection nerveuse peut s'accompagner de déviations, produites par des mécanismes différents.

### I. — Maladies de l'encéphale.

Hémiplégies. — Dans les hémiplégies d'origine cérébrale, les *scolioses vraies* sont absolument exceptionnelles. Il s'agit, en général, de *fausses scolioses de cause statique*, qui siègent au niveau de la région dorsale inférieure et lombaire. Ces déviations, même dans les hémiplégies très anciennes, ne se transforment pas en scolioses permanentes avec déformations osseuses.

Dans quelques cas, les malades ont une attitude hanchée, avec flexion plus ou moins marquée du membre inférieur paralysé, analogue à celle de la scoliose sciatique dite *croisée*. Le tronc se maintenant dans la verticale, le bassin s'abaissant du côté paralysé, le rachis lombaire s'infléchit de ce côté, la convexité de la déviation regarde du côté paralysé. Une courbure dorsale de compensation tend à se produire. La scoliose est quelquefois *totale* (Bouvier).

Nous avons très souvent observé, chez les hémiplégiques anciens, une déviation latérale de la région dorsale inférieure ou lombaire supérieure à *convexité tournée du côté sain*. Cette scoliose est analogue à la scoliose sciatique, dite *homologue*. Elle présente des degrés variables; elle est surtout marquée chez des sujets qui fauchent. Elle est en rapport avec une forte inclinaison du tronc du côté paralysé. Pendant les différentes phases de la marche, le bassin s'élève du côté paralysé; un pli latéral lombaire se dessine du même côté.

L'inclinaison du tronc, du côté paralysé, peut être attribuée à un certain degré de contracture des fléchisseurs latéraux lombaires ou à la paralysie de ces muscles, par le même mécanisme qui détermine une lordose dans le cas de paralysie des muscles extenseurs directs du rachis lombaire (Hallion).

Les antagonistes des fléchisseurs latéraux, tendant à incliner le tronc de leur côté, instinctivement, afin de rétablir l'équilibre, le tronc s'incline du côté paralysé, le bassin se déplace du côté sain, les membres inférieurs sont déjetés vers le côté paralysé.

ATHÉTOSE DOUBLE. — Dans cette affection, les déviations vertébrales sont le plus souvent légères et ne présentent pas un type uniforme. A côté de l'ensellure fréquente qui accompagne la démarche spastique, Audry a relevé, dans treize observations, tantôt une *cyphose*, tantôt une *scoliose* avec incurvation dorsale droite ou gauche. D'après cet auteur, la déviation ne dépendrait pas d'altérations osseuses du rachis, mais de l'état spasmodique des muscles du tronc et du rachis, compliqué parfois de paralysie ou de parésie.

IDIOTIE. — Chez les idiots non épileptiques, principalement dans l'idiotie congénitale, à la suite d'hydrocéphalie, de sclérose, d'atrophie cérébrale, la *scoliose dorsale*, souvent à convexité droite et avec courbures de compensation lombaire, est fréquente. Chez dix idiots qui ne présentaient aucun signe de rachitisme, Bourneville a noté huit fois la scoliose pure, une fois la cyphose. Six fois sur huit cas, la scoliose dorsale avait sa convexité du côté droit. Les déviations sont, en général, peu accentuées et sans grandes déformations osseuses.

Des scolioses, généralement peu accentuées, ont été observées dans l'*hydrocéphalie*, l'*hérédo-ataxie cérébelleuse* (Marie, Londe).

## II. — Déviations vertébrales dans les maladies de la moelle épinière.

DÉVIATIONS VERTÉBRALES DANS LA PARALYSIE INFANTILE. — Les déviations vertébrales dans la paralysie infantile, les déviations latérales en particulier, déjà signalées, il y a plus de trente ans, par J. Heine, Laborde, Leyden, Erb, Duchenne (de Boulogne), ont été, dans ces derniers temps, l'objet d'intéressantes études.

La *cyphose* par paralysie des extenseurs, est très rare (Laborde).

La *lordose* par paralysie des muscles moteurs du rachis lombaire, est assez fréquente (J. Heine, Duchenne).

Rappelons que Duchenne (de Boulogne) a démontré que la lordose se produit, aussi bien lorsque la paralysie atteint les extenseurs que lorsqu'elle frappe les fléchisseurs, leurs antagonistes.

Si les muscles de la paroi abdominale, *fléchisseurs*, sont paralysés, l'ensellure lombaire s'exagère, le bassin s'incline sur les cuisses. Grâce à ce mouvement, les apophyses dorsales les plus postérieures sont ramenées suffisamment en avant pour que la verticale passe par le sacrum ou en avant.

Si les muscles lombaires, *extenseurs lombaires*, sont paralysés des deux côtés, la partie supérieure du tronc tend à basculer en avant, entraînée par les fléchisseurs lombaires prépondérants.

Instinctivement, pour contrebalancer l'action de ces muscles, le tronc se porte en arrière. L'équilibre de la partie supérieure du tronc sur sa partie inférieure est obtenu par la lutte entre deux puissances, l'une passive, c'est le poids du corps qui tend à entraîner celui-ci en arrière, l'autre active, c'est la contraction des muscles abdominaux.

Afin que la verticale abaissée du centre de gravité ne tombe pas en arrière de la base de sustentation du corps, il faut que les cuisses s'étendent fortement sur le bassin. Dans cette variété de lordose, très fréquente dans l'atrophie des masses sacro-lombaires des *myopathies primitives*, la verticale tombant des apophyses dorsales les plus saillantes, passe à une certaine distance *en arrière* du sacrum, contrairement à ce que l'on observe dans la lordose par paralysie des fléchisseurs.

Pour les scolioses proprement dites, il faut distinguer :

1° Les scolioses par *raccourcissement apparent* ou *réel* d'un des membres inférieurs paralysé et atrophié, raccourcissement sous la dépendance de l'atrophie elle-même, ou de la position vicieuse du pied (pied bot paralytique), ou de l'attitude en flexion du genou ou de la hanche. Ces *fausses scolioses d'origine statique*, constituées par une simple inclinaison latérale du rachis, sont assez fréquentes (fig. 85 et 86).

Dans les déviations d'origine statique, la convexité de la courbure est dirigée du côté paralysé (fig. 86). Le tronc est incliné du côté opposé à la paralysie ; le flanc a subi une diminution de hauteur du côté sain. Exceptionnellement, le rachis, de même que dans les hémiplégies d'origine cérébrale et probablement par le même mécanisme, se fléchit du côté opposé à la paralysie; la convexité regarde du côté sain, le tronc est incliné du côté paralysé, le flanc est diminué de hauteur du côté paralysé.

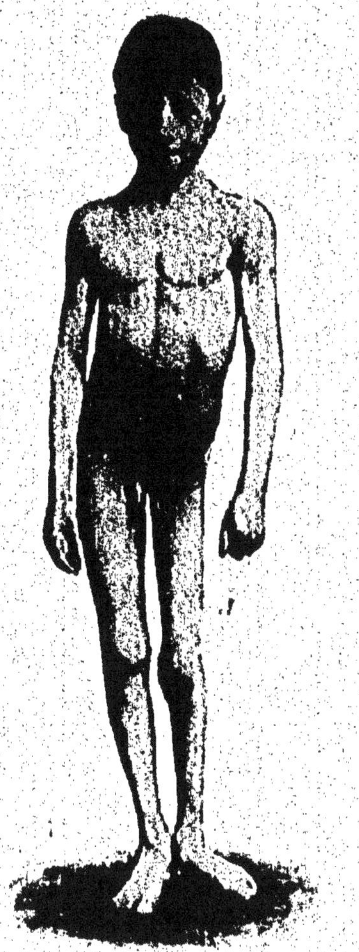

Fig. 85. — Sujet atteint de paralysie infantile du membre inférieur gauche. Vu de face.

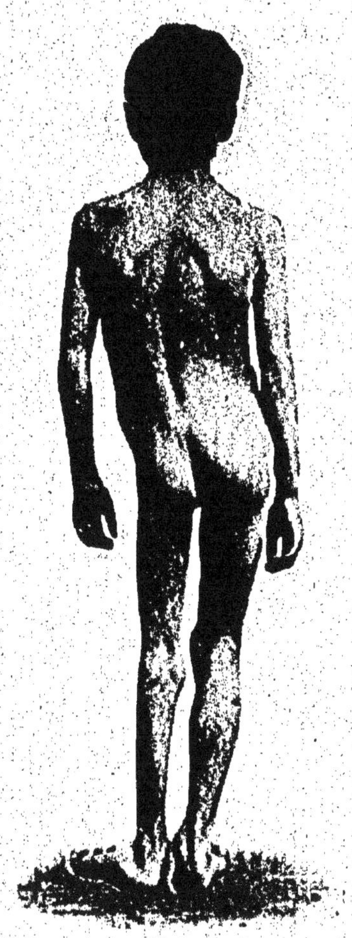

Fig. 86. — Le même sujet, vu de dos. — Déviation latérale dorso-lombaire du rachis, à convexité gauche.

2° Les déviations latérales en rapport avec la *paralysie et l'atrophie infantiles des membres supérieurs et du tronc*. La fréquence de ces dernières scolioses est diversement appréciée par les auteurs.

D'après J. Heine, la paralysie infantile frappe souvent la partie supérieure du tronc et de là des déviations vertébrales considérables, essentiellement différentes des autres scolioses; de là, assez fréquemment, une déformation considérable de tout le haut du corps révélant le type paralytique.

D'après Laborde, la paralysie infantile se localise rarement dans les muscles du tronc et ne s'accompagne, par conséquent, qu'exceptionnellement de déviations vertébrales secondaires.

Laborde ne cite que deux cas de scolioses sur cinquante-cinq observations.

Dans un mémoire récent, Messner (de Wiesbaden) affirme que la scoliose, à la suite de paralysie infantile des muscles du tronc, ne serait pas très rare. Sur 156 cas de scolioses observés par cet auteur, huit ressortiraient à la paralysie infantile des muscles du tronc.

D'après nos observations, cette variété de déviation est assez rare.

Nous avons cependant observé quelques cas très nets de flexions latérales en rapport avec de l'atrophie et de la paralysie des muscles du tronc. L'exploration électrique nous a démontré, dans ces cas, l'existence du processus de dégénérescence spécial à la paralysie infantile.

**Symptômes.** — Les déviations latérales de la paralysie infantile d'origine statique, ne présentent aucun caractère particulier et nous renvoyons à notre description des scolioses dites statiques (p. 140).

Les déviations latérales par paralysie infantile des muscles du tronc, se développent souvent plusieurs années après l'apparition de l'affection médullaire. Il existe, en général, une atrophie d'un des membres supérieurs, des muscles du moignon de l'épaule et de l'omoplate. Le grand pectoral, le grand dorsal, le trapèze sont fréquemment atteints. Les vertèbres, les os du tronc participent à l'atrophie; de là, une configuration spéciale du tronc, en rapport avec l'atrophie des os et des muscles. Le thorax est asymétrique, manifestement atrophié du côté paralysé. La clavicule est plus courte, le bassin étroit et oblique. L'omoplate, qui est saillante, du côté paralysé, subissant un mouvement de rotation, prend une direction horizontale. L'angle postéro-supérieur de l'omoplate est généralement remonté, tandis que l'angle inférieur s'écarte de la ligne médiane, son bord interne forme, avec la colonne vertébrale, un angle ouvert en bas. La courbure principale est surtout dorsale, peu marquée, accompagnée d'une légère courbure de compensation lombaire. Cette déviation est surtout caractérisée par son peu de rigidité, par sa facile réductibilité par le décubitus ou la suspension, par l'absence de torsion (Messner) et de déformations osseuses importantes. Elle présente souvent les caractères de cette variété de scoliose que nous décrivons page 289, scoliose flasque, sans aucune rigidité, en rapport avec la laxité des ligaments vertébraux.

D'après Leyden, cette scoliose se rattacherait à des troubles trophiques osseux. Les vertèbres et les côtes étant devenues molles avec amincissement et prédominance de leur substance spongieuse, se déforment alors facilement sous l'influence du poids du corps.

D'après Messner, Marie, Hallion, Kirmisson, la convexité de la courbure est dirigée du *côté sain*. Les muscles paralysés répondent au côté concave. Dans sept cas sur huit de Messner, dans quatre cas de Kirmisson la paralysie atteignant les muscles d'un des côtés du tronc, la convexité de la déviation dorsale regardait du côté sain. D'après Marie, le rachis dans l'hémiplégie infantile est souvent courbé de façon à présenter une convexité assez prononcée du côté sain.

Dans vingt observations d'hémiplégies infantiles, Hallion a noté de très légères incurvations du rachis, « méritant à peine le nom de scolioses », de la région dorsale, à convexité dirigée du côté sain, avec courbure lombaire de sens inverse.

D'après nos observations, la règle indiquée par Messner et par Kirmisson est assez fréquente, mais n'est pas absolue.

Quelques faits infirment cette loi. Le plus souvent, la convexité de la scoliose par paralysie des muscles du tronc est tournée du côté sain; dans quelques cas, au contraire, la convexité regarde du côté paralysé. Il est difficile de donner l'explication de ces faits. Si l'on admet la théorie de Leyden qui attribue la scoliose au ramollissement spongieux des vertèbres et des côtes, on conçoit que la déviation vertébrale puisse se faire indifféremment d'un côté ou de l'autre.

**Pronostic.** — Le pronostic de ces scolioses est en rapport avec le degré de l'atrophie musculaire et des déformations osseuses, avec l'ancienneté des lésions. Contrairement à Messner, nous pensons que le pronostic de ces affections n'est pas toujours bénin. La guérison des scolioses avec déformations osseuses marquées, et surtout avec laxité ligamenteuse, présente toujours de grandes difficultés.

**Traitement.** — Le *traitement* consistera en frictions, massages, électricité qui devront agir surtout sur les muscles paralysés et atrophiés.

Les manipulations de redressement, la suspension verticale et latérale corrigeront la déformation osseuse.

La galvanisation médullaire (cinq à dix milliampères pendant cinq à dix minutes), sera pratiquée régulièrement dès le début de la paralysie. On recommandera la faradisation, à une période plus avancée de la maladie.

Les corsets rigides, les corsets plâtrés conviendront aux scolioses flexibles, principalement caractérisées par de la laxité des ligaments vertébraux.

Atrophie musculaire progressive. — Les déviations rachidiennes dans la poliomyélite antérieure chronique (*atrophie musculaire progressive* type Aran-Duchenne) sont très rares.

Hémiplégie spasmodique. Maladie de Little. — D'après l'examen d'un très grand nombre de nos observations d'*hémiplégies spasmodiques infantiles*, de *maladies de Little*, nous admettons que les déviations vertébrales sont exceptionnelles. Nous avons quelquefois noté des *cyphoses* ou des *déviations latérales lombaires* réductibles, d'origine statique, sous la dépendance du raccourcissement ou de l'attitude vicieuse de l'un des membres inférieurs.

Maladie de Friedreich. — De même que le pied bot, la déviation du rachis est un symptôme important et caractéristique de la maladie de Friedreich.

D'après les recherches de Soca, cette déviation existe dans la moitié des cas de cette maladie. Sur soixante-dix-huit cas, cet auteur l'a trouvée quarante fois. « Et encore, dit-il, il n'est pas sûr qu'elle ait manqué dans les trente-huit cas restants. Les observations sont muettes sur ce point. »

La déviation est assez souvent un phénomène tardif apparaissant dix, quinze ou vingt ans, en moyenne deux à cinq ans, après le début de la maladie (Hallion). Dans d'autres cas, elle est un phénomène initial, elle précède quelquefois l'apparition des phénomènes d'ataxie (Friedreich, Déjerine).

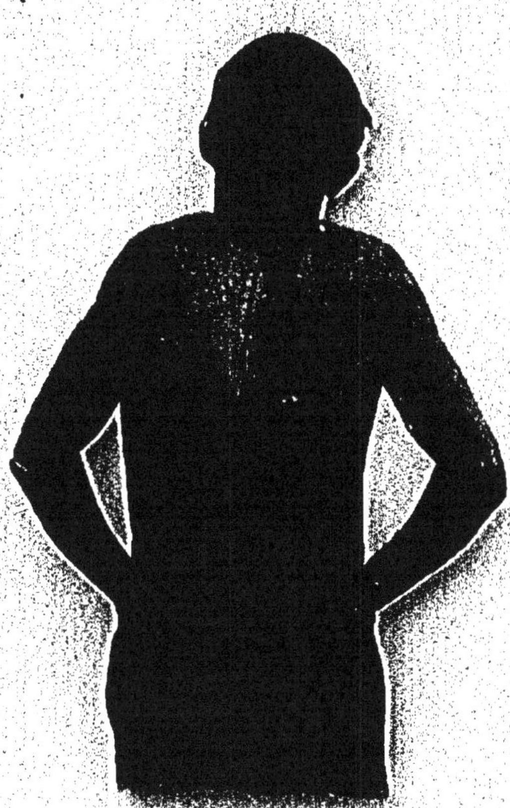

Fig. 87. — Scoliose avec léger degré de cyphose et lordose très accentuée, chez un sujet atteint de maladie de Friedreich.

Diverses variétés de déviations sont observées. Dans les deux tiers des cas, on note une *scoliose dorsale* (Soca, Hallion). Dans les deux tiers des cas, la convexité de la scoliose est tournée à droite. On note, presque toujours, des courbures de compensation dans la région cervicale et lombaire. La déviation est souvent complexe, la scoliose dorsale principale étant accompagnée de plusieurs courbures de compensation. Elle peut se combiner avec la *cyphose* ou avec la *lordose* (Voy. fig. 87 d'après Gilles de la Tourette).

La *lordose* et la *cyphose* isolées sont assez rares.

La contracture musculaire, sous la dépendance de laquelle paraît être le pied bot de la maladie de Friedreich, ne joue pas le principal rôle dans la production de la déviation vertébrale. Nous admettons, avec Soca, que la scoliose est due à la parésie musculaire, au défaut de résistance des muscles spinaux. De même que pour la scoliose des adolescents, il est difficile d'expliquer la prédominance à droite, de la déviation latérale dorsale.

Ataxie locomotrice progressive. — Les observations de déviations vertébrales dans le tabes ne se trouvent qu'en très petit nombre dans la littérature. Encore la plupart ne peuvent-elles pas être rangées parmi les scolioses simples.

Les premières en date sont celles de Pitres, de Vaillard et d'Auché (*Journal de médecine de Bordeaux*, janvier 1887) ; elles furent suivies d'autopsies. Les sujets qui étaient porteurs d'arthropathies variées des membres, du type décrit par Charcot, en présentaient également à la colonne vertébrale. Les vertèbres étaient altérées, recouvertes d'ostéophytes; les apophyses épineuses étaient épaissies, empâtées par des « masses calleuses »; les déviations de la colonne étaient considérables dans le plan transversal et aussi dans le plan médian.

Krœnig a observé sur le vivant trois autres cas. Les sujets étaient droits et bien conformés, avant le début des accidents d'ataxie; l'un d'eux avait été soldat.

Dans plusieurs cas, un traumatisme, plus ou moins important, a marqué le début. Puis la colonne s'est fortement déplacée : une déviation latérale s'accompagnant de *cyphose*, quelquefois angulaire (Krœnig), ou de *lordose*, mais presque toujours *lombaire*, s'établit parfois avec douleur, parfois sans en provoquer. Le rebord costal descend dans le bassin, l'appendice xiphoïde se rapproche notablement du pubis.

Au palper, les apophyses épineuses semblent épaissies ; il est difficile de reconnaître leur ordre. Dans un cas, on put palper facilement le segment lombaire à travers l'abdomen ; dans un autre, le sujet étant couché sur le côté, en appuyant au-dessus de l'apophyse épineuse de la cinquième lombaire, il fut facile, sans ébranler cette vertèbre, de communiquer, sans douleur, à la colonne lombaire un mouvement de va-et-vient, accompagné de craquements. Ces observations paraissent bien s'appliquer tantôt, comme le dit Hallion, à une vraie spondylolisthèse, tantôt à des fractures de la colonne, plus ou moins curables et remarquables par la tolérance qui les accompagne.

P. Bezançon a bien voulu, à notre demande, rechercher la proportion des scolioses tabétiques dans le service de M. le professeur Raymond, pendant l'année 1893. Notre collègue, sur quinze tabétiques, n'a trouvé qu'un seul cas de scoliose, très prononcée, il est vrai, dont il a bien voulu nous donner l'intéressante observation, résumée ci-dessous, et la photographie faite par les soins de M. Londe (fig. 88), avec l'autorisation de M. Raymond.

Clarisse S..., cinquante-huit ans, salle Parrot, 19. — Les premiers signes tabétiques remontent à vingt-trois ans de date. La malade a été soignée et examinée d'abord par Damaschino à Laennec, puis par Charcot, qui en a fait le sujet d'une clinique.

La malade a éprouvé successivement à peu près tous les signes du tabes, sauf les crises laryngées. Elle est au lit depuis deux ans environ ; la station debout est impossible. Dans son histoire clinique, les arthropathies dominent de beaucoup la scène et quatre régions sont surtout atteintes : le coude gauche, l'épaule et la hanche droites, la colonne vertébrale.

Le coude gauche est totalement luxé en arrière ; les parties saillantes, épicondyle, épitrochlée, sont arrondies et épaissies ; on trouve, en dehors de l'olécrâne, une autre grosse masse arrondie comme une noix.

L'épaule droite présente une luxation sous-coracoïdienne qui s'est produite un jour que la malade marchait avec des béquilles. La tête de l'humérus paraît atrophiée ; le biceps est contracté en boule.

La hanche droite est luxée en arrière et en haut ; cette luxation, la première en date, remonte à sept ans ; la malade n'a jamais eu d'ailleurs grande douleur de la hanche et le début n'a pas été net. La cuisse est en abduction et en rotation en dehors très marquée, position constante ; on peut amener la cuisse dans la rectitude, mais elle retombe aussitôt. Le raccourcissement, difficile à préciser, est de 10 à 12 centimètres.

La colonne vertébrale est également prise, mais la malade ne s'en est jamais aperçue et n'en a pas souffert. Il est difficile de savoir si la déviation a précédé ou suivi la luxation de la hanche ; en tous cas, elle n'a sûrement pas existé avant le tabes. C'est une *cypho-scoliose* très marquée (fig. 88), qui commence au niveau de la dixième dorsale et dont la courbure vers la gauche s'accroît à mesure que l'on descend. La flèche est de 3 centimètres au niveau de la onzième dorsale, elle est de 6 centimètres vers les dernières lombaires. Il n'y a pas de déviation angulaire proprement dite, mais une inclinaison assez lente. Les apophyses épineuses ne sont ni empâtées ni douloureuses à la pression.

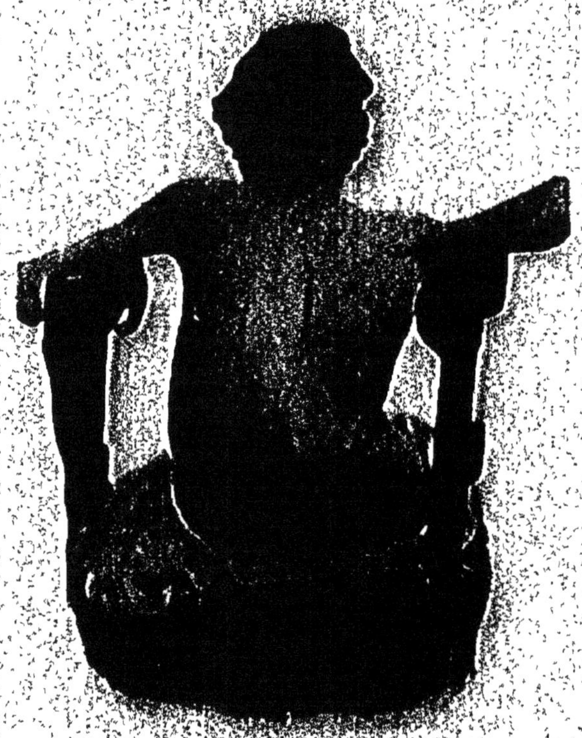

Fig. 88 — Cyphoscoliose dorso-lombaire très prononcée, chez une tabétique.

Dans la station assise, la courbe latérale s'accuse nettement; le côté gauche du thorax déborde le bassin; le côté droit est, au contraire, très en retrait sur celui-ci.

Ici, le mode de début brutal et douloureux fait défaut, soit qu'il ait manqué réellement, soit que la malade, préoccupée d'autres infirmités, l'ait oublié. Le siège de l'affection est, comme dans les autres observations, dans la partie inférieure du rachis. Il est vraisemblable de penser, eu égard aux autres arthropathies du même sujet, qu'il s'agit là de lésions des articulations vertébrales de même nature.

Existe-t-il, chez les tabétiques, hors des arthropathies, des scolioses ordinaires ? Cela est possible, mais ce ne serait alors qu'une coïncidence sans importance particulière.

Hallion a observé les tabétiques du service de Charcot, Mirallié ceux des deux services successifs de Déjerine, à la Salpêtrière et à Bicêtre, sans rencontrer aucun cas de déviation notable du rachis.

Le *traitement* consistera surtout à soutenir le tronc, au moyen de *corsets rigides*. Nous conseillons, dans ces cas, des *corsets plâtrés amovibles*, appliqués pendant la suspension verticale. Krœnig a retiré d'excellents avantages des corsets en étoffe de Beely, fortement soutenus par des baleines et des pièces en acier. Quelques-uns de ses malades qui ne marchaient que difficilement et courbés en deux, purent, après l'application de ces corsets, se passer de canne et marcher librement dans une attitude très redressée.

Sclérose en plaques. — Les déviations vertébrales dans cette affection sont extrêmement rares. Dans deux observations (Valentinier, Pennok), citées par Hallion, on note une *scoliose dorsale*.

Syringomyélie. Maladie de Morvan. — Nous décrivons ensemble les déviations vertébrales dans la syringomyélie et la maladie de Morvan qui, d'après les récentes observations (Charcot, Joffroy, Achard, G. Marinesco), doivent être considérées comme identiques.

Les déviations du rachis sont un symptôme fréquent et important de ces deux affections.

Lancereaux avait déjà signalé, en 1861, la scoliose dans une observation d'hypertrophie de l'épendyme.

Les premiers auteurs qui décrivent la syringomyélie s'occupent peu des déviations du rachis. Berhnardt signale bientôt la scoliose dix-huit fois dans soixante-dix observations de syringomyélie. Bruhl constate que la scoliose est mentionnée dans la moitié des cas qu'il a pu recueillir et dans sept cas sur huit inédits et observés à Paris. Déjerine et Tuilant notent sept déviations vertébrales, dont cinq scolioses, sur huit malades.

Critzmann signale plusieurs cas de scolioses dans ses observations.

Dans la *paréso-analgésie* de Morvan qui, ainsi que nous l'avons admis, n'est qu'une forme de syringomyélie, les déviations rachi-

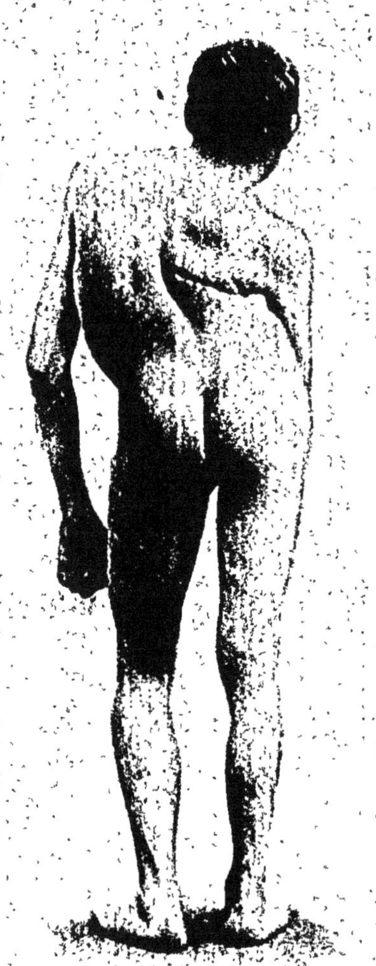

Fig. 89. — Scoliose très prononcée chez un sujet atteint de syringomyélie.

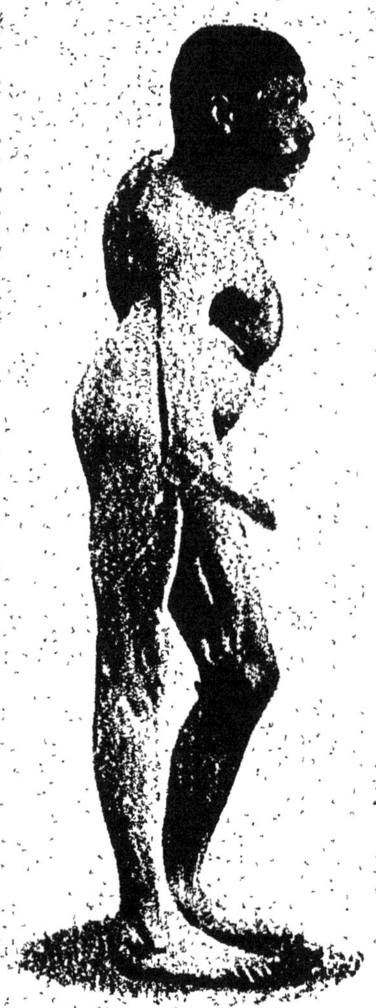

Fig. 90. — Le même sujet, vu de profil.

diennes sont presque constantes (Broca, Prouff). Sur douze des malades de Morvan, six étaient atteints de scoliose.

La déviation la plus fréquente est la *scoliose*, à des degrés divers, tantôt très légère, quelquefois à l'état de difformité considérable, comme dans le cas du malade de Charcot, étudié par Hallion dans sa thèse et représenté dans les figures 89 et 90.

La *scoliose* se développe lentement et on ne note jamais ces écrasements brusques du rachis que Krœnig a vus dans l'ataxie locomotrice.

Elle siège surtout dans la région dorsale, empiétant quelquefois sur les régions cervicale et lombaire, avec courbures de compensation marquées de ces régions.

La scoliose est à *grande courbure*, sans saillie brusque angulaire.

Assez fréquemment, la convexité de la déviation dorsale regarde le côté atteint le premier et le plus fortement, surtout quand une localisation unilatérale est très nettement prépondérante ou, mieux encore, exclusive, fait du reste très rare (Hallion).

La scoliose se réduit assez facilement sous l'influence de la suspension verticale et des pressions. Chez le malade représenté dans les figures 89 et 90, Hallion a pu redresser l'axe rachidien par une pression sur le sommet de la gibbosité et diminuer de moitié une énorme flèche de 8 centimètres.

Le thorax est asymétrique, quelquefois en bateau (Marie et Astié). Le bassin est plus ou moins incliné latéralement. La difformité gêne surtout le malade mécaniquement. Les viscères fonctionnent normalement. La marche est assez facile.

La *cyphose pure* est très rare; elle se montre surtout dans la région cervicale associée à la *scoliose* (deux fois sur sept dans les observations de Déjerine).

Lorsque la cyphose cervicale s'accompagne de scoliose, le sujet a une attitude qui ressemble à celle de la pachyméningite cervicale hypertrophique. Le malade est voûté, raide, la tête enfoncée dans les épaules, le menton rapproché du sternum.

La *lordose*, très rare (Brühl), est surtout lombaire.

Ces diverses déviations sont quelquefois précédées de douleurs, réveillées ou exagérées par les pressions au niveau des apophyses épineuses, accompagnées de raideur de la colonne vertébrale, qui paraissent sous la dépendance d'une contracture musculaire réflexe. Elles apparaissent ordinairement quelques années après le début de la maladie, se développant ensuite graduellement, et restant ensuite stationnaires pendant une longue période;

elles se montrent quelquefois dès le début de l'affection ; exceptionnellement, elles précèdent la syringomyélie de plusieurs années (Brühl).

Les déviations vertébrales de la maladie de Morvan présentent des caractères analogues à ceux de la syringomyélie. Les scolioses étudiées dans cette affection, se montrent de bonne heure, évoluant lentement, occupant surtout le côté droit de la région dorsale (Broca, Prouff, Morvan), plus fréquentes chez l'homme que chez la femme (sur huit scolioses, Morvan note six cas chez l'homme et deux chez la femme).

Plusieurs théories ont été proposées pour expliquer les déviations vertébrales syringomyéliques. Personne n'admet actuellement que la scoliose soit primitive et cause de la syringomyélie. D'après Krœnig, la déviation, de même que pour le tabes, est due à une *polyarthrite vertébrale*. D'après Roth, elle serait *d'origine musculaire*, sous la dépendance de l'atrophie des muscles transversaires épineux.

Nous nous rallions à la théorie qui range la déviation parmi les symptômes poliomyéliques médians, la considérant comme une lésion des os vertébraux relevant d'un *trouble de l'innervation trophique centrale* (Broca, Morvan, Charcot). L'atrophie musculaire, et peut-être la contracture musculaire, jouent aussi un rôle important dans la production de la difformité, expliquant pourquoi la scoliose est une manifestation précoce de l'affection nerveuse et déterminant le sens de la déviation (Hallion).

De même que pour la syringomyélie, les déviations de la maladie de Morvan doivent être considérées comme des *troubles trophiques* du système osseux sous la dépendance de lésions de la substance grise centrale (Broca, Morvan), et d'une façon plus précise de la gliose périépendymaire localisée dans la corne postérieure (G. Marinesco).

Notons que les auteurs ne signalent pas de déviations vertébrales dans la *lèpre* que quelques observateurs (Zambaco-Pacha) considérèrent comme identique à la syringomyélie et à la maladie de Morvan.

Leloir, dans son *Traité de la lèpre*, publié, il est vrai, avant la découverte de la syringomyélie, ne signale pas la scoliose comme symptôme de cette maladie.

Zambaco (*Académie de médecine*, 9 mai 1893, p. 518), cite un cas de scoliose chez un syringomyélique qui, porteur de tubercules noueux dans les nerfs de l'avant-bras, est étiqueté « lépreux » par l'auteur.

Si les recherches ultérieures démontraient que la scoliose n'existe jamais dans la lèpre, la présence ou l'absence de la difformité constituerait un élément important de diagnostic entre cette affection et la syringomyélie.

## III. — Déviations du rachis dans les affections du système nerveux périphérique.

Scoliose dite sciatique. — En 1878, Gussenbauer publia dans le *Rapport de la clinique chirurgicale de Liège*, deux cas de déviations particulières du tronc observées chez des ouvriers atteints de douleurs sciatiques. Il appela l'affection « Scoliose neuropathique, neuromusculaire ou sciatique paradoxe ».

Huit ans après, Albert observa trois fois une affection analogue, entre autres sur un jeune homme qu'il crut, faute d'une autre explication, atteint de mal de Pott, et qu'il fut surpris, quelques années plus tard, de retrouver droit et bien portant.

La même année, le professeur Charcot remarqua deux hommes de sa clientèle qui, souffrant de sciatique, portaient le corps incliné vers la jambe saine ; il en prit le croquis avec une observation sommaire qui fut publiée par Babinski.

En 1886 également, Nicoladoni (d'Innsbruck), cite un cas analogue de scoliose dorso-lombaire qui guérit d'ailleurs, au bout de quelque temps. Cet auteur proteste contre le nom de scoliose appliqué à ces cas. Depuis cette époque, nombre de travaux ont été publiés sur ce sujet, particulièrement en France, par l'École de la Salpêtrière, et en Allemagne.

C'est ainsi qu'on doit citer chez nous, Babinski, G. Ballet, Berbez, Brissaud, Bouchaud, Texier, Souques, Lamy, Hallion, Françon, Phulpin ; à l'étranger, Schüdel, Toralbo, Gorhan, Hoffa, Masurke, Remak, Higier, Mann, Wolfer, Lorenz, Guse, Brunelli, Ch. Fopp.

En 1893, Françon (d'Aix) en signalait 70 cas ; l'an dernier, Phulpin, qui put observer 83 cas de sciatique, n'en vit qu'un sans scoliose; c'est donc une affection fréquente, et qu'un défaut d'attention avait seul laissée inaperçue.

Avant le mémoire très étudié de Brissaud, on ne connaissait que l'inclinaison du tronc se produisant vers le côté sain. Cet auteur a montré qu'à côté de cette forme (*scoliose croisée*, *scoliose hétérologue*, *scoliose typique* des Allemands), il en existe une autre où le tronc penche vers le côté malade, c'est la *scoliose homologue* de Brissaud.

Dans d'autres cas, le sens de la courbure vertébrale principale varie à diverses phases de la maladie, la *scoliose* est *alternante*.

Le terme de scoliose appliqué aux déviations du rachis observées dans la sciatique, est impropre. Il ne s'agit, en effet, dans ces cas, que d'*inclinaisons vicieuses* de la colonne vertébrale, le plus souvent réductibles par le décubitus et la suspension, assez rapidement curables, sans déformation osseuse et rotation permanentes, *fausses scolioses* qui, d'après notre définition, ne doivent pas être confondues avec les vraies scolioses.

Les flexions vertébrales durent, dans certains cas, pendant des années sans devenir fixes, irréductibles, compliquées de déformations osseuses et de torsion. Dans un cas de Vulpius, le rachis lombaire, dévié à la suite de sciatique, pendant deux ans n'était pas fixe, irréductible et put s'infléchir du côté opposé (scoliose alternante).

Ce qui domine dans cette variété de déviation, c'est l'inclinaison du tronc, souvent très marquée, et suivie d'une difformité considérable. C'est en se basant sur la direction de cette inclinaison, du côté malade ou du côté sain, ou sur le côté du flanc qui a subi une diminution de hauteur (Phulpin), que les auteurs ont donné le sens de la scoliose. Cette façon de dénommer les scolioses est contraire à toutes les règles adoptées jusqu'à ce jour; elle expose à des confusions regrettables. Le côté vers lequel regarde la convexité doit indiquer le sens de la scoliose. La scoliose d'origine sciatique dans laquelle la convexité regarde du côté malade est une scoliose du même côté que l'affection et non une scoliose croisée.

La scoliose dite homologue devrait, au contraire, être appelée croisée.

D'après nos recherches, les déviations vertébrales dans la sciatique sont presque constantes. Elles présentent des degrés divers, quelquefois très peu marquées et exigeant un examen minutieux pour les découvrir. Elles s'observent surtout dans les formes graves de sciatique, avec névrite et atrophie du membre, lorsque les douleurs, tout en étant vives, n'empêchent pas les malades de marcher.

La scoliose dite *croisée* est la plus fréquente. Brissaud l'a observée dix fois contre trois scolioses dites *homologues*. Françon trouve dans les observations publiées jusqu'en 1893, dix-sept scolioses homologues pour cinquante scolioses croisées. Sur quatre-vingt-deux cas de scolioses sciatiques, Phulpin signale soixante-quatorze fois la scoliose croisée, cinq fois la scoliose homologue et trois fois la scoliose alternante. La scoliose *alternante* est assez rare.

I. Scoliose dite croisée. — C'est la forme la mieux connue et la plus fréquente.

L'affection s'observe naturellement à l'âge de la sciatique, c'est-à-dire chez les adultes; on n'en a pas encore publié chez des enfants. Un des malades de Souques avait dix-neuf ans; la plupart ont de trente à quarante-cinq ans; dans le nombre, les femmes sont en minorité, comme pour la sciatique en général.

Le malade souffre depuis plus ou moins longtemps dans le membre inférieur, en particulier dans la cuisse. A un moment, les douleurs augmentent d'intensité; c'est la fesse, la région sacrée et lombaire qui deviennent douloureuses; dans un cas de Nicoladoni, le sujet souffrait dans le pli inguinal, dans la moitié gauche du scrotum et dans le bas-ventre. Dans d'autres, les douleurs s'irradient vers le dos. Parfois c'est après un traumatisme, une élongation involontaire du nerf (Gussenbauer) que l'affection survient. On voit alors paraître l'attitude que Babinski a caractérisée ainsi : *inclinaison du tronc du côté opposé à la sciatique; rebord costal très rapproché de l'os iliaque; le pied du côté malade reposant tout entier sur le sol* (fig. 91, d'après Souques).

Si l'on examine le malade nu et debout, on le voit courbé sur le côté, plus ou moins fortement, avec un peu d'inclinaison antérieure dans beaucoup de cas. Cette scoliose est presque toujours *lombaire*, parfois dorso-lombaire, à *concavité regardant le côté malade* (fig. 91). Il est rare que la scoliose soit *totale*; Phulpin ne l'a rencontrée qu'une fois. Dans la majorité des cas, il existe une courbure de compensation dans la région dorsale qui redresse les épaules au même niveau; si elle manque, celles-ci, et par suite la tête, sont penchées vers le côté sain. Parfois, surtout si le sujet est obèse, la courbure de la crête épineuse se voit mal, mais on a un signe *toujours facile à apprécier*, sur lequel Babinski et Brissaud ont attiré l'attention, c'est la diminution de l'espace qui sépare les fausses côtes de l'os iliaque, espace que l'on doit mesurer dans la ligne verticale axillaire et que P. Richer appelle *la hauteur du flanc*. Dans les cas marqués, cette hauteur est diminuée de moitié et la peau fait à ce niveau des plis. Cette diminution n'est d'ailleurs que l'exagération de l'attitude normale dite *hanchée* dans laquelle, le corps reposant sur un seul des membres inférieurs, la hanche, de ce côté, est saillante et l'épine iliaque antérieure plus élevée, tandis que la jambe de l'autre côté est légèrement fléchie. Cette position de la jambe est habituelle; elle est relativement flasque et un peu fléchie; mais la plante du pied repose tout entière sur le sol, moins fortement néanmoins que du côté opposé; il existe d'ailleurs quelques exceptions à la règle de Babinski, la jambe malade ne repose

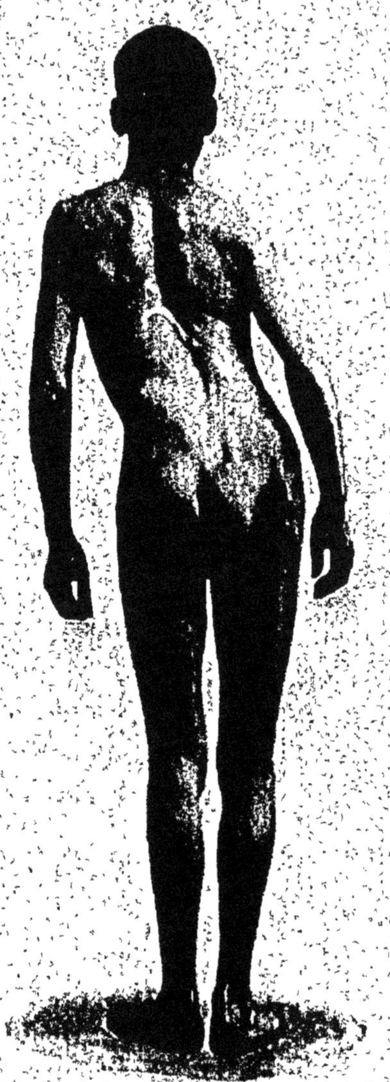

Fig. 91. — Malade atteint de sciatique du côté droit. — Inclinaison du tronc du côté opposé à la sciatique.

alors que sur l'avant-pied (Charcot). Il y a même certaines variétés dans la marche (Phulpin,) l'équinisme du côté malade se combinant quelquefois avec une flexion plus ou moins grande du côté sain.

Le bassin peut être horizontal ; le plus souvent, comme l'a dit Babinski, il est un peu abaissé du côté de la sciatique.

Dans quelques cas, le tronc est incliné en avant, la colonne vertébrale subit un mouvement de rotation.

Fait-on coucher le malade, on remarque que la déviation diminue, mais existe encore ; en plus, phénomène très important, la *scoliose disparaît par la suspension* (Gussenbauer) et, le plus souvent aussi, par le *sommeil chloroformique* (Ballet); c'est donc une scoliose *réductible*. La seule volonté du malade ne peut produire aucune réduction ni atténuation de la difformité.

Dans la production de cette attitude vicieuse, *l'élément douleur paraît jouer un rôle prédominant* (Babinski), bien que quelques exceptions aient été signalées. C'est surtout à la période de déclin de la sciatique qu'on l'observe ; mais les points douloureux le long du nerf persistent en général. Nicoladoni a même trouvé, dans ses deux cas, d'autres points douloureux entre la dernière lombaire et l'épine iliaque postéro-supérieure; ces derniers ne sont pas constants. La douleur s'accroît par la marche, souvent gênée, et Texier a noté que la déviation vertébrale semble plus marquée le soir que le matin.

Dans d'autres cas, la douleur est absente ou a disparu (Brunelli, Chauffard) quand la déviation apparaît, et c'est parce que le malade se trouve « tout de travers », qu'il vient consulter.

L'état des réflexes de la jambe est variable ; G. Ballet a trouvé les réflexes patellaires et plantaires, du côté malade, diminués; dans d'autres cas, ils étaient normaux et égaux de part et d'autre.

Dans nombre d'observations, on relate de l'*atrophie* des muscles de la cuisse et de la jambe ; car c'est souvent, ainsi que nous l'avons indiqué, dans la sciatique avec névrite que se rencontre la déviation.

**Durée. Pronostic.** — La durée est variable ; dans bien des cas, la terminaison de l'affection n'est pas notée; mais on n'en cite pas d'incurable et mainte guérison a été signalée ; les premiers cas publiés furent même des cas favorables (Albert, Nicoladoni, Hoffa, Souques, etc.). Le pronostic est donc bénin, mais il l'est d'autant plus que la scoliose est plus récente et qu'on n'a pas à craindre ces *rétractions fibreuses*, dont quelques auteurs admettent la possibilité. Dans tous les cas de scolioses sciatiques que nous avons traités, la guérison est survenue assez rapidement, sans laisser de traces, au bout de trois mois environ.

**Pathogénie.** — De nombreuses théories ont cherché à expliquer la scoliose croisée de la sciatique, nous citerons les opinions émises par plusieurs observateurs.

Nicoladoni ayant observé deux cas avec points douloureux lombaires, admettait que l'affection était causée par *une inflammation des racines* du nerf sciatique (*Wurzelischias*) et même de la queue de cheval ; celles-ci étant gonflées, le malade se penchait du côté opposé pour laisser aux troncs nerveux une plus grande place. Cet auteur avait déduit en effet d'une nécropsie de scoliose, que la moelle épinière et la queue de cheval se trouvaient toujours vers la concavité de la courbure. Cette théorie semble assez imaginaire et les recherches anatomiques de H. Schüdel l'ont contredite.

Ballet appelait l'attention sur la contracture des muscles des gouttières vertébrales et de la région lombaire, qui disparaissait d'ailleurs sous le chloroforme.

Babinski croit, avec Charcot et Remak, que la *douleur* est l'élément essentiel ; c'est pour la calmer que le malade se penche du côté inverse et fait reposer son corps sur la jambe saine ; la contraction simple des muscles y suffit d'abord, plus tard, c'est la contracture qui s'établit.

Avec ces auteurs, nous pensons que la position vicieuse du bassin et du membre inférieur, avec inclinaison latérale du rachis, est surtout due à l'état douloureux du membre inférieur, qui pousse le patient à le décharger en inclinant le haut du corps du côté sain ou du côté malade.

La même théorie peut servir à expliquer le scoliose dite croisée et la scoliose dite homologue et aussi la scoliose dite alternante.

Brissaud pense, comme Babinski, que l'inclinaison du tronc

est instinctive, qu'elle est banale. « C'est, dit-il, un phénomène commun à toutes les maladies douloureuses du membre inférieur, comme à toutes celles qui, sans être douloureuses, consistent dans un raccourcissement de ce membre. » La contraction des muscles latéraux de l'abdomen produirait l'inclinaison du tronc; à la longue, s'établirait un spasme fonctionnel, une contracture qui rendrait l'attitude durable.

Schüdel, élève de Kocher, admet une *parésie du muscle sacro-lombaire* du côté malade, lequel serait innervé par une branche du second nerf sacré qui sort par le premier trou sacré postérieur. Si cette branche est intéressée par la névralgie, la moindre traction sur elle, pendant la marche, produit une douleur, et pour l'arrêter, le malade se penche en avant et de côté, de sorte que l'attitude vicieuse s'installe peu à peu.

H. Fischer et Schönwald pensent que la scoliose croisée des sujets atteints de sciatique est due à l'affaiblissement du muscle sacro-lombaire du côté malade.

Gussenbauer incrimine tantôt la *distension* des extenseurs du tronc par une attitude vicieuse, tantôt la *compression* des filets nerveux endoloris, laquelle amènerait une inclinaison instinctive et le relâchement des muscles lombo-sacrés du côté sain.

Gorhau admet que tantôt c'est le côté malade qui est paralysé, tantôt le côté sain qui se contracture. Charcot accordait aussi un rôle à la *parésie* et à l'*atrophie* sacro-lombaires dans les cas anciens où la névrite s'est produite, et, d'après Phulpin, ces deux symptômes sont la cau.. dominante de l'attitude lorsque l'affection est invétérée.

II. Scoliose dite homologue. — Brissaud est le premier qui ait décrit des cas de sciatique où le malade inclinait le corps du côté où il souffrait; il en observa lui-même trois cas; une quinzaine d'autres ont été publiés depuis (Lamy, Bouchaud, Albert, Higier, Phulpin, Dupont, etc.).

L'attitude est alors sensiblement inverse des cas précédents; la conv xité de la courbure regarde le côté sain; mais ici la gène est bien accrue et, chez les malades de Brissaud, la station debout, et, *a fortiori*, la marche, étaient à peu près impossibles.

Pour porter le poids du corps vers le côté sain, la contracture, dit Brissaud, empêchant l'inclinaison du rachis, le patient fait saillir la hanche du côté sain au delà de la verticale passant par le centre de gravité.

L'attitude est comparable à celle d'un homme qui, portant à bout de bras un seau rempli d'eau, veut éviter de se mouiller.

La situation de la jambe et du bassin est variable. Parfois le bassin est incliné vers le côté malade et il y a allongement apparent du membre malade; parfois, au contraire, le bassin est relevé et le pied ne repose plus sur le sol. Mais un fait est constant, c'est le raccourcissement de l'espace costo-iliaque; ici, à l'inverse des cas de scolioses croisées, la hanche du côté sain fait saillie.

Brissaud remarque, chez plusieurs de ses malades, mais surtout chez l'un d'eux, que les muscles du membre malade sont atteints de spasmes et sont douloureux à la pression (*sciatique spasmodique*). Il note que la névralgie semble s'étendre à des territoires voisins (point crural, point obturateur, point fessier supérieur, et devient une *névralgie lombo-sacrée spasmodique*. D'après cet auteur, la scoliose homologue est une conséquence de la sciatique spasmodique qui agit sur les muscles du flanc et paralombaires d'un côté.

On a rencontré, en effet, des cas où les spasmes étaient évidents, mais dans d'autres, ils étaient absents. Marin, par exemple, parle d'un de ses malades dont la déformation disparaissait par la suspension, et qui ne présentait ni contracture, ni spasme, ni douleurs pendant les mouvements.

Selon Fischer et Schönwald, la scoliose croisée résulterait de la *névralgie* des rameaux postérieurs du plexus lombaire; la scoliose homologue, de la névralgie des rameaux antérieurs (iléo-inguinal, génito-crural, fémoro-cutané).

Brühl et Soupault pensent que c'est surtout la sciatique de la fesse et de la cuisse qui donne la scoliose homologue.

Françon, qui a fait une très bonne revue des observations publiées, fait remarquer fort justement que les faits de sciatique homologue ne sont pas simples; on trouve, dans tel cas, de la contracture des deux jambes avec exagération des réflexes des deux côtés et impossibilité des mouvements d'adduction et d'abduction; dans tel autre, des soupçons d'hystérie « notablement différents de la sciatique ordinaire »; dans un autre, une douleur inguinale, etc.

Il conclut que l'attitude en question s'observe surtout dans des névralgies généralisées et complexes et que l'affection devrait s'appeler seulement *scoliose névralgique*.

D'après L. Mann, la scoliose *homologue* est la conséquence d'une sciatique double avec paralysie du muscle *erector trunci*, du côté opposé à la névralgie. Il admet, dans quelques cas, la réalité du mécanisme invoqué par Brissaud. La paralysie, plus ou moins accusée, des muscles de la masse sacro-lombaire (*erector trunci*), produirait, d'après ce même auteur, la scoliose *croisée*, par suite d'une prédominance d'action du muscle antagoniste symétrique.

En résumé, la scoliose homologue n'est pas absolument caractéristique de la sciatique spasmodique. Lorsque cette forme de déviation se montre dans la sciatique ordinaire, elle s'explique, en partie, de même que la scoliose croisée et alternante, par des phénomènes douloureux qui obligent le patient à prendre une attitude de soulagement.

III. Scoliose alternante. — Cette forme n'est qu'une variété des précédentes; les observations en sont peu nombreuses. Remak, et plus récemment Ch. Fopp, ont publié des cas de malades atteints de sciatique, qui pouvaient à volonté incliner le tronc à gauche et à droite, et, pour diminuer la souffrance, transformer la scoliose *croisée* en scoliose *homologue*. Dans un fait de Higier, il existait une sciatique avec scoliose croisée et, au moment des paroxysmes, le tronc s'inclinait du côté malade, pour revenir ensuite de l'autre côté.

On peut se demander s'il ne s'agit pas dans ces cas de sciatique double avec maximum d'un côté, et si, en interrogeant le malade, on ne trouverait pas, comme chez un malade de Charcot auquel fait allusion Hallion, une ancienne sciatique, amendée depuis, siégeant de l'autre côté; c'est là, du reste, l'explication d'un cas publié par Berbez (*France médicale*, novembre 1887).

Phulpin a observé trois malades qui, au moment où leurs douleurs devenaient moindres et loin du début de l'affection, présentaient non plus une scoliose homologue, comme au commencement, mais une scoliose croisée et atténuée d'ailleurs; il se demande si cette succession des deux attitudes n'est pas plus fréquente. C'est quand la douleur a quitté le flanc et la fosse iliaque pour descendre vers la fesse et la cuisse que, d'après les quelques observations de Phulpin, on verrait se montrer la scoliose croisée.

O. Vulpius a observé un cas de sciatique double, rebelle au traitement, plus marquée à droite qu'à gauche et intéressant, à droite, les racines lombaires postérieures.

La scoliose croisée (hétérologue) du début fut remplacée, au bout de deux ans, par une scoliose volontairement alternante.

D'après Vulpius, diverses causes, en particulier les *phénomènes spastiques*, entrent en jeu pour produire la scoliose alternante.

Ch. Fopp pense que dans son observation de *scoliose alternante neuro-paralytique*, il s'agissait d'une *contracture* des muscles sacro-lombaires, produite par la névralgie du plexus lombaire, elle-même consécutive à la sciatique.

Les observations de scolioses alternantes dans lesquelles le sujet peut modifier, en les renversant, les courbures du rachis, dans le but de décharger le membre douloureux, démontrent nettement, à notre avis, la réalité de la théorie de Charcot (déviation vertébrale par action musculaire sous l'influence de la douleur), qui explique les trois variétés de scolioses dites sciatiques.

**Diagnostic.** — Lorsque la douleur sciatique est nette, le diagnostic étiologique est facile. Mais la sciatique peut être réduite à quelques points douloureux peu appréciables, soit parce qu'elle est en décroissance, ou au début ; dans ce dernier cas, la courbure rachidienne a parfois pu faire penser à l'imminence d'une sciatique.

Dans les cas obscurs, on cherchera à éviter une confusion avec la *coxo-tuberculose* [élévation du bassin, ensellure lombaire (M. Denucé), douleur à la percussion, etc.], avec la *sacro-coxalgie*, souvent compliquée de sciatique, avec la *coxalgie hystérique* (recherche des stigmates, contracture intense, variabilité des symptômes, associations d'autres contractures de la jambe ou des pieds, etc.), avec les *déviations après affections douloureuses du pied*, etc.

Dans quelques cas, la *suspension*, et surtout le *chloroforme*, en indiquant la *réductibilité* de la scoliose, donneront d'utiles renseignements. On devra toujours faire l'exploration électrique des muscles en cause.

**Traitement.** — Le traitement n'a rien de spécifique. La cause étant reconnue, il est évident qu'il faut tout d'abord la traiter. On soignera donc la sciatique par les moyens classiques (révulsifs, calmants, etc.). Dans les observations de Souques, on a vu la déviation diminuer quand la douleur eut complètement disparu; le cas cité par Chauffard est inverse : il a vu l'attitude survivre à la douleur.

Quant à la déviation elle-même, les auteurs (Gussenbauer, Hoffa, Françon, etc.) sont unanimes à recommander le *massage* des muscles du dos et de la cuisse. Françon pense qu'au moment des douleurs encore vives, on peut éviter de toucher au membre malade, et ne le comprendre dans le massage qu'après diminution de la souffrance. *L'électrisation* est également indiquée. Schüdel vante les *bains chauds* que Françon a employés avec succès à Aix : il a vu ainsi des guérisons persister plus de trois ans.

Nous avons retiré d'excellents résultats, dans plusieurs cas, du *massage*, pratiqué pendant que le sujet était placé en *suspension verticale*.

Quelques *exercices gymnastiques* sont souvent utiles, particulièrement les exercices avec notre appareil à ramer (fig. 150, 151) et avec l'appareil de Beely (fig. 156, 157) (Ch. Fopp).

Les *corsets plâtrés*, les *corsets en étoffe* de Hessing et de Beely, sont souvent indiqués.

Kocher a procédé, dans quelques cas, à l'*élongation* du nerf qui ne lui a donné la guérison que lentement, après de longs mois.

Névrite interstitielle hypertrophique et progressive de l'enfance. — Déjerine et Sottas considèrent la scoliose comme un symptôme presque constant de cette affection. La déviation notée dans les observations, est une *cypho-scoliose* très accentuée. Déjerine a attiré l'attention sur l'importance de ce symptôme auquel il attribue une valeur de premier ordre dans la symptomatologie de cette névrite.

## IV. — Déviations vertébrales dans les névroses.

HYSTÉRIE. — Des déviations rachidiennes produites par des causes variées, s'observent, assez fréquemment, dans l'hystérie.

Dans la plupart des cas, il ne s'agit pas de véritables scolioses permanentes, avec rotation des vertèbres et déformations osseuses, mais de déviations ou de flexions passagères, sans altérations anatomiques importantes des os, des articulations ou des muscles.

Les contractures hystériques, fréquentes, des membres inférieurs (*pied bot hystérique, coxalgie hystérique*), produisent souvent des troubles dans la statique, qui sont suivis de déviations rachidiennes.

Assez souvent, la douleur, ressentie au niveau des muscles contracturés de la hanche et des lombes, oblige le patient à prendre une position de soulagement et de déchargement du rachis. La déviation vertébrale se produit alors, d'après la pathogénie que nous avons adoptée pour expliquer les scolioses dites sciatiques.

Dans un assez grand nombre d'observations, la déviation du rachis est sous la dépendance de la *contracture hystérique* des muscles dorso-lombaires.

Signalée par Duchenne (de Boulogne) et Landry, cette variété de déviation, dénommée à tort *scoliose hystérique* par quelques auteurs, a été surtout étudiée dans ces derniers temps (Grancher, Duret, Audry, Hallion, Hirt, Lannelongue, Vic, Houeix de la Brousse) et considérée, dans la plupart des cas, comme la conséquence de l'hystéro-traumatisme.

Nous avons, pour notre part, observé quatre cas de déviations rachidiennes (Voy. fig. 92, fig. 93, fig. 94) sous la dépendance manifeste de l'hystérie. Cette variété de déviation ne doit pas être considérée comme rare ; elle échappe souvent à un examen superficiel et est confondue avec des déviations d'une autre nature.

Elle s'observe principalement au moment de la puberté, chez les jeunes filles, qui n'ont encore aucun stigmate prononcé d'hystérie généralisée. Elle est souvent la seule ou la principale manifestation de l'hystérie. Chez l'adulte, principalement chez l'homme, la déviation rachidienne d'origine hystérique est plus rare. Duret a cependant publié une très intéressante observation de cypho-scoliose d'origine hystérique chez un jeune homme.

Nous avons aussi observé un cas très net de déviation vertébrale hystéro-traumatique chez un homme de trente-deux ans, à la suite d'un accident de chemin de fer.

Le *traumatisme* est la cause la plus fréquente des contractures hystériques des muscles vertébraux, accompagnées de déviations rachidiennes. Dans nos observations, dans la plupart des cas de nos collègues, la contracture est survenue à la suite d'un léger traumatisme. Exceptionnellement, les contractures ont été notées à la suite d'attaques convulsives ou sous l'influence d'une émotion morale vive. Elles succèdent le plus souvent immédiatement à l'excitation provocatrice, plus rarement, elles sont tardives, ne se montrant qu'au bout de quelques jours ou de quelques semaines.

**Symptômes.** — Le siège et la forme des déviations varient suivant les muscles contracturés.

La déviation est presque toujours *lombaire* (*torticolis lombaire* de Grancher), les muscles contracturés ayant une prédilection marquée pour les muscles de cette région qui, très mobile, surtout dans le sens latéral, se prête aux déviations rachidiennes étendues. Le carré des lombes et les intertransversaires, fléchisseurs latéraux de la colonne lombaire, sont le plus souvent atteints et produisent, par leur contracture unilatérale, une déviation analogue à celle représentée dans la figure 92.

La figure 93 représente aussi un cas de déviation latérale lombaire, convexe à gauche, par contracture hystérique des muscles de la région lombaire droite.

Les figures 94, 95, 96 d'après des photographies de notre collection, représentent une de nos jeunes malades atteinte de contractures musculaires *hystériques* de plusieurs régions. La contracture manifeste des muscles de la région lombaire droite avait produit une déviation du rachis lombaire, à convexité gauche, qui persista pendant plus de six mois.

En dehors de la courbure par flexion latérale de la colonne

vertébrale lombaire, moyennement prononcée, à grand rayon, avec courbure de compensation de la région dorsale et cervicale, très peu marquée au début, on note une énorme diffor-

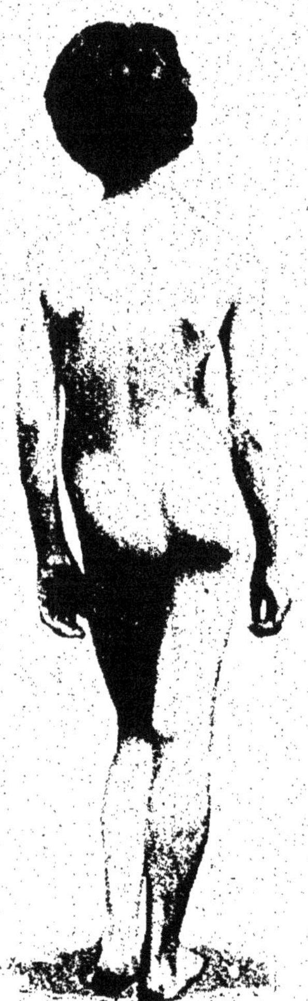

Fig. 92. — Déviation latérale lombaire à convexité gauche, d'origine hystéro-traumatique, chez une jeune fille de onze ans, d'après une photographie de notre collection.

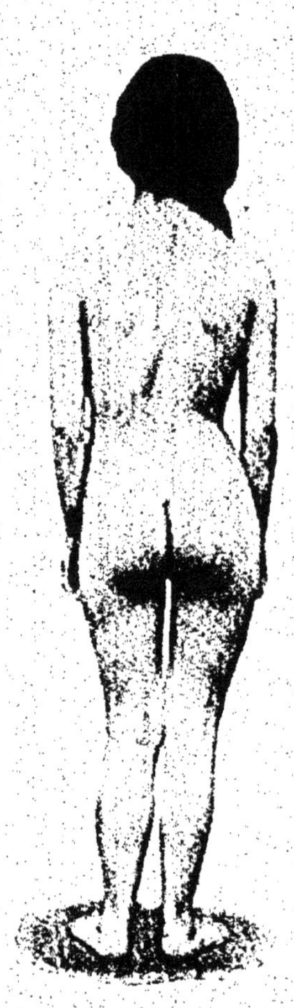

Fig. 93. — Déviation latérale lombaire à convexité gauche, d'origine hystéro-traumatique, chez une jeune fille de treize ans, d'après une photographie de notre collection.

mité, se produisant d'emblée, avec inclinaison latérale du tronc, abaissement de l'épaule, élévation du bassin, creux considérable au niveau du flanc du côté correspondant à la concavité de la déviation. Les vertèbres, au niveau de la déviation, sont peu saillantes; on note, le plus souvent, un léger degré de lordose, exceptionnellement de la cyphose.

Les *courbures de compensation* manquent en général, au

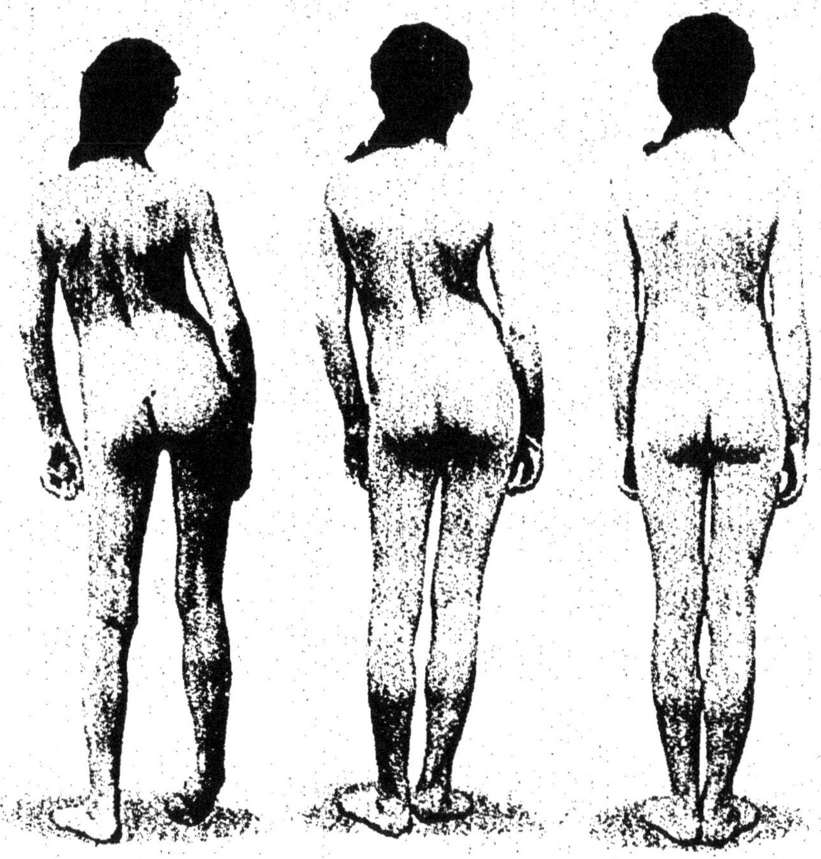

Fig. 94. — Déviation latérale lombaire, convexe à gauche, par contracture hystérique des muscles de la région lombaire droite. Contractures hystériques des muscles du pied et de la hanche.

Fig. 95. — Le même sujet observé trois mois après. Les contractures des muscles du pied et de la hanche ont complètement disparu. La contracture des muscles lombaires persiste.

Fig. 96. — Le même sujet, après guérison.

début, et ne s'établissent que lorsque la déviation primitive est ancienne.

*L'attitude* du sujet est caractéristique (fig. 92, fig. 93 et 94), se rapprochant par quelques points de celle notée dans les scolioses sciatiques. Il existe une raideur presque générale du tronc, le malade marche difficilement, le poids du corps reposant sur le membre du côté opposé à la contracture douloureuse, la jambe et la cuisse de ce côté étant, le plus souvent, en flexion marquée.

Lorsque les muscles de la région *sacro-lombaire* sont atteints, il se produit, en même temps que la flexion, une rotation du rachis, accusée par un relief exagéré des muscles contracturés au niveau de la concavité de la déviation.

La contracture de certains muscles de l'abdomen (dernières digitations du transverse, de l'oblique, des muscles lombaires, du psoas (Duret), s'accompagne de rigidité vertébrale qui s'étend à la région dorsale, de troubles de la marche, de flexion vertébrale dans le sens antéro-postérieur (*cypho-scoliose*).

Le *siège dorsal primitif* de la déviation est absolument exceptionnel. Dans une observation de Pravaz, on note une double inflexion du rachis avec courbure principale dorsale supérieure à convexité tournée à droite, par contracture hystérique du muscle trapèze droit. La difformité, survenue à la suite d'une émotion, ayant guéri brusquement au bout d'un an, était excessive. L'omoplate droite était très élevée, en rotation autour de son angle interne et supérieur, de telle sorte que l'angle inférieur s'était fortement porté en dehors et en arrière. La portion cervicale du trapèze était dure et douloureuse au toucher.

Dans un cas de Jasinski, il existait une déviation rachidienne d'origine hystérique, qui était cervico-dorsale droite primitive, avec scoliose et lordose lombaires compensatrices.

Dans quelques observations, la déviation dorsale secondaire, consécutive à une déviation lombaire primitive hystérique, lorsque l'affection a duré plusieurs années, est importante, accompagnée de rotation des vertèbres, de gibbosité par déformations osseuses costales, et doit être considérée comme une véritable scoliose.

Chez une de nos malades manifestement hystérique, ayant présenté des symptômes variés de cette affection (contractures des muscles du pied (pied bot hystérique), contractures des muscles de la cuisse et de la hanche, crises nerveuses, hématémèses, etc.), la déviation lombaire primitive par contracture hystérique des muscles lombaires, a été suivie d'une déviation dorsale secondaire, qui, légère au début, s'est aggravée au bout d'un an.

La déviation dorsale, trois ans après le début de l'affection, était caractérisée par une courbure rigide du rachis, avec flèche de 2 centimètres, rotation des vertèbres, gibbosité dorsale assez prononcée, déformation manifeste des côtés.

Les déviations rachidiennes par contractures hystériques s'accentuent, en général, dans la position debout prolongée et persistent dans la position couchée. Dans quelques cas, le rachis reprend sa souplesse dans la position couchée (Duchenne, Grancher), en totalité ou en partie. Les muscles contracturés s'opposent à tout effort pour redresser le rachis. Ils sont douloureux à la pression et à la traction, principalement au niveau de leurs insertions vertébrales, tendus et résistants. La douleur s'irradie souvent du côté de l'abdomen, au niveau des dernières digitations du grand dentelé, de l'oblique et du transverse. Les phénomènes douloureux prédominent dans quelques observations, la douleur paraissant être le point de départ de la contracture. La contracture persiste cependant souvent, alors que toute douleur a disparu. La contracture musculaire peut céder brusquement, ou s'éteindre lentement, réapparaître à intervalles assez rapprochés, produisant des récidives fréquentes; *elle disparaît dans le sommeil chloroformique.*

La peau, au niveau des muscles contracturés, présente le plus souvent de l'*hyperesthésie*, rarement de l'*anesthésie*. Dans nos observations de déviations lombaires d'origine hystérique, nous avons noté une large zone d'hyperesthésie cutanée occupant une assez grande étendue de la région lombaire, contournant le flanc et s'étendant du côté de la paroi abdominale antérieure.

Nous signalons plus loin la fréquence de l'hyperesthésie cutanée dans les scolioses des adolescents. Le symptôme, dans ces cas, n'indique pas que la déviation vertébrale soit toujours sous la dépendance de l'affection nerveuse, le plus souvent à caractères très peu prononcés.

**Diagnostic.** — Les caractères particuliers des déviations rachidiennes d'origine hystérique, leur disparition brusque sous l'influence d'une émotion, d'un traitement suggestif et du sommeil chloroformique, l'existence de stigmates hystériques, permettent de reconnaître assez facilement la nature spéciale de l'affection et de la différencier du *mal de Pott*, des *scolioses d'origine reflexe*, des *scolioses sciatiques*, du *lombago*, de *l'arthrite rhumatismale vertébrale*, de *l'ostéomyélite vertébrale*. Il faut noter cependant que la contracture des muscles lombaires et dorsaux peut être monosymptomatique de l'hystérie ; cette névrose ne s'accusant que par cette seule contracture ou par quelques autres symptômes très atténués. Le diagnostic, dans ces cas, présente d'assez grandes difficultés. La *coxalgie*, la contracture hystérique des muscles de la hanche (*coxalgie hystérique*) qui s'accompagnent souvent, en raison des changements de position du bassin et des troubles statiques, de déviations du rachis lombaire, peuvent être confondues avec des contractures primitives des muscles lombaires avec déviation rachidienne de la région correspondante. L'erreur est d'autant plus facile à commettre que, chez certaines hystériques, la contracture atteint, simultanément ou successivement, les muscles de la hanche et des lombes. Chez la jeune fille de la figure 94, la contracture hystérique a débuté par les muscles du pied, se montrant ensuite au niveau de la hanche pour atteindre ensuite les muscles de la région lombaire. A un moment (fig. 95), la contracture hystérique siégait exclusivement sur les muscles lombaires, la hanche possédait ses mouvements et ses fonctions normales.

Dans les déviations secondaires du rachis lombaire, par contracture des muscles de la hanche, les phénomènes douloureux sont localisés à l'articulation coxo-fémorale qui ne possède plus ses mouvements normaux : le membre inférieur a une attitude spéciale ; la correction de la position vicieuse du bassin amène la disparition de la scoliose.

**Pronostic.** — Le pronostic des déviations du rachis d'origine hystérique est peu grave chez le jeune enfant, la difformité disparaissant souvent brusquement (Pravaz, Landry), à une période assez rapprochée du début de la maladie. Chez les jeunes filles adolescentes, la déviation peut persister longtemps, récidiver, s'associer à d'autres contractures des membres, se transformer en une véritable scoliose avec déformations osseuses et rétractions fibro-tendineuses des muscles du rachis.

**Traitement.** — Le traitement *médical* (suggestion hypnotique hydrothérapie, électricité, médication interne, etc.), doit être combiné avec le traitement *orthopédique*, consistant principalement en massages, suspension verticale et oblique. Les *corsets* de redressement, d'après notre expérience, donnent de mauvais résultats et peuvent aggraver les contractures.

Chorée. — Nous n'avons recueilli qu'une seule observation de scoliose dans la chorée, publiée par Jasinski.

Déviations du rachis d'origine réflexe. — Divers états douloureux du cou, du tronc, des viscères s'accompagnent de déviations du rachis dues aux *contractures spasmodiques réflexes* et aux *attitudes vicieuses* prises par les malades, dans le but d'éviter les douleurs. Ces déviations, d'*origine réflexe*, doivent être rapprochées de celles que nous venons d'étudier dans l'hystérie. Les affections rhumatismales, les lésions vertébrales du mal de Pott, les diverses variétés d'arthrites vertébrales peuvent être l'origine de semblables déviations. Nous avons signalé (p. 65) les incurvations latérales du rachis dans le mal de Pott, en grande partie sous la dépendance des contractures musculaires réflexes, analogues à celles observées dans les arthrites douloureuses.

Les *affections rénales* douloureuses de l'enfance, la lithiase rénale, les accès de coliques néphrétiques (Besson, Bloch, R. Marquésy, V.-P. Gibney, Paulet), les affections douloureuses de la *plèvre* et du *poumon* (Barwell, D. Drummond) (Voy. p. 123), des *ovaires* et de l'*utérus* (P. Vogt), l'*inflammation du psoas* (P. Vogt), les *plaies*, les *ulcères*, les *brûlures* (P. Vogt), les *tumeurs*, au voisinage de la région vertébrale, s'accompagnent souvent de déviations du rachis.

Dans deux cas, nous avons noté une inflexion latérale du rachis lombaire, très prononcée, persistant pendant plusieurs mois, chez des jeunes filles atteintes de métrites douloureuses, avec dysménorrhée et métrorragies, et qui ne présentaient aucun symptôme d'hystérie. Le traitement et la guérison de l'affection utérine ont été suivis de la disparition de la déviation rachidienne.

Cette variété de déviation ne mérite pas le nom de scoliose. Il s'agit en effet de simples inflexions passagères, sans déformations osseuses persistantes.

Les déviations rachidiennes d'origine réflexe s'observent indifféremment dans la région dorsale ou lombaire, suivant le siège de la lésion douloureuse, souvent dans la région dorso-lombaire.

Elles sont peu accentuées, à petit rayon, sans courbures de compensation ; leur courbure varie à des périodes rapprochées, s'accentuant au moment des crises douloureuses et disparaissant, parfois complètement, lorsque la douleur a cessé, ou dans l'anesthésie chloroformique. Elles varient suivant que le malade est debout ou assis, mais persistent dans le décubitus latéral.

La convexité de la scoliose est tournée du côté opposé au siège de la lésion douloureuse, la colonne vertébrale fléchissant du côté malade, dans la position qui permet le soulagement de l'organe douloureux placé au voisinage du rachis, les muscles de ce côté se contractant par action réflexe.

Par la palpation, on constate que les muscles qui correspondent à la concavité de la courbure sont contracturés, durs et douloureux. Cette contracture s'étend souvent aux muscles de la paroi abdominale du côté malade.

Dans quelques cas, le tronc est non seulement incliné latéralement, mais encore légèrement penché sur le bassin ; la crête iliaque du côté malade est plus élevée que celle du côté opposé. On retrouve quelques-uns des caractères des attitudes vicieuses, que nous avons décrits dans les scolioses sciatiques.

Il existe quelquefois une saillie d'une ou de plusieurs vertèbres. La *cyphose* peut se borner à la saillie d'une vertèbre isolée. Contrairement à ce que l'on observe dans le mal de Pott, la région osseuse déviée n'est le siège d'aucune douleur.

Ces déviations se montrent en général *brusquement*, ou, plus rarement, s'établissent insidieusement, alors que les symptômes douloureux existent depuis plusieurs jours.

Leur durée est subordonnée à celle des lésions douloureuses provocatrices. Leur disparition survient souvent brusquement et sans laisser de traces.

Les principaux caractères de ces déviations permettent de les différencier du *mal de Pott*, des *arthrites vertébrales* de causes variées, des scolioses *rachitiques*, *statiques*, *sciatiques*, etc.

Il faut, dans les cas douteux, rechercher l'état des reins, de l'utérus, du poumon.

Dans les déviations qui surviennent au cours d'une *affection pleuro-pulmonaire*, on examinera si la difformité est d'origine réflexe ou la conséquence directe de l'épanchement.

Scolioses des enfants et des adolescents associées aux névropathies (scolioses névropathiques, myélopathiques, neurasthéniques). — Crauer, Möbius, Landois ont attiré l'attention sur les scolioses chez les *névropathes héréditaires*. Se basant sur quatorze observations, malheureusement incomplètes et peu précises, Landois cherche à établir que, chez un grand nombre de scoliotiques, on trouve l'hérédité, soit en ligne ascendante, soit descendante, soit collatérale, et l'existence de troubles nerveux variés (aliénation mentale, épilepsie, idiotie, neurasthénie, alcoolisme, hystérie).

Cet auteur signale chez les sujets scoliotiques de ses observations, des symptômes nerveux (hystérie, neurasthénie, irritabilité nerveuse, etc.).

Brissaud, Tuffier, Hallion ont observé à plusieurs reprises, dans certaines familles, l'association de la scoliose avec les affections nerveuses.

L.-H. Petit, s'appuyant sur l'examen de nombreux malades, admet que la scoliose des adolescents a fréquemment pour cause la neurasthénie, souvent d'origine arthritique.

D'après Klippel et Monsarrat, l'hérédité familiale et nerveuse, les troubles nerveux, existent fréquemment chez les sujets atteints de scolioses de l'enfance et de l'adolescence (*scolioses myélopathiques*) (Monsarrat).

Les troubles nerveux, souvent assez marqués (atrophie du système musculaire et des membres inférieurs, anesthésie et hyperesthésie localisées, pieds bots) seraient, d'après ces auteurs, en relation avec des lésions spinales. La scoliose myélopathique serait ainsi la conséquence d'un *trouble trophique d'origine spinale* portant à la fois sur les muscles et sur le squelette vertébral.

Nos observations confirment la plupart des conclusions des auteurs précédents. Dans un assez grand nombre de cas, nous avons noté que les scolioses dites des adolescents étaient associées à des névropathies ou à des signes de dégénérescence, que l'on relevait aussi dans les antécédents héréditaires ou collatéraux des malades. Cette association n'est certes pas rare, aussi pensons-nous que la névropathie est une cause efficace, en tout cas, une cause prédisposante importante, d'un grand nombre de scolioses.

Les troubles nerveux, notés chez les scoliotiques, sont, en général, variés et se rattachent souvent à des formes atténuées d'hystérie ou de neurasthénie.

Les lésions spinales, admises par Klippel et Monsarrat, sont exceptionnelles, peut-être produites consécutivement à la scoliose. Il faut retenir cependant que, dans quelques observations de ces auteurs, dans une intéressante observation de Grancher, les scolioses observées, accompagnées de troubles nerveux très nets, paraissaient sous la dépendance d'une lésion spinale.

Dans une de nos observations, chez une jeune enfant de sept ans, observée pendant plusieurs années, à côté d'une scoliose très prononcée primitive dorsale, lombaire secondaire, nous avons noté de l'atrophie des deux membres inférieurs, principalement marquée d'un côté, un pied bot équin paralytique d'un côté graduellement développé, l'exagération du réflexe rotulien et de l'hyperesthésie très accentuée d'un côté, sans dissociation de la sensibilité. La scoliose observée, dans ce cas, nous a paru d'*origine trophique* et très probablement liée à une *lésion spinale*.

A côté de ces faits exceptionnels, la scoliose névropathique doit être considérée comme un trouble trophique d'origine nerveuse qui porte à la fois sur les muscles et sur le squelette vertébral. L'affaiblissement musculaire, le défaut de résistance et l'*infériorité des tissus* (Tuffier) musculaires et osseux, notés dans presque tous les cas de scolioses de l'enfance et de l'adolescence, sont fréquemment en rapport avec l'état névropathique des sujets.

## V. — Déviations vertébrales dans diverses maladies nerveuses. — Maladies dystrophiques.

Myopathies. — Dans les divers types de *myopathies atrophiques progressives*, sans neuropathie (type de paralysie hypertrophique de Duchenne, atrophie musculaire progressive de l'enfance, type juvénile de Erb, type facio-scapulo-huméral de Landouzy-Déjerine), on note souvent la *lordose* lombaire, accompagnée d'une attitude spéciale, de gêne de la marche, de difficulté pour la station verticale.

Cette lordose se montre surtout dans les formes de myopathies progressives (type Leyden-Möbius) qui atteignent principalement et primitivement les muscles de la région lombaire, les extenseurs ou les fléchisseurs du rachis. Suivant le mécanisme nettement indiqué (Voy. p. 163) par Duchenne, la lordose se produit, que la paralysie atrophique frappe les extenseurs ou les fléchisseurs du rachis. Dans la lordose par paralysie bilatérale des extenseurs lombaires, le fil à plomb tombant des apophyses dorsales les plus saillantes, passe à une certaine distance en *arrière du sacrum*, contrairement à ce qu'on observe dans la paralysie des fléchisseurs.

La *cyphose* est plus rare, la *scoliose* est exceptionnelle.

Dans une observation de Sacaze, dans un cas de Marie, on note cependant une scoliose assez marquée. Dans les observations d'atrophie musculaire progressive du type Landouzy-Déjerine, malgré l'atrophie des muscles de l'épaule et des régions dorsales, on ne relève aucun cas de scoliose.

Acromégalie. — De l'examen des observations d'acromégalie (Saucerotte, Alibert, Friedreich, Henrot, Bourceret, Rathery, Leloir, Binet, Marie, etc.), il ressort que les déviations vertébrales sont assez rares dans cette maladie.

La *cyphose cervico-dorsale* est surtout fréquente.

Dans une observation de Marie, on note une *scoliose* légère à concavité gauche, surtout prononcée au niveau de la région dorsale, sans angle brusque. La région cervicale présentait une légère cyphose.

L'autopsie du sujet indiqua qu'il y avait hypertrophie des régions spongieuses des vertèbres, avec exagération de leur porosité et de leurs trous vasculaires. La déviation vertébrale, d'*ordre trophique*, paraissait sous la dépendance du tassement des vertèbres modifiées dans leur structure.

Ostéo-arthropathie hypertrophiante pneumique. — Cette affeclion, d'après Marie, s'accompagne fréquemment de déviation vertébrale.

La *cyphose* est surtout fréquente. Combinée quelquefois avec la *scoliose*, elle se montre surtout dans la région dorso-lombaire et peut occuper toute la colonne.

Le siège dorsal inférieur de la cyphose permettrait, d'après Marie, de différencier cette affection de l'acromégalie, qui est caractérisée par une cyphose cervico-dorsale.

Cette variété de déformation rachidienne produit, en général, une diminution considérable de la taille qui peut aller jusqu'à 10 centimètres.

Les autopsies ont démontré que la déviation vertébrale était sous la dépendance de troubles *trophiques* osseux : raréfaction du tissu osseux central et prolifération du tissu osseux sous-périosté.

Ostéite déformante, Maladie de Paget. — La *cyphose dorsale supérieure* est surtout fréquente dans cette affection. La région lombaire n'est jamais déviée. Les articulations de la colonne vertébrale sont immobilisées, donnant au malade une apparence de raideur toute spéciale. Nous rappellerons que, d'après quelques auteurs (Lancereaux), l'ostéite déformante est sous la dépendance d'une lésion du système nerveux.

Dans quelques observations de *leontiasis ossea*, on a noté des lésions de la colonne vertébrale, mais sans déviations marquées.

Myxœdème. — Dans le myxœdème, les déviations vertébrales sont assez fréquentes (Bourneville). La *cyphose* est rare. Il s'agit, le plus souvent, de *scolioses dorsales* dont la convexité est indifféremment dirigée soit à droite, soit à gauche.

La figure 98 représente une scoliose lombo-dorsale, chez un de nos sujets atteint de myxœdème. Le genu valgum, très prononcé à droite, a contribué, dans ce cas, à déterminer le sens de la déviation lombaire convexe à droite.

**Traitement.** — Le *traitement* des déviations vertébrales d'origine nerveuse, en général, varie suivant la forme et la variété de la déformation. On traitera d'abord l'affection principale, cause de la déviation. Dans les cas de simples flexions, on corrige les attitudes vicieuses, on s'adresse aux muscles paralysés, contrac-

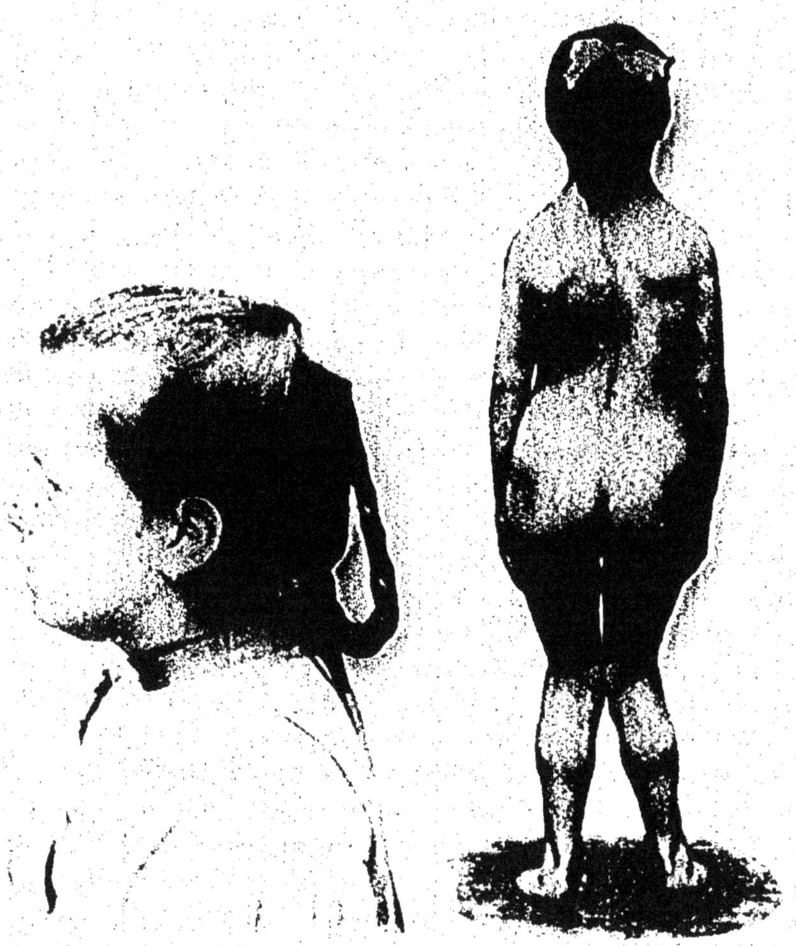

Fig. 97. — Un de nos sujets atteint de myxœdème.

Fig. 98. — Scoliose lombo-dorsale, chez notre sujet atteint de myxœdème.

turés ou rétractés. Si le rachis est rigide, on utilise les méthodes d'assouplissement, de redressement et de contention à l'aide d'appareils rigides.

## IX. — SCOLIOSE DES ADOLESCENTS (SCOLIOSE HABITUELLE OU ESSENTIELLE DES ALLEMANDS)

**Fréquence.** — Cette variété de scoliose est extrêmement *fréquente*, particulièrement dans certaines régions et dans les grandes villes.

Fisher, sur 3 000 difformités observées au National Orthopedic Hospital à Londres, a noté 937 affections de la colonne vertébrale dont 353 scolioses.

Behrend a trouvé sur 3 000 cas d'affections orthopédiques 900 scolioses.

Sur 1 000 cas, Langgard a trouvé 700 scolioses et Schilling, 600 scolioses.

Sur 28 125 enfants observés dans les écoles du Danemark, Drachmann a vu 368 cas de scolioses.

La grande majorité des scolioses s'observent pendant la période de croissance, de la huitième à la quinzième année.

De l'observation de 229 cas, Ketch conclut que la scoliose débute habituellement entre la huitième et la quinzième année.

Sur 52 p. 100, le début a lieu entre la première et la douzième année ;

Sur 41 p. 100, le début a lieu entre la douzième et la dix-huitième année ;

Sur 31 p. 100, le début a lieu après la dix-huitième année.

Sur 1 000 cas, Eulenburg trouve :

78 cas ayant débuté entre la naissance et la sixième année ;
216 cas — entre la sixième et septième année ;
564 cas — entre la septième et dixième année ;
107 cas — entre la dixième et quatorzième année ;
35 cas se sont montrés après l'âge de quatorze ans.

Ces chiffres concordent avec ceux que nous avons recueillis dans la statistique de nos scolioses.

Les *scolioses tardives* (Sainton) qui débutent après dix-huit ans, sont très rares.

De l'examen de toutes les statistiques, il résulte que la scoliose des adolescents est beaucoup plus commune chez les *filles* que chez les *garçons*.

Drachmann donne la proportion de 8 filles pour 2 garçons;
Eulenburg — — 10 filles pour 1 garçon;
Kœlliker — — 8 filles pour 1 —
Ketch sur 229 cas a observé 189 filles et 40 garçons.
Kœlliker sur 721 cas a observé 577 filles et 144 garçons.
B. Roth sur 200 cas de scolioses trouve 183 filles;
Wilderberg sur 120 — — 101 —
Behrend sur 896 — — 773 —
Adams sur 173 — — 151 —
Schulthess sur 377 — — 326 —

Dans notre récente statistique, nous trouvons sur 237 cas de scolioses, 200 filles et seulement 37 garçons.

Les formes graves de scolioses, d'après nos observations, sont plus fréquentes chez les garçons que chez les filles.

Les diverses statistiques donnent des renseignements contradictoires sur la *fréquence* des formes de la scoliose des adolescents. Il est, en effet, souvent très difficile de déterminer le siège de la courbure principale. Les courbures primitives n'existent à l'état isolé que pendant quelque temps et se compliquent vite de courbures de compensation, souvent très marquées.

Un grand nombre de scolioses lombaires primitives et de scolioses totales sont certainement méconnues parce que la difformité n'est souvent examinée qu'à une période assez éloignée du début et lorsque des courbures de compensation se sont formées. A ce moment, le diagnostic de la déviation primitive est généralement difficile.

La majorité des auteurs admettent que la scoliose dorsale convexe à droite est la plus fréquente (Eulenburg, 92,7 p. 100; Adams, 84 p. 100; Heine, 81 p. 100).

Ludwig, Shaw, Klopsch. W. Mayer, Lorenz, Drachmann, admettent, au contraire, la plus grande fréquence des scolioses lombaires primitives convexes à gauche.

Drachmann a trouvé 47,7 p. 100 de scolioses lombaires convexes à gauche, et 42,3 p. 100 de scolioses dorsales convexes à droite. Sur 130 scolioses au début, A. Lorenz a trouvé 62 cas de courbures lombaires gauches primitives, et 64 cas de courbures dorsales droites principales.

Dans la statistique récente de W. Schulthess, sur 377 cas de scolioses essentielles, nous trouvons :

96 cas de scolioses *totales* : 79 convexes à gauche, 16 convexes à droite.

17 cas de scolioses lombaires : 14 convexes à gauche, 3 convexes à droite.

112 cas de scolioses *lombo-dorsales ou dorsales* : 49 convexes à gauche, 60 convexes à droite.

152 cas de scolioses dorsales compliquées : 29 convexes à gauche, 123 convexes à droite.

Le tableau ci-dessous donne le relevé statistique de nos scolioses des adolescents, observées pendant les années 1898-99.

Sur 237 cas, nous trouvons :

| FORMES. | TOTAL. | CONVEXES A DROITE. | CONVEXES A GAUCHE. | HOMMES. | FEMMES. |
|---|---|---|---|---|---|
| Scolioses dorsales ou lombo-dorsales...... | 74 | 50 | 24 | 12 | 62 |
| Scolioses lombaires.... | 27 | 8 | 19 | 3 | 24 |
| Scolioses totales....... | 31 | 12 | 19 | 8 | 23 |
| Scolioses à plusieurs courbures........... | 105 | 77 | 28 | 16 | 89 |

Il ressort principalement de cette statistique, que les scolioses à plusieurs courbures sont les plus fréquentes. Viennent ensuite, par ordre de fréquence, les scolioses dorsales, puis les scolioses totales, et enfin les scolioses lombaires.

Nous devons faire remarquer que nous avons soigneusement éliminé de notre statistique, les déviations latérales lombaires d'origine statique qui sont très souvent observées.

D'après nos observations, l'*hérédité* est très fréquente, 27 p. 100 des cas observés à notre Dispensaire ou dans notre clientèle, particulièrement pour les scolioses des jeunes filles.

Nous avons souvent noté l'hérédité chez deux ou même chez plusieurs membres de la famille. Le père ou la mère du scoliotique, principalement la mère, sont souvent atteints de la même difformité.

**Anatomie pathologique.** — Nous décrirons surtout dans ce chapitre, les lésions anatomiques dont la connaissance peut servir de base à la thérapeutique des scolioses. Nous résumerons les notions qui permettent d'établir la théorie anatomique qui donne les meilleures indications, au point de vue de la prophylaxie, de l'étiologie et du traitement de cette difformité.

Notre étude s'appuie sur les descriptions, déjà anciennes, des auteurs français sur ce sujet, mais auxquelles il y a peu à ajouter (Delpech, Bouvier et Bouland, etc.), sur l'examen des pièces des Musées Dupuytren, du Val-de-Grâce, de Clamart, du Muséum d'Histoire naturelle et de quelques préparations de notre collection particulière. Nous mettrons à profit les travaux récents des auteurs allemands (K. Nicoladoni, E. Albert, A. Lorenz, A. Hoffa, J. Wolff), sur l'asymétrie des corps vertébraux, sur la torsion et surtout sur l'architecture des vertèbres scoliotiques. Nous citerons le résultat de nos recherches par la radiographie qui éclairent d'un jour nouveau l'étude anatomique des scolioses.

Ainsi que nous l'avons signalé dans notre définition, la scoliose est essentiellement caractérisée par une *inflexion latérale* (*courbure*) d'un ou de plusieurs segments du rachis et par une *torsion* de la colonne vertébrale sur son axe.

I. Inflexion latérale. Courbure. — L'examen d'une courbure scoliotique (fig. 99) indique une diminution de l'espace du côté concave, une augmentation du côté convexe, plus ou moins marquée, suivant le degré de l'inflexion. Toutes les parties du rachis sont tassées et serrées les unes contre les autres du côté concave; elles sont au contraire écartées, du côté convexe.

Du côté concave, les apophyses articulaires et transverses, surtout au niveau du sommet de la courbure, sont très rapprochées et étroitement unies; les ligaments intervertébraux, les vertèbres, dans toutes leurs parties constituantes, ont diminué de hauteur et ont subi une déformation en coin. Par rapport au plan horizontal, les apophyses transverses, du côté convexe, s'inclinent en haut dans le segment situé au-dessus du sommet de la courbure, en bas dans le segment situé au-dessous. Nous étudions plus loin, en détail, ces changements de forme et de direction du corps et de l'arc vertébral.

Dans quelques types de scolioses, les déformations vertébrales sont peu marquées, l'inflexion domine.

Le rachis scoliotique peut présenter une ou plusieurs courbures. Dans ce dernier cas, la courbure la plus accentuée porte le nom de courbure *primitive* ou *principale*, les courbures formées consécutivement, au-dessus et au-dessous de la courbure principale, et qui paraissent destinées à ramener l'axe général du rachis dans la direction verticale, en rétablissant son équilibre, s'appellent courbures *secondaires* ou de *compensation*.

Dans quelques cas, les courbures de compensation ne parviennent pas à ramener la tête et le sacrum sur le prolongement de l'axe vertical (*scoliose verticale*), la scoliose est dite *oblique* (Bouvier, Dubreuil).

Le degré des courbures, mesuré par leur corde et leur flèche, est extrêmement variable. Dans quelques formes, les cordes sont plus ou moins inclinées par rapport à la verticale et peuvent devenir horizontales (*scoliose en vilebrequin* de Bouvier).

Les courbures du rachis peuvent se combiner de diverses façons, constituant de très nombreuses formes de scolioses qu'il est difficile de classer. Nous indiquons dans notre étiologie, la fréquence de certaines formes. Nous décrirons dans notre symptomatologie, les principaux types.

Citons, avec Bouvier et Bouland, les formes anatomiques le plus souvent observées.

a. *Scoliose à une seule courbure.* — Rare, occupant la région dorsale ou lombaire, observée surtout dans la scoliose rachitique ou pleurétique.

Dans quelques cas, la scoliose est *totale*, occupant tous les segments du rachis.

b. *Scoliose à deux courbures.* — 1° Les deux courbures occupent la région dorsale. La scoliose est bi-dorsale. Les courbures sont à peu près égales. La tête est dans la rectitude.

2° Une courbure est située dans la région dorsale, l'autre dans la région lombaire.

3° Une courbure est cervico-dorsale, l'autre est dorso-lombaire.

Le premier type est fréquent, les deux autres sont assez rares.

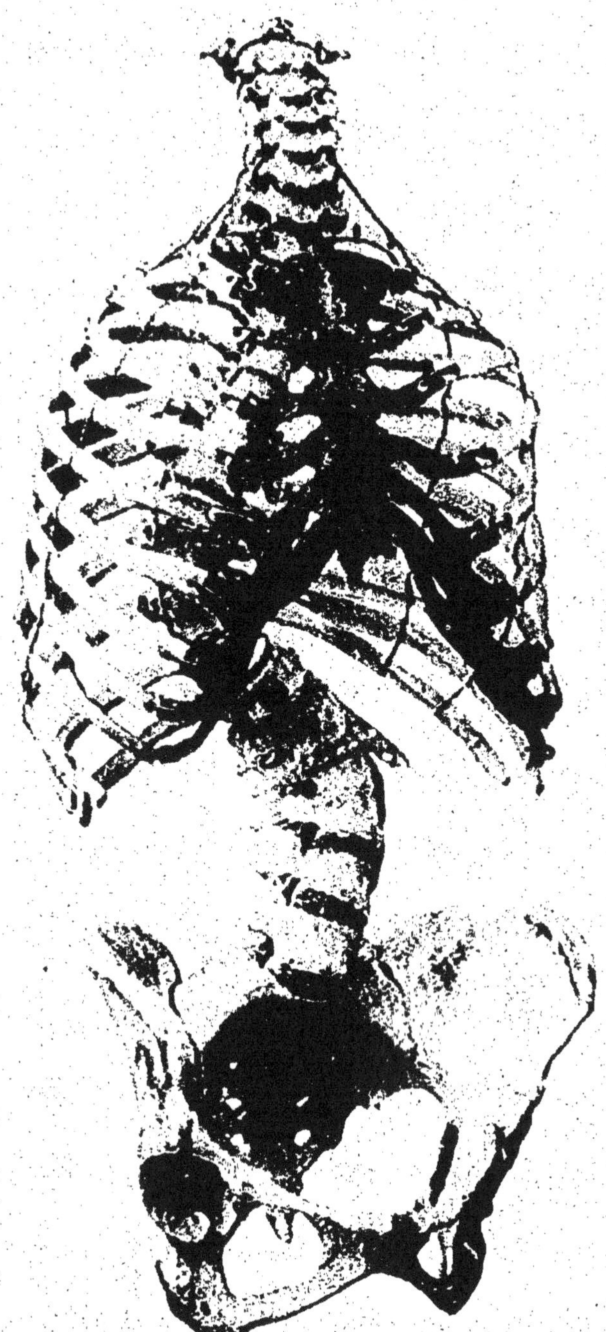

Fig. 99. — Vue d'ensemble d'une scoliose à trois courbures, dorsale principale à convexité droite, d'après une pièce de notre collection.

c. *Scoliose à trois ou quatre courbures.* — Ces formes de scolioses, assez fréquentes, comprennent quatre types principaux, avec quelques variétés : type *cervico-dorsal*, *dorsal*

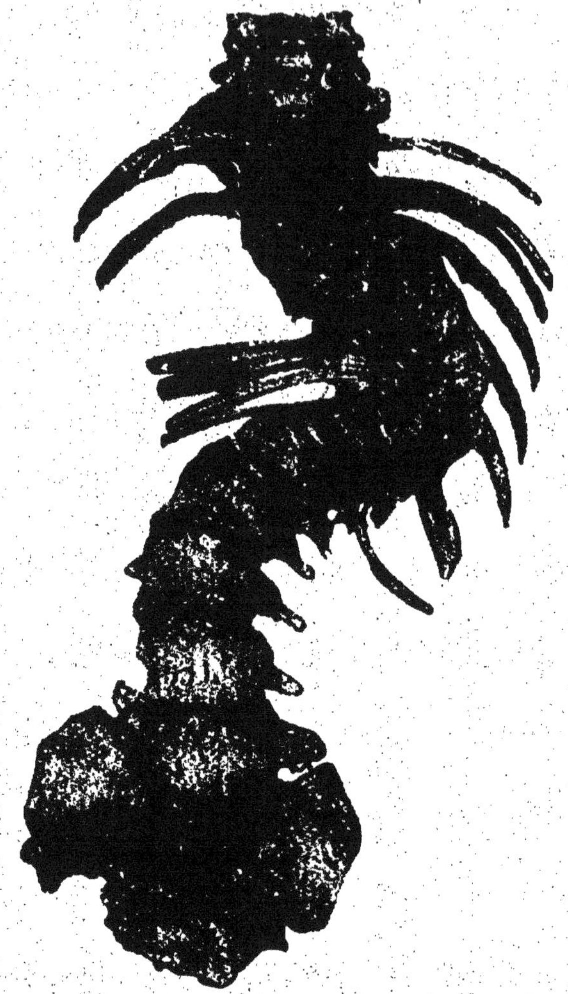

Fig. 100. — Scoliose dorso-lombaire très prononcée. — La déviation dorsale dominante est à convexité gauche. — Ankylose de plusieurs articulations vertébrales (Pièce numéro 530 A du Musée Dupuytren).

*primitif*, *lombaire ou lombo-dorsal*, *sigmoïde ou en S.* (fig. 99 et fig. 100).

Dans le type *dorsal primitif*, lorsque la courbure dorsale et les courbures secondaires sont très prononcées, le rachis, fortement courbé dans son milieu et redressé à ses extrémités, prend la forme d'un vilebrequin (*scoliose en vilebrequin* de Bouvier).

Dans les déviations très accentuées, la courbure n'est plus figurée par un arc de cercle, mais par une moitié d'ellipse, ou même par un arc de cercle prolongé par deux droites dont les extrémités sont très rapprochées.

Le type *sigmoïde ou en S*, caractérisé par l'existence de deux courbures égales, soit à la région dorsale seule, soit à la fois à la région dorsale et à la région lombaire, est très fréquent et comprend de nombreuses variétés. La dénomination de *sigmoïde*, appliquée à cette forme de scoliose (scoliose *serpentine* de Shaw), est impropre ; le (ς) (sigma) des grecs n'étant pas notre S. Lorsque la déviation cervico-dorsale est assez prononcée, ce qui rend la scoliose triple, la courbe décrite représente, assez exactement, le zêta (ζ) grec, ou quelquefois un Z, dont les angles sont arrondis et les branches très ouvertes.

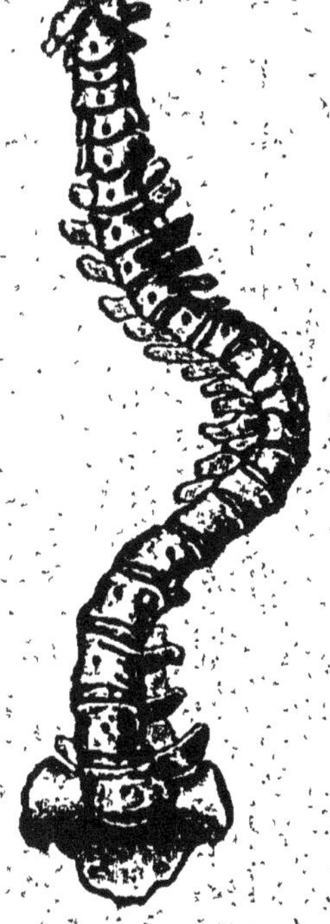

Fig. 101.

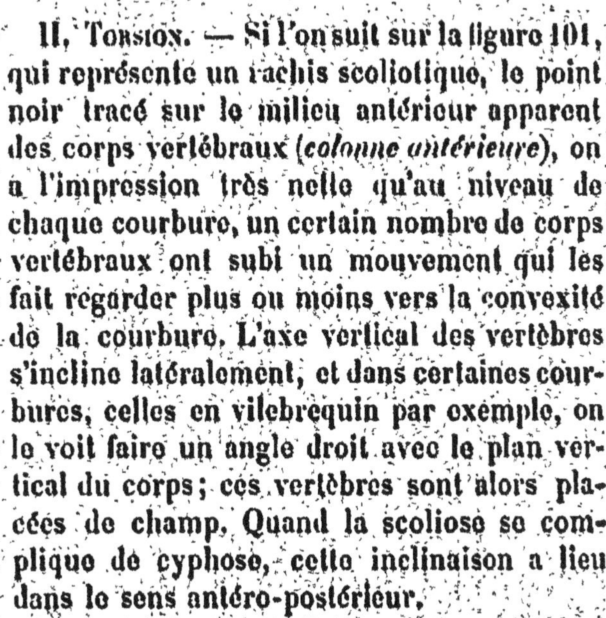

II. Torsion. — Si l'on suit sur la figure 101, qui représente un rachis scoliotique, le point noir tracé sur le milieu antérieur apparent des corps vertébraux (*colonne antérieure*), on a l'impression très nette qu'au niveau de chaque courbure, un certain nombre de corps vertébraux ont subi un mouvement qui les fait regarder plus ou moins vers la convexité de la courbure. L'axe vertical des vertèbres s'incline latéralement, et dans certaines courbures, celles en vilebrequin par exemple, on le voit faire un angle droit avec le plan vertical du corps ; ces vertèbres sont alors placées de champ. Quand la scoliose se complique de cyphose, cette inclinaison a lieu dans le sens antéro-postérieur.

Dans les points où les courbures latérales sont le plus développées, les vertèbres paraissent avoir subi une *torsion*, les corps vertébraux étant tournés du côté convexe, les arcs vertébraux et les apophyses épineuses, du côté concave.

La spirale décrite par la ligne pointillée (fig. 101) change de direction au niveau de chaque courbure, d'autant plus que

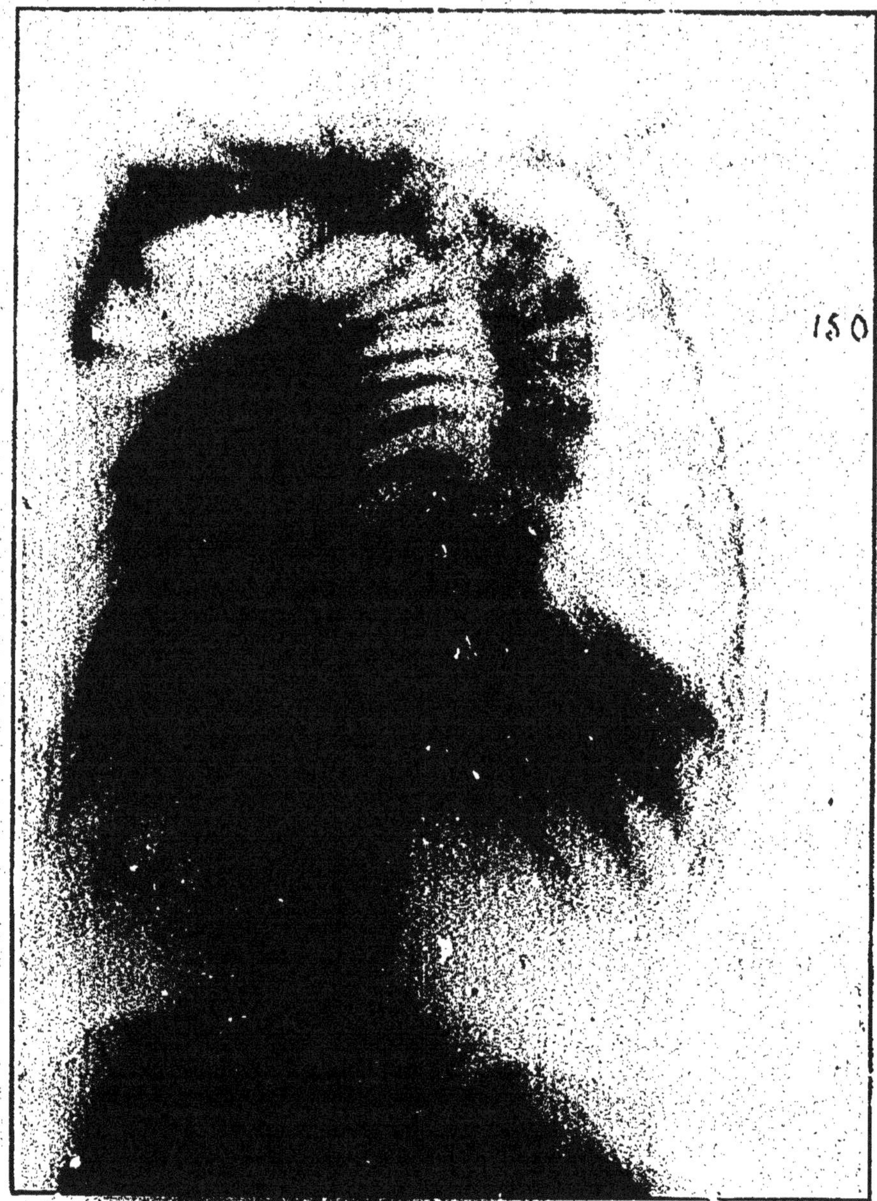

Fig. 102. — Scoliose ancienne et très prononcée. Courbure principale dorsale à convexité droite, lombaire et cervicale à convexité gauche. Radiographie de notre collection.

la déviation est plus prononcée, se rapprochant de la ligne médiane et l'atteignant, lorsque le rachis reprend sa rectitude.

Les épreuves radiographiques (fig. 102 et fig. 103) représentent bien le mouvement d'inflexion et de torsion observé dans les scolioses, ainsi que les déformations vertébrales au niveau des courbures.

En résumé, le rachis scoliotique, en même temps qu'il s'infléchit, paraît se tordre sur son axe, s'enroulant, suivant la comparaison de Lorenz, autour d'un axe fictif, comme la vigne tourne en spirale autour de son tuteur.

Ce mouvement de *torsion*, fort complexe, a été expliqué de diverses façons. Pour quelques auteurs, il s'agirait seulement d'une *apparence* de torsion. Nous signalons plus loin les théories proposées pour l'explication de ce problème mécanique (Voy. p. 231).

Si l'on compare la déviation des corps vertébraux (*colonne antérieure*) (fig. 107, vue antérieure d'un rachis scoliotique) à la déviation des arcs et des apophyses épineuses (*colonne postérieure*) (fig. 108, vue postérieure du même rachis scoliotique), on note que les courbures et la torsion ne sont pas proportionnelles.

Les différences notées dans les courbures et la torsion des colonnes antérieures et postérieures du rachis, sont dues à des causes multiples: rotation totale ou partielle, déformations localisées à certaines parties des vertèbres, etc.

Par rapport au plan antéro-postérieur, les corps vertébraux sont plus déviés que les arcs. La colonne antérieure est, en général, moins longue que la postérieure.

Les flèches des courbes décrites par les corps et les apophyses sont inégales, la flèche de la courbure postérieure n'égale que les deux tiers, la moitié, le tiers, quelquefois le quart ou même le cinquième, de la flèche de la courbure antérieure.

Le nombre des courbes est souvent moindre en arrière qu'en avant. La ligne des apophyses épineuses, dans les courbes multiples, croise la ligne des corps vertébraux, une ou plusieurs fois, suivant le nombre des courbures.

Dans les scolioses très légères, les apophyses épineuses sont souvent en ligne droite, quoique les corps vertébraux décrivent une courbe ayant quelquefois plus de 5 millimètres de flèche.

Dans une de nos pièces anatomiques représentant une scoliose

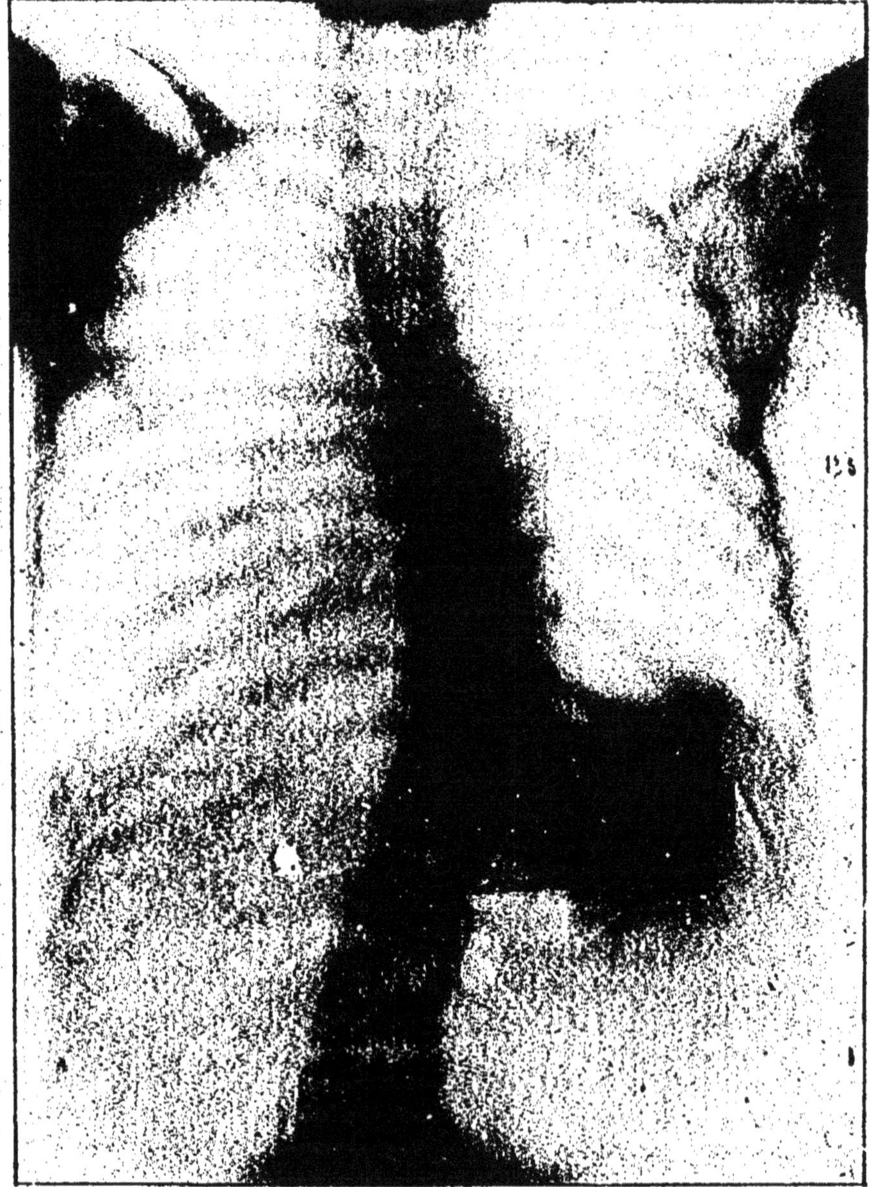

Fig. 103. — Scoliose dorsale primitive à convexité droite, lombaire secondaire à convexité gauche. Radiographie de notre collection.

dorsale assez prononcée, les corps vertébraux, vus par leur partie antérieure, décrivent une courbure dont la flèche est de un centimètre et demi, alors que les apophyses épineuses sont en ligne droite.

Cette inégalité de courbure et de torsion entre la colonne antérieure et postérieure du rachis, très nette sur la plupart des pièces anatomiques, démontre que la mensuration et l'examen des courbes décrites par les apophyses épineuses ne peuvent pas nous renseigner, en clinique, sur l'état réel de la déformation vertébrale scoliotique, sur le degré et le nombre des courbures.

La radiographie seule, dans ces cas, peut nous donner des notions exactes sur la déformation et la torsion des vertèbres.

III. Vertèbres scoliotiques en particulier. — Nous étudions :

1° Les *corps vertébraux* (*colonne antérieure* du rachis);

2° Les *arcs vertébraux* (*colonne postérieure*).

Notre description se rapporte à des vertèbres dorsales provenant de scolioses *en plein développement*. Les vertèbres cervicales et lombaires présentent des déformations scoliotiques peu différentes de celles des vertèbres dorsales.

Nous décrivons, à la fin de cette étude, les déformations vertébrales des scolioses *en voie de développement*.

1° *Corps vertébraux* (*colonne antérieure*). — Les déformations scoliotiques des corps vertébraux varient suivant l'âge et le degré de la lésion. Quelques rachis dont l'ossification est assez avancée, et qui peuvent être considérés comme normaux, ont des corps vertébraux asymétriques, de forme anormale (Bouvier).

A l'examen d'un rachis scoliotique, on note d'abord que les vertèbres d'une même courbure ne sont pas toutes semblables.

*Vertèbres en coin*. — Les vertèbres placées au sommet de la courbure présentent une diminution de hauteur, plus ou moins grande, de leurs corps vertébraux, du côté concave. Une coupe transversale de ces corps offre l'image d'un coin, à base tournée vers la convexité et à sommet dirigé vers la concavité (*vertèbres en coin* (Delpech) (fig. 101). La déformation *cunéiforme* des vertèbres, qui s'effectue suivant une diagonale dirigée du côté antéro-externe de la convexité vers le côté postéro-inférieur de la concavité, résulte de l'obliquité, plus ou moins grande, l'une vers l'autre, des deux surfaces basales qui normalement sont parallèles. Le coin n'est pas formé par l'affaissement de toute la portion latérale de la vertèbre, mais par l'affaissement de la moitié postérieure de cette face latérale (Hoffa).

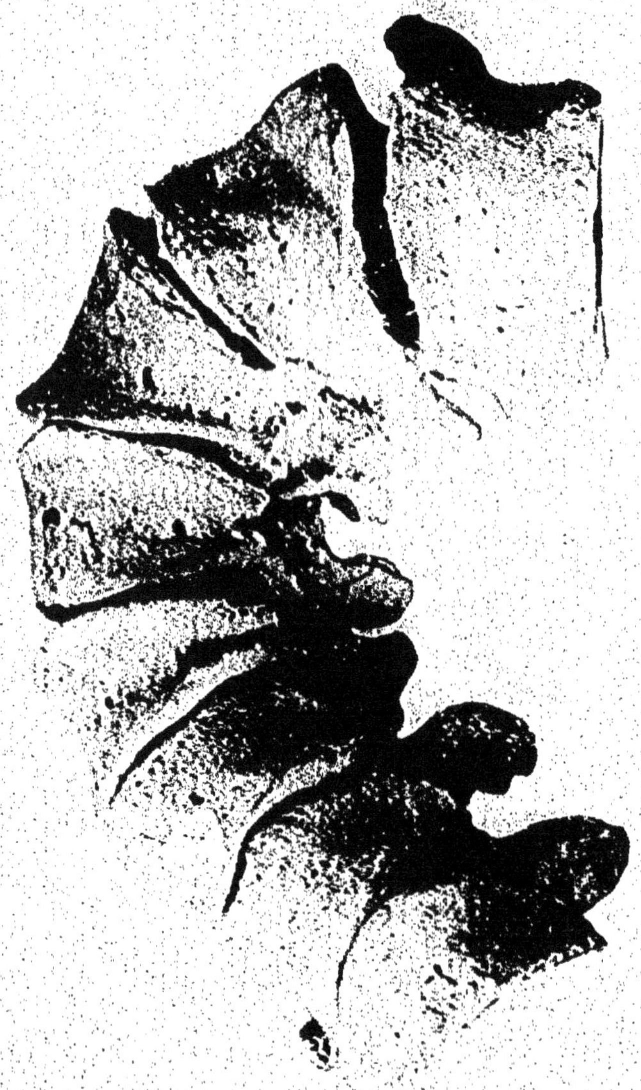

Fig. 104. — Courbure scoliotique dorsale à convexité gauche, ancienne et très prononcée, d'après une pièce de notre collection.

Le sommet du coin est presque toujours tronqué. Dans quelques cas, les deux surfaces basales se rejoignent vers la concavité, le bord correspondant de la vertèbre disparaît complètement, le coin a un sommet très nettement accusé.

La déformation cunéiforme est surtout marquée au point culminant de la courbure. La place des corps vertébraux déformés en coin, varie suivant le degré et la forme de la déviation. Par suite de l'empiétement des courbures voisines les unes sur les autres, on trouve quelquefois, aux extrémités d'une courbure primitive, des vertèbres dont la partie affaissée est du côté de la convexité.

Aux extrémités des courbures, au niveau des vertèbres dites de passage ou de transition, la déformation en coin est peu accentuée et présente à la fois les caractères atténués de l'*affaissement cunéiforme* et de l'*affaissement rhomboïdal* ou *losangoïde* (Delpech), ou souvent le type pur de cette variété de déformation. La figure 104 représente la déformation cunéiforme de plusieurs vertèbres, au point culminant d'une scoliose à convexité droite.

*Vertèbres à affaissement rhomboïdal.* — Dans les corps vertébraux à *affaissement rhomboïdal* (*vertèbres obliques* des auteurs allemands), les bords latéraux sont égaux, à l'inverse des vertèbres en coin, mais les deux surfaces basales, l'une supérieure et l'autre inférieure, ne sont plus exactement superposées.

Elles se sont déplacées transversalement, tout en restant parallèles, la supérieure du côté de la convexité, l'inférieure du côté de la concavité (fig. 104).

Il résulte de ce déplacement que les bords latéraux ne sont plus perpendiculaires, mais obliques. La coupe verticale et transversale qui, à l'état normal, est un parallélogramme rectangle, devient un parallélogramme obliquangle, ou même un lozange, si la hauteur du corps est égale à sa largeur, ainsi qu'on l'observe pour les vertèbres dorsales.

Si l'on examine en outre attentivement la striation de la substance osseuse à la surface antérieure de ces corps vertébraux à affaissement rhomboïdal, on note que les faisceaux ou sillons osseux, normalement perpendiculaires aux surfaces basales, sont dirigés plus ou moins obliquement par rapport à ces surfaces, de haut en bas et de la convexité vers la concavité.

Cette disposition oblique a été attribuée à un mouvement de torsion des corps vertébraux sur leur axe vertical (Bouvier).

D'après Lorenz, il s'agirait d'une rotation comparable à celle que l'on obtiendrait en saisissant le corps vertébral entre deux tenailles, et en tordant la face supérieure de gauche à droite, s'il s'agit, par exemple, d'une courbure à convexité droite.

D'après nos observations, l'obliquité des sillons osseux, à la face antérieure des corps des vertèbres obliques, est sous la dépendance des tractions du ligament commun antérieur qui contribue à entraîner ces vertèbres dans le mouvement de rotation exécuté par les vertèbres du centre des courbures.

Une coupe antéro-postérieure du corps vertébral, du côté de la concavité, indique enfin une autre forme de déformation signalée par Albert. Le corps vertébral, sur quelques vertèbres, est moins haut en arrière qu'en avant, de là un redressement des courbures scoliotiques du rachis dans le sens antéro-postérieur (*réclination* des auteurs allemands) et, à la région dorsale, la disparition de la cyphose normale.

La face latérale des corps vertébraux, principalement dans les vertèbres en coin de la région lombaire, se creuse très fréquemment, du côté concave, d'une gouttière transversale, en forme de gorge ou de selle.

Les surfaces basales, supérieure et inférieure, sont en général très agrandies, du côté de la concavité, et s'étendent, plus ou moins loin, sur l'insertion du pédicule et parfois sur le pédicule lui-même (Voy. fig. 105, 106).

A la limite du bord antérieur et du bord latéral du corps vertébral, du côté de la concavité, Hoffa a signalé une production osseuse surajoutée, qu'il a comparée à un olécrâne dont le sommet serait dirigé en avant et la base en arrière. Cette petite masse osseuse s'élargit progressivement pour se terminer en arrière au niveau du pédicule par une surface arrondie; elle contribue à agrandir la surface basale des corps vertébraux.

Dans la gorge de la face latérale de la vertèbre cunéiforme, du côté concave, on observe un épaississement de l'os constituant une sorte de colonne à deux ou plusieurs piliers, supportant en haut la production en forme d'olécrâne déjà signalée et reposant en bas, au niveau de la face basale inférieure, sur une partie osseuse semblable (Hoffa).

Une coupe transversale portant sur le milieu de plusieurs corps vertébraux appartenant au centre d'une courbure scoliotique, indique les principaux caractères des vertèbres cunéiformes que nous venons d'indiquer. Elle montre les surfaces basales débordant fortement du côté concave, principalement en arrière, dans le point où la pression s'exerce avec le plus de force, ainsi que la terminaison en pointe de la surface plane inférieure et les piliers de substance osseuse en forme d'olécrâne.

Ces dispositions anatomiques indiquent l'élargissement en surface, du côté concave, du corps vertébral et démontrent que ce que le corps a perdu en hauteur, il l'a gagné en extension en surface. Plus est grande la déformation cunéiforme, plus est marqué l'élargissement en surface.

On note fréquemment, sur la périphérie des vertèbres, au niveau des fortes courbures, et principalement du côté de la concavité, des *productions osseuses nouvelles* d'origine périostique. On observe, assez souvent, de véritables plaques osseuses exubérantes en forme de tubercules ou de petites colonnes, au niveau de la gorge de la face latérale du corps vertébral, du côté concave, et quelquefois aussi, au niveau de la face antérieure de ce corps.

Dans quelques cas, les corps vertébraux sont réunis et ankylosés par les nouvelles productions osseuses. Cette *ankylose osseuse* par fusion des corps vertébraux s'étend quelquefois au pédicule et surtout aux lames du côté concave (fig. 107, 108).

Fréquemment, des *ostéides* (Bouvier) fixent à distance les corps vertébraux. La figure 107 représente un remarquable exemple de production ostéophytique dans une scoliose ancienne à trois courbures, de notre collection. Au niveau des trois courbures, du côté de la concavité, les vertèbres sont assez solidement unies par du tissu osseux. Le cartilage interarticulaire, à la région lombaire, a disparu du côté de la concavité ; du côté de la convexité, il s'est ossifié et présente la forme d'un coin interposé entre les deux surfaces articulaires. L'union osseuse des corps vertébraux est surtout produite, au niveau de la convexité des trois courbures, par les bords étalés et exubérants des surfaces basales.

Dans la gorge de la face latérale des vertèbres dorsales, du côté concave, on note très distinctement une colonne osseuse terminée, en haut et en bas, par une saillie osseuse formée par les bords latéraux étalés des surfaces basales supérieure et inférieure.

Nous donnons plus loin l'explication et la signification de la gouttière transversale, de l'étalement des faces supérieure et inférieure et des productions osseuses des corps vertébraux.

Terminons cette étude du corps vertébral par quelques renseignements sur l'*asymétrie*, surtout marquée sur les vertèbres en coin. Cette asymétrie paraît évidente lorsqu'on examine le corps d'une vertèbre en coin, soit par sa face supérieure, soit par sa face inférieure. Les auteurs ne s'entendent pas cependant sur l'existence *réelle* ou *apparente* de cette asymétrie.

La plupart des auteurs (Hueter, Engel, Hoffa, K. Nicoladoni) admettent une asymétrie latérale dans laquelle le plan médian primitif du corps de la vertèbre, avant sa déformation, la divise en deux parties inégales.

La partie la plus large est du côté convexe, d'après Hueter et Nicoladoni, du côté concave, d'après Engel, Lorenz, Albert et Hoffa.

Albert admet une asymétrie oblique; la ligne de partage (dans un cas de courbure à convexité droite, par exemple) se dirige obliquement d'arrière en avant et de droite à gauche.

Le plan médian coupe la vertèbre en deux parties inégales : l'une, du côté convexe, placée en avant, plus large en avant, l'autre, du côté concave, placé en arrière, plus large en arrière.

La divergence d'opinion des auteurs allemands tient à la difficulté d'établir le plan médian primitif du corps vertébral et aux différents procédés proposés pour l'obtenir.

Nous ne décrirons pas ces divers procédés, inexacts pour la plupart. Nous citerons seulement le procédé d'Albert qui nous paraît assez précis. Cet auteur établit la ligne du plan médian du corps vertébral, en plaçant le milieu postérieur au niveau des veines émissaires. Il détermine le milieu antérieur, d'après la forme des vertèbres, au sommet du triangle des corps vertébraux qui présentent cette déformation, au point où la circonférence, décrite par le bord antérieur du corps vertébral, devient irrégulière en gagnant le côté concave, au milieu de la grande courbure antérieure pour les vertèbres lombaires, dont la face supérieure présente la forme d'une fève.

Quelques auteurs pensent que l'asymétrie n'est pas réelle,

mathématique, qu'elle n'est qu'*apparente*, produite, en grande partie, par les déformations du corps vertébral, par l'agrandissement des surfaces basales et par les productions osseuses nouvelles.

Sur des épreuves de vertèbres en coin, radiographiées et photographiées de façon à en avoir une projection verticale, Nové-Josserand et R. Gérardin ont obtenu une ligne noire, marquant nettement le bord véritable de la vertèbre. Pliant, à la façon d'un livre, l'épreuve ainsi obtenue, de telle sorte que le pli passe exactement par le milieu antéro-postérieur du dessin, on voit que les deux moitiés se correspondent exactement, ce qui indiquerait, d'après ces auteurs, qu'il n'y a pas asymétrie véritable du corps vertébral.

D'après nos recherches anatomiques, nous admettons qu'il existe une *asymétrie réelle* des vertèbres scoliotiques. Les diverses déformations du corps vertébral rendent cette asymétrie bien plus apparente qu'elle ne l'est en réalité. Cette asymétrie est oblique, la partie du côté concave est plus large que la partie du côté convexe.

2° *Arc postérieur. Colonne postérieure.* — L'arc postérieur, sous l'influence de la scoliose, a subi d'importantes modifications.

Si nous examinons cet arc sur une vertèbre dorsale appartenant à une courbure scoliotique moyenne, nous notons : 1° un déplacement notable de l'arc, par mouvement de flexion et de torsion, par rapport au corps vertébral ; 2° des déformations de ses diverses parties constitutives (fig. 105 et 109).

La ligne qui se dirige du milieu antérieur de l'apophyse épineuse au trou des veines émissaires et qui représente l'axe médian de l'arc vertébral, fait avec l'axe normal du corps vertébral un angle très obtus à sinus ouvert du côté de la concavité. Cet angle mesure le degré de *flexion latérale* (Lorenz) du corps sur l'arc. La vertèbre paraît fléchie sur son flanc, du côté de la concavité. Il résulte de ce mouvement que le pédicule et l'apophyse transverse du côté convexe ont pris une direction presque antéro-postérieure, et que le pédicule et l'apophyse transverse du côté concave ont pris une direction à peu près transversale. Les deux pédicules se sont fléchis vers la concavité ; le point de réunion de leurs prolongements est fortement reporté du côté de la convexité (fig. 105 et 109).

La *flexion latérale* n'existe pas d'une façon constante sur toutes les vertèbres scoliotiques. Elle peut manquer complètement (Hoffa, Herth, Nicoladoni) sur les scolioses en voie de développement; elle s'observe surtout sur les scolioses anciennes.

D'après Albert, l'arc postérieur a subi en outre un important mouvement de *torsion sur son axe antéro-postérieur*.

Ce mouvement de rotation ou de torsion de l'arc a été ingénieusement comparé par R. Gérardin à celui qu'on lui imprimerait en le saisissant avec les doigts et en cherchant à le faire tourner, pour le visser dans le corps vertébral (*vissage*). Dans d'autres cas, le mouvement se fait en sens contraire (*dévissage*).

Ce mouvement de torsion, que l'on observe très distinctement en regardant la vertèbre par derrière, s'accuse par un déplacement de l'axe transversal de l'arc postérieur, représenté par les apophyses transverses, qui n'est plus parallèle à l'axe transversal du corps, mais forme un angle, plus ou moins important, avec cet axe.

D'après Albert, le mouvement de torsion se produit, dans un sens différent, suivant que l'on examine une courbure dorsale ou une courbure lombaire.

R. Gérardin admet, au contraire, que le sens de la rotation change avec celui des courbures et que la formule d'Albert ne peut être adoptée d'une façon générale.

Albert signale encore le changement de situation des apophyses épineuses de la région dorsale qui deviennent plus horizontales, en raison de la *réclination* qui produit la disparition des courbures antéro-postérieures du rachis et qui est sous la dépendance de la différence de hauteur du corps vertébral, moins grande en arrière qu'en avant.

L'examen de la vertèbre, représentée dans les figures 105 et 106, prise sur une courbure scoliotique dorsale à convexité gauche, indique les déformations qu'a subies l'arc vertébral postérieur dans ses parties constitutives.

On note d'abord que le *pédicule*, du côté concave, a subi une diminution de hauteur très notable. Ce pédicule est en outre plus long que celui du côté concave. Il semble que ce qu'il a perdu en hauteur il l'a regagné en surface. Cet allongement s'explique par la présence d'un cartilage épiphysaire volumineux et d'une pièce intercalaire, produit d'une ostéogenèse exagérée, observée au niveau du pédicule du côté concave. Il n'est apparent que si l'on examine la vertèbre par sa face inférieure. Examiné par sa face supérieure, le bord supérieur du pédicule, du côté concave, paraît, au contraire, plus court que celui du côté convexe.

Sur des coupes de vertèbres scoliotiques on voit très nettement

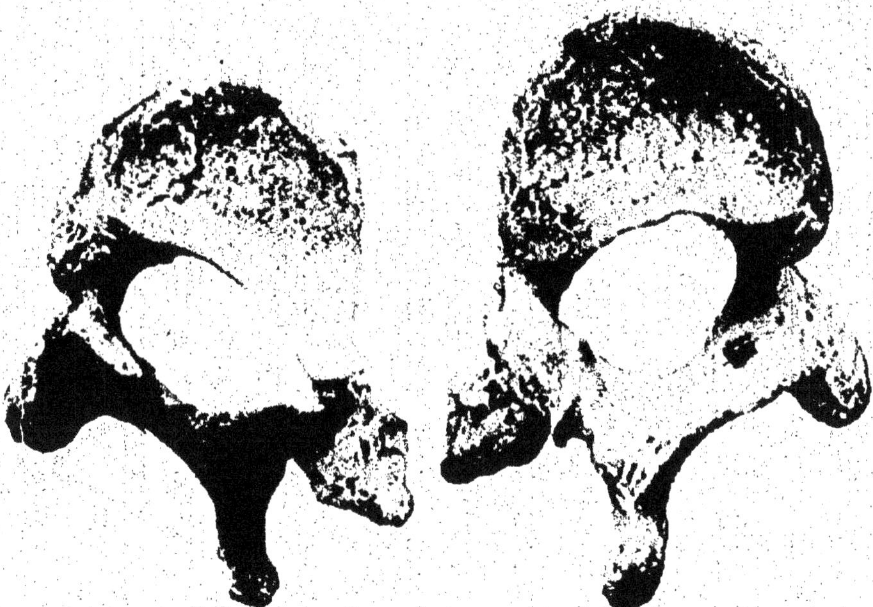

Fig. 105. — Vue de la face supérieure de la huitième vertèbre dorsale, au centre d'une courbure scoliotique dorsale très prononcée à convexité gauche.

Fig. 106. — La même vertèbre, vue de la face inférieure.

que le pédicule du côté concave est plus allongé que celui du côté convexe.

Ces coupes ou nos radiographies de vertèbres (fig. 109 à 113) n'indiquent pas toujours la flexion latérale et la coudure signalée par A. Lorenz. Cette coudure est surtout marquée sur des vertèbres de scolioses en plein développement.

Le pédicule, du côté concave, est généralement plus mince, moins large et moins épais que le pédicule, du côté convexe.

L'amincissement du pédicule, du côté concave, s'est surtout fait aux dépens de sa paroi interne, car si on mesure la distance qui sépare le bord externe de chaque pédicule de l'axe médian de l'arc vertébral, on la trouve à peu près égale des deux côtés. De cet amincissement du pédicule, du côté concave, aux dépens de son bord interne, résulte l'irrégularité de forme du trou vertébral (fig. 105).

La longueur des pédicules dépend, en grande partie, de l'état des apophyses articulaires ascendantes.

Les *apophyses articulaires* et les *facettes articulaires* présentent des déformations et des changements de direction souvent très prononcés, principalement dans la région dorsale et au centre des courbures.

Les apophyses articulaires, étroitement serrées du côté concave, écartées du côté convexe, moins élevées du côté concave que du côté convexe, sont larges, étalées du côté convexe, atrophiées du côté concave (fig. 107 et 108).

La déformation caractéristique consiste, du côté concave, dans une diminution notable de hauteur des apophyses, alors que les surfaces articulaires sont étalées, élargies. Du côté convexe, les apophyses présentent une légère augmentation de hauteur.

Sur des coupes horizontales et verticales, on note que, du côté concave, ces apophyses ont changé de direction dans deux sens. Elles ont perdu leur direction verticale normale et leur bord supérieur libre est incliné en avant. Elles regardent en outre en avant par leur extrémité antérieure, leurs facettes articulaires ascendantes se dirigeant d'arrière en avant et de dedans en dehors.

La direction des apophyses articulaires, ascendantes et descendantes, du côté convexe, est peu modifiée. Un peu plus étroites qu'à l'état normal, elles se redressent et conservent souvent une direction presque verticale.

Les facettes et les surfaces articulaires suivent les changements de direction des apophyses articulaires. Leur disposition est souvent modifiée au début des scolioses, alors que les apophyses articulaires ont encore leur forme et leur situation normales.

Les facettes articulaires élargies du côté concave, peu développées du côté convexe, se dirigent, sur les vertèbres scoliotiques de la région dorsale, d'arrière en avant et de dedans en dehors.

Sur notre pièce représentée figure 104, et sur notre pièce de la fig. 107, on note, au niveau du centre de la courbure dorsale, du côté de la concavité, l'écrasement avec atrophie des apophyses articulaires, le changement de direction des facettes articulaires. Ces facettes verticales, du côté convexe, ont pris, au côté concave, une direction fortement oblique de haut en bas et d'avant en arrière.

Sur quelques courbures de scolioses prononcées, les facettes articulaires sont très étalées, leurs bords débordent l'apophyse articulaire, elles empiètent sur la face supérieure de l'apophyse transverse et même sur toute la largeur de cette apophyse.

Une néarthrose s'établit, formée souvent aux dépens de presque toutes les parties constitutives de l'arc.

L'apophyse articulaire descendante de la vertèbre sus-jacente se modèle sur l'apophyse articulaire ascendante, les deux surfaces articulaires s'emboîtent exactement.

L'ankylose de ces articulations n'est pas rare. On note, assez souvent, à la base des surfaces articulaires, des productions osseuses exubérantes, quelquefois recourbées en forme de crochet.

Sur nos pièces (fig. 107 et fig. 108), au niveau de la courbure dorsale assez prononcée, on voit très nettement l'effacement ou plutôt l'écrasement des apophyses articulaires, l'étalement, le changement de direction des surfaces articulaires. Sur plusieurs vertèbres, les surfaces articulaires, très agrandies, empiètent sur l'apophyse transverse (Voyez aussi fig. 104).

L'emboîtement des surfaces articulaires et des apophyses articulaires est très exact. L'ankylose est complète au niveau de trois vertèbres. Les apophyses et les surfaces articulaires sont solidement soudées, et c'est à peine si un léger sillon indique, dans quelques points, le siège primitif de l'articulation.

Les bords des facettes articulaires, ascendantes et descendantes, sont saillants, débordants et constituent, par leur accolement, une sorte de bourrelet osseux en forme de crochet. Il semble que la substance osseuse, pressée au niveau des apophyses et des facettes articulaires, ait débordé au pourtour des surfaces articulaires.

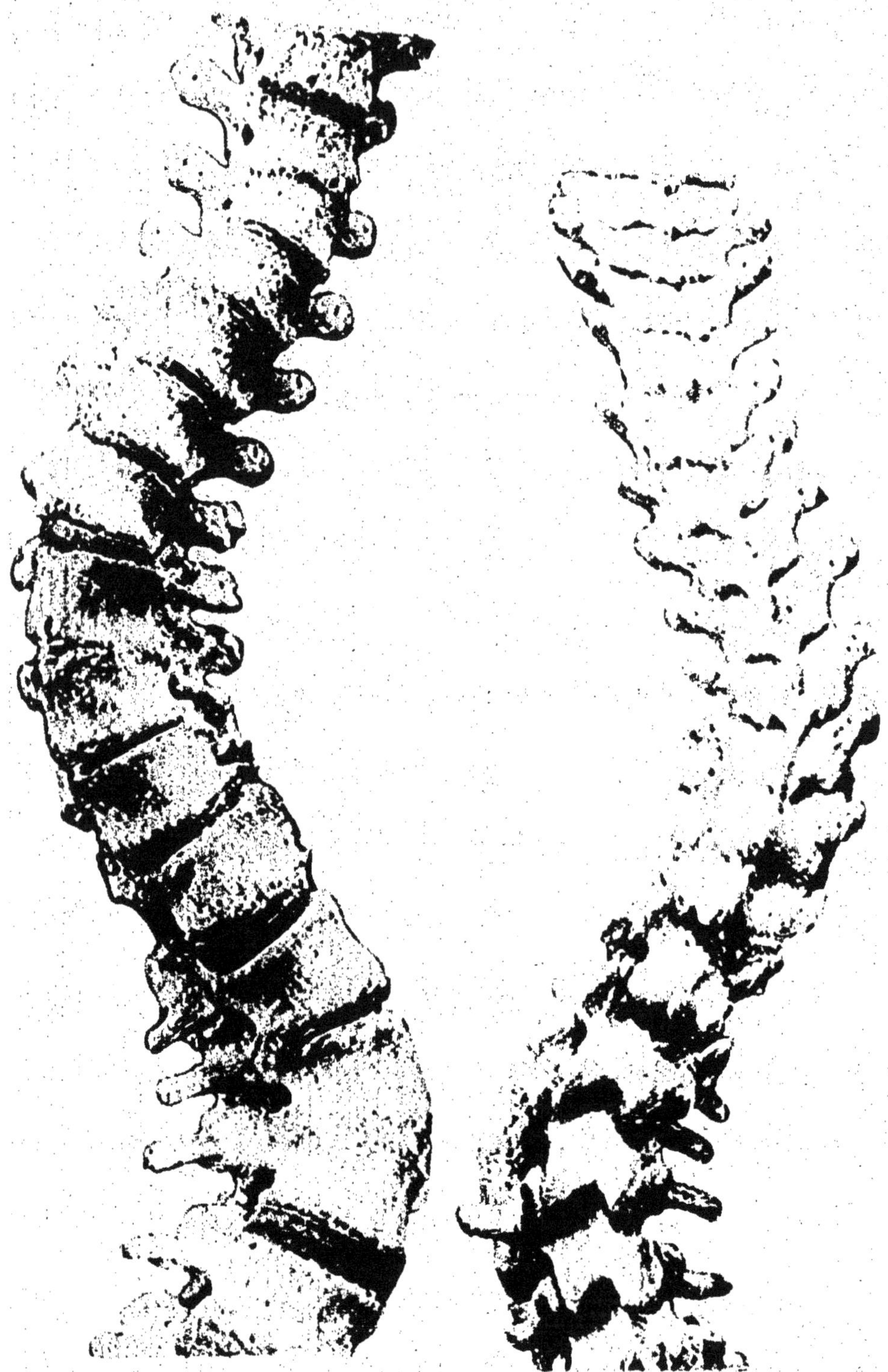

Fig. 107. — Vue de face.

Fig. 108. — Vue de dos.

15

Sur la même pièce, on observe une ankylose des vertèbres et des apophyses articulaires au niveau des courbures des régions dorsale supérieure et lombaire. Dans la région dorsale supérieure, les apophyses et les surfaces articulaires sont peu modifiées dans leur forme et dans leur direction, mais elles sont ankylosées, au niveau des 3e et 4e vertèbres cervicales, du côté concave et du côté convexe. Au niveau de la courbure lombaire, les apophyses et les surfaces articulaires sont profondément modifiées dans leur direction.

Les corps vertébraux et les apophyses articulaires sont ankylosées au niveau de la 1re et de la 2e vertèbre lombaire, du côté de la concavité, et au niveau de la 2e et de la 3e lombaire, du côté concave et du côté convexe. Les surfaces articulaires des 1re, 2e et 3e vertèbres lombaires, du côté convexe, sont également réunies par une substance osseuse compacte et résistante, les articulations qu'elles forment sont solidement ankylosées.

Les *apophyses transverses*, rapprochées du côté concave, éloignées du côté convexe, sont, en général, plus minces, plus longues du côté concave que du côté convexe. Du côté convexe, elles ont une hauteur égale ou supérieure à la normale; du côté concave, elles présentent, au contraire, une réduction de hauteur en rapport avec la déformation des corps vertébraux auxquels elles appartiennent.

Dans la région lombaire, elles se réduisent quelquefois à l'état de minces bâtonnets. Elles se transforment souvent pour constituer de véritables surfaces articulaires.

L'angle formé par l'apophyse transverse et l'apophyse épineuse (*sulcus paraspinosus* des auteurs allemands), est plus profond du côté convexe que du côté concave.

Les facettes articulaires, du côté concave, sont profondes, à bords saillants, regardant en haut; celles du côté convexe, ont, en général, une forme aplatie et regardent, au contraire, en avant.

Les *lames*, du côté concave, principalement sur les vertèbres en coin, présentent un épaississement très notable. Cet épaississement peut atteindre le double de celui des lames du côté opposé. Elles perdent quelquefois plus de la moitié de la hauteur et sont souvent atrophiées dans tous les sens.

Elles sont quelquefois égales des deux côtés, souvent plus longues du côté concave que du côté convexe.

Leur face postérieure, au lieu de rester plane, devient quelquefois bombée.

Les *apophyses épineuses* présentent des changements de direction et des modifications de forme qui sont assez variables.

Leur insertion, par rapport au corps vertébral, se déplace vers la concavité.

Dans la région dorsale, sous l'influence de l'inclinaison latérale du corps, et en raison de leur obliquité en bas qui est normale, elles se dévient vers la convexité. Dans la région lombaire, la direction normale des apophyses épineuses étant horizontale, l'inclinaison latérale produit simplement une rotation autour de leur axe longitudinal.

La direction du sommet des apophyses est assez variable. Le plus souvent, ce sommet est dévié du côté de la convexité, quelquefois cependant du côté de la concavité.

Le degré des déviations des apophyses épineuses, ainsi que nous l'avons déjà signalé, n'est pas toujours en rapport direct avec le degré de l'inclinaison latérale.

Avec une forte déviation des corps vertébraux vers la convexité, on peut constater quelquefois que les pointes des apophyses épineuses ne sont nullement déviées et ne s'écartent pas, ou s'écartent très peu, de la ligne médiane.

Cette disposition s'observe très nettement sur une de nos pièces anatomiques. Les corps vertébraux, dans ce cas, sont assez notablement déviés dans la région dorsale, alors que les apophyses épineuses ne sont pas déviées et ne s'écartent pas de l'axe médian du corps.

Le *trou vertébral*, à peu près circulaire à l'état normal, prend, sur les vertèbres dorsales et lombaires scoliotiques, la forme d'un ovoïde, de forme irrégulière, dont le plus grand diamètre se dirige obliquement d'avant en arrière, de la convexité vers la concavité, et dont la grosse extrémité regarde du côté de la convexité (fig. 105 et 106).

L'irrégularité du trou vertébral tient surtout à l'amincissement du pédicule du côté concave, qui s'est surtout effectué aux dépens de sa paroi interne.

La déformation est surtout marquée au niveau du sommet des courbures, et disparaît, en partie, sur les vertèbres de transition.

Les lignes de l'ovoïde ne sont pas régulièrement courbes, elles présentent des inflexions en trois points. La première est située au niveau de la partie médiane de la face postérieure du corps vertébral et correspond à l'orifice des veines émissaires; la deuxième, au point de bifurcation de l'apophyse épineuse; la troisième, à la partie postérieure de l'arc, du côté concave.

Sur les vertèbres lombaires, les déformations et les déviations des diverses parties de l'arc vertébral sont, en général, beaucoup moins accentuées que sur les vertèbres dorsales.

En résumé, dans les scolioses d'une certaine importance, les déformations asymétriques principales de la vertèbre consistent dans une diminution de hauteur compensée par une augmentation en surface. Il semble, suivant la juste remarque d'Albert, que la vertèbre gagne dans l'une de ses dimensions ce qu'elle perd dans l'autre. On remarquera, en outre, la fusion très étroite des parties constitutives de l'arc vertébral, qui, souvent immobilisées par l'ankylose et par des productions ostéophytiques exubérantes et articulées entres elles, présentent une augmentation notable de leur étendue en surface et de leur épaisseur. La colonne postérieure, ainsi constituée, joue un rôle de soutien important, suppléant, en partie, la colonne antérieure devenue incapable de résister aux influences qui tendent à affaisser et à courber le rachis.

*Déformations vertébrales dans les scolioses au début.* — Les déformations et les déviations des vertèbres, au début de scolioses en voie de développement chez de jeunes enfants, sont moins connues que celles que nous venons de décrire et qui se rapportent à des scolioses anciennes. L'examen de quelques pièces de scolioses, en voie de développement, nous démontre que la déformation vertébrale s'accuse d'abord par une certaine limitation des mouvements des articulations vertébrales avec rétraction des parties molles, par une diminution de hauteur des disques intervertébraux et par un raccourcissement de l'anneau fibreux du côté de la concavité, par un déplacement latéral du noyau gélatiniforme central vers la convexité de la déviation.

L'affaissement limité, au début, aux disques intervertébraux (Malgaigne, Delpech) se montre bientôt sur les diverses parties de la vertèbre.

Les corps vertébraux sont atteints les premiers, les déformations de l'arc vertébral se produisent beaucoup plus tard. Les apophyses transverses et articulaires, les lames, les apophyses épineuses conservent à peu près complètement leur forme et leur direction, alors que les corps vertébraux sont notablement déviés. Nous avons déjà signalé l'absence de déviation des apophyses épineuses sur des rachis scoliotiques dont les corps vertébraux étaient assez fortement déviés.

Les modifications notées sur les corps vertébraux, paraissent plutôt dépendre de la torsion que de l'inflexion. Ils paraissent tordus du côté convexe de la courbure. Ils ont la forme d'un ovoïde à grosse extrémité tournée en avant et vers la convexité, à petite extrémité tournée en arrière vers la concavité. Ils présentent moins de hauteur en arrière qu'en avant (*réclination* d'Albert). Même au sommet des courbures, on ne retrouve pas les caractères des vertèbres en coin; la hauteur des bords latéraux est égale du côté concave et du côté convexe. La dépression en forme de selle, sur la face latérale du corps vertébral du côté concave est, en général, très peu marquée. L'affaissement rhomboïdal ne s'observe qu'exceptionnellement sur quelques vertèbres intermédiaires.

Structure de la vertèbre scoliotique. — Aux changements de forme que nous avons signalés dans les vertèbres scoliotiques, correspondent des modifications dans l'architecture du tissu osseux. L'état de cette structure donne de précieux arguments pour la discussion des théories de la torsion et de la pathogénie de la scoliose.

Des coupes, transversales et verticales, pratiquées sur des vertèbres scoliotiques, en plusieurs points des courbures, à diverses périodes de l'évolution de la difformité, indiquent un état différent des trabécules et des travées osseuses de la vertèbre, considérés du côté concave ou du côté convexe de la courbure.

Sur une coupe transversale d'une vertèbre en coin, appartenant à une courbure d'une scoliose en voie de développement, chez un jeune enfant, on note d'abord, en dehors de la déformation du corps vertébral vers la convexité et des modifications de forme et de direction des pédicules, que le cartilage épiphysaire des pédicules, du côté convexe, a presque complètement disparu tandis que le cartilage, du côté concave, est nettement accusé sous forme d'une saillie cartilagineuse.

Hoffa, Berg et J. Wolff signalent, en outre, au voisinage du cartilage épiphysaire du pédicule du côté concave, puis de la paroi concave du corps vertébral, au niveau de la saillie décrite page 217 sous le nom d'olécrâne, un noyau osseux résultant d'un apport exagéré d'os nouveau, qui, pénétrant dans le corps vertébral, à la façon d'un coin, modifie la forme de la vertèbre et est la cause de son asymétrie. Pour R. Gérardin, la substance osseuse est plus dense du côté concave que du côté convexe, mais rien ne paraît correspondre à la description donnée par Hoffa d'un noyau osseux surajouté.

Le tissu spongieux du corps vertébral ne présente pas dans toute l'étendue de la coupe les mêmes caractères (fig. 109 à 113).

Contrairement à l'opinion des auteurs qui admettent que le tissu osseux du corps vertébral est atrophié du côté concave, hypertrophié du côté convexe, on note que le tissu osseux du côté concave, est plus dense, à espaces médullaires plus resserrés que du côté convexe; les trabécules osseux étaient manifestement, de ce côté, très fins, à espaces médullaires très élargis.

Nos radiographies de vertèbres, prises au centre des courbures d'une pièce provenant d'un sujet atteint de scoliose prononcée (fig. 109 à 113), donnent d'intéressants détails sur l'architecture du tissu osseux.

Pour obtenir les épreuves représentées, les vertèbres ont été placées le corps vertébral reposant exactement sur la plaque photographique, l'apophyse épineuse regardant en haut.

Les radiographies des figures 109 à 113, indiquent nettement que le tissu osseux du côté concave, est plus dense que du côté convexe.

Il semble que le tissu osseux du côté concave du corps vertébral, est le siège d'une *nutrition* et d'une *ostéogenèse* plus actives que du côté convexe. Nous donnons plus loin l'interprétation de ces constatations anatomiques.

Sur des coupes transversales de vertèbres appartenant à des scolioses à une période avancée de développement, on note, principalement sur les vertèbres de passage, moins nettement sur les vertèbres du sommet de la courbure, l'augmentation de la densité et la prolifération du tissu osseux, du côté concave, que nous venons de signaler sur les corps des vertèbres de scolioses en voie de développement.

Dans le pédicule, l'apophyse transverse et le corps vertébral,

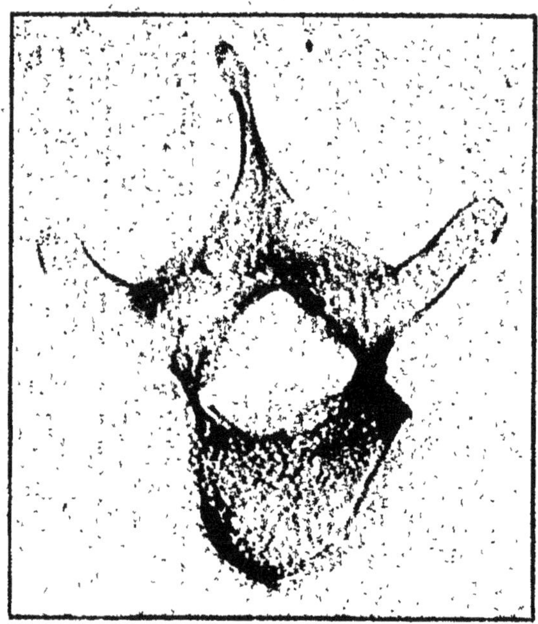

Fig. 109. — Radiographie de la 9ᵉ vertèbre dorsale prise au niveau d'une courbure scoliotique à convexité droite.

du côté concave, le tissu osseux est compact, à mailles plus serrées que du côté convexe (fig. 109 à 113).

Au niveau du pédicule du côté concave, les coupes transversales et verticales indiquent l'existence de travées osseuses qui plongent en rayonnant dans le corps vertébral de ce côté et qui sont réunies par des travées obliques concentriques.

Les colonnettes osseuses, principalement sur les vertèbres obliques, qui, normalement, s'implantent perpendiculairement sur les surfaces basales des corps vertébraux, deviennent obliques par rapport à ces surfaces et se dirigent de haut en bas et de la concavité vers la convexité, en sens inverse de la direction des faisceaux obliques de la surface corticale qui ont une direction oblique de haut en bas et de la convexité vers la concavité (Hoffa, Berg).

La disposition des faisceaux et des trabécules osseux est en rapport avec la forme extérieure des vertèbres scoliotiques. L'architecture intérieure de la vertèbre cunéiforme correspond à la forme extérieure du rachis à laquelle elle appartient.

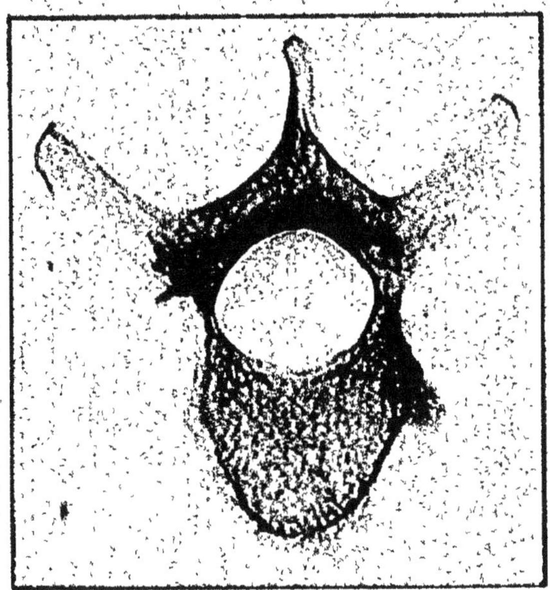

Fig. 110. — Radiographie de la 4e vertèbre dorsale, *id.*

Dolega signale sur les vertèbres en coin, qui occupent le sommet des courbures, une certaine coudure des colonnettes osseuses du pédicule concave, qui se dirigent d'abord obliquement du côté convexe, pour subir une inflexion du côté de la concavité, lorsqu'elles arrivent dans le corps vertébral. Cette disposition semblerait indiquer un certain degré de torsion du tissu osseux.

L'étude de la structure des productions osseuses exubérantes, si fréquentes, principalement au niveau des arcs postérieurs des vertèbres scoliotiques, ne nous renseigne pas sur la cause de ces ossifications.

On peut admettre cependant que les ankyloses et les exubérances osseuses sont le résultat d'un apport osseux exagéré, analogue à celui constaté du côté concave du corps vertébral et sous la dépendance des mêmes causes (*surcharge et adaptation de la vertèbre à ses nouvelles conditions statiques*).

En résumé, l'étude de la structure de la vertèbre scoliotique indique ce fait, surtout important au point de vue de la pathogénie, que, du côté de la concavité, principalement au niveau des arcs postérieurs, se produit une ostéogenèse très active, qui

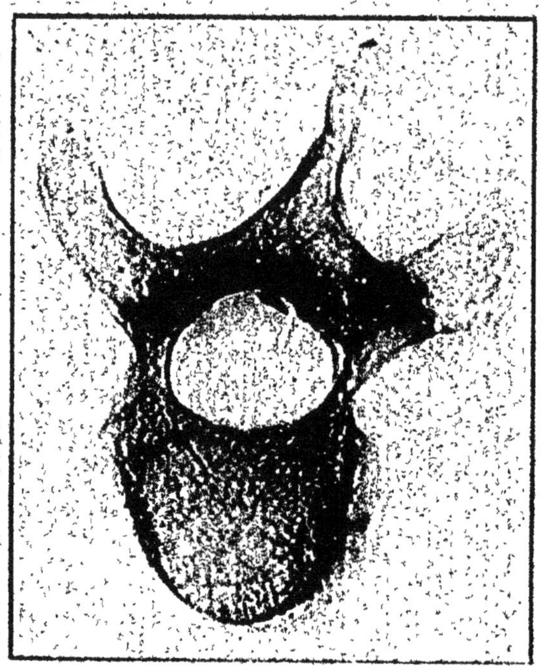

Fig. 111. — Radiographie de la 6e dorsale, *id.*

contribue à renforcer le rachis et à former une colonne de soutien, surtout constituée par la superposition des lames, des apophyses transverses et articulaires et par des productions osseuses nouvelles exubérantes.

Nous ne possédons aucune notion précise sur les lésions histologiques de l'os et sur les troubles d'ossification qui existent dans les scolioses en voie d'évolution. Il est, en effet, très difficile de se procurer des pièces fraîches qui se rapportent à cette variété de déviation.

Polosson, se basant sur quelques examens macroscopiques et histologiques de vertèbres scoliotiques chez des adolescents, considère les déviations du rachis comme une conséquence du *rachitisme tardif* (Voy. *Étiologie*). Cette hypothèse, défendue par Tripier, Ollier, Polosson, Albert (de Vienne), Mikulicz, Rydigier, Kirmisson, ne s'appuie sur aucun fait anatomique et clinique précis.

IV. Théorie de la torsion. Nouvelles conditions statiques du rachis scoliotique. — Notre étude anatomique nous per-

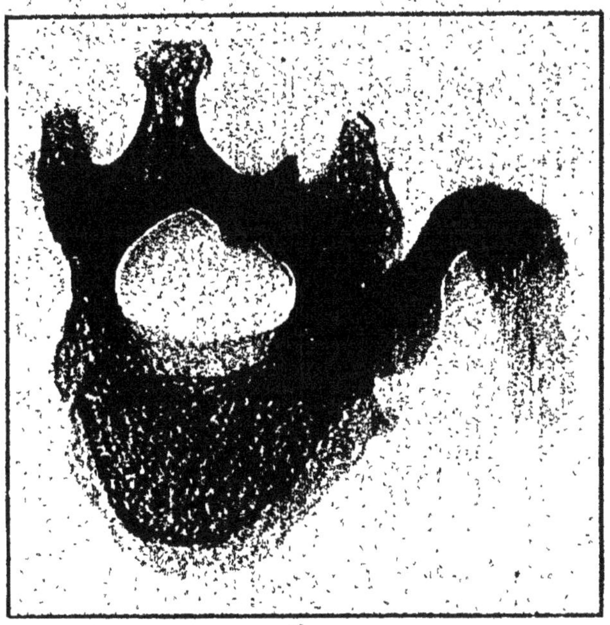

Fig. 112. — Radiographie de la 9e dorsale, *id.*

met d'interpréter les théories dites de *rotation* ou de *torsion*, et de donner quelques renseignements sur l'évolution et sur les nouvelles conditions statiques du rachis scoliotique.

L'impression que nous avons signalée plus haut, que les vertèbres scoliotiques ont tourné autour d'un axe vertical, de telle sorte que leurs corps regardent vers la convexité (*torsion extrinsèque*), est-elle *réelle* ou *apparente*?

La vertèbre scoliotique s'est-elle tordue sur elle-même (*torsion intrinsèque*)?

Plusieurs auteurs admettent la rotation des vertèbres scoliotiques les unes sur les autres autour de leur axe vertical.

Henke attribue la rotation du rachis, suivant l'axe longitudinal, à la disposition des syndesmoses et des articulations diarthroïdales.

D'après H.-V. Meyer, la rotation résulte de la manière différente dont se comportent les corps et les arcs vertébraux, lorsqu'ils sont soumis à des influences qui tendent à infléchir la colonne vertébrale. La colonne *antérieure*, constituée par les

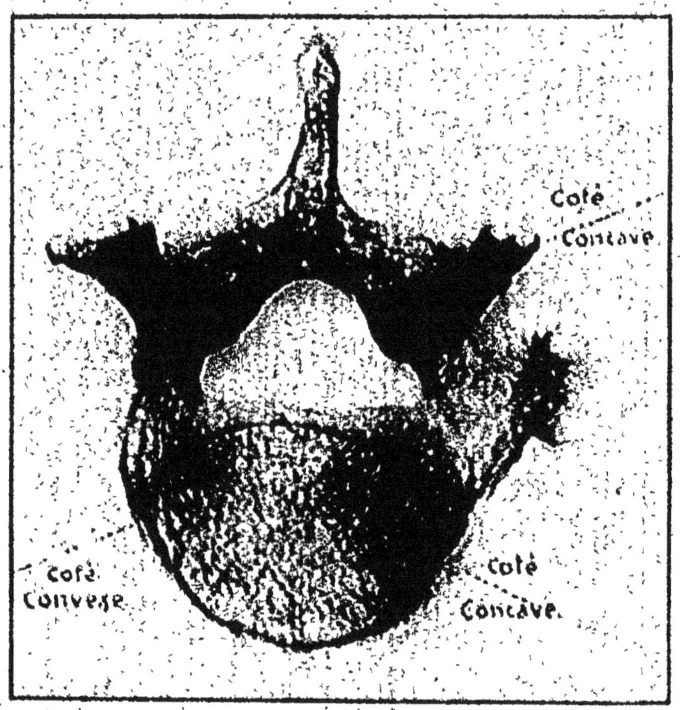


Fig. 113. — Radiographie de la 3e vertèbre lombaire prise au niveau d'une courbure scoliotique à convexité gauche (même pièce).

corps vertébraux, étant moins bien maintenue par les ligaments que la colonne *postérieure*, constituée par les arcs, il en résulte un déplacement inégal des deux colonnes; les arcs vertébraux se portent du côté où les vertèbres se rapprochent, c'est-à-dire du côté de la concavité, tandis que les corps des vertèbres se dévient du côté du plus grand rayon de courbure, c'est-à-dire du côté de la convexité.

Cette théorie ne concorde pas avec les constatations anatomiques qui indiquent les changements de position des corps des vertèbres par rapport à leur arc. Elle n'explique pas les modifications de forme des vertèbres scoliotiques qui dépendent de la torsion.

Quelques orthopédistes (Bouvier, Rogers, Harrison, Pellétan, Dittel, Busch, R. Wolkmann, Lorenz, Fischer) admettent une torsion osseuse au niveau des vertèbres scoliotiques.

D'après A. Lorenz, le corps vertébral se déplaçant hors de la ligne médiane, entraîne l'arc par l'intermédiaire des pédicules. Ces pédicules subissent, par rapport à la direction normale, une rotation dans le sens des aiguilles d'une montre. De là le brisement et la flexion des pédicules, au niveau de la rainure épiphysaire de leur base, vers la concavité de la courbure.

En plus, la surface basale supérieure du corps vertébral a subi une rotation sur l'inférieure.

La théorie de Lorenz ne peut s'appliquer d'une façon générale, le brisement avec flexion et coudure des pédicules n'existant que sur les vertèbres des scolioses des adultes.

Pour Engel, Hueter, Kocher, Nicoladoni, la torsion du rachis scoliotique n'est qu'une apparence, qu'une illusion d'optique résultant de l'asymétrie des corps vertébraux.

D'après Hoffa et Berg, l'apparence de torsion est due en grande partie à l'asymétrie des corps vertébraux. Ces auteurs admettent cependant un certain degré de rotation des vertèbres, dans leurs articulations, les unes par rapport aux autres.

Ainsi que nous l'avons indiqué, les procédés de détermination peu précis du plan médian primitif du corps des vertèbres scoliotiques ne peuvent renseigner exactement sur l'asymétrie mathématique du corps de ces vertèbres. On doit néanmoins, à notre avis, admettre cette asymétrie, due surtout aux déformations et aux productions osseuses nouvelles, souvent volumineuses du côté de la concavité.

L'examen attentif de nombreuses pièces anatomiques nous a démontré qu'il existait une véritable torsion des vertèbres scoliotiques sur leur axe vertical.

L'étude de la vertèbre scoliotique et de son architecture démontrent que le point d'appui des vertèbres entre elles, à un certain moment de l'évolution de la scoliose, se déplace sur le côté et en arrière de la partie latérale des corps vertébraux, du côté concave.

Ce déplacement, suivi de l'entraînement de la partie antérieure du pédicule, du côté concave, dans le corps vertébral, ne peut se produire que par un mouvement de torsion. Cette torsion est, d'après J. Wolff, une conséquence de l'adaptation fonctionnelle aux altérations des conditions d'espace, qui se produisent à la suite d'une position défectueuse persistante du rachis et du thorax.

Les déformations des apophyses et des facettes articulaires, les transformations des apophyses transverses en surfaces articulaires, les néarthroses à disposition spéciale, empiétant sur les apophyses transverses et sur les lames, que nous avons décrites en détail, démontrent l'existence réelle de la rotation extrinsèque du rachis scoliotique.

On peut enfin, à l'exemple d'Albert, placer de longues aiguilles à travers les trous intervertébraux d'un segment scoliotique, en ayant soin de consolider, avec du mastic, les aiguilles dans le trou plus large du côté convexe. On constate que ces aiguilles forment des angles qui indiquent l'existence de la torsion et son degré.

A côté de la torsion des vertèbres entre elles, nous admettons la torsion de la vertèbre sur elle-même (*torsion intrinsèque*). Certains déplacements de l'arc, par rapport au corps vertébral, que nous avons signalés, indiquent la torsion de la vertèbre sur elle-même.

La flexion latérale de Lorenz n'est pas, il est vrai, constante et ne s'observe, en général, que sur des vertèbres appartenant à des scolioses complètement développées ; mais la torsion de la face supérieure sur la face inférieure des corps vertébraux des vertèbres obliques, sous la dépendance de la traction du ligament commun antérieur, indiquée par la fascularisation de la lame corticale antérieure des vertèbres qui est oblique de haut en bas et de la convexité vers la concavité, ne peut s'expliquer que par la torsion de la vertèbre sur elle-même. Certains détails de la structure de la vertèbre scoliotique indiquent aussi cette torsion.

En résumé, nous admettons la torsion du rachis scoliotique

par rotation des vertèbres les unes sur les autres, autour de leur axe vertical et aussi un certain degré de torsion de la vertèbre elle-même.

En raison de l'asymétrie des corps vertébraux, en raison des modifications de forme et des ostéophytes des vertèbres, la torsion du rachis scoliotique paraît plus considérable qu'elle ne l'est en réalité.

Si nous examinons les diverses étapes de l'évolution des scolioses et les nouvelles conditions statiques du rachis scoliotique, nous voyons que la légère inflexion du début n'agit que sur quelques vertèbres, dont les disques vertébraux et les apophyses articulaires sont comprimés et tassés du côté de la concavité.

A une période plus avancée, les corps des vertèbres du centre des courbures exécutent un mouvement de rotation vers la convexité autour de leur axe diagonal et entraînent, par le ligament commun antérieur, les vertèbres voisines qui décrivent un mouvement analogue. La surcharge unilatérale s'exerce sur toute la partie latérale de la vertèbre du côté concave, mais surtout sur la partie latérale et postérieure, dans le point où l'usure et la diminution de hauteur sont le plus considérables. Suivant l'importance de la courbure, les vertèbres scoliotiques s'éloignent, plus ou moins, de la verticale qui passe par le milieu des vertèbres cervicales et sacrées.

L'évolution de la scoliose continuant, le pédicule du côté concave est entraîné dans la partie supérieure du corps vertébral, qui a une hauteur moins grande en avant qu'en arrière; les courbures antéro-postérieures physiologiques du rachis disparaissent (*réclination*). A ce moment, les conditions statiques du rachis sont profondément modifiées. Les pressions sont inégalement réparties au niveau des diverses vertèbres des courbures.

Les corps vertébraux, situés hors de la verticale normale, ne supportent plus le poids du corps, ou ne le supportent qu'en partie; ce poids vient agir avec plus ou moins d'énergie, suivant le degré de la courbure, sur les vertèbres obliques situées aux extrémités des courbures. Dans les courbures très prononcées, ces vertèbres obliques sont très inclinées par rapport à l'axe vertical du rachis, les pressions du poids du corps s'exercent de haut en bas et obliquement, de la concavité vers la convexité, suivant la direction des fibres osseuses que nous avons décrites en traitant de la structure des vertèbres.

Nous avons indiqué, dans notre étude anatomique, le soutien apporté au rachis scoliotique par certaines parties des vertèbres modifiées dans leur forme, et en particulier par la colonne postérieure constituée par les arcs. Nous avons décrit, du côté de la concavité, l'agrandissement des surfaces articulaires, les néarthroses, les ankyloses et les nouvelles productions osseuses qui jouent un rôle statique très important, en permettant au rachis de résister aux forces qui tendent à le déplacer, à le courber et à l'affaisser.

Parmi les notions données par l'étude anatomique des scolioses, au point de vue des indications thérapeutiques, nous devons considérer surtout :

L'absence de déformation importante des vertèbres au début, et, par conséquent, la possibilité d'obtenir la correction de l'attitude scoliotique et le redressement des courbures par le décubitus, par le traitement antistatique, et par l'action musculaire (procédés thérapeutiques musculaires); les déformations asymétriques des vertèbres qui créent de nouvelles et anormales conditions statiques, lorsque la difformité est ancienne; les déformations particulières des vertèbres et des côtes qui dépendent de la torsion; la rétraction des tissus du côté de la concavité des courbures; l'ankylose partielle ou totale des vertèbres et de leurs articulations.

A une certaine période de la maladie, les méthodes de traitement qui permettent d'agir sur les vertèbres déformées et sur les articulations ankylosées, sont seules efficaces.

V. Tronc, parties molles et viscères dans les déviations scoliotiques. — *Tronc.* — Les déviations scoliotiques retentissent d'une façon toute particulière sur le thorax et sur le bassin.

*Côtes.* — Les côtes subissent des changements de forme et de direction, analogues à celles des pédicules et des apophyses transverses dont elles ne sont que le prolongement.

La figure 111 indique bien les changements de direction des côtes du côté de la convexité et du côté de la concavité.

Du côté de la concavité, les côtes sont rapprochées, souvent comprimées les unes contre les autres, s'articulant même quelquefois ou se soudant entre elles (Voyez fig. 99).

Elles présentent une diminution de hauteur, particulièrement marquée dans les points où les côtes sont le plus rapprochées. Cette diminution de hauteur est, en général, plus prononcée à la

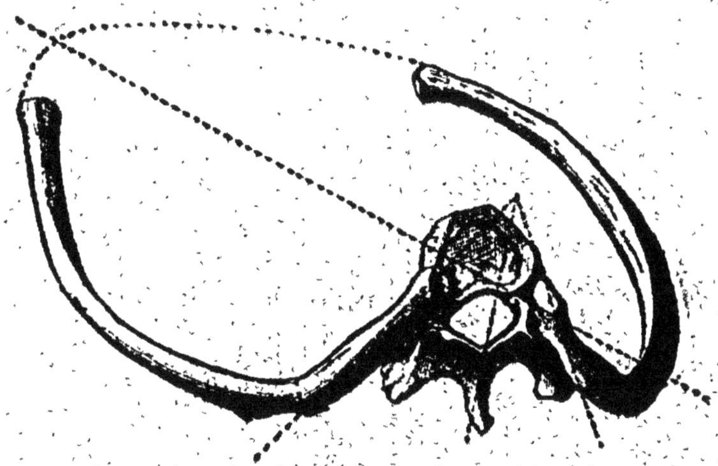

Fig. 111. — Configuration des côtes et diamètres thoraciques dans un cas de scoliose dorsale convexe à droite.

partie moyenne des côtes qu'à leurs extrémités, antérieure ou postérieure.

La diminution de hauteur et l'atrophie des côtes, du côté de la concavité, sont quelquefois tellement prononcées qu'elles sont réduites, ainsi que nous l'avons observé dans un cas, à l'état de simples lamelles osseuses, perforées en plusieurs points.

Les facettes articulaires costo-vertébrales changent de direction. La facette articulaire vertébrale supérieure, du côté de la concavité, est agrandie, agrandissement dû à l'élévation des côtes. La facette articulaire inférieure, du côté de la convexité, est de même agrandie, et cette déformation est en rapport avec l'abaissement des côtes.

Du côté de la convexité, les côtes, à partir de leur insertion vertébrale, se dirigent fortement en arrière, s'infléchissent ensuite à angle aigu, pour se diriger en avant et rejoindre en ligne droite le sternum, sans présenter de courbure latérale.

Du côté de la concavité, les côtes, après leur articulation vertébrale, se dirigent plus ou moins directement en dehors, puis, à une assez grande distance, elles se recourbent fortement pour venir s'insérer sur le bord du sternum (Voy. fig. 99).

En général, les côtes sont abaissées sur la convexité, élevées sur la concavité. On peut observer divers déplacements sur la même concavité.

Suivant le degré de la courbure du rachis, les déformations et les changements de direction des côtes sont plus ou moins marqués.

La forme des côtes s'adapte, à tous les points de leur longueur, aux conditions d'espace modifiées par l'attitude ramassée du thorax, aux côtés gauche et droit du rachis scoliotique.

*Sternum.* — Le sternum, en général peu déplacé et peu déformé, est quelquefois bombé ou excavé; sa pointe se dévie à droite ou à gauche.

*Thorax.* — La déformation du rachis et des côtes modifie profondément la forme du thorax.

L'exagération de la courbure, au niveau des angles costaux, ne produit, au début, qu'une légère voussure. Lorsque les côtes sont notablement déformées ou déviées, on note, du côté de la convexité, la *gibbosité* ou *bosse costale*, du côté de la concavité, un *aplatissement* ou même une excavation plus ou moins marquée.

Dans la région antérieure du thorax, sur les parties latérales, on constate souvent, du côté correspondant à la concavité, une saillie des côtes, qui constitue une véritable *gibbosité antérieure*. Dans la scoliose dorsale droite, on observe en général une gibbosité antéro-gauche, la partie latérale droite et antérieure étant, au contraire, plus ou moins déprimée.

La gibbosité est souvent simple, elle présente diverses variétés qui dépendent du degré de courbure et du type de scoliose.

Nous décrivons, dans notre chapitre *Symptomatologie*, les diverses formes de gibbosités.

La forme et les dimensions du thorax sont, suivant la gravité des cas, plus ou moins modifiées. Des deux côtés, le thorax paraît raccourci.

Du côté de la convexité, les diamètres antéro-postérieur et transverse sont diminués; du côté de la concavité, la hauteur du thorax est diminuée, les diamètres antéro-postérieur et transversal offrent un notable agrandissement. La coupe transversale du thorax représente un ellipsoïde oblique allongé.

Dans les cas de scolioses dorsales à convexité droite, le diamètre oblique diagonal droit est augmenté, le diamètre oblique diagonal gauche est diminué. Dans quelques cas, le diamètre transversal du thorax est très notablement rétréci (*thorax transversalement rétréci*).

Nous renvoyons à la thèse de M. G. Fabre (1899) qui, sous notre direction, a étudié la forme du thorax et des gibbosités dans les diverses variétés de scolioses.

Nous indiquons, à la symptomatologie, les changements de position des *omoplates*.

*Bassin*. — L'asymétrie et le retrécissement du bassin, principalement dus à la participation du sacrum à la scoliose et au changement de courbure de l'os iliaque, au niveau du détroit supérieur, ne s'observent, en général, que dans les formes graves et anciennes de déviations scoliotiques.

Le bassin scoliotique doit être rangé dans les bassins obliques, puisque le détroit supérieur est allongé suivant l'un de ses diamètres obliques. Cette obliquité est toujours inverse de celle du thorax.

Signalons l'atrophie *cranienne* et *faciale* unilatérale, observée dans quelques cas de scolioses.

VI. Parties molles du rachis. — *Ligaments*. — Les ligaments vertébraux et costaux s'allongent et s'amincissent, du côté de la convexité ; ils se raccourcissent et s'épaississent, du côté de la concavité. Ils peuvent se subluxer. Cette subluxation s'observe souvent pour le *ligament longitudinal commun antérieur* qui devient asymétrique et est représenté par un ruban épais qui a glissé du côté de la concavité. Du côté concave, son bord est épaissi; aminci, au contraire, et se continue sans ligne de démarcation avec le périoste, du côté de la convexité. En raison de son épaississement et de sa rétraction, ce ligament fixe les os dans leur situation anormale et agit comme la corde qui maintient un arc courbé (Nicoladoni, Barwell).

En raison de son adhérence aux corps vertébraux, il entraîne, à une certaine période de l'évolution de la scoliose, les vertèbres au-dessus et au-dessous du centre de la courbure et contribue ainsi à produire la torsion de la face supérieure sur la face inférieure du corps vertébral et la fascularisation oblique de la lame corticale.

Le *ligament commun postérieur* est peu modifié dans sa forme et ses rapports. Il conserve sa disposition dentelée et, comme à l'état normal, il passe au-dessus des veines émissaires, à la façon d'un pont.

Nous avons déjà signalé la déformation en coin des *disques intervertébraux* qui se montre au début de la scoliose, avant même la déformation vertébrale. *Le nucleus pulposus* du disque intervertébral, qui n'est pas élastique, subit une subluxation, du côté de la convexité, et devient excentrique (Lorenz).

A une époque avancée des scolioses, les disques s'atrophient, disparaissent même. Ils s'ossifient quelquefois, ainsi que nous l'avons observé dans notre pièce représentée figures 107 et 108.

Les *ligaments capsulaires* et *intertransversaires* sont raccourcis et peuvent même s'atrophier et disparaître du côté de la concavité. Les ligaments qui vont de l'apophyse transverse au col de la côte, sont notablement allongés, du côté de la convexité.

*Muscles.* — Les lésions des muscles du dos, dans les scolioses au début, sont mal connues. Dans les scolioses anciennes, les lésions, d'après nos observations, sont surtout marquées dans les muscles superficiels, principalement dans le grand dorsal, moins prononcées dans les muscles profonds et dans les muscles des gouttières vertébrales.

Du côté de la convexité, les muscles sont tendus, amincis, atteints de dégénérescence granulo-graisseuse. Du côté de la concavité, ils sont rétractés, transformés en tissu fibreux; ils forment une corde résistante qui sous-tend la courbure et qui joue, dans certains cas, un rôle important dans le maintien et l'aggravation de la difformité.

*Système nerveux.* — La *moelle épinière* et les *nerfs*, même dans les cas de fortes courbures, ne subissent en général aucune compression. D'après Klippel, il existerait une atrophie des cornes antérieures, lésion primitive dont la conséquence serait, à un moment de la vie, intra ou extra-utérine, la déviation du rachis.

*Viscères.* — Les *poumons* sont très atrophiés, emphysémateux, surtout du côté de la convexité. Ils subissent d'énormes déplacements dans les fortes courbures. Ils sont réduits en hauteur, surtout du côté de la convexité, en raison de l'ascension du diaphragme commune aux deux poumons.

La déformation de la colonne vertébrale porte son action beaucoup plus sur le poumon que sur le cœur (Cruveilhier).

La *trachée*, les *bronches*, les branches de l'*artère pulmonaire* sont déviées, diminuées de calibre.

Le *cœur* est, en général, hypertrophié avec une dilatation prononcée du ventricule droit ; il subit des déplacements en rapport avec la forme et le siège des courbures.

L'hypertrophie du cœur est sous la dépendance de l'atrophie du poumon.

La crosse de l'*aorte* est moins longue qu'à l'état normal. Lorsque la courbure est considérable, l'artère se place en avant du rachis et présente souvent un pli du côté concave, une dilatation du côté convexe.

Les *veines caves* subissent des déplacements analogues à ceux de l'aorte. Elles acquièrent souvent un calibre énorme.

L'*œsophage* quitte la colonne vertébrale pour se diriger en ligne droite, lorsque la déviation est importante.

Les viscères abdominaux sont abaissés et viennent repousser en avant la paroi abdominale. Le *foie*, souvent diminué de volume, présente des déformations importantes au niveau de ses faces postérieure et inférieure. Les *reins*, fréquemment atrophiés du côté convexe, ou atteints de néphrite interstitielle, s'élèvent ou s'abaissent, suivant qu'ils correspondent à l'un ou l'autre côté de la courbure.

## VII. Pathogénie et étiologie de la scoliose dite des adolescents.

**Pathogénie.** — De nombreuses théories ont été proposées pour expliquer le mode de production de la scoliose dite des adolescents (scoliose *essentielle* ou *habituelle* des auteurs allemands). Nous avons indiqué dans des chapitres spéciaux la pathogénie et l'étiologie des diverses variétés de scolioses (scolioses rachitiques, statiques, pleurétiques, nerveuses, etc.). Plusieurs de ces scolioses, particulièrement les scolioses rachitiques, présentent cependant une pathogénie à peu près analogue à celle de la scoliose essentielle. Comme pour les difformités analogues, le genu valgum, le pied plat, les théories de la scoliose essentielle peuvent se diviser en trois groupes :

a. *Théorie musculaire;*
b. *Théorie ligamenteuse;*
c. *Théorie osseuse.*

a. *Théorie musculaire.* — D'après Mayor (1669), les vertèbres croissent dans quelques cas plus rapidement que les muscles; ceux-ci, devenant trop courts, forcent le rachis à s'incliner latéralement. Ling, Boyer, J. Guérin attribuent en partie les déviations latérales du rachis à la rétraction des muscles du côté de la concavité.

D'après Delpech et Eulenburg, les muscles, du côté de la convexité, sont parésiés, affaiblis et favorisent le développement de la scoliose.

Stromeyer, L.-A. Sayre, Barwell, Werner admettent une parésie des muscles grands dentelés, moins marquée du côté de la concavité.

Nous n'insisterons pas sur la discussion de ces diverses théories. L'anatomie pathologique, l'exploration électrique, sur des sujets atteints de scolioses à divers degrés, indiquent, dans certains cas, des rétractions ou des parésies musculaires; mais ces lésions musculaires doivent être considérées comme *secondaires.*

Dans un grand nombre de cas, l'exploration électrique attentive des muscles de la concavité et de la convexité, n'indique aucune différence de réaction des deux côtés. L'observation clinique des scolioses au début, ne répond pas à l'idée d'un trouble dans l'antagonisme des muscles des deux côtés du rachis.

En résumé, les troubles musculaires, excepté dans quelques cas de déviations rachidiennes d'origine nerveuse, ne peuvent être considérés comme des causes *primitives* de la difformité.

Ils jouent certainement un rôle *prédisposant* très important, car des muscles vertébraux affaiblis sont une condition favorable au développement des scolioses.

Les altérations et les rétractions musculaires maintiennent et aggravent les difformités dans les scolioses anciennes.

Nous devons tenir le plus grand compte de l'état des muscles dans le traitement des scolioses.

b. *Théorie ligamenteuse.* — Après Ambroise Paré, Malgaigne, Delpech admettent que les ligaments et les disques intervertébraux sont primitivement atteints, et que leurs déformations sont la cause principale des scolioses.

Barwell admet que les changements de position et la rétraction du ligament commun antérieur contribuent à produire, à maintenir et à aggraver les déviations du rachis.

De même que pour les muscles, l'altération anatomique des ligaments et des disques intervertébraux est surtout *secondaire*. Certaines formes de scolioses paraissent cependant sous la dépendance du relâchement des ligaments. Ces scolioses *flasques* sont assez rar s (Voy. p. 289); elles s'accompagnent souvent de déformations osseuses. Le relâchement ligamenteux ne nous paraît pas toujours primitif; il succède, dans quelques cas, aux déformations osseuses.

c. *Théorie osseuse.* — Tous les orthopédistes font actuellement jouer au système osseux le principal rôle dans la pathogénie des scolioses.

Les théories osseuses sont nombreuses; nous citerons les principales.

V. Duval, Lorinser attribuent la scoliose à une inflammation lente des vertèbres, suivie de ramollissement. L'anatomie pathologique n'indique pas les lésions signalées par ces auteurs.

D'après Hueter, la scoliose est en rapport avec le développement du squelette (*Wachsthums-Theorie*). Cette théorie se base sur l'étude comparée du développement du thorax et du rachis chez le nouveau-né et l'enfant.

Les modifications observées dans la forme des vertèbres, au moment du développement, sont dues, d'après Hueter, aux pressions des côtes sur les parties latérales du rachis. Si ces modifications portent également et régulièrement sur les deux côtés de la colonne vertébrale, le développement du thorax et du rachis est normal. Si le développement est asymétrique, la scoliose, dite de *développement*, est constituée.

Cette scoliose, d'après Hueter, ne se montre que pendant l'adolescence, et sur le segment moyen de la colonne vertébrale, parce que les côtes, à ce niveau seul, peuvent exercer sur les vertèbres une pression efficace. Les courbures lombaires sont toujours secondaires.

D'après cet auteur, les côtes qui répondent à la convexité sont hypertrophiées, leurs angles sont saillants, toute la moitié du thorax a « une forme adulte exagérée »; du côté concave, l'angle des côtes étant affaissé, le thorax conserve sa forme fœtale.

Les recherches anatomiques démontrent l'absence des déformations costales et thoraciques signalées par Hueter.

L'observation clinique indique que la scoliose des adolescents, incontestablement très fréquente dans la région dorsale, peut cependant se montrer primitivement dans le segment dorsal inférieur et dans la région lombaire.

D'après Sabatier et Bouvier, la scoliose est souvent la conséquence de l'exagération de la courbure physiologique, à concavité dirigée à gauche, qui existe normalement au niveau de la troisième, quatrième et cinquième vertèbre dorsale (*Théorie de la scoliose physiologique*).

Cette courbure serait due au passage de l'aorte (Sabatier, Cruveilhier, Sappey), à la prédominance fonctionnelle du membre supérieur droit (Bichat, Béclard), à la croissance plus rapide de la moitié droite du corps (Malgaigne, Vogt, Busch, Volkmann), au poids plus considérable des organes du côté droit (Desruelles, Struthers), à l'exagération de la nutrition par l'irrigation sanguine plus complète du côté droit (Albrecht, de Hambourg). Contrairement à cette théorie, on peut faire remarquer que la courbure dorsale, dite physiologique, n'est pas la règle (Adams, Woillez, Lorenz), qu'il n'y a pas toujours un rapport précis entre le passage de l'aorte et la déviation du rachis, que l'on observe des scolioses à convexité gauche chez des sujets qui ne sont pas gauchers (Voy. p. 3).

La prédominance du membre supérieur droit nous paraît cependant, conformément à l'opinion de Malgaigne, avoir une influence prédisposante sur la production de certaines scolioses des adolescents.

Les plus récentes théories osseuses de la scoliose s'appuyent sur les lésions et sur les modifications des vertèbres que nous avons étudiées en détail. Il faut tenir en effet le plus grand compte, dans l'interprétation du mode de formation de la difformité scoliotique, non seulement des changements de forme extérieure des vertèbres, mais encore des modifications de leur structure et de leur architecture profonde.

La cause des déformations osseuses des vertèbres scoliotiques a été attribuée :

1° Aux seules pressions résultant de la surcharge (*Belastungstheorie*), à la suite d'attitudes vicieuses (*scoliose habituelle*) (Roser, Bouvier, Volkmann, Vogt, Lorenz, Albert).

2° Aux pressions par suite de surcharge, agissant sur des os devenus malléables en raison de troubles de l'ossification, qui se modifient ultérieurement, en raison des nouvelles conditions statiques, conformément à la loi de l'*accommodation fonctionnelle* de J. Wolff.

3° Aux déformations et aux altérations des vertèbres, sous la seule dépendance de l'adaptation fonctionnelle, indépendamment de la pression exercée par le poids du corps. (J. Wolff). Les diverses parties de la vertèbre scoliotique et des côtes s'adaptent aux nouvelles conditions fonctionnelles, modifiées d'une manière qui correspond exactement aux conditions d'espace, diminué au côté concave, agrandi au côté convexe.

Il nous paraît impossible d'attribuer les déformations osseuses scoliotiques aux seules pressions qui résultent de la surcharge, à la suite d'attitudes vicieuses.

Les changements de structure qui correspondent exactement aux changements de forme, l'ostéogénèse plus active du côté concave, n'indiquent pas un simple tassement des tissus.

Nous considérons comme plus juste l'opinion défendue par les auteurs de la deuxième théorie.

Dans cette théorie, deux éléments dominent :

La malléabilité et le ramollissement du tissu osseux ;

L'attitude vicieuse du rachis fixée par la surcharge.

Un certain nombre de vertèbres étant devenues moins résistantes, malléables, une inflexion latérale se produit au début, fixée par la surcharge, sous des influences étiologiques que nous étudions plus loin.

La surcharge agissant surtout du côté concave, les corps vertébraux du sommet de la courbure se déplacent du côté de la convexité et entraînent, principalement par l'action du ligament vertébral antérieur, les vertèbres voisines. A l'inflexion, se joint la torsion des vertèbres entre elles, suivant un diamètre diagonal, et diverses torsions de la vertèbre elle-même.

L'arc postérieur, plus solidement fixé que les corps vertébraux, se déplace moins, se fléchit latéralement, abaisse ou relève son extrémité antérieure et produit, autour de son axe transversal, un mouvement de flexion, dont la conséquence est la réclination d'Albert.

En raison des nouvelles conditions statiques et de la loi d'adaptation fonctionnelle de J. Wolff, les vertèbres subissent les modifications de forme et de structure indiquées dans notre *Anatomie pathologique*. Il se fait un apport d'os nouveau dans la moitié concave, la plus chargée, tandis que le tissu osseux est résorbé, du côté convexe. Les productions osseuses nouvelles, décrites dans la partie concave du corps vertébral, produisent l'asymétrie et la forme spéciale de la vertèbre scoliotique (Hoffa, Berg).

Notre étude des changements de forme, et surtout des modifications de structure, donne de puissants arguments à cette théorie.

L'architecture intérieure de la vertèbre cunéiforme, qui correspond exactement à la forme extérieure du segment du rachis à laquelle elle appartient, ainsi que la colonne de soutien, constituée par l'arc postérieur épaissi et renforcé par des ostéophytes, ne peuvent s'expliquer, à notre avis, que par la théorie de l'adaptation fonctionnelle.

Contrairement à J. Wolff, nous ne pensons pas que la scoliose essentielle puisse se produire en dehors d'une certaine ostéomalacie des vertèbres et indépendamment de toute pression.

Certaines déformations des vertèbres, au début des scolioses, et en particulier la déformation cunéiforme, les flexions et les torsions, nous semblent bien être la conséquence de pressions subies par le corps vertébral. J. Wolff admet du reste l'influence de ces pressions dans la production de plusieurs variétés de scolioses : dans les scolioses par ostéomalacie et par rachitisme.

Comme principal argument de sa théorie, J. Wolff indique les réductions de hauteur des apophyses transverses et des côtes qui ne sont pas soumises à des pressions, et auxquelles, par conséquent, ne peut s'appliquer la théorie de la pression. Ces modifications de forme que nous avons signalées peuvent être la conséquence de l'*inactivité* (Hoffa) ou sous la dépendance de l'*accommodation fonctionnelle.* Elles ne prouvent pas que la pression ne puisse exercer son action et modifier, au début de la déviation, certaines parties des vertèbres. Les vertèbres, d'abord modifiées par la pression et la surcharge, se transforment ensuite, y compris les apophyses transverses et les côtes, suivant les lois de l'accommodation fonctionnelle.

Quant aux causes de la malléabilité du tissu osseux, on ne peut, ainsi que nous l'avons indiqué, qu'émettre des hypothèses à ce sujet. Les recherches histologiques, et surtout cliniques, ne nous permettent pas d'affirmer qu'il s'agit d'une lésion d'origine rachitique.

Signalons l'hypothèse de Nicoladoni qui attribue la déformation plastique à la surcharge qui agit sur la moelle osseuse de la vertèbre, du côté de la concavité de la déviation.

En résumé, les pressions par surcharge, qui agissent sur un os malléable, produisent un certain nombre de déformations du rachis; les modifications ultérieures des vertèbres et de côtes dépendent des nouvelles conditions statiques et se produisent suivant la loi de l'accommodation fonctionnelle.

Cette théorie est en accord avec l'importance que nous attribuons, dans notre *Étiologie*, aux attitudes vicieuses, comme cause de développement des scolioses.

Elle donne d'importantes indications thérapeutiques que nous utilisons dans notre chapitre : *Traitement.*

**Étiologie.** — Plusieurs facteurs importants, causes *prédisposantes* et *efficientes*, agissent dans l'étiologie de la scoliose des adolescents.

1° Parmi les principales causes *prédisposantes*, nous signalerons la faiblesse de la constitution, l'anémie, la chlorose, les troubles menstruels, la faiblesse musculaire et ligamenteuse, l'obésité.

Nous notons fréquemment l'apparition de la scoliose chez de

jeunes sujets, à la suite de manifestations scrofuleuses de l'enfance, de troubles gastro-intestinaux, de maladies graves qui les ont laissés débilités et anémiés. Dans ces cas, on ne constate aucun symptôme de rachitisme.

Les troubles constitutionnels, qui jouent un rôle important dans le développement des scolioses (*scoliose constitutionnelle*), ont une action surtout efficace au moment de la puberté et de la croissance exagérée, irrégulière et surtout brusque. L'observation clinique démontre que la scoliose se montre au moment où le rachis est en plein développement et présente une disposition à l'inflexion des arcs vertébraux vers la ligne médiane.

La plupart des sujets scoliotiques de nos observations présentent cette *infériorité des tissus*, récemment signalée par Tuffier.

Les sujets prédisposés aux formes graves de scolioses ont un relâchement général des tissus. La paroi abdominale est flasque, la poitrine est excavée, les pieds sont souvent plats, mal maintenus par leurs ligaments. La néphroptose et la dilatation de l'estomac sont, d'après nos observations, très fréquentes chez les scoliotiques.

Le système musculaire et osseux est peu développé, les extrémités sont longues, amaigries, les troubles nerveux sont fréquents. Dans quelques cas exceptionnels, la dégénérescence s'accuse par une obésité très prononcée.

La faiblesse des muscles spinaux, la flexibilité plus grande d'un côté du rachis (E.-G. Brackett) jouent un rôle important dans l'étiologie de certaines scolioses.

Nous attribuons une influence prédisposante importante aux troubles menstruels graves au moment de la puberté. Nous les avons très souvent notés chez nos jeunes scoliotiques.

Les troubles respiratoires, l'insuffisance respiratoire, principalement à la suite des obstructions nasales, le développement imparfait de la poitrine, retentissent sur la nutrition et sur l'état général et prédisposent aux scolioses dans de très nombreux cas.

La fréquence de la scoliose chez les jeunes filles tient à la structure délicate des os, aux habitudes sédentaires, aux attitudes vicieuses prolongées, principalement dans la position assise, à la chlorose, à l'anémie, au développement rapide, à la faiblesse ligamenteuse et musculaire, à l'absence d'exercices physiques, plus fréquemment observés chez les filles que chez les garçons.

Les troubles menstruels, l'usage de corsets et de certains habillements défectueux, prédisposent certainement les filles à la scoliose.

L'hérédité s'explique par la faiblesse originelle de la constitution, par la faiblesse native des muscles et des ligaments.

L'affaissement ou le développement incomplet des courbures antéro-postérieures, le dos plat (Schildbach, Volkmann, H. Staffel), la cyphose dorsale, les courbures lombaires chez les jeunes filles (Panas) sont des conditions favorables au développement des scolioses.

D'après notre statistique, le dos plat est, bien plus fréquemment que la cyphose dorsale, une cause prédisposante importante.

D'après nos observations, la scoliose infantile, dite essentielle ou habituelle, se développe suivant deux types principaux, nettement caractérisés et bien distincts. Dans le *premier type*, la difformité se montre brusquement chez de jeunes enfants, maigres, à tempérament sec et nerveux, avec peau colorée et développement exagéré du système pileux, souvent chez des garçons, au moment où ils fréquentent l'école, à la suite d'une affection aiguë ou d'un mauvais état constitutionnel; elle s'aggrave rapidement.

Dans le *deuxième type*, la scoliose s'observe surtout chez les jeunes filles, à tempérament mou et lymphatique, avec tendance à l'embonpoint, à l'époque de l'établissement des règles, à la suite de la chloro-anémie, de troubles de la nutrition, sans qu'il existe un état constitutionnel grave. La difformité évolue lentement et présente souvent des arrêts définitifs dans sa marche.

Exceptionnellement, la scoliose a une marche aiguë, rapide; de très graves difformités se produisent en quelques mois.

2° Les attitudes vicieuses sont des causes *efficientes* importantes des scolioses. D'après quelques auteurs, ces attitudes vicieuses, passagères au début, qui succèdent à la fatigue musculaire, deviennent habituelles, et sont la cause principale des *scolioses* dites *habituelles*. Les scolioses purement habituelles, développées exclusivement sous l'influence d'attitudes vicieuses, sont rares. On retrouve, dans la plupart des cas, une des causes prédisposantes, signalées plus haut, surtout les causes constitutionnelles, la faiblesse des muscles spinaux, la flexibilité plus grande d'un côté du rachis. On doit cependant tenir le plus grand compte de ces attitudes vicieuses qui jouent un rôle efficient prépondérant dans l'étiologie de la scoliose des adolescents.

Les attitudes vicieuses peuvent se produire dans la position *verticale*, *assise*, *couchée*.

I. — L'attitude hanchée, qui s'observe lorsque le sujet fatigué par la *station verticale debout* se repose sur un seul de ses membres, en faisant porter le poids du corps de ce côté, prédispose à la scoliose lombaire.

L'attitude hanchée peut être la conséquence d'une faiblesse musculaire ou articulaire de l'un des membres inférieurs.

L'attitude habituelle hanchée unilatérale du côté droit qui, d'après nos observations, s'observe surtout chez les jeunes filles et chez les très jeunes enfants, s'accompagne d'une inflexion à convexité gauche du rachis lombaire se transformant souvent en véritable scoliose.

Nous avons indiqué l'influence de la position hanchée sur le dévelop,em nt des *scolioses* dites *statiques*.

L'habitude de pencher la tête en regardant de côté, l'habitude de se servir du bras droit d'une façon exagérée dans certains exercices, tels que l'escrime, le cricket, le tennis, le golf, le hockey, ou dans certaines professions, favorise le développement des scolioses.

L'usage répété d'un des membres inférieurs, dans une position donnant lieu à une inclinaison latérale du bassin, s'accompagne d'inflexion latérale du bassin se transformant quelquefois en scoliose permanente.

Certaines professions prédisposent aux déviations vertébrales (*scoliose professionnelle*). Nous avons observé un jeune frotteur d'appartements qui était atteint d'une scoliose totale à convexité gauche certainement en rapport avec la position du membre inférieur droit et l'inclinaison latérale correspondante du bassin pendant le travail.

Signalons l'influence particulièrement nocive de l'habitude de porter de lourds fardeaux ou des enfants sur un bras, le tronc et la colonne vertébrale s'inclinant du côté opposé au bras surchargé (Voyez fig. 74).

Nous avons signalé dans notre étude de la *scoliose statique*, les rapports des déviations vertébrales avec le *pied plat*. Après les attitudes vicieuses dans la position assise, le pied plat nous paraît une des causes initiales les plus fréquentes des scolioses.

L'habillement mal compris, surtout chez les jeunes filles, est souvent la cause d'attitudes vicieuses suivies de véritables scolioses.

Avec Sommering (1788), Hutchinson et Meinert, nous pensons que le corset est la cause d'attitudes vicieuses et de déviations vertébrales. Le corset, mal compris, altère en effet la forme du thorax, paralyse l'action des muscles de l'équilibre et compromet la statique normale du rachis.

Les bretelles, les jupes pesantes et les jarretières fixées à la taille, les bandes en drap épais qui passent sur les épaules, au niveau de la partie externe de la clavicule, pour se fixer, en avant et en arrière, à une ceinture de taille, inclinent souvent le tronc et le rachis en attitude vicieuse, dans le sens antéro-postérieur ou latéral.

Les attitudes vicieuses dans la position debout, qui ne peuvent être maintenues pendant longtemps, sont moins préjudiciables que les attitudes vicieuses dans la position assise, qui sont conservées sans variations pendant plusieurs heures.

II. — Les attitudes vicieuses dans la *position assise* pour l'étude du piano, l'écriture, le dessin, les travaux à l'aiguille, deviennent promptement habituelles et sont plus nocives que les attitudes vicieuses dans la position debout ou dans la position couchée.

Les statistiques qui indiquent que la scoliose est particulièrement fréquente à l'âge où l'enfant commence à fréquenter l'école, démontrent l'influence fâcheuse des attitudes vicieuses que prend l'écolier en écrivant

Dally, Riant, Schenk, Lorenz, W. Schulthess, H. Staffel, Krug ont attiré l'attention sur le rôle des attitudes vicieuses des écoliers pendant la position assise, dans la scoliose des adolescents.

D'après nos observations, l'attitude vicieuse prise par l'écolier en écrivant est variable.

Assez fréquemment (fig. 115), le sujet avance l'épaule droite, l'avant-bras appuyant en entier sur la table, tandis qu'à gauche, le poignet, la main, ou seulement les doigts, touchent la table. Le tronc est déplacé vers la droite, tordu obliquement vers la gauche. La surface antérieure du corps est placée obliquement

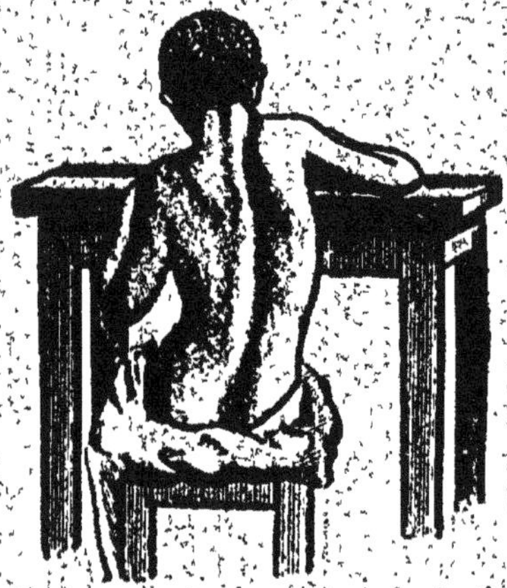

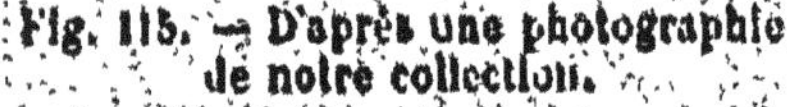

Fig. 115. — D'après une photographie de notre collection.

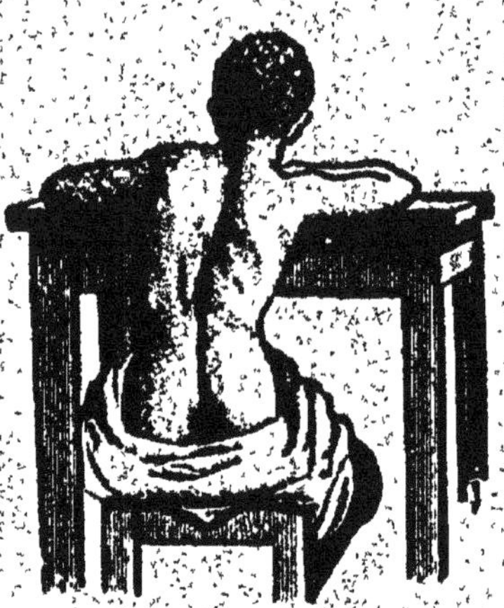

Fig. 116. — D'après une photographie de notre collection.

par rapport au bord de la table. L'épaule droite est plus élevée et placée sur un plan plus antérieur que la gauche.

Le bassin est en rotation vers la gauche, plus élevé à gauche qu'à droite, le sujet reposant sur la fesse droite.

La déviation vertébrale dans ce cas est *dorsale et à convexité droite*. Elle s'accuse d'autant plus que le poids du corps repose davantage sur le bras droit.

Le plus souvent, l'enfant, en écrivant, choisit la position dans laquelle le bras qui écrit n'est pas chargé par le poids du corps, et nullement gêné dans ses mouvements. Dans cette position (fig. 116), l'écolier a le coude et l'avant-bras gauches appuyés transversalement sur la table; la main droite qui conduit la plume repose seule sur le bord de la table; le tronc se tord et s'incline obliquement à droite, reposant seulement sur la fesse gauche (*station unifessière gauche* de Dally) ; le bassin est plus élevé et sur un plan plus antérieur à droite qu'à gauche. Le poids du corps portant sur l'ischion et sur le coude gauche, le rachis, entre ces deux supports, s'infléchit, formant un arc à convexité gauche. La déviation est *lombaire convexe à gauche* ou *totale convexe à gauche*.

D'après nos recherches, ce type d'attitude vicieuse est particulièrement fréquent chez les jeunes écolières.

Dans quelques cas, assez rares, l'écolier est assis dans la position unifessière gauche, mais le tronc et la tête se tordent et s'inclinent de droite à gauche, l'avant-bras droit ne reposant qu'en partie sur la table. La déviation est *lombaire à convexité gauche* avec courbure *dorsale à convexité droite*.

Le type d'attitude vicieuse en écrivant le plus fréquemment est celui représenté dans la figure 116.

Sur deux cents écoliers examinés par Schenk, au moyen d'un appareil très précis, pendant l'attitude assise en écrivant, cent soixante présentaient une déviation totale à convexité gauche; trente-deux, une courbure dorsale à convexité droite; six ne présentaient aucune courbure dorsale. Chez tous, sauf chez trente-huit, le bassin n'était pas parallèle au bord de la table, mais situé obliquement.

Ces attitudes vicieuses des écoliers tiennent à la défectuosité d es bancs d'école, mal proportionnés à la taille des sujets et dont les sièges trop éloignés des pupitres ne permettent l'écriture que dans la *position assise antérieure*, la tête et le corps penchés en avant, le tronc placé obliquement (Voy. p. 302).

D'après H. Staffel, les attitudes vicieuses scoliotiques s'observent surtout chez les sujets qui présentent un dos plat.

La mauvaise disposition des cahiers, l'habitude de l'écriture dite anglaise, dans laquelle on doit, en même temps que l'on écrit penché, tenir le papier droit, contribuent à placer le rachis dans une attitude vicieuse. Dans ces cas, en effet, le corps se penche, parce qu'il se place en face de l'écriture, de façon à avoir les jambages perpendiculaires à son axe transversal.

Les troubles de l'accommodation, particulièrement la myopie, sont des causes fréquentes d'attitudes vicieuses et de déviations vertébrales.

Les jeunes filles doivent, en s'asseyant, disposer également leurs jupes sous le siège, afin d'éviter qu'une des hanches soit plus élevée que l'autre.

L'habitude de croiser les jambes, d'une façon exagérée, dans la position assise, place le rachis et le tronc en inclinaison vicieuse, la convexité de la déviation correspondant au côté du membre et du bassin qui sont les plus élevés.

Nous insistons (*Scoliose rachitique*, p. 134 et fig. 74) sur le développement de certaines scolioses, chez les jeunes enfants prédisposés ou rachitiques, sous l'influence de la position assise prolongée sur le bras de leur mère.

L'attitude vicieuse sur la selle pendant l'équitation, chez les jeunes filles, les deux fesses reposant inégalement, le tronc incliné d'un côté, s'accompagne d'une déviation du rachis, qui, chez certains sujets prédisposés, peut se transformer en véritable scoliose.

La position assise sur la selle de la bicyclette dans une attitude vicieuse, le guidon trop bas et trop éloigné de la selle, la selle trop élevée, prédispose surtout à la cyphose, très rarement à la scoliose.

III. — La position *couchée* sur un côté, la tête fortement relevée par des oreillers, dévie le rachis, principalement dans la région dorsale; la convexité de la courbure correspond au côté sur lequel le sujet se couche. D'après nos observations, les jeunes enfants se couchent plus souvent sur le côté droit que sur le côté gauche; le décubitus sur le dos est le plus fréquemment noté.

La grande fréquence des scolioses dorsales à courbure convexe à droite s'explique, en partie, par le décubitus sur le côté droit, le plus habituellement observé.

Les causes prédisposantes et efficientes que nous venons d'énumérer agissent en produisant des troubles d'ossification des vertèbres, et en surchargeant d'une façon inégale les différents segments du rachis, suivant la théorie exposée dans notre pathogénie.

**Symptômes.** — Nous indiquons ici les principaux symptômes *extérieurs* et *fonctionnels*, utiles à connaître au point de vue du diagnostic et du traitement de la scoliose des adolescents, dite *essentielle, habituelle.* Nous avons déjà décrit les symptômes particuliers aux autres variétés de scolioses.

I. *Symptômes extérieurs.* — L'inflexion latérale, l'inégalité des deux côtés du dos et des lombes sont, en général, les premiers symptômes observés.

On note souvent une élévation ou un abaissement de l'une des épaules ou des hanches, alors que les apophyses épineuses sont en ligne droite et que l'inclinaison et la déviation du rachis paraissent peu accentuées.

Assez souvent, on observe un notable déplacement latéral du tronc, l'inflexion latérale du rachis est très marquée, mais la colonne vertébrale est très mobile et la déformation disparaît par l'inclinaison du corps en avant ou par le décubitus.

Cette forme initiale [*prédisposition à la scoliose* (Bouvier), *fausse scoliose, scoliose apparente* (Fischer), *flexion latérale* (Fischer)] peut, d'après nos observations, se transformer en véritable scoliose avec torsion vertébrale et déformation costale.

Dans d'autres cas, la scoliose est *latente* (Bouvier) et ne s'accuse à l'extérieur que par quelques signes peu apparents, tels que l'attitude droite « en poupée », le dos plat, la rigidité du rachis. Seule, la radiographie, mieux que la percussion médiate des corps vertébraux recommandée par Piorry, peut alors déceler les changements de position et de direction des vertèbres.

La *cyphose* précède souvent la déviation latérale. Dans ces cas, la cyphose est primitive dorsale, bientôt suivie de déviation latérale en C, en général à convexité gauche. Les sujets sont robustes, mais nonchalants, paresseux (H. Staffel).

W. Schulthess a démontré la grande fréquence de la coexistence du *dos rond* et de la *scoliose totale*.

Dans un autre type *(scoliose constitutionnelle)*, les sujets anémiques, délicats, ont le *dos plat;* la scoliose consécutive est en S, à convexité droite ou gauche.

Une fois constituée, la scoliose s'accuse par des courbures du rachis, *primitives* ou de *compensation*, par la déviation des apophyses épineuses, par l'inclinaison latérale du tronc, par l'asymétrie des épaules, des hanches et des lignes de contour du tronc, par des saillies ou des dépressions du plan postérieur ou antérieur, etc.

Nous étudions plus loin ces différents symptômes dans notre description des diverses formes de scolioses des adolescents.

Nous avons indiqué, dans notre anatomie pathologique, les variétés de courbures (courbures simples, complexes, partielles, totales, etc.).

Suivant la forme de la déviation, suivant la prédominance de la flexion ou de la déformation, suivant l'ancienneté de la déformation, la scoliose se présente sous des aspects très variés.

D'une façon générale, on peut dire que lorsque l'inflexion domine, les déformations et la torsion sont peu marquées, le rachis conserve sa mobilité.

D'après nos observations, la flexion précède la déformation permanente des vertèbres; par son accentuation, elle annonce l'aggravation ou la transformation des courbures scoliotiques.

Nous attachons une grande importance à la constatation de l'état de souplesse ou de rigidité du rachis, ce symptôme donnant de précieux renseignements au point de vue du pronostic et de l'efficacité du traitement.

On recherchera aussi avec soin, dans chaque cas, la part que prend la flexion dans la constitution de la difformité, en faisant incliner le sujet en avant, en le soumettant à la suspension verticale, en le plaçant dans le décubitus.

L'examen clinique habituel, qui consiste à étudier la déviation des apophyses, l'asymétrie du tronc, la déformation costale, etc., le sujet placé debout dans une attitude naturelle, ou le corps penché en avant, n'est pas suffisant, et des moyens plus précis doivent être employés.

La mensuration, la représentation graphique exacte des courbures du rachis, de la forme et du volume des gibbosités, de la déformation du tronc, particulièrement de la poitrine, le relevé graphique des contours, le degré de la rotation, la différence de niveau entre les angles costaux ou les régions paraspinales lombaires, ont, en effet, une importance capitale.

Ils donnent des notions sur le degré des difformités et permettent surtout de suivre l'évolution de la maladie, et de se rendre compte des modifications obtenues par le traitement.

Les procédés de mensuration proposés par les auteurs sont

extrêmement nombreux. Nous ne signalerons que les principaux.

Ils peuvent être classés en quatre groupes :

1° *La mensuration directe;*

2° *Le relevé graphique des contours;*

3° *Le relevé graphique combiné avec la mensuration;*

4° *La représentation de diverses particularités de la difformité par la photographie, par la radiographie.*

1° Mensuration directe. — On emploie assez souvent le procédé simple, mais peu précis, qui consiste à prendre deux points de repère fixes : la septième cervicale et la crête du sacrum par exemple, à tendre un fil réunissant ces deux points, et à mesurer la distance de ce fil au sommet de l'apophyse la plus déviée. On a ainsi ce que l'on désigne sous le nom de *flèche* de la courbure.

Le procédé est le même, si la scoliose est à plusieurs courbures et s'il est nécessaire d'obtenir plusieurs flèches de courbure.

On peut ne prendre qu'un seul point fixe à la partie supérieure du rachis cervical et se servir d'un fil à plomb pour établir la ligne verticale qui doit servir de base à la mensuration de la flèche de la courbure. Ce procédé donne quelques indications utiles, à la condition que le bassin soit en position normale ou ait été redressé.

La verticale fournie par le fil à plomb est utilisée dans plusieurs appareils que nous citons plus loin.

Dans la *méthode de Kirchoff*, légèrement modifiée par Heely et Brackett, la mensuration est faite au moyen d'un mètre-ruban muni d'un curseur en plomb.

Un support métallique permet d'obtenir exactement les mensurations des déviations dans les plans antéro-postérieur et transversal. Les courbes obtenues sont inscrites sur une feuille contenant des indications métriques.

Le *mètre flexible*, le *compas d'épaisseur*, le *niveau d'eau* (Lorenz), le *trapèze-niveau* (Schulthess), les *tiges* ou *lames* d'étain, de plomb, de gutta-percha, le *ruban plâtré* (Dollinger) peuvent servir dans quelques cas.

Bernard Roth, de Londres, recommande les procédés de mensuration suivants : il place d'abord le sujet debout, les pieds joints, les deux bras pendants, le buste nu. Il marque sur la peau, avec un crayon, la courbe du rachis, les principaux contours, la position des omoplates et des crêtes iliaques. Il fait, sur une feuille de papier, d'après ces indications, une esquisse, qui représente les contours inégaux et les principales particularités de la déformation et de l'inclinaison du tronc.

Afin d'obtenir le tracé de la déformation des côtes en arrière, c'est-à-dire de la gibbosité, il recommande au sujet de s'incliner en avant, le plus possible, les membres inférieurs en extension, les membres supérieurs librement dirigés vers le sol. Il prend alors avec une lame flexible en étain, large de 0m,016 et épaisse d'un millimètre, la forme du thorax, au-dessous des angles inférieurs des omoplates, en marquant au crayon, sur la lame, le point qui correspond aux apophyses épineuses. Il reporte sur le papier la courbe ainsi obtenue, en indiquant avec soin la situation des apophyses et de la pointe des omoplates.

Au niveau des lombes, à une distance à peu près égale des dernières côtes et de la crête iliaque, d'après une ligne horizontale qui passe par la troisième lombaire, il obtient, de même, un tracé qui représente la configuration de cette région en arrière.

*Appareil de Heinecke.* — Cet appareil est constitué par une ceinture pelvienne portant sur une pelote, au niveau de la région sacrée, une tige tournant autour de l'axe antéro-postérieur. La position verticale de cette tige est assurée par une balle qui est fixée à son extrémité inférieure.

Cet appareil ne peut servir que pour la mensuration des déviations latérales.

*Appareil de Mikulicz.* — Cet appareil est surtout destiné à évaluer l'importance de la courbe scoliotique, à déterminer la différence de niveau entre les deux côtés du thorax et la position des omoplates.

Une ceinture pelvienne est munie, au niveau du sacrum, d'une plaque métallique sur laquelle s'articule une tige verticale en acier, divisée en millimètres, qui peut tourner autour d'un axe horizontal. A son extrémité inférieure, la tige porte un index qui se déplace sur un demi-cercle gradué.

Sur un sujet bien conformé, la tige suivant la ligne des apophyses épineuses, l'index marque 90°.

Si la tige, dans le cas de déviation latérale, est appliquée au sommet de la courbe, on obtient un angle dont la valeur indique le degré de la courbure.

Une deuxième tige graduée est, en outre, montée perpendiculairement sur la première, et, grâce à un double coulisseau en laiton, se déplace de haut en bas et latéralement à droite ou à gauche.

L'ensemble de la croix ainsi formée peut tourner autour d'un axe vertical.

Cette dernière disposition permet d'évaluer la hauteur des omoplates, leur distance de la ligne médiane.

*Scoliosomètre de R. Barwell.* — Cet appareil se compose d'un trépied avec support mobile qui se termine par un plateau horizontal sur lequel est fixée une règle avec deux curseurs et deux pointes de jauge, qui sont destinées à se mettre en rapport avec le bassin.

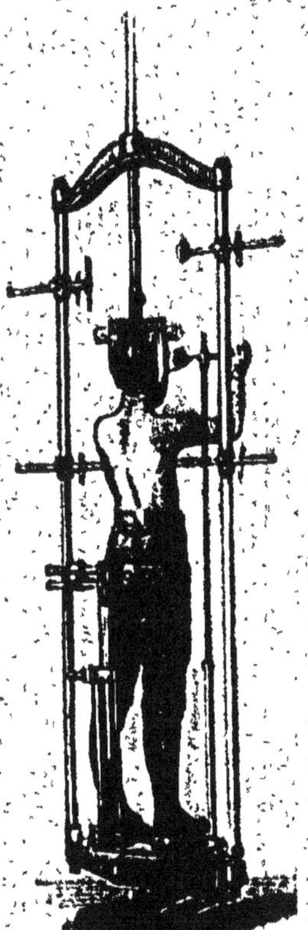

Fig. 117. — Appareil de Zander.

Sur le plateau horizontal, s'élève un deuxième support vertical qui glisse dans une rainure et qui peut être placé à différentes hauteurs. Un sextant avec indicateur, règle mobile et point de repère, est fixé à la partie supérieure de ce dernier support. On peut, d'après les inclinaisons de la règle, indiquées en degrés par le sextant, et en pratiquant des mensurations en divers points, avoir des renseignements assez précis sur le degré de la déviation et sur la déformation du tronc.

*Appareil de Zander.* — Cet appareil se compose (fig. 117) :

1° D'une plaque circulaire, divisée en 360°, sur laquelle se place le sujet debout, de façon à ce que l'axe antéro-postérieur du bassin corresponde exactement à la ligne 0 à 180, c'est-à-dire au centre de l'appareil ;

2° De fourches et de vis, qui peuvent être placées à diverses hauteurs, et sont destinées à fixer le bassin au centre de l'appareil ;

3° De plaques pour fixer le sommet de la tête et le front; d'échelles excentriques qui servent à déterminer et à fixer la position de la tête;

4° D'échelles de hauteur, c'est-à-dire de tiges verticales graduées, s'élevant de chaque côté du sujet et pouvant tourner autour de la plaque podale. Ces tiges servent à déterminer à quelle hauteur se trouve un point quelconque, au-dessus de la plaque podale;

5° D'échelles excentriques, horizontales, graduées, mobiles sur les précédentes, qui servent à déterminer la distance d'un point quelconque à la ligne centrale de l'appareil.

Après avoir marqué les divers contours, avec un crayon coloré, on place le malade sur la plaque de l'appareil, on fixe le bassin et la tête. On détermine alors la hauteur totale du corps et le degré de déviation de la tête.

On cherche ensuite, à l'aide des échelles excentriques ordinaires, la situation des angles acromiaux, puis les contours du tronc dans le plan transversal, en mesurant des points distants de 8 à 10 centimètres.

On dispose enfin les échelles de hauteur dans le plan antéro-postérieur du corps, on glisse une plaque thoracique contre le sternum et on mesure les courbes de la ligne vertébrale dans le plan sagittal et transversal, en se servant du double compas.

On note toutes les mesures obtenues et on les transporte sur une feuille de papier quadrillé. On obtient ainsi deux dessins de contours, l'un dans le plan sagittal, l'autre dans le plan transversal.

2° Relevé graphique des contours. — Les instruments décrits sous le nom de *thoracographes*, de *thoracomètres* sont destinés à enregistrer les contours de la poitrine et des gibbosités, les saillies ou les dépressions des côtes.

*Thoracographe de F. Schenk (de Berne).* — Le patient est placé au centre d'un anneau massif, le bassin, les épaules et la tête fixés par des courroies ou des plaques rembourrées.

Un cadran, que l'on peut faire tourner à volonté autour d'un autre anneau juxtaposé, et qui est en même temps mobile autour de son axe, porte une feuille de dessin.

Entre l'anneau et le cadran est adaptée une tringle verticale divisée en centimètres et mobile autour de son axe longitudinal. Celle-ci porte un levier fixe muni d'un crayon atteignant le cadran, ainsi qu'un autre levier, en arc de cercle, tournant vers l'anneau et formant une pointe. Ce dernier levier ne peut pas tourner autour de la tringle verticale, mais seulement glisser sur elle dans le sens vertical.

Quand la pointe du crayon se trouve exactement au centre du cadran, la pointe du levier correspond au centre de l'anneau, et l'axe longitudinal de la tringle verticale est toujours exactement perpendiculaire sur le milieu de la ligne qui relie le crayon à la pointe de l'arc.

Par conséquent, la pointe du crayon parcourra toujours le même trajet en décrivant le même chemin que la pointe de l'arc. Si donc on fait décrire à celle-ci les contours du corps, la pointe du crayon reproduira exactement sur le papier, le chemin parcouru par la pointe de l'arc; ce tracé représentera la coupe transversale du corps.

Le déplacement de l'arc le long de la tringle verticale, donne la possibilité de reproduire les contours horizontaux à différentes hauteurs. De même, chaque point de la surface extérieure du corps peut être fixée sur le plan horizontal dans sa projection.

On peut mesurer le thorax dans des points distants de 5 centimètres, projeter la position des points isolés sur la feuille horizontale et construire ensuite la ligne dorsale dans ses déviations verticales et horizontales.

*Appareils de Beely, de Burkhard, de Socin, de Zander, de Demény.* — Ces appareils sont construits d'après le principe du conformateur de chapelier.

Dans l'*appareil de Beely*, les lames glissent dans un chassis rectangulaire en métal et chacune d'elles porte, à sa face inférieure, près de l'extrémité qui vient en contact du corps, une pointe métallique. Toutes les plaques étant mises au contact, un mouvement excentrique les immobilise. On porte ensuite l'instrument sur une feuille de carton sur laquelle les pointes métalliques impriment une série de points qui permettent de tracer exactement le contour cherché. Pour obtenir un tracé longitudinal, le sujet doit être placé dans la position horizontale.

*L'appareil de Zander* est composé d'un conformateur de chapelier divisé en deux parties. L'une des parties est supportée horizontalement par une tige verticale qui s'ajuste dans une colonne fixée sur une plaque rectangulaire en fonte, laquelle repose sur le sol et peut glisser, en haut ou en bas, à l'aide d'une crémaillère et d'une vis sans fin. Une potence que le malade saisit avec les mains peut être fixée à diverses hauteurs.

L'autre partie du conformateur est supportée de la même manière, mais la colonne, au lieu d'être fixée sur la plaque, peut s'écarter à volonté, pour permettre au malade d'entrer ou de sortir de l'appareil.

La face supérieure de chaque partie du conformateur porte un couvercle à charnière garni de papier, sur lequel, en rabattant les plaques, on reporte les points de contact des aiguilles avec le corps. On obtient de cette façon le contour du tronc, au point désiré.

*L'appareil de Demény*, recommandé par Kirmisson, se compose de deux demi-cercles en acier qui se réunissent par une articulation en crochet et forment ainsi une grande circonférence. Le demi-cercle postérieur est supporté par un pied en bois sur lequel il peut glisser et être fixé à diverses hauteurs par une vis. A la circonférence métallique, est adaptée une série de petites tiges d'acier, qui représentent une série de rayons incomplets, et peuvent glisser dans autant de douilles en cuivre dans lesquelles elles sont maintenues par des ressorts à boudin. Les petites tiges peuvent être fixées, au moyen de crans d'arrêt, disposés dans l'intérieur du cercle métallique et actionnés par deux boutons, l'un répondant à la demi-circonférence antérieure, l'autre à la demi-circonférence postérieure.

*Appareil de Bradford*. — Bradford (de Boston), s'appuyant sur le principe de l'appareil de Barwell, mesure les saillies et les dépressions des côtes en arrière, en suivant et en mesurant les courbures à l'aide d'une aiguille qui décrit des angles sur une demi-circonférence.

Le sujet étant placé sur une table dans le décubitus horizontal, à plat sur le ventre, on trace sur la table une ligne droite la partageant en deux moitiés égales.

Le sujet est disposé de façon à ce que ses épaules et ses hanches soient à égale distance de cette ligne médiane; les bras appliqués le long du corps et les pieds légèrement écartés, à égale distance de la ligne médiane.

Une ficelle est tendue de la septième vertèbre cervicale jusqu'à la ligne interfessière et on mesure la flèche de la courbe du rachis.

On peut tracer sur un papier, placé sous le malade, le contour des côtes.

Pour mesurer la rotation, on amène au contact du thorax deux petites pointes métalliques, mobiles sur une tige placée transversalement au-dessus du dos du sujet; une de ces pointes est placée sur la partie la plus saillante du thorax, l'autre sur l'apophyse épineuse correspondante.

La tige transversale qui supporte ces deux pointes, est elle-même fixée, à sa partie médiane, sur un pivot sur lequel elle peut se mouvoir et décrire ainsi des arcs de cercle qui sont faciles à mesurer, grâce à une aiguille qui tourne sur un petit cadran gradué et qui suit ainsi l'inclinaison de la tige transversale. Si une côte est saillante, l'extrémité de la tige est soulevée par l'intermédiaire de la pointe mise en contact avec elle, et la différence de niveau entre l'apophyse épineuse et cette saillie costale sera transmise à l'aiguille mobile et mesurée par un angle sur le cadran gradué.

*Appareil de Weigel.* — L.-A. Weigel, dans le but d'enregistrer la courbe de rotation des scolioses, se sert de l'appareil suivant :

Le sujet est placé sur le ventre, couché sur une table. Sur cette table est fixé, au-dessus du thorax du sujet, au moyen de deux tiges verticales, une planchette avec deux tiges de cuivre parallèles. Ces deux tiges en supportent une troisième verticale qui, à l'aide de petites roues, peut glisser sur les tiges transversales. La tige verticale peut non seulement se déplacer dans le sens horizontal, mais aussi dans le sens vertical. Par sa partie inférieure, elle se met en contact, au moyen d'une petite roue, avec la paroi thoracique et peut ainsi suivre ses contours. Un crayon est placé en un point quelconque de sa hauteur et en contact avec une feuille de papier. Si l'on place alors l'extrémité inférieure de la tige en contact avec un des côtés du thorax, et si on lui fait parcourir toute la partie postérieure dans le sens transversal, on obtient la reproduction exacte des contours de la poitrine et de la gibbosité. Afin d'enregistrer exactement la rotation, il est nécessaire de faire des tracés en divers points du dos, en notant les vertèbres au niveau desquelles les tracés sont pris. Les tracés des points correspondants peuvent être comparés de temps en temps et donner ainsi des renseignements sur la diminution ou l'accroissement de la gibbosité.

L'*appareil de C. von Heinleth*, malheureusement un peu compliqué, est surtout utile comme thoracomètre. Il permet d'obtenir, avec une très grande précision, des coupes transversales du thorax, à diverses hauteurs, indépendamment des mouvements du corps et des mouvements respiratoires.

L'*hybomètre* de Humbert, le *stéthomètre* de Bouvier, le *cyrtomètre* de Voillez, de Mollard, le *ruban plâtré* de Dollinger peuvent servir, dans quelques cas, à relever les contours du thorax et à indiquer le volume des gibbosités et le degré de la rotation.

3° Relevé graphique combiné avec la mensuration. — *Scoliosomètre de W. Schulthess.* — Cet appareil est constitué par un bâti en fonte, assez léger, composé de deux châssis ou montants latéraux qui sont réunis par des entretoises.

Une partie sert à fixer le sujet, l'autre est destinée à la mensuration et à la représentation graphique.

Pour fixer le sujet, on le place, debout ou assis, sur une planche qui peut être fixée à diverses hauteurs (fig. 118 et 119).

Des pelotes montées sur une traverse horizontale et à crémaillère viennent appuyer sur les épines iliaques antérieures et supérieures et sur les crêtes iliaques, et fixent le bassin. La tige 11 (fig. 118) doit appuyer contre l'extrémité supérieure du sternum.

Une aiguille horizontale 27, divisée en millimètres, est mobile avec sa douille sur une tige fixée verticalement, qui est aussi divisée en millimètres en avant, et qui porte en arrière une partie bien polie. Cette aiguille sert à déterminer la position exacte de différents points du corps du côté de la poitrine en évaluant :

1° La longueur de l'aiguille comprise entre le point de contact avec le corps et la douille;

2° La hauteur de la douille sur la tige verticale;

3° L'angle que l'aiguille forme avec la face polie postérieure de cette tige.

En notant soigneusement ces trois mesures, on peut toujours reproduire l'attitude du sujet.

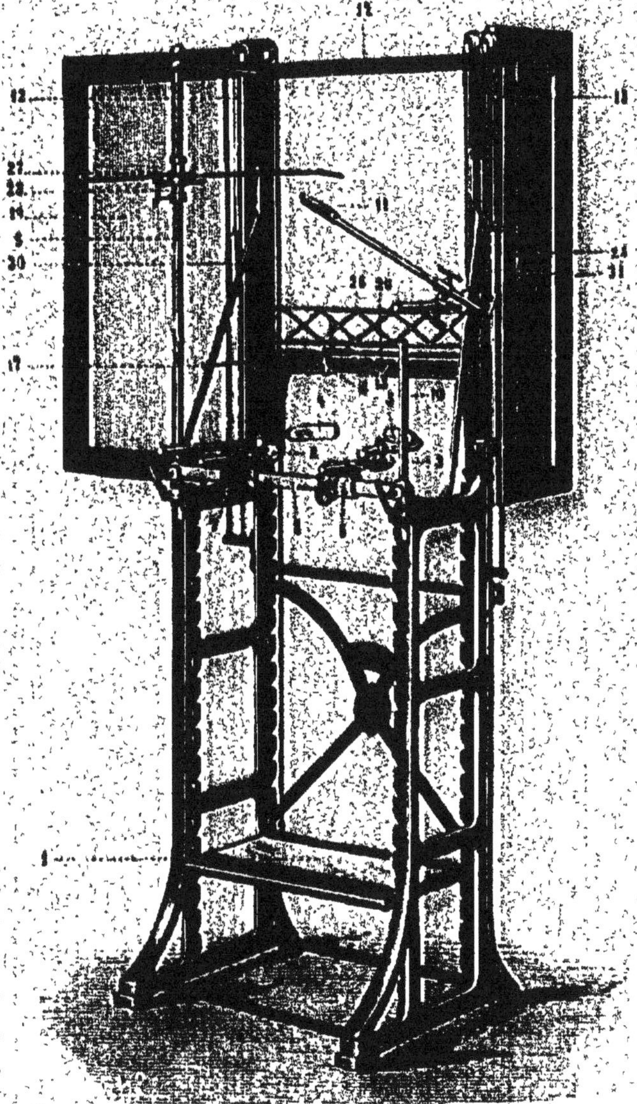

Fig. 118. — Appareil de W. Schulthess.

La partie de l'appareil pour le dessin et la mensuration, est constituée par deux glissières latérales 12 et 13 (fig. 118 et 119), exactement parallèles, et la traverse horizontale 14 qui réunit leurs extrémités supérieures.

Entre les deux glissières, est ajusté à frottement doux un étrier large d'environ 0m,15, équilibré par des contrepoids suspendus à

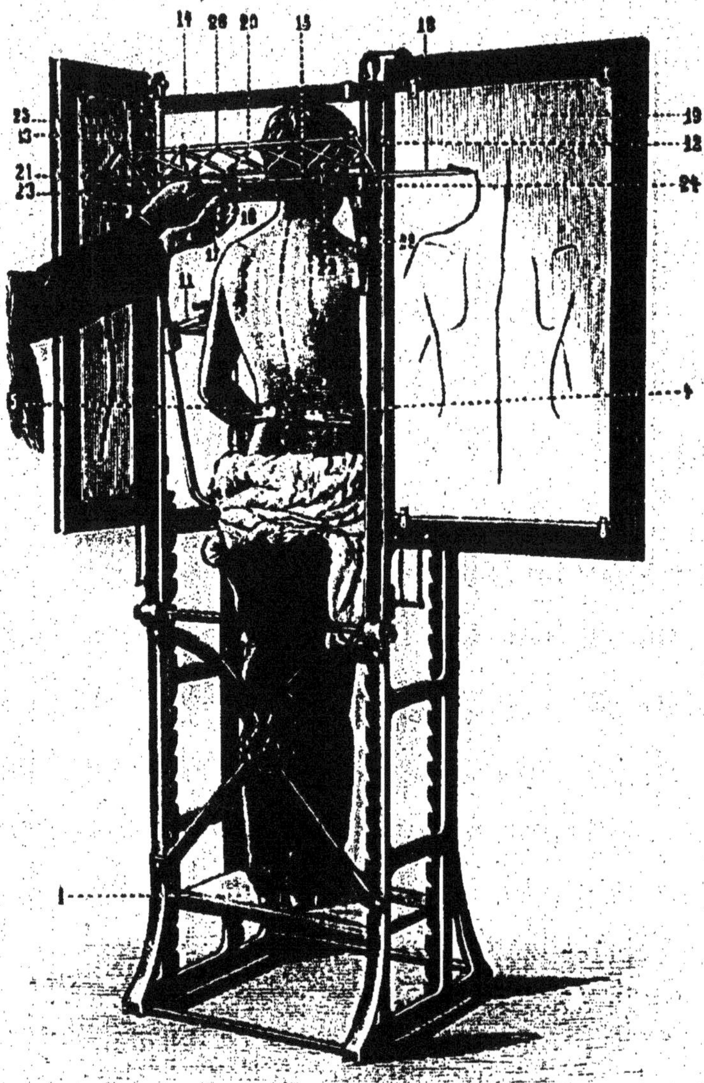


Fig. 119. — Le même appareil, pendant son application.

des cordes qui passent sur des poulies de renvoi. On peut ainsi élever ou abaisser cet étrier, moyennant un faible effort de la main.

L'étrier porte un curseur 16 (fig. 118 et 119) que l'on peut faire glisser à droite ou à gauche et qui est muni d'une petite tige en acier, perpendiculaire au plan de direction du mouvement de l'étrier.

Cette tige 17 est mousse à son extrémité libre et peut être allongée ou raccourcie, comme une branche de compas.

On comprend qu'on peut suivre dans l'espace, avec cette tige, n'importe quelle ligne, à moins qu'une trop grande distance ne la sépare du cadre mensurateur.

On voit, de plus, que ces mouvements peuvent se faire suivant les trois dimensions : hauteur, largeur et épaisseur.

Pour transcrire lesdits mouvements sur trois plaques en verre recouvertes de papier et disposées perpendiculairement l'une à l'autre, on procède comme suit :

1° Du curseur 16 part un levier horizontal 18 de $0^m,50$ de longueur, portant à son extrémité libre un crayon qui inscrira sur la plaque 19 la projection parallèle et en vraie grandeur, du corps à mesurer.

2° L'extrémité postérieure de la branche de compas 17 est reliée à une tige en acier parallèle à l'étrier en laiton à l'aide d'un chas fourchu très mobile sur cette tige. Celle-ci repose par ses deux bouts, à l'aide de poulies 21 et 22, sur les deux parties de l'étrier 23 et 24 qui se portent en arrière. Cette tige suit, par conséquent, les moindres mouvements de la branche de compas, du moment qu'ils se font dans le sens antéro-postérieur; pendant les mouvements latéraux du curseur 16, elle reste immobile.

Ces mouvements sont facilités et assurés par le rectangle 26. L'extrémité de la tige en acier porte un crayon qui trace sur la plaque verticale 25 les contours des déviations cyphotiques et lordotiques.

3° Afin de pouvoir tracer les contours horizontaux, on trouve, à l'extrémité postérieure de la branche de compas, un crayon vertical. Pour faire usage de ce crayon, on fixe d'abord l'étrier à l'aide d'une vis, puis on interpose entre les pièces 23 et 24 une plaque en verre horizontale, garnie de papier, sur laquelle le crayon trace le contour horizontal du corps.

Lorsqu'on veut procéder à la mensuration, on marque d'abord la ligne des apophyses épineuses et les bords de l'omoplate, sur la peau, à l'aide d'un crayon dermographique. On place ensuite le sujet debout sur la planche 1, préalablement recouverte de papier pour pouvoir, à la fin, prendre le contour des pieds. On appuie les pelotes 2 et 3 sur les épines iliaques antérieure et supérieure, en ayant soin que les épines restent toujours parallèles à la traverse 8, on appuie également les pelotes pelviennes 4 et 5, ainsi que la tige 11, contre l'extrémité supérieure du sternum.

En promenant la branche du compas le long de la ligne des apophyses épineuses, les contours sont tracés sur les plaques verticales 19 et 23. Cela fait, on suit les contours de l'omoplate et on termine en prenant plusieurs contours horizontaux et en notant les hauteurs auxquelles on les a pris.

Après avoir fait sortir le sujet de l'appareil, on marque les points mesurés sur la face antérieure du tronc, on a ainsi la projection du sternum.

Pour finir, après avoir grossi un peu les traits, on trace sur le dessin des contours horizontaux, une ligne parallèle au cadre de l'appareil, et sur celui des contours antéro-postérieurs et transversaux, une ligne verticale.

*Rachigraphe de Demény-Kirmisson.* — Cet appareil est destiné à enregistrer les tracés des courbures du rachis. Il se compose d'un pantographe placé sur le bord externe d'un des deux montants en bois fixés verticalement, à une certaine distance, sur une planche qui leur sert de base.

Le sujet est placé debout, les épaules appuyées sur les deux planches verticales, la colonne vertébrale se trouvant dans l'intervalle qui sépare ces montants.

L'extrémité du pantographe, opposée à celle fixée sur le montant, peut suivre la ligne des apophyses épineuses. Un crayon, placé sur un des angles intermédiaires, reproduira sur une feuille de papier, clouée sur le montant, le tracé à 1/2 de la ligne apophysaire du rachis.

*Appareil de C. Ghillini.* — La figure 120 montre le principe et les détails de cet excellent rachigraphe. Le sujet appuie son tronc contre une vitre. Les inscriptions se font sur la face antérieure de la vitre, au moyen du triangle en métal représenté fig. 121. Un crayon est introduit dans un trou qui se trouve au sommet du triangle et permet de dessiner avec précision les divers contours.

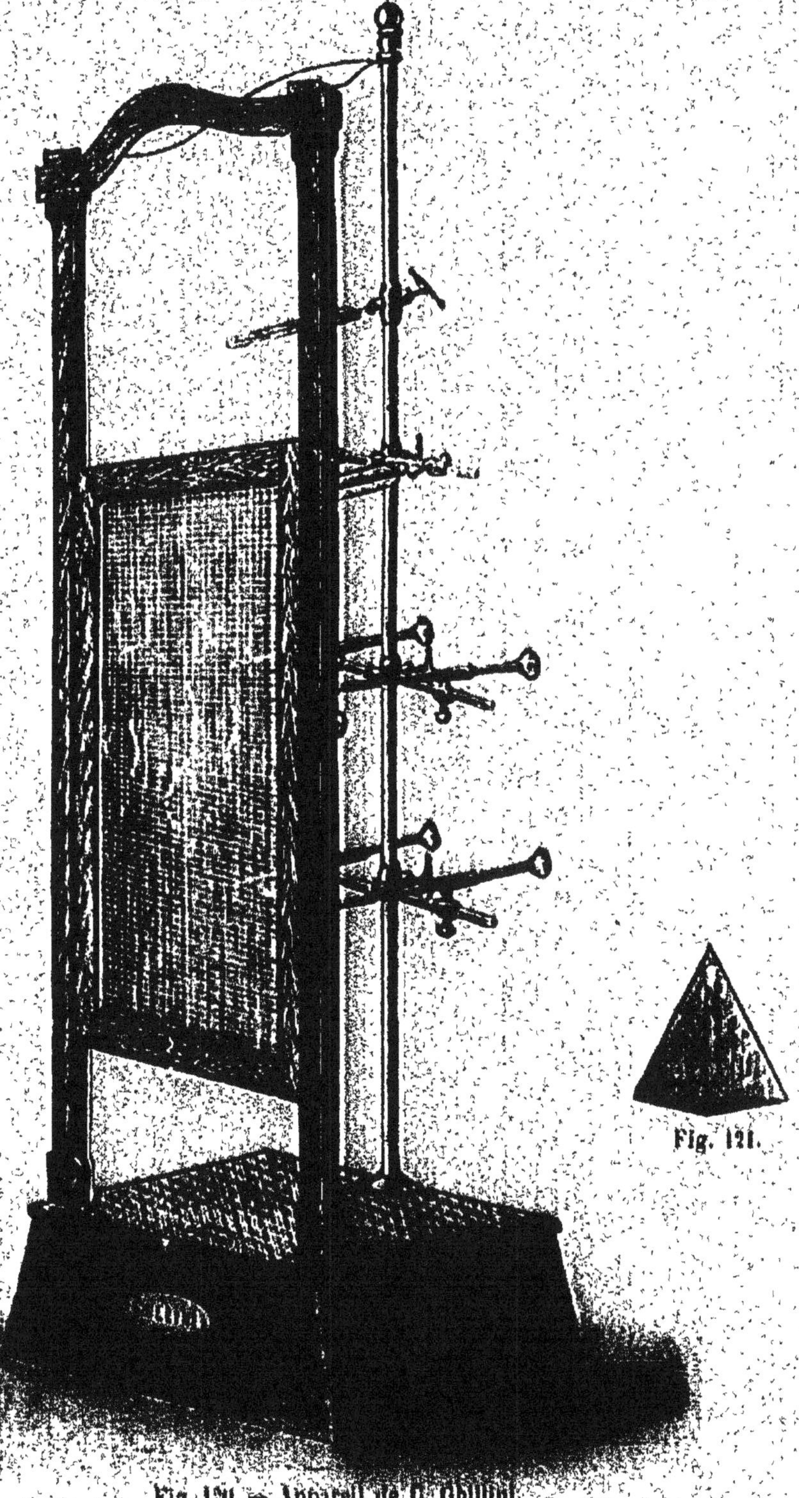

Fig. 121.

Fig. 120. — Appareil de G. [illegible]

La colonne métallique donne appui à divers supports gradués en centimètres, qui servent à fixer le sujet et à mesurer les déviations du bassin, des épaules, du cou et de la tête.

Nous indiquons plus loin les divers procédés pour la mensuration de l'inclinaison du bassin et des membres inférieurs.

Pour mesurer la différence de niveau entre les angles costaux ou entre les régions paraspinales lombaires, on peut se servir de l'appareil assez simple proposé par A. Lorenz.

Cet appareil se compose d'un niveau d'eau fixé sur une règle de laiton, dont la longueur correspond à peu près à l'écartement des angles costaux des deux côtés, chez l'adulte.

Dans une coulisse pratiquée suivant la longueur dans la règle, et divisée en centimètres, sont disposées deux colonnettes mobiles avec embases. L'une des deux colonnettes, mobile dans le sens de la longueur de la règle, peut être allongée à l'aide d'un pas de vis et divisée en millimètres. Une colonnette médiane fixée au niveau du zéro de la règle, actionnée par une vis, peut aussi varier de longueur. Le sujet est placé le corps en avant. On détermine le point le plus élevé de la gibbosité costale ou du renflement de torsion. On compte de bas en haut le nombre des côtes, on détermine l'angle costal qui correspond à la plus grande élévation et on le marque. En comptant, on trouve, de l'autre côté, la côte correspondante et on y marque le point, ayant le même écartement de l'épine dorsale que le point qu'on a trouvé sur la partie convexe.

L'appareil est alors placé sur le dos du patient de façon que la colonnette latérale qui peut être allongée, corresponde au point désigné de la dépression, tandis que l'autre colonnette latérale correspond au point le plus élevé et que la colonnette du milieu porte sur la colonne vertébrale. La colonnette à longueur variable est alors vissée jusqu'à ce que la bulle du niveau tienne le milieu. La division en millimètres de la colonnette indique la différence de niveau entre les bases des deux colonnettes latérales ; cette différence, exprimée ainsi en millimètres, donne la torsion. Comme la production de celle-ci est autant la conséquence de la diminution des angles costaux du côté convexe que de l'augmentation de ceux du côté concave, on n'a qu'à prendre la moitié de la différence de niveau pour trouver de combien de millimètres la gibbosité costale dépasse le plan transversal normal du dos et de combien de millimètres les angles costaux du côté concave sont situés plus bas ou en avant de ce plan.

On peut, de la même façon, apprécier la différence de niveau entre les régions paraspinales lombaires, dans le cas de déviations lombaires, du côté droit et du côté gauche.

4° Représentation des diverses particularités de la difformité par la photographie et par la radiographie. — 1° *Photographie.* — Les photographies des scoliotiques peuvent être prises de diverses façons. Le sujet peut être placé debout, couché, assis. Dans certains cas, nous faisons des photographies dans diverses attitudes du sujet, de face, de profil, de trois-quarts, le corps penché en avant (fig. 122), pendant la position debout. La comparaison des

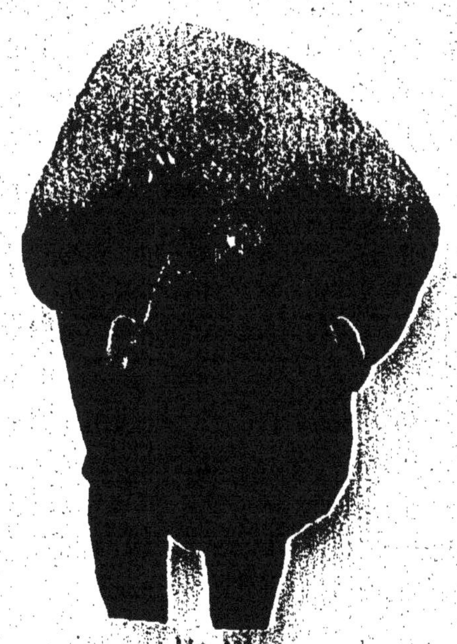

Fig. 122.

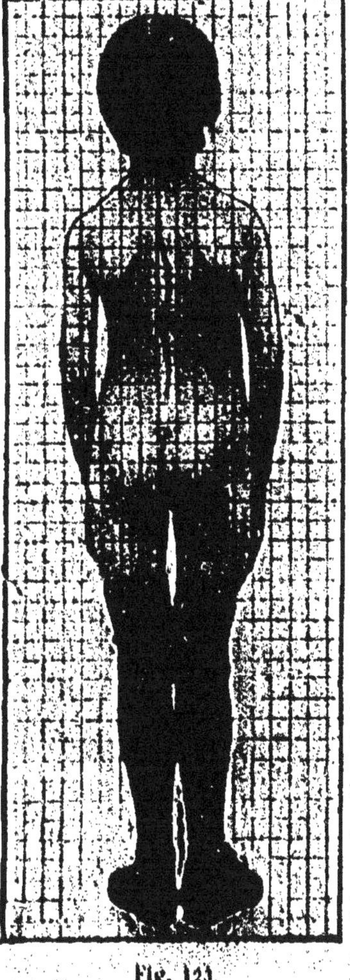

Fig. 123.

photographies prises dans diverses positions, donne d'utiles renseignements sur le degré de la difformité et de la rotation.

En général, nous recommandons la photographie prise dans la station debout, le sujet placé bien en face de l'appareil, en plein jour, dans son attitude habituelle, les bras pendants le long du corps.

Il est utile de marquer, dans quelques cas, sur la peau du sujet, au moyen d'un crayon dermographique, les courbes de la déviation, les lignes des omoplates, des crêtes iliaques, du bassin, ainsi que la ligne représentant l'axe vertical, qui sont ensuite reproduites sur la photographie.

Suivant la méthode de Oehler, on peut faire les photographies sur un quadrillé de fils (fig. 123), qui sert de point de repère pour les photographies exécutées plus tard.

2° *Radiographie.* — Les radiographies sur plan latéral et sur plan transversal donnent une représentation assez exacte de la configuration du rachis scoliotique (Voy. fig. 102, 103, 124 et 125). Elles sont surtout utiles au début de la difformité et montrent quelquefois de notables déviations et des torsions des corps vertébraux, alors que les apophyses épineuses sont peu déviées. Elles indiquent enfin la part que les diverses régions vertébrales et les ligaments prennent à la constitution de la difformité, ainsi que le degré d'affaissement et de torsion des corps vertébraux.

Prises à diverses reprises et comparées entres elles, les radiographies permettent de suivre la marche de la difformité et les progrès obtenus à la suite du traitement.

Les radiographies des figures 124 et 125, indiquent les résultats obtenus, par notre méthode de redressement forcé, dans un cas de scoliose dorso-lombaire assez prononcée.

G.-Joachimsthal a récemment recommandé de prendre des radiographies, le sujet étant placé dans le décubitus dorsal, les différences de niveau du dos étant comblées par de la ouate, glissée, entre le corps et la plaque en verre. Le tube doit toujours être fixé à la même distance, la plus grande possible, du corps et bien perpendiculairement au-dessus d'un point, qui doit être le même pour toutes les séances ultérieures. On peut obtenir des mensurations assez précises des diverses parties déviées ou déformées, et particulièrement des corps vertébraux, grâce à l'insertion dans la figure radiographique d'une trame, ou d'un réseau de lignes, divisé en centimètres carrés. Cette

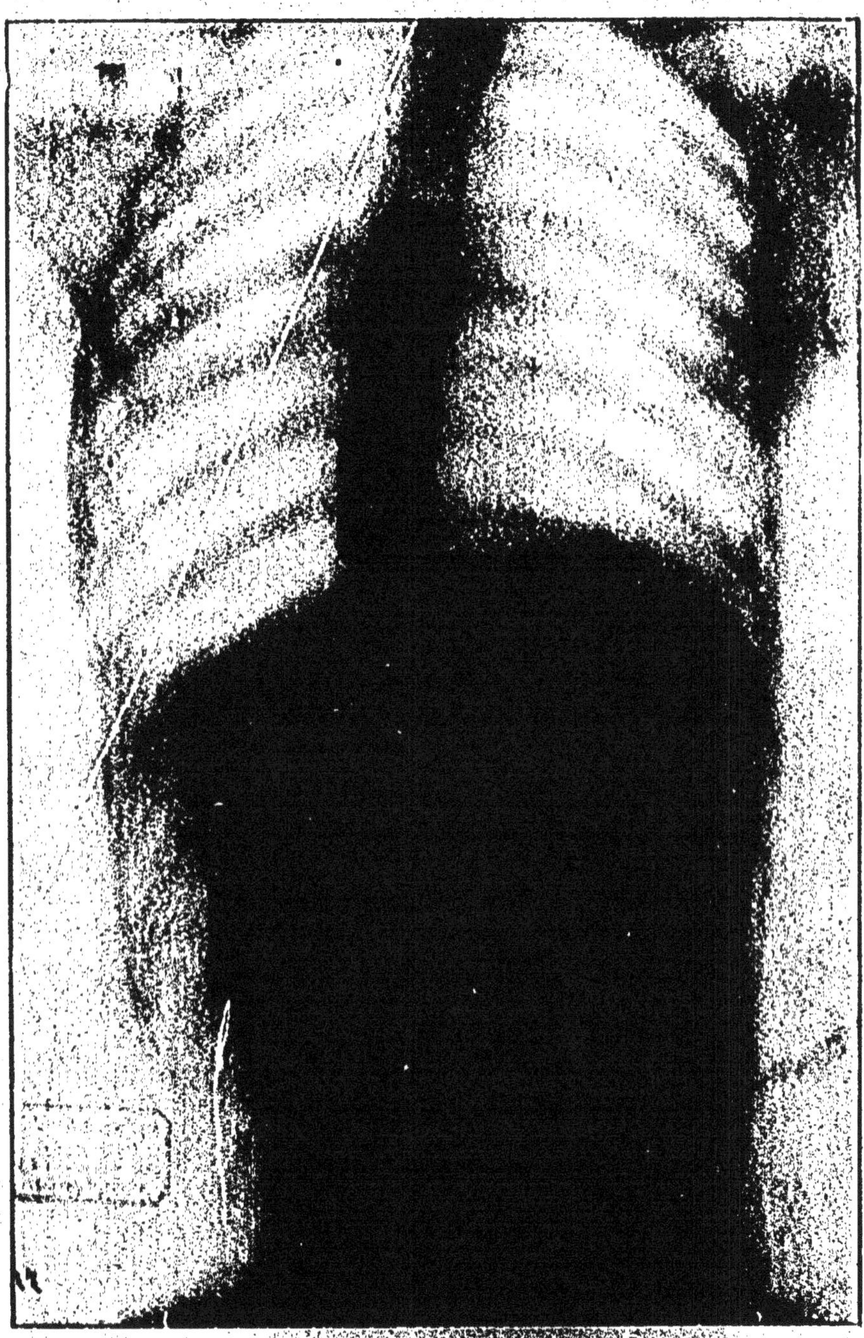

Fig. 124. — Scoliose dorsale principale à convexité droite, secondaire lombaire à convexité gauche. Avant le traitement.

trame se prend à l'aide d'une plaque sensible sur l'image copiée,

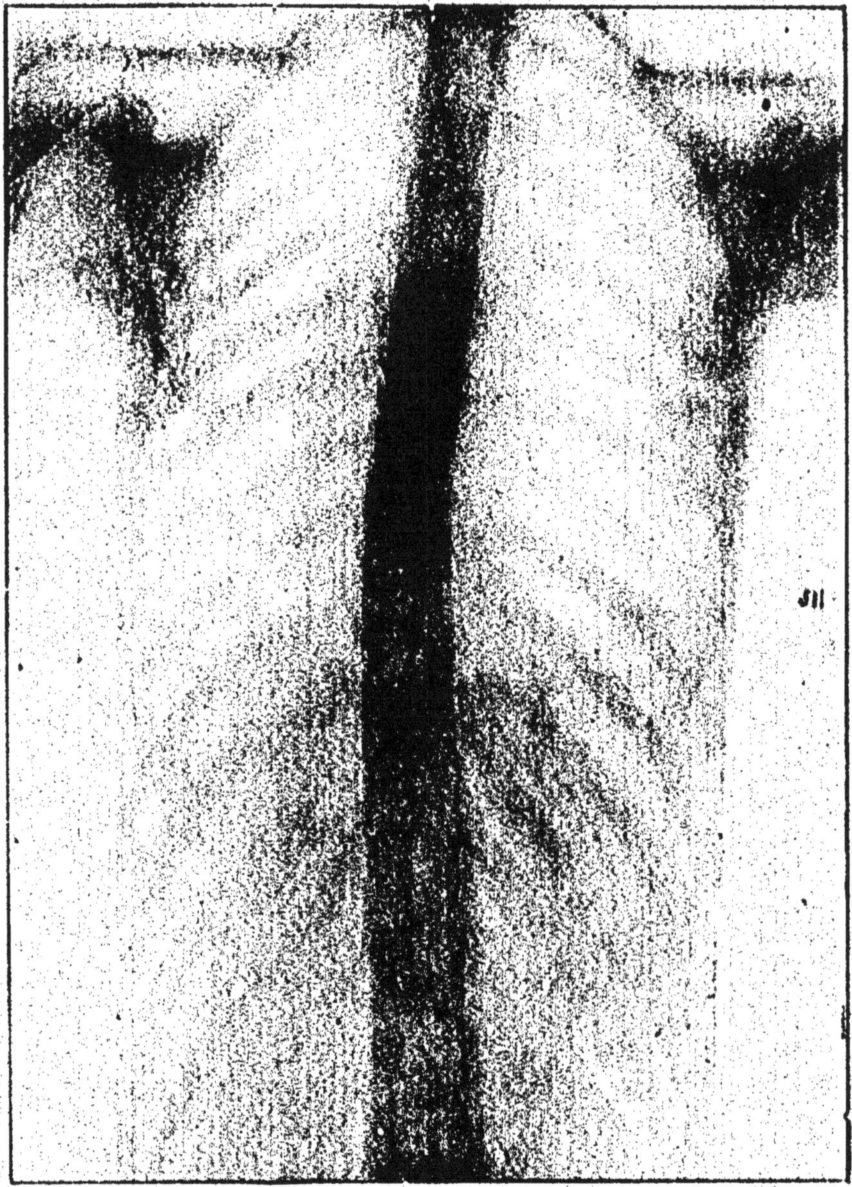

Fig. 125. — Même sujet. Six mois après le traitement par notre méthode de redressement forcé.

mais non encore fixée, de la déformation. Cette opération

étant faite, on fixe ensuite l'image elle-même. Les radiographies avec réseau de lignes peuvent être comparées avec avantage à d'autres épreuves que l'on prend plus tard en se plaçant, autant que possible, dans les mêmes conditions.

La représentation du tronc *en perspective*, à l'aide de la chambre noire (Schildbach), ou d'autres appareils (Tausch, Bürhing, Gramcko), le *moulage* avec du plâtre, ou d'autres substances plastiques, ne sont qu'exceptionnellement employés et ne donnent pas toujours des résultats précis.

Quelques-uns des procédés de représentation et de mensuration des scolioses que nous venons de décrire, procurent des renseignements utiles, mais aucun ne donne des résultats absolument précis.

Les erreurs inévitables dans la mensuration tiennent à la difficulté de fixer toujours le sujet exactement dans la même position, pendant toute la durée de l'opération. Lorsqu'il s'agit de mesurer les déviations du tronc sur un moulage en plâtre, la plupart des procédés recommandés donnent des résultats fixes, invariables. Il n'en est plus de même, lorsqu'on opère sur un sujet vivant, essentiellement mobile, et dont les attitudes varient à des intervalles très rapprochés. La configuration du tronc et du rachis du scoliotique, est, en outre, profondément modifiée, suivant l'état de fatigue des muscles vertébraux, suivant l'attitude debout, assise ou couchée.

Dans la *position verticale*, le rachis du scoliotique s'affaisse rapidement, les courbures et l'inflexion s'accentuent au bout de quelques minutes. Les mensurations prises dans cette position, à quelques jours d'intervalle, donnent rarement des résultats identiques.

La *position assise* modifie profondément la statique du rachis. L'état des courbures et de la flexion, dans cette position qui ne peut être considérée comme l'attitude habituelle du sujet, se modifie profondément, suivant que le dos est en relâchement ou en extension.

La *position horizontale (décubitus abdominal horizontal)* a l'inconvénient d'exagérer la déformation costale postérieure (gibbosité). En raison de la suppression du poids de la tête et du tronc, donnée par cette position, les courbures scoliotiques et l'inflexion sont atténuées, inexactement indiquées, particulièrement dans les cas de scolioses flexibles, dont la plupart des symptômes disparaissent sous l'influence de la position horizontale.

Nous estimons, en conséquence, que les procédés de mensuration dans la position assise ou horizontale exposent à de graves erreurs. La mensuration dans la position verticale est plus précise; cette position donne, en effet, la représentation des attitudes les plus habituelles du scoliotique. Nous recommandons souvent la comparaison des mensurations obtenues dans la position verticale, assise ou couchée.

Faisons enfin remarquer que tous les procédés de mensuration, la radiographie exceptée, ne s'adressent qu'aux flèches postérieures. Or, ainsi que nous l'avons indiqué, la ligne des apophyses épineuses est souvent droite, alors que les corps vertébraux sont notablement déviés. En général, l'inspection de la courbe des corps vertébraux peut seule donner des renseignements précis sur le degré réel de la scoliose.

Nous recommandons surtout les appareils simples, qui permettent d'opérer rapidement, sans que le sujet se fatigue et modifie son attitude, et d'obtenir, à l'aide de traits, la forme des déviations latérales et des principales lignes du tronc, des omoplates, du bassin, des contours horizontaux du thorax.

Nous rejetons l'emploi des appareils trop compliqués, qui sont coûteux, difficiles, longs à manier et exposent à de sérieuses erreurs.

Les mensurations avec le ruban métrique, la méthode de Kirchoff, de Mikulicz, de B. Roth, de Beely sont simples, pratiques, suffisamment exactes. Les appareils de Zander, de W. Schulthess, de C.-V. Heinleth donnent des résultats assez précis; ils sont malheureusement un peu compliqués et assez coûteux.

Les divers modèles de thoracomètres, particulièrement ceux de Beely, de Zander et de C. von Heinleth indiquent d'une façon précise le degré de la rotation, l'état des déformations costales et des gibbosités.

Nous utilisons couramment, dans notre pratique, la photographie, comme moyen de représentation du sujet scoliotique. C'est, à notre avis, un excellent procédé qui donne des indications rapides, précises, qui permet des comparaisons, à diverses étapes du traitement, et qui a enfin l'avantage de donner l'ensemble du tronc et des membres. Les épreuves photographiques doivent être prises avec un soin particulier, souvent dans diverses attitudes du sujet.

Les radiographies donnent quelques indications utiles, notamment sur le degré de déformation, de déviation et de rotation des corps vertébraux, mais, à notre avis, ce procédé ne peut servir comme moyen précis et pratique de mensuration et de représentation des scolioses. La situation très précise des vertèbres ne peut en effet être donnée par la radiographie.

D'après notre expérience, les causes d'erreur sont nombreuses; les épreuves prises à quelques jours d'intervalle ne donnent pas toujours des résultats identiques. La position dans le décubitus horizontal que l'on doit inévitablement adopter pendant l'opération, est, ainsi que nous l'avons dit, très défectueuse; car elle ne permet pas de représenter le sujet dans son attitude habituelle.

La radiographie permet difficilement enfin d'avoir une vue d'ensemble représentant le tronc, les membres inférieurs et indiquant l'attitude du scoliotique.

A. *Scoliose dorsale primitive à convexité droite.* — Dans cette forme, la courbe décrite par les apophyses épineuses occupe la partie moyenne de la région dorsale, empiétant légèrement sur les régions voisines; sa convexité est dirigée à droite. Elle est principalement caractérisée par la déformation des côtes, qui constitue la *bosse* ou la *gibbosité*, et par l'épaule haute.

A la *période de début*, l'élévation de l'épaule attire surtout l'attention des parents. Ce symptôme se montre quelquefois avant la déviation des apophyses épineuses et la gibbosité. Nous avons observé quelques cas dans lesquels la déviation des corps vertébraux et des apophyses épineuses était très notable, alors que la gibbosité faisait défaut ou était très peu accentuée.

Le sujet étant *examiné de dos*, on constate d'abord l'existence d'une courbure, plus ou moins accentuée, des apophyses épineuses de la région dorsale, principalement marquée à la partie moyenne (fig. 126).

L'omoplate droite est saillante, projetée en arrière, à contours bien limités. Sa surface prend une direction antéro-postérieure ; son angle inférieur est situé plus bas que celui de l'omoplate gauche ; son bord spinal est plus éloigné de la ligne médiane que celui de l'omoplate gauche.

L'omoplate gauche est située plus profondément que la droite ; elle a une tendance à prendre la direction transversale ; son bord interne et son angle inférieur se rapprochent de la ligne des apophyses épineuses. Cette situation des omoplates donne l'impression d'une plus grande largeur du thorax à droite qu'à gauche.

Le sujet s'inclinant légèrement en avant, les bras croisés sur la poitrine (fig. 122), on distingue la légère saillie postérieure des côtes droites (*gibbosité*) qui s'étend plus ou moins du côté du cou et de la région lombaire et une *dépression* dans la région postérieure costale gauche, aux points correspondants.

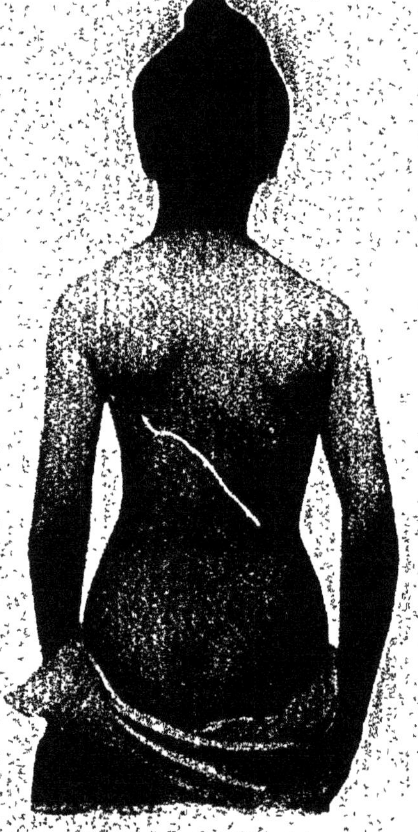

Fig. 126. — Scoliose dorsale à convexité droite, au début.

La ligne des contours latéraux du tronc, devient asymétrique. Elle se déprime à droite, s'efface à gauche, au niveau de la région lombaire. Du côté droit, la ligne formée par les contours de la taille et la face interne du bras tend à prendre la forme triangulaire ; du côté gauche, elle a la forme d'une demi-lune allongée (fig. 126).

La hanche droite est saillante, la hanche gauche est au contraire effacée.

Le sujet étant examiné *de face*, on voit que la déformation de la poitrine est en sens inverse de celle observée à la partie postérieure, c'est-à-dire que les régions sous-claviculaires, de la poitrine et de l'hypochondre droits sont affaissées, tandis que, du côté gauche, les régions similaires sont au contraire saillantes.

La poitrine est notablement déformée, surtout saillante au niveau de la partie antérieure et moyenne des côtes gauches, légèrement déprimée à droite (Voy. *Anatomie pathologique*).

La clavicule fait une notable saillie à droite, principalement à son extrémité interne. Les creux sus et sous-claviculaires sont plus marqués à droite qu'à gauche.

Chez les jeunes filles, la mamelle est plus saillante, plus volumineuse, située un peu plus bas à gauche qu'à droite. Nous avons quelquefois observé une véritable atrophie du sein, du côté correspondant à la gibbosité, bien que la scoliose fût au début et avec légère déformation.

La hanche droite est plus saillante que la gauche. L'épine iliaque antérieure et supérieure est à un niveau légèrement plus élevé à droite qu'à gauche.

A une *période plus avancée*, les divers symptômes indiqués s'accentuent, la courbe décrite par le rachis et la déformation thoracique sont plus marquées. La gibbosité, d'abord arrondie, devient très saillante, anguleuse, ressemblant à une côte de melon (fig. 127).

En examinant le tronc à sa partie antérieure et postérieure, on constate une torsion et un déplacement latéral du thorax par rapport au bassin.

Le plan transversal du thorax ne correspond plus avec celui du bassin.

La moitié du thorax, du côté de la convexité, est, le plus souvent, plus portée en arrière que celle du côté opposé.

Du déplacement et de l'inclinaison latérale du tronc résultent des modifications importantes dans la forme des *triangles de la taille*. Le bras droit du sujet pendant librement dans l'air et n'étant plus tangent à la hanche droite, le triangle de la taille du côté droit est ouvert en bas; du côté gauche, il a une forme semi-lunaire très allongée.

La hanche droite, primitivement saillante, s'efface, la hanche gauche présentant au contraire une saillie notable.

L'épaule droite est beaucoup plus élevée que l'épaule gauche. La ligne des contours de l'épaule, de la nuque et du cou est cependant peu modifiée, à moins qu'il n'existe une courbure cervicale de compensation.

La distance du mamelon à l'ombilic, et du mamelon à l'épine iliaque antérieure et supérieure, est souvent très diminuée du côté où s'est produit le déplacement latéral du tronc.

A une *période très avancée*, la courbe épineuse dorsale occupe les deux tiers de la colonne dorso-lombaire, empiétant légèrement sur la région lombaire. La gibbosité volumineuse angulaire, fortement reportée en arrière et à droite par rapport au plan latéral thoracique postérieur gauche, décrit une courbe presque parallèle à celle des apophyses épineuses.

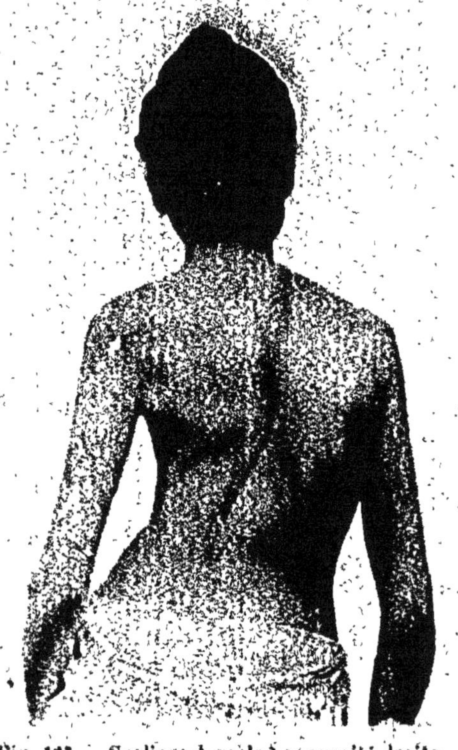

Fig. 127. — Scoliose dorsale à convexité droite, à une période avancée.

Du côté thoracique gauche postérieur, on voit un creux profond, et plus bas, dans la région lombaire, une saillie allongée et inclinée à droite, formée en partie par le relief de la masse sacro-lombaire gauche.

La peau est plissée au niveau de l'omoplate gauche.

La hanche droite est débordée par le tronc, fortement déjeté du côté droit. Les dernières côtes, du côté droit, sont très rapprochées de la crête iliaque et la touchent même quelquefois. La hanche gauche est très saillante, surmontée par une profonde échancrure occupant toute la partie latérale du tronc.

Le tronc tout entier, fortement déplacé vers la droite, est tassé, raccourci, il s'est tordu, par rapport au bassin, de gauche à droite et d'avant en arrière, le bassin ayant subi au contraire un mouvement de torsion en sens inverse. A la hauteur des épaules et vers le cou, le tronc s'incline légèrement du côté gauche.

L'épaule gauche est très abaissée, plus rapprochée du bassin que la droite.

Le bras droit pend librement, assez éloigné de la hanche droite. La verticale abaissée du creux axillaire droit, tombe en dehors de la hanche correspondante ; la verticale abaissée du creux axillaire gauche, tombe de plusieurs centimètres en dedans de l'extrémité saillante de la hanche gauche.

L'extrémité de la main droite est plus éloignée du sol que l'extrémité de la main gauche.

De l'inclinaison du tronc, des changements de rapport des épaules et des hanches, résulte une très grande asymétrie des lignes de contour du tronc. Le triangle de la taille, du côté droit, est très allongé et s'ouvre en bas, celui du côté gauche est déplacé en haut, très accentué, formé en grande partie par la profonde échancrure de la partie latérale gauche du tronc.

L'examen de la partie *antérieure* du tronc indique une notable inclinaison à droite du tronc, l'élévation de l'épaule droite, la saillie de la gibbosité costale antérieure gauche, la dépression costale droite, la position oblique de haut en bas et de droite à gauche du sternum, la saillie des clavicules, avec subluxation de leur extrémité interne sur le sternum, principalement à droite.

La partie latérale gauche du bassin est située sur un plan antérieur par rapport à celui de la partie latérale droite. L'épine iliaque antérieure et supérieure gauche est plus élevée que l'épine correspondante du côté droit.

La scoliose dorsale à convexité droite reste rarement limitée, pendant son évolution, à la région dorsale. Des courbures de compensation se montrent en divers points des régions lombaires et cervicales.

Lorsqu'il existe une courbure de compensation lombaire et cervicale, la convexité de ces courbures est dirigée à gauche, la ligne des apophyses épineuses représente un S très allongé.

On observe souvent les symptômes combinés de la scoliose

dorsale à convexité droite et de la scoliose cervicale et lombaire à convexité gauche (fig. 128).

La figure 128 indique la configuration du tronc et la disposition des triangles de la taille dans ces cas.

La ligne de contour de l'épaule, de la nuque et du cou est profondément modifiée dans le cas de courbure de compensation cervicale. Si la courbure est à convexité gauche, la ligne courbe allant de l'épaule à la nuque, est légèrement ondulée à droite, fortement excavée à gauche. La ligne de contour latéral du cou est plus longue à gauche qu'à droite. La tête s'incline légèrement à droite, l'épaule gauche peut être sur un plan supérieur à celui de l'épaule droite.

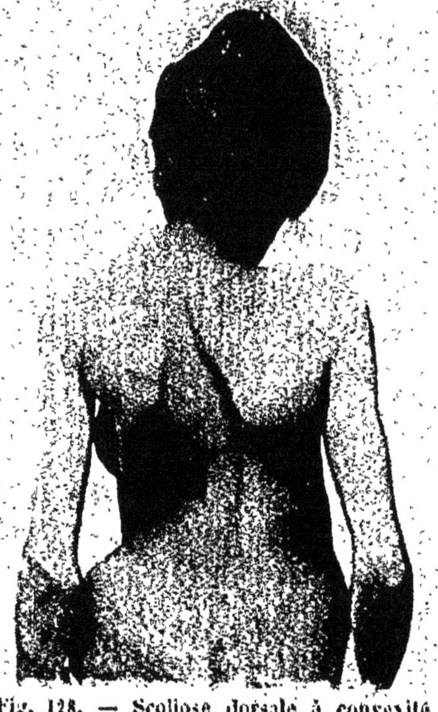

Fig. 128. — Scoliose dorsale à convexité droite, cervicale et lombaire à convexité gauche.

B. *Scoliose dorsale primitive à convexité gauche.* — Dans cette forme, les mêmes symptômes, que nous avons signalés du côté droit dans la scoliose dorsale primitive à convexité droite, doivent être décrits à gauche et inversement.

La courbe de la région dorsale peut être courte (Voy. *Scoliose rachitique*, p. 136), s'étendre du côté de la région lombaire (*courbure dorso-lombaire gauche primitive*), ou du côté de la région cervicale (*courbure cervico-dorsale gauche primitive*).

C. *Scoliose lombaire primitive à convexité gauche.* — Cette forme est caractérisée par une courbure à convexité gauche des sept, huit ou dix apophyses épineuses lombaires les plus inférieures; par un déplacement de la partie inférieure du tronc sur le bassin vers la gauche; par la saillie de la hanche droite, un des premiers symptômes qui attire surtout l'attention des parents; par un creux plus ou moins profond au niveau du flanc droit, faisant ressortir la saillie de la hanche du même côté; par une saillie, ou gibbosité lombaire gauche allongée verticalement, s'étendant souvent jusqu'aux dernières côtes gauches; par un effacement de la hanche gauche (fig. 129).

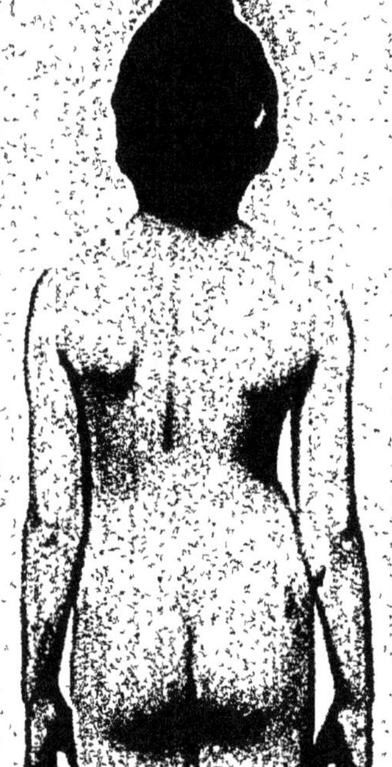

Fig. 129. — Scoliose lombaire à convexité gauche.

La crête iliaque et l'épine iliaque antérieure et supérieure sont plus élevées du côté droit que du côté gauche.

La radiographie indique des déformations notables du bassin, analogues à celles que nous avons décrites dans notre anatomie pathologique.

Le membre inférieur paraît plus court à gauche qu'à droite.

La déviation de la partie inférieure du tronc vers la gauche disparaît au début, lorsque le sujet s'incline en avant ou pendant le décubitus.

A une période plus avancée de la difformité, le haut du tronc s'incline souvent à droite ; l'épaule droite est plus basse que la gauche.

Le membre supérieur gauche est très rapproché, touche quelquefois dans toute son étendue la surface latérale gauche du tronc. Le membre supérieur droit est, au contraire, éloigné du tronc, il n'est en contact que par son extrémité inférieure avec la hanche droite saillante et pend même quelquefois librement en dehors.

Il résulte de cette attitude spéciale, que le triangle de la taille du côté gauche, est presque complètement effacé, que le triangle du côté droit, est, au contraire, augmenté d'étendue, très nettement formé.

La disparition presque complète du triangle de la taille à gauche, son accentuation à droite, la forte saillie de l'extrémité inférieure gauche du tronc, permettent, même dans les cas anciens, avec courbure de compensation dorsale, d'affirmer que la scoliose a primitivement débuté dans la région lombaire. Dans la scoliose dorsale primitive à convexité droite, le triangle de la taille, du côté droit, peut être assez accentué, mais le triangle de la taille, du côté gauche, ne disparaît jamais complètement et conserve une forme semi-lunaire allongée (Voy. fig. 128).

Lorsque la courbure lombaire à convexité gauche se prolonge dans la région dorsale, l'angle postérieur des côtes devient saillant.

Lorsque la scoliose lombaire primitive à convexité gauche se transforme en scoliose totale convexe à gauche, l'épaule gauche est très élevée verticalement, l'épaule droite est notablement abaissée.

Lorsqu'il se produit une courbure de compensation dorsale, convexe à droite, on observe une gibbosité costale droite plus ou moins prononcée.

D. *Scoliose lombaire primitive à convexité droite.* — Cette forme présente les symptômes de la scoliose lombaire primitive à convexité gauche retournée. Elle s'accompagne souvent d'une courbure dorsale à convexité gauche et se transforme rarement en scoliose totale convexe à droite.

E. *Scoliose totale à convexité droite ou à convexité gauche.* — Cette forme de scoliose est caractérisée par une courbure très allongée, en forme de C, occupant une grande partie des régions dorsale ou lombaire.

Elle est souvent le résultat de la transformation d'une scoliose dorsale ou lombaire.

Une légère courbure de compensation existe, en général, dans la région lombaire inférieure.

D'après notre statistique, un assez grand nombre de scolioses totales sont *persistantes* et ne subissent aucune transformation.

La torsion est légère, rarement grave, et apparaît le plus souvent *du côté concave* (W. Schulthess, G. Jach, J. Steiner).

Dans quelques cas, pendant la station debout et droite, la torsion existe du côté de la concavité, mais lorsque le sujet se penche fortement en avant, elle se montre du côté de la convexité.

La scoliose *totale*, convexe à gauche, se développe surtout chez les sujets atteints de cyphose dorsale, et particulièrement chez les écoliers, à la suite d'attitudes vicieuses pendant l'écriture dans la position assise.

F. *Scoliose cervicale primitive.* — Dans cette forme assez rare, la convexité de la courbure siège indifféremment à droite ou à gauche. Du côté de la concavité de la courbure, la tête est légèrement inclinée vers l'épaule. L'épaule est plus abaissée, le cou paraît plus court, la ligne de contour de l'épaule paraît plus aplatie et plus longue du côté concave que du côté convexe.

La courbure est rarement unique. Le plus souvent, on observe des courbures de compensation au niveau des régions dorsale et lombaire. De même que dans les scolioses cervicales observées dans le torticolis, la courbure dorsale se fait dans une direction opposée à celle de la scoliose cervicale. La tête, dans ce cas, est déplacée du côté de la convexité de la courbure cervicale, le sujet cherchant instinctivement à corriger l'attitude scoliotique de la tête (*compensation occipitale* de Lorenz).

Dans quelques cas, la courbe est à convexité gauche et occupe la région cervicale inférieure se prolongeant dans la région dorsale, de la cinquième ou sixième apophyse épineuse cervicale à la cinquième ou sixième dorsale (*scoliose cervico-dorsale primitive à convexité gauche*).

Des courbures de compensation existent dans les régions dorsale et lombaire.

Parmi les principaux symptômes de cette forme, citons : la forte inclinaison de la tête à droite; la gibbosité cervico-dorsale faisant saillie à la partie inférieure gauche du cou et soulevant le haut de l'omoplate gauche; l'élévation très marquée de l'épaule gauche, la très grande différence de niveau des omoplates.

Dans les scolioses cervicales ou cervico-dorsales très accentuées, la face et le crâne sont souvent asymétriques. La moitié du crâne et de la face, du côté de la concavité de la courbure cervicale, est plus petite que celle du côté opposé.

En dehors des formes que nous venons de décrire, existent

de nombreuses formes atypiques ou combinées, que nous avons signalées en partie dans notre étude anatomo-pathologique. Leurs symptômes dérivent du siège et surtout de la multiplicité des courbures.

La forme de scoliose que nous avons dénommée *scoliose flasque*, est caractérisée par des courbures multiples qui se produisent principalement sous l'influence de la station debout et disparaissent, en partie, par le décubitus horizontal et par la suspension oblique ou verticale. Les déformations vertébrales et costales sont peu prononcées. La flexibilité particulière du rachis, qui s'infléchit par l'action du poids du corps, est sous la dépendance du relâchement des ligaments vertébraux et de la parésie musculaire. Nous avons observé cette forme clinique, assez rare, dans trois cas.

Exceptionnellement, la voussure de l'angle postérieur des côtes, origine de la gibbosité, siège du côté opposé à la convexité de la courbure scoliotique principale (*scolioses paradoxales* de Kirmisson et Sainton, *scolioses contra-latérales* de Vulpius).

II. *Symptômes fonctionnels*. — Au début, on note un état de fatigue, de langueur, d'amaigrissement, quelques troubles digestifs et respiratoires (*chorée respiratoire* de Von Lesser). Des douleurs assez vives, réveillées par la pression, le mouvement ou la galvanisation, se montrent au niveau de la courbure et de la gibbosité commençante, dans le domaine des nerfs intercostaux et quelquefois des extrémités.

Nous avons souvent constaté, chez les jeunes filles, des transpirations locales, des plaques d'hyperesthésie cutanée en divers points du rachis, qui nous ont paru être sous la dépendance de l'hystérie.

Le développement anormal des veines cutanées, l'hypertrichose sont fréquents.

Dans quelques rares cas de scolioses très avancées, nous avons noté des plaques d'anesthésie ou d'hyperesthésie qui nous ont semblé sous la dépendance de la compression, par les vertèbres déformées, des nerfs spinaux ou de leurs rameaux.

D'après nos recherches spirométriques, il existe, même au début des scolioses, une diminution très notable de la capacité pulmonaire et de profonds changements dans les types respiratoires normaux.

Les troubles respiratoires et circulatoires deviennent très marqués, lorsque la déformation a produit un rétrécissement thoracique notable. Les sujets sont essoufflés, prédisposés aux affections des bronches, du poumon et du cœur, qui revêtent un caractère particulier de gravité.

Le murmure respiratoire est affaibli au niveau de la gibbosité, exagéré du côté opposé.

Les cavités droites du cœur se dilatent, de véritables lésions organiques se produisent très fréquemment.

En raison de la compression de l'estomac et de l'intestin, de la stase des viscères abdominaux, les fonctions digestives et la nutrition sont troublées.

Les muscles sont faibles, peu développés.

L'asymétrie et le rétrécissement du bassin sont souvent la cause de dystocie et de complications au moment de l'accouchement.

**Marche. Terminaisons.** — La scoliose a, en général, une marche chronique, qui peut être divisée en trois degrés : degré *léger*, *moyen*, *extrême*.

Le troisième degré est surtout caractérisé par la grande inclinaison du tronc, par la gibbosité et les déformations du thorax.

La forme de la scoliose, l'âge, le sexe, l'hérédité, la constitution de l'individu, les causes variées signalées dans notre étiologie, ont une influence manifeste sur l'évolution de la difformité.

Nous avons indiqué l'évolution différente, suivant que la scoliose se développe chez des sujets à dos plat ou à dos rond.

La marche de la scoliose infantile est différente dans les deux types que nous avons décrits (p. 252), l'un se montrant brusquement chez des enfants de cinq à huit ans, l'autre apparaissant chez des jeunes filles à l'époque de la puberté. Dans le *premier type*, qui se montre chez des enfants à tempérament sec et nerveux, avec coloration brune de la peau, développement exagéré du système pileux, la difformité s'aggrave rapidement ; les arrêts dans l'évolution sont rares. Dans le *second type* qui évolue chez des sujets d'une assez bonne santé, de tempérament mou et lymphatique, à croissance rapide, la marche de la scoliose est, au contraire, lente, les difformités s'aggravent lentement, s'arrêtent quelquefois définitivement à une période peu avancée ou restent stationnaires dans l'âge adulte et la vieillesse.

On observe quelquefois des aggravations subites, des réveils de l'affection qui ne progressait plus depuis quelque temps, principalement au moment de la puberté pour les jeunes enfants, plus tard vers l'âge de dix-huit à vingt ans et chez la femme, à la suite de couches répétées.

Nous avons attiré l'attention sur le type de scoliose *à marche aiguë*, que nous avons observé chez des jeunes filles au moment de la puberté ou de la croissance très brusque, et dans lequel on voit des déformations très graves s'établir en quelques mois.

La scoliose dite *habituelle* évolue plus lentement que la scoliose dite *constitutionnelle*. Ces deux formes sont, il est vrai, souvent difficiles à distinguer; leurs symptômes, leur marche se confondent fréquemment.

La prépondérance de la flexion, l'état de souplesse ou de rigidité du rachis agissent d'une façon toute particulière sur la marche de la difformité.

Les déviations doubles égales, les courbures totales ou uniques sont celles qui évoluent le plus lentement et qui s'arrêtent le plus souvent dans leur marche progressive.

Les déviations de la région cervico-dorsale ou dorso-lombaire, avec grande longueur de la flèche, brièveté du rayon des courbures, forme anguleuse de la gibbosité, ont surtout un pronostic grave.

Chez quelques sujets, une des courbures s'accentue rapidement. La déformation est préparée et annoncée dans ces cas par l'aggravation de la flexion.

La *vraie* scoliose, une fois constituée, a une marche fatalement progressive et ne disparaît jamais par les progrès de l'âge.

De là la nécessité de recommander, dès le début de l'affection, un traitement très rigoureux.

Seules les *fausses* scolioses, caractérisées par de la flexion, sans déformation et sans torsion des vertèbres, peuvent quelquefois guérir sans laisser aucune trace, pendant la croissance du sujet, et sans qu'un traitement important ait été institué.

Si l'on entend par guérison, le rétablissement parfait de la forme du rachis et du thorax du scoliotique, on peut affirmer que la scoliose ne guérit jamais. Quelquefois spontanément, le plus souvent sous l'influence du traitement, la difformité s'arrête dans son évolution à une période peu avancée ; la statique du rachis, grâce aux courbes de compensation, est régulière ; le scoliotique ne conserve que de très légères traces de son ancienne affection.

Avec ses perfectionnements actuels, la thérapeutique permet, dans la majorité des cas, d'arrêter l'évolution et d'obtenir des régressions de la difformité.

La vie des scoliotiques, lorsque la difformité est grave, est souvent abrégée par des complications du côté des organes respiratoires. La phtisie pulmonaire, d'après nos observations, est rare.

Certains scoliotiques ont, il est vrai, une grande longévité, mais la moyenne de la vie est certainement plus courte chez eux que chez les sujets normalement conformés.

**Pronostic. —** Le pronostic des scolioses dépend d'éléments *généraux* et *spéciaux*, nombreux et variés. Nous avons indiqué aux chapitres correspondants la gravité particulière de quelques variétés de scolioses : scoliose rachitique, pleurétique, etc.

Nous avons indiqué le pronostic différent des scolioses infantiles suivant leur étiologie, leur type, la forme des courbures, etc., etc.

Nous avons surtout insisté sur la gravité des scolioses qui se développent chez des sujets ayant un mauvais état constitutionnel. Rappelons que les scolioses développées chez les sujets à dos plat et qui affectent la forme serpentine, se fixent et s'ankylosent rapidement ; elles sont beaucoup plus graves que les scolioses observées chez les sujets à dos rond.

D'après la division habituelle en trois degrés, division un peu arbitraire basée sur l'importance de la difformité et sur les modifications de l'attitude, la scoliose est surtout grave à la troisième période, lorsque des déformations vertébrales et thoraciques apportent des troubles dans les fonctions respiratoires et circulatoires et donnent lieu à une difformité très disgracieuse. Il ne faudrait pas cependant, dans tous les cas, apprécier la gravité du pronostic de la scoliose infantile d'après son degré et son ancienneté.

Certaines scolioses ont, dès le début, et avant l'apparition de difformités importantes, un pronostic très grave. Le rachis, dans ces cas, est rigide, ankylosé ; tout traitement est inefficace.

Les scolioses à pronostic bénin sont surtout caractérisées par la conservation de la malléabilité des os et de la souplesse du rachis, par la réductibilité facile des difformités, par des altérations peu marquées des ligaments et des muscles.

Le rachis scoliotique *rigide*, avec troubles profonds de la plasticité et de la nutrition du système osseux, avec éburnation des os, est plus difficilement modifié par le traitement que le rachis *flexible*.

Certaines scolioses très flexibles et surtout le type spécial d'affaissement du rachis par laxité ligamenteuse et par parésie musculaire que nous avons décrit sous le nom de *scoliose flasque*, sont aussi très rebelles au traitement et ont un pronostic très sombre.

Considérées au point de vue de leur *siège*, les scolioses qui occupent la partie supérieure du rachis sont surtout graves, parce qu'elles s'accompagnent de difformités apparentes et de troubles fonctionnels des poumons et du cœur.

Les scolioses lombaires, d'un pronostic plus favorable que les cervicales et les dorsales, s'accompagnent souvent de déformations graves du bassin.

Considérées au point de vue de leur *forme*, les scolioses avec prédominance de la flexion, les courbures à grand rayon, presque unique, ont un meilleur pronostic que les scolioses avec déformation et torsion, avec courbures multiples presque égales ou à court rayon et à grande flèche, limitées à un petit segment du rachis.

La gibbosité à forme anguleuse (côte de melon) est plus grave, plus difficilement curable que la gibbosité à contour plus ou moins arrondi.

La radiographie en nous indiquant l'état précis du rachis, en nous montrant l'existence de productions osseuses périphériques, nous renseigne sur le degré et les causes de la rigidité du rachis, et nous fixe, par conséquent, sur le pronostic et la curabilité de quelques scolioses anciennes.

Le pronostic de la plupart des scolioses infantiles peut être modifié par un traitement bien dirigé. S'il n'est pas possible de rendre aux vertèbres et aux côtes leur forme absolument normale, on peut tout au moins presque toujours modifier la flexion, arrêter l'évolution de la maladie, atténuer très notablement les déformations.

Le redressement des courbures, les modifications de forme des difformités sont plus faciles à obtenir dans les scolioses d'origine récente que dans les scolioses anciennes, chez les jeunes enfants que chez les sujets âgés.

Chez les jeunes enfants, le traitement est plus difficile à appliquer; il doit être continué pendant un plus long temps que chez les sujets âgés.

**Diagnostic.** — Le diagnostic de la scoliose est surtout difficile au début, lorsque la ligne des apophyses épineuses n'est pas encore déviée. On recherche attentivement, dans ces cas, les signes indiqués dans notre symptomatologie.

La saillie latérale postérieure qui se répète en sens inverse aux régions dorsale et lombaire, la proéminence d'une des parties antérieures du thorax, avec saillie correspondante sur le côté opposé postérieur, sont des signes certains de scoliose.

Une saillie unique peut dépendre de l'état asymétrique du tronc, sans déviation du rachis, d'un développement inégal des muscles.

On doit, par la palpation et la percussion (Piorry), rechercher la déviation des apophyses transverses, la torsion des corps vertébraux.

Quand la scoliose s'accompagne d'une déviation de la ligne des apophyses épineuses, de courbures multiples, le diagnostic est plus facile.

La *simple flexion* occupe généralement le point le plus flexible du rachis, c'est-à-dire la partie inférieure du dos et la partie supérieure des lombes; elle présente une courbe à long rayon;

elle s'accompagne d'une inclinaison latérale de la tête et d'une grande élévation du bassin du côté opposé ; à moins qu'il n'existe une contracture spasmodique ou douloureuse des muscles, elle disparaît dans le décubitus et dans la suspension verticale.

La radiographie ne décèle l'existence d'aucune déformation des vertèbres.

Nous avons indiqué les caractères des déviations latérales du *mal de Pott* (Voy. fig. 33), et les principaux signes qui permettent de différencier cette affection d'avec les scolioses.

Les principaux signes de la flexion, indiqués plus haut, et surtout, dans les déviations lombaires, la très grande inclinaison et obliquité du bassin, permettent de reconnaître les flexions simulées.

Nous avons signalé dans notre étude des déviations d'origine nerveuse, les caractères des flexions vertébrales par *spasme*, par *contracture* ou par *paralysie* des muscles.

Le diagnostic de la *variété* de scoliose se déduit de la recherche des symptômes que nous avons indiqués en détail, de l'étude de la difformité, de l'asymétrie des contours du tronc, en s'aidant de moyens de mensuration précis.

Il faut, dans tous les cas, rechercher les causes prédisposantes, initiales ou efficientes des scolioses et ne pas se contenter du diagnostic, souvent inexact, de scoliose essentielle, habituelle.

Il y a grand intérêt, au point de vue du traitement, à établir les causes des scolioses, à déterminer les conditions dans lesquelles elles se sont développées.

Il faut examiner si les déviations vertébrales sont sous la dépendance de l'*obstruction nasale*, des *troubles statiques*, des *attitudes vicieuses*, du *pied plat*, etc.

Les diverses variétés de scolioses (déviations dans les maladies nerveuses, scoliose rachitique, pleurétique, déviations d'origine statique) présentent des signes distinctifs assez précis.

La radioscopie, et surtout la radiographie, donnent de très utiles renseignements pour le diagnostic des scolioses à leurs diverses périodes.

La radiographie qui nous donne la configuration exacte des parties profondes du rachis, permet d'établir, dans de nombreux cas de scolioses, un diagnostic précis qu'il était impossible d'obtenir par les anciennes méthodes de recherche, avant la découverte de ce nouveau moyen d'investigation.

Au début de l'affection, à peine ébauchée, alors que la ligne des apophyses épineuses n'était pas déviée, la radiographie, en nous montrant que les vertèbres étaient déformées, nous a souvent permis d'affirmer l'existence d'une véritable scoliose.

Sur plusieurs de nos épreuves radiographiques, nous notons que les vertèbres sont légèrement déformées et en état de torsion, et cependant, sur le sujet, la ligne des apophyses épineuses n'était pas déviée; quelques symptômes peu importants faisaient seulement soupçonner l'existence d'une scoliose.

Le diagnostic de la scoliose au début, nettement établi par la radiographie, permet d'instituer, sans retard, un traitement en rapport avec la gravité de l'affection.

Dans les simples flexions, dans les fausses scolioses et surtout dans les déviations simulées, la radiographie, en démontrant que les vertèbres ne sont pas déformées, est un précieux élément de diagnostic.

Les radiographies, sur plan dorsal et sur plan latéral, indiquent, à diverses périodes de la scoliose, le degré des courbures, de l'asymétrie, l'importance de la déformation et de la torsion des corps et de l'arc vertébral. Elles renseignent sur l'état de flexibilité ou de rigidité du rachis. Elles indiquent nettement le nombre, la forme, la configuration des courbures (Voy. fig. 102, 103, 124 et 125).

Ce nouveau moyen de recherche, permet enfin de reconnaître l'existence de certaines lésions vertébrales, traumatiques, rhumatismales et tuberculeuses, et des flexions latérales sous la dépendance de ces affections.

**Traitement.** — Un très grand nombre de méthodes et d'appareils, basés sur les théories anatomiques et physiologiques du moment, ont été proposés pour le traitement des scolioses.

Le traitement est pendant longtemps empirique; les redressements mécaniques sont exclusivement employés.

Vers le milieu du XVIIIe siècle, les lits et les corsets orthopédiques sont surtout en faveur.

Les exercices de gymnastique orthopédique et de redressement sont ensuite recommandés.

Actuellement, les diverses méthodes thérapeutiques sont guidées par les résultats de l'étude, plus scientifique et plus complète, de la pathogénie et de l'anatomie pathologique des scolioses, et appliquées d'une façon éclectique, suivant les diverses indications.

Nous n'étudierons que les méthodes pratiques de traitement, de réelle valeur, que nous avons expérimentées et perfectionnées, insistant surtout sur les nouveaux procédés thérapeutiques, qui sont un important progrès.

Établissons d'abord que le traitement des scolioses doit être basé sur l'étude de l'étiologie, de la pathogénie, de l'anatomie pathologique et de l'observation clinique.

Les méthodes thérapeutiques doivent varier, suivant la cause, la période, la prédominance de certains symptômes.

Elles s'adressent tantôt aux muscles (*méthodes musculaires*), tantôt au squelette et aux articulations du rachis (*méthodes ostéo-articulaires*).

Une division très nette entre ces deux méthodes est souvent assez difficile à établir; quelques procédés thérapeutiques agissent en effet à la fois sur les muscles, sur les os et sur les articulations vertébrales.

L'anatomie pathologique nous a démontré qu'à une certaine période de la scoliose, le redressement ne pouvait être obtenu qu'en agissant sur les articulations ankylosées et sur les vertèbres déformées. Nous insisterons donc surtout sur les procédés thérapeutiques qui agissent sur les vertèbres et sur leurs articulations ankylosées, et qui permettent ainsi de remédier à la cause principale de la difformité.

Les indications à remplir sont souvent multiples, et l'on doit s'adresser à plusieurs moyens de traitement.

Quelques données fondamentales, que nous avons étudiées dans l'étiologie et l'anatomie pathologique, dominent le traitement.

Au début de la difformité, les déformations des vertèbres étant peu importantes, on obtiendra la correction de l'attitude vicieuse, par le traitement antistatique et par la seule action musculaire. Les exercices de gymnastique, le traitement général, exceptionnellement quelques appareils de soutien, suffiront.

Lorsque l'affection est confirmée, il faudra principalement lutter contre la déformation des vertèbres et des côtes qui produisent de nouvelles conditions statiques, contre la torsion et surtout contre l'ankylose partielle et totale du rachis. On utilisera alors les différents moyens de redressement, de mobilisation et de contention.

Il faudra surtout considérer, au point de vue de la possibilité d'application des méthodes de traitement et des résultats qu'elles donneront, l'état de *flexibilité* du rachis et le degré de *plasticité* des vertèbres et des côtes.

Rappelons que Dally, un des premiers, a démontré l'importance de la mobilisation et de l'assouplissement du rachis dans le traitement des scolioses.

Suivant les indications de l'anatomie pathologique et des lois mécaniques, les manipulations ou pressions de redressement s'exerceront dans des points fixes que nous déterminerons avec soin.

D'une façon générale, le problème à résoudre dans le traitement des scolioses consiste à :

Soustraire le rachis à l'influence de la pesanteur et des parties supérieures du corps ;

Répartir également, sur les deux moitiés des vertèbres, le poids du tronc ;

Décharger les vertèbres scoliotiques du côté concave, les charger du côté convexe ;

Corriger l'attitude vicieuse scoliotique et obtenir une attitude normale, ou, mieux encore, une attitude statique inverse de l'attitude vicieuse et une adaptation fonctionnelle dans la nouvelle position rectifiée ;

S'opposer à la torsion, et la corriger lorsqu'elle existe ;

Éviter la rigidité du rachis et, lorsque l'ankylose s'est produite, obtenir la distension des parties molles rétractées et la mobilisation des articulations vertébrales ;

Arrêter le développement asymétrique des vertèbres et la déformation costale ;

Ramener les vertèbres dans leur position normale ;

Modifier leur forme et celle des côtes ;

Maintenir le redressement et la correction de la forme des os temporairement obtenus ;

Réveiller l'énergie du système musculaire du tronc et particulièrement du rachis ;

Fortifier l'organisme tout entier.

Il faut enfin indiquer les moyens de *prévenir* la difformité.

Nous grouperons, de la façon indiquée ci-dessous, les meilleurs agents thérapeutiques des scolioses que nous possédons actuellement :

I. — *Prophylaxie.*

II. — *Exercices de gymnastique. Redressement actif.*

III. — *Manipulations. Redressement passif manuel.*

IV. — *Massage.*

V. — *Électricité.*

VI. — *Moyens antistatiques.*

VII. — *Mécanothérapie. — Machines utilisées pour obtenir la mobilisation, le redressement, la détorsion du rachis et la correction des déformations thoraciques.*

VIII. — *Appareils de redressement portatifs. Lits orthopédiques.*

IX. — *Corsets et ceintures orthopédiques.*

X. — *Redressement progressif, suivi de contention.*

XI. — *Redressement forcé suivi de contention.*

XII. — *Opérations chirurgicales.*

XIII. — *Traitement général.*

Après avoir apprécié et comparé, dans ces divers chapitres, la valeur de ces méthodes, nous indiquerons, en résumé, le traitement qui convient aux diverses périodes et aux formes de la scoliose des adolescents. Nous avons déjà signalé le traitement particulier de quelques variétés de scolioses (scoliose rachitique, statique, etc.).

## I. — Prophylaxie.

Notre étude anatomique et étiologique démontre le rôle important de certains facteurs dans la genèse des déviations vertébrales.

Nous devons, en conséquence, indiquer les moyens de prévenir les causes les plus importantes de ces difformités et particulièrement les attitudes vicieuses.

Les conseils pratiques généraux concernant l'hygiène des attitudes peuvent se résumer de la façon suivante :

Faire en sorte que l'action déformante de la pesanteur et du système musculaire sur le rachis ne devienne jamais supérieure aux résistances qu'elle rencontre dans les tissus organiques;

Obtenir que l'action de la pesanteur s'exerce également des deux côtés du rachis ;

Rechercher les moyens de déchargement partiel du poids du corps;

Éviter le travail exagéré et la fatigue des muscles vertébraux, le surmenage de certains groupes musculaires, d'un côté du rachis, les attitudes relâchées, conséquence de la fatigue musculaire, la répétition fréquente des mêmes attitudes;

Fortifier, par des exercices d'entraînement méthodique et de gymnastique, les muscles régulateurs des attitudes;

Adopter des attitudes symétriques que l'on interrompra fréquemment en évitant l'immobilité qui fatigue tout particulièrement les muscles ;

Varier les attitudes et les mouvements, le déplacement continuel du centre de gravité permettant aux enfants d'échapper aux difformités du squelette, produites par l'action de la pesanteur;

Ne pas permettre aux jeunes enfants du peuple de travailler trop tôt et d'exercer des professions exigeant le déploiement d'une grande force musculaire;

Interrompre, par des récréations et des exercices physiques, en plein air, les classes dont la durée ne doit pas être trop longue ;

Défendre même les travaux de l'école aux sujets prédisposés.

Toutes les causes prédisposantes aux déviations du rachis, que nous avons étudiées en détail dans notre chapitre *Étiologie*, doivent être évitées. Nous recommandons surtout d'éviter les attitudes vicieuses dans la position *verticale*, *assise*, *couchée*.

On défendra aux jeunes enfants de marcher trop tôt, de conserver pendant longtemps la position verticale, surtout avec hancher unilatéral, de se livrer avec excès aux exercices de gymnastique ou de sport, particulièrement à ceux qui exigent l'usage répété de l'un des membres.

On proscrira absolument les exercices aux appareils de la gymnastique française, les tractions, les rétablissements et les renversements, qui déforment le rachis.

On signalera le danger de porter les jeunes enfants sur un bras, les inconvénients des chaussures à talons hauts, des vêtements et des corsets mal disposés. On corrigera les difformités des membres inférieurs et particulièrement le pied plat. On surveillera les enfants pendant la position assise, et on leur donnera des sièges, rationnellement construits, proportionnés à leur taille.

Les modèles de siège, à dossier élevé et qui permettent de placer le tronc en réclinaison et de bien soutenir le dos et les

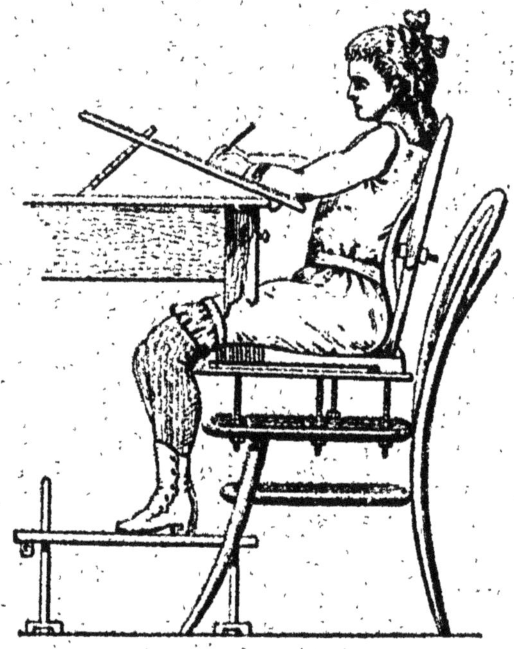

Fig. 130. — Siège et pupitre de Lorenz.

lombes [chaise de B. Roth, de Lorenz (fig. 130), de Staffel, de W. Schulthess], sont excellents.

Ainsi que nos observations nous l'ont démontré, les déviations vertébrales par mauvaise attitude scolaire, qui dépendent en grande partie de l'usage de sièges et de pupitres mal disposés, sont très fréquentes.

D'après nos recherches, le mobilier scolaire doit être construit d'après les indications suivantes :

Les bancs seront proportionnés à la taille des enfants;

Les pieds devront pouvoir appuyer facilement à terre;

La hauteur du siège sera les deux septièmes, et sa largeur le cinquième de la hauteur du corps;

Le siège ne devra pas être trop large. Il sera assez élevé, soutenant bien le dos et les lombes;

Le pupitre ne sera pas trop élevé, incliné à 15° environ, d'une largeur de 35 à 45 centimètres.

Les meilleurs bancs scolaires sont ceux qui permettent une *attitude assise, postérieure*, le dos *fixe* et *appuyé en réclinaison*. Cette position évite la fatigue musculaire, les attitudes vicieuses, les efforts d'accommodation des yeux.

La position en réclinaison exige que le pupitre soit rapproché et que son inclinaison augmente d'un nombre de degrés égal à l'angle d'inclinaison du dossier.

Parmi, les principaux bancs d'école que nous avons étudiés dans notre *Traité pratique de chirurgie orthopédique*, nous citerons les bancs d'école de Wakenroder, de Schreiber et Klein, de Kuntze (de Chemnitz), de Schenk, de Staffel, de Lorenz, de E. Kuffel, de Hamminger et Stelter.

La table Féret (fig. 131 à 135), à pupitre mobile, est excellente, surtout si le sujet travaille étant debout (fig. 134 et 135).

Le siège recommandé par M. Féret (fig. 131 et 132) est insuffisant, il ne soutient pas le dos; il n'empêche pas de prendre des attitudes vicieuses pendant le travail.

Le mobilier scolaire, en France, laisse à désirer, et sa réforme nous paraît indispensable.

L'*écriture anglaise* doit, à notre avis, être proscrite et remplacée par l'*écriture droite dite bâtarde*.

Les cahiers seront placés dans une obliquité moyenne, leur bord inférieur faisant avec le bord de la table un angle de 30° environ, de façon que, d'après la loi de Berlin-Rembold, la ligne de jonction des deux centres oculaires soit perpendiculaire aux traits fondamentaux de l'écriture, la tête se plaçant alors dans la rectitude.

Pendant l'écriture, l'écolier aura une attitude symétrique,

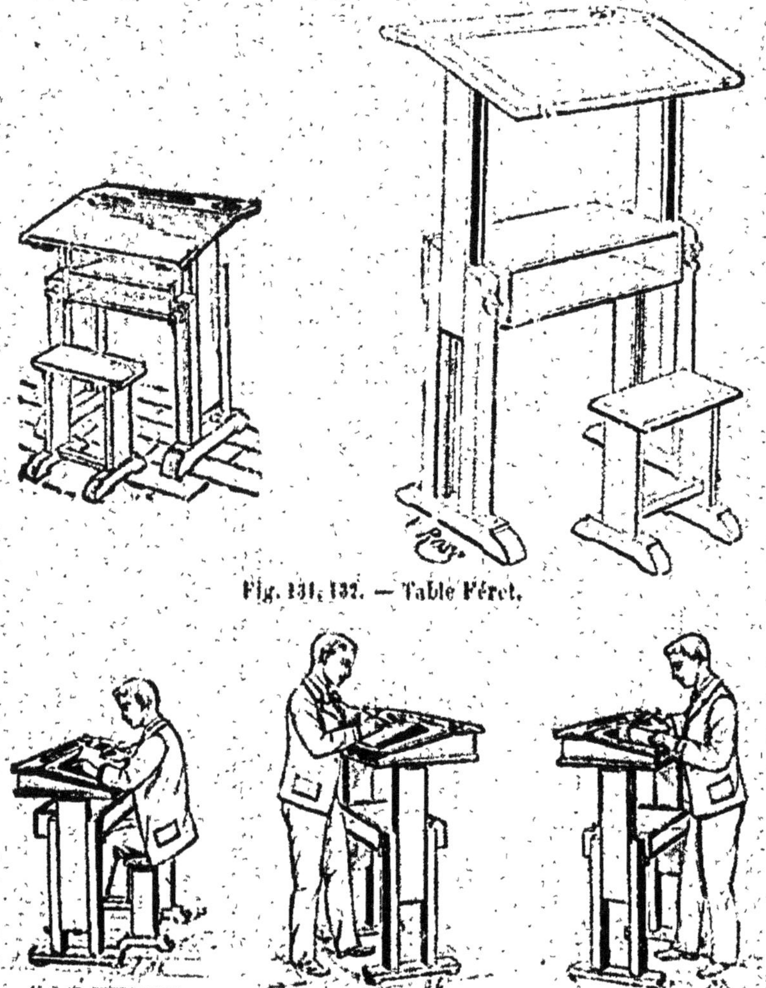

Fig. 131, 132. — Table Féret.

Fig. 133, 134, 135. — Table Féret.

évitant l'avancement d'un des avant-bras et la torsion du tronc.

Les jeunes filles devront, en s'asseyant, disposer également leurs jupes sous le siège, de façon à éviter l'élévation du bassin d'un côté.

Les vices de réfraction oculaire des jeunes écoliers seront très soigneusement corrigés au moyen de verres appropriés.

Chez les jeunes filles, on surveillera les attitudes vicieuses pendant les travaux à l'aiguille, pendant les exercices de piano.

On évitera les attitudes vicieuses pendant l'équitation et pendant les exercices de bicyclette. L'usage de la bicyclette chez les très jeunes enfants, surtout si la machine n'est pas proportionnée à leur taille, est, d'après nos observations, la cause d'attitudes vicieuses qui prédisposent aux déviations rachidiennes.

On recommandera de coucher les enfants sur des lits résistants, avec matelas de crin peu épais, bien capitonnés, aussi horizontaux que possible et sans oreillers, en évitant le décubitus sur un côté, et, dans quelques cas, avec un petit coussin bien rembourré au niveau de la région lombaire.

On ne négligera pas enfin de prescrire aux jeunes enfants, après des maladies d'une certaine gravité, au moment de la puberté, surtout aux jeunes filles prédisposées aux déviations en raison de leur état constitutionnel, de leur faiblesse musculaire et de leurs troubles menstruels, l'hydrothérapie, quelques exercices gymnastiques, les bains de mer et diverses préparations pharmaceutiques.

On veillera au bon fonctionnement des organes respiratoires et circulatoires. On traitera l'hypertrophie des amygdales et les végétations adénoïdes qui, d'après nos recherches, sont une cause très fréquente de déformation de la poitrine et de déviations rachidiennes.

## II. — Exercices de gymnastique. — Redressement actif.

La gymnastique, appliquée au traitement des scolioses, comprend une série d'attitudes et de mouvements, scientifiquement réglés, qui ont principalement pour but :

De corriger les attitudes vicieuses du tronc et du rachis ;

D'obtenir une attitude statique inverse de l'attitude pathologique ;

De redresser les courbures vertébrales et de corriger les difformités du thorax ;

D'assouplir les parties molles du côté de la concavité ;

De fortifier les muscles affaiblis ou atrophiés, surtout afin de leur permettre de maintenir le redressement obtenu, soit par la gymnastique, soit par d'autres méthodes;

De mobiliser enfin le rachis scoliotique.

Lachaise, Ling, Nitzsche, Bouvier et Bouland, Sereber, Schildbach, Paz, Zander, L.-A. Sayre, Eulenburg, Busch, Behrend, V. Mosengeil, J.-J. Hartelius, J. Schreiber, Dubreuil (de Marseille), Dally, M.-B. Roth, J.-B. Reynier, A. Wide, ont décrit les principaux exercices utiles dans le traitement des déviations vertébrales. La plupart de ces exercices sont empruntés à la gymnastique manuelle suédoise, les mouvements d'opposition ou dédoublés et les mouvements doubles concentriques ou doubles excentriques, étant exécutés avec le concours d'aides, *sans résistance*, s'il s'agit de mouvements passifs, *avec résistance*, s'il s'agit de mouvements actifs.

Contrairement à quelques gymnastes suédois, nous pensons que la description des exercices qui conviennent au traitement des scolioses doit être séparée de celle des manipulations et du redressement passif manuel, qui sont de véritables manœuvres de force, surtout destinées à produire l'assouplissement du rachis. Remarquons, cependant, que quelques-unes des positions recommandées dans les manipulations sont utilisées dans les exercices de gymnastique. Très fréquemment aussi, les manipulations sont pratiquées pendant l'exécution active de certains mouvements.

Nous étudions, à part, les exercices de redressement exécutés avec l'aide d'appareils spéciaux (*suspension verticale et oblique, suspension latérale*) qui, en raison de leur action particulière, sont plutôt du domaine de la mécanothérapie que de la gymnastique.

Les exercices gymnastiques prescrits dans le traitement des scolioses sont extrêmement nombreux. Nous ne décrirons que les exercices que nous avons imaginés, ceux que nous avons empruntés à diverses écoles de gymnastique, particulièrement à l'école suédoise.

Nous passons sous silence les exercices qui sont inutiles ou nuisibles, ceux qui sont basés sur des erreurs anatomiques ou sur de fausses conceptions théoriques, mais que l'on trouve cependant encore recommandés dans quelques traités de gymnastique et d'orthopédie.

Sans entrer dans le détail de l'effet produit par l'action de chaque muscle sur le rachis et sur l'attitude du tronc, nous exposons les exercices qui conviennent aux diverses variétés de scolioses.

La technique de ces exercices doit être basée sur les notions données par l'étude anatomique, étiologique et clinique des scolioses.

Il faut déterminer avec soin les positions à donner aux sujets, pendant l'exécution des exercices, ainsi que les muscles qui doivent, par leur contraction, modifier les attitudes vicieuses et redresser les courbures.

Nous n'adoptons point l'opinion d'après laquelle les scolioses sont la conséquence d'un développement rudimentaire du système musculaire ou de l'affaiblissement de quelques groupes musculaires [parésie ou paralysie du trapèze, du rhomboïde, du grand dorsal, du grand dentelé, *du côté de la concavité*; paralysie du muscle grand dentelé *du côté de la convexité* (L.-A. Sayre)]; mais nous pensons qu'il y a intérêt à agir plus spécialement sur certains muscles redresseurs et sur les mucles atrophiés ou affaiblis.

Une étude attentive de chaque cas indiquera les groupes musculaires sur lesquels doit surtout porter notre action.

Sans nous arrêter aux théories erronées sur lesquelles sont basés quelques exercices, faisons remarquer la puissante action des muscles vertébraux sur le rachis. Dans le cas de scoliose flexible, l'expérience démontre que la contraction des muscles fléchisseurs latéraux du rachis produit le renversement, la correction exagérée des courbures.

Il faut surtout agir sur les muscles érecteurs de la colonne vertébrale, sur les muscles fléchisseurs latéraux dorsaux, longitudinaux ou obliques, sur les muscles des gouttières vertébrales, sur le muscle trapèze, grand dorsal, psoas-iliaque et sur les muscles de l'épaule et du cou.

En dehors de toute idée théorique, nous agissons surtout, par nos exercices, sur les muscles de la convexité, parce que leur contraction est seule capable de redresser l'arc des courbures vertébrales.

Quelques exercices sont destinés à rétablir l'équilibre entre les groupes musculaires antagonistes.

A côté de ces exercices spéciaux, on doit recommander les *exercices symétriques*, destinés à rééduquer le sens musculaire des scoliotiques, à corriger les attitudes vicieuses, à assouplir les articulations, à agir sur le système musculaire en général.

Nous étudierons donc :

I. — *Les exercices gymnastiques spéciaux ;*

II. — *Les exercices gymnastiques généraux.*

Ces deux catégories d'exercices comprennent des exercices avec mouvements *actifs* et avec mouvements *passifs*.

Nous insistons surtout sur les exercices spéciaux qui agissent sur les courbures, sur l'inclinaison vicieuse du tronc.

Nous estimons qu'il est nuisible de prescrire aux jeunes scoliotiques des exercices nombreux et compliqués. Quelques exercices simples, sans appareils spéciaux, qui n'exigent pas d'efforts soutenus, appropriés à l'âge des sujets et au cas particulier, suffisent généralement.

Suivant les principes de l'école suédoise, les mouvements doivent se faire lentement, avec ampleur, sans raideur et sans force exagérée.

Les exercices, appris graduellement, avec patience et sans rebuter les malades, sont exécutés plusieurs fois par jour, sous la direction du chirurgien. Les séances doivent être courtes, immédiatement interrompues dès que la fatigue se manifeste.

En dehors des séances de gymnastique, on doit rappeler aux malades la position symétrique du corps qu'ils doivent conserver, provoquer des efforts de redressement, leur indiquer les moyens

A. Wide ont insisté sur le rôle de la volonté et de l'idée dans le redressement actif des déviations du rachis.

Suivant la méthode de Kjölstads, A. Tidemand apprend aux malades à se figurer devant eux, aussi clairement que possible, une croix dont la ligne transversale doit être à la hauteur des épaules, pendant qu'ils se tiennent debout sur le plancher, les talons joints et les pieds ouverts à angle droit. L'axe vertical du corps doit être exactement dans le sens de la ligne verticale de la croix imagée, le malade s'appliquant alors à faire lentement, avec les bras, différents mouvements qui doivent correspondre à la ligne horizontale. Cet auteur attribue une grande importance à ce que le sujet arrive à avoir conscience de son nombril et parvienne même à se figurer un poids, un fil à plomb, par exemple, suspendu au nombril, avec la volonté de le porter.

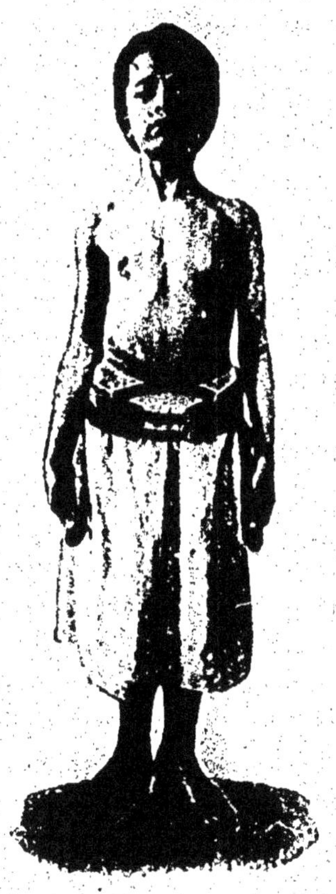

Fig. 136.

Dans quelques exercices, le corps étant dans la rectitude parfaite, le sujet, faisant un effort volontaire de redressement, se tient sur la pointe des pieds et marche dans cette position, fléchissant alternativement les genoux et appuyant alternativement les pieds à plat sur le sol. Lorsque l'un des pieds touche le sol, le genou du côté opposé doit être ployé.

Afin de faciliter l'effort volontaire et d'obtenir une forte extension du tronc, les sujets saisissent des poignées placées sur une ceinture entourant le bassin, suivant les dispositions de la figure 136.

Le sujet, pendant les intervalles des exercices, est placé, debout ou étendu obliquement, sur une planche sur laquelle sont fixées une mentonnière de Glisson et une ceinture pelvienne mue par des crics; la tête et le bassin étant immobilisés dans la mentonnière et dans la ceinture, les tractions au niveau de la ceinture pelvienne produisent l'extension et le redressement du rachis.

Cette méthode que nous avons étudiée à Christiania, dans le service orthopédique de Mlle Tidemand, est utile dans les scolioses au début et dans les flexions. Nous la recommandons, lorsqu'il faut apprendre aux malades à conserver une position redressée ou améliorée.

J.-B. Reynier recommande le redressement des courbures du rachis par des mouvements volontaires, en tirant parti des sentiments de fierté, d'orgueil. Il conseille à ses malades de se figu-

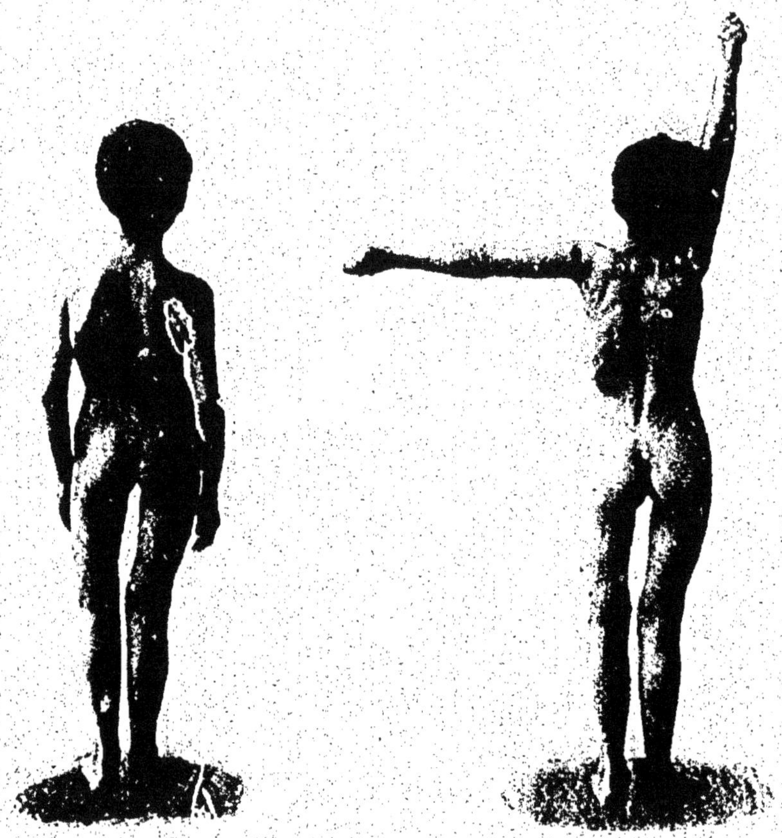

Fig. 137. — Sujet atteint de scoliose dorsale à convexité gauche.

Fig. 138. — Le même sujet dans la position dite « Key-note ».

rer un tube de caoutchouc qui, par sa partie moyenne, embrasserait la région postérieure du cou et irait par ses deux extrémités, légèrement tendu, se fixer de chaque côté au niveau du pli de l'aine.

Pendant la marche, le sujet doit conserver une attitude rectifiée. Suivant le conseil de J.-B. Reynier, il doit marcher le buste abandonné en flexion complète et les bras pendants.

Nitzsche, B. Roth, A. Wide ont indiqué les moyens d'obtenir des positions rectifiées chez les scoliotiques (*position d'entrée* de Nitzsche, *position droite ou améliorée*). Ces positions qui doivent être maintenues un certain temps (*attitude prolongée* des gymnastes suédois), ont une très réelle valeur pour le traitement des attitudes vicieuses et des scolioses au début.

B. Roth insiste sur l'importance de la rééducation du sens musculaire et sur la nécessité d'enseigner au sujet la meilleure position qu'il doit prendre sous l'influence de la volonté.

Cette position améliorée doit toujours être conservée par le malade, qu'il soit debout ou assis.

Nous recommandons souvent la position, dite « key-note » par B. Roth et les auteurs anglais, représentée dans la figure 138.

Les attitudes représentées dans les figures 139, 140, recommandées par A. Wide (de Stockholm), sont très utiles pour la correction des scolioses totales en C et des scolioses lombaires ou dorso-lombaires.

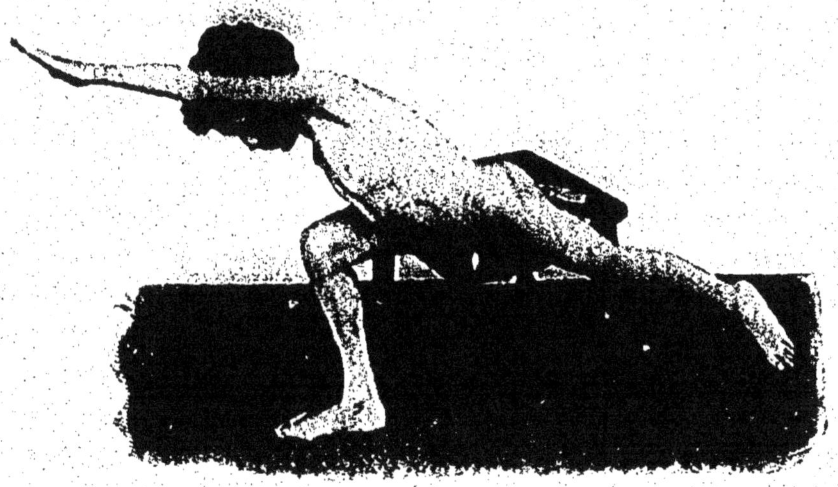

Fig. 139.

Dans le cas de courbure unique, le sujet est placé dans la position de la figure 139 (*scoliose totale à convexité droite*).

Dans le cas de scoliose dorso-lombaire, l'attitude est légèrement modifiée, le bras gauche est étendu en avant, le membre inférieur droit, étendu en arrière (*scoliose dorsale à convexité droite, lombaire à convexité gauche*). L'extension se fait suivant une ligne diagonale.

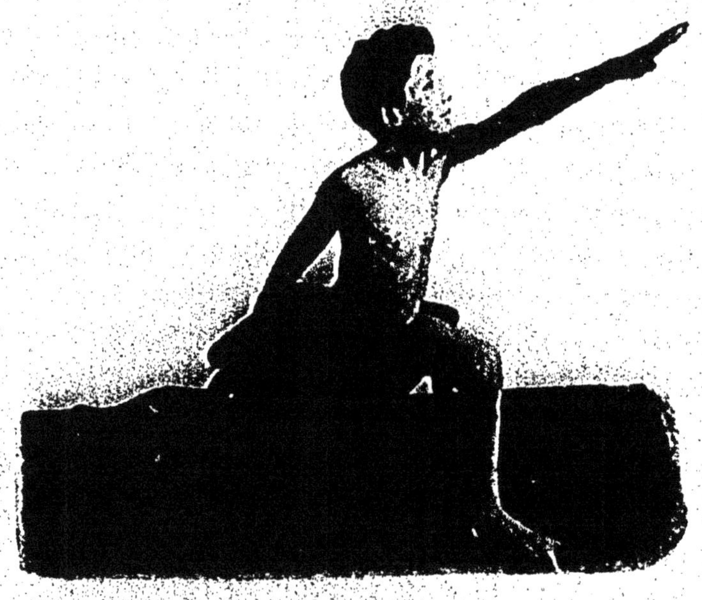

Fig. 110.

La figure 110 indique le mode d'action de cette attitude et la correction notable que l'on obtient.

Le sujet doit étendre les membres supérieurs et inférieurs avec un effort soutenu, pendant quelques secondes.

Afin d'apprendre aux sujets atteints de déviations à corriger leurs attitudes vicieuses par un redressement actif (*auto-correction*), nous leur conseillons de se placer devant une glace, en contrôlant à l'aide des yeux les efforts qu'ils doivent faire pour se redresser. On peut tracer sur la glace, avec de la craie ou avec des fils noirs fixés en plusieurs points du cadre (J. Dollinger), divers axes fondamentaux, qui servent de points de repère pour corriger la déviation de la tête, des épaules, du tronc et du bassin, pour modifier la forme de la poitrine.

Nous signalons plus haut les exercices d'équilibre, de marche sur la pointe des pieds, qui sont utiles pour obtenir la coordination des mouvements et la régularisation des attitudes.

Le redressement du rachis par un effort volontaire, suivi de l'augmentation de la taille, surtout recommandé par Ling, est la base de nombreux exercices.

Parmi ces exercices de redressement actif, nous ne ferons que signaler les divers exercices d'extension, forcée et active, du tronc, avec ou sans résistance, décrits dans tous les Traités. La plupart des exercices gymnastiques, que nous décrivons plus loin, sont exécutés, pendant que les sujets placent le rachis en extension, par la contraction active des muscles.

Nous signalerons plus particulièrement les exercices suivants :

1. — Le sujet étant placé devant l'opérateur, on l'engage à redresser directement le corps comme s'il voulait toucher le plafond avec la tête, *sans s'élever sur la pointe des pieds*. On modifie la manœuvre, en commandant au malade de faire un léger effort comme s'il voulait toucher le plafond, non plus avec le sommet de la tête, mais avec les bosses pariétales, la droite, si la convexité de la courbure est à gauche, la gauche, si la convexité est à droite (P. Boulland) (scoliose dorsale à convexité droite ou gauche).

2. — Le sujet se tient debout, les talons resserrés, le dos et les épaules appuyés à une porte ou à un mur. Il étend, autant que possible, le tronc par un effort musculaire, en laissant la partie postérieure de la tête appuyée contre la porte. Les bras qui étaient pendants le long du corps, et les épaules sont élevés, puis complètement étendus, jusqu'à ce que les mains arrivent à se rejoindre au-dessus de la tête. Par un mouvement inverse, ils sont lentement ramenés à la position de départ, puis étendus à nouveau (exercice de la porte de Golding-Bird).

3. — Le sujet placé sous une toise, dont le curseur, en rapport avec le sommet de la tête, est plus ou moins chargé de poids, fait des efforts d'extension de la colonne vertébrale qui se traduisent par une augmentation de la taille.

Les exercices exécutés avec la ceinture de Tidemand doivent être rapprochés des précédents.

Le redressement actif du *segment lombaire* s'opère par l'abaissement du bassin d'un côté, avec contraction simultanée des muscles lombaires de la convexité.

Le redressement actif du *segment dorsal* peut être obtenu en plaçant le sujet dans la position indiquée dans la figure 147, page 318.

Le *redressement actif simultané* des deux segments du rachis s'obtient plus difficilement.

Après avoir assoupli, par les exercices de gymnastique, le rachis et les parties molles du côté de la concavité, après avoir indiqué au sujet le moyen d'obtenir l'auto-redressement du segment lombaire, puis celui du segment dorsal, on recommande l'exercice suivant (*scoliose dorsale à convexité droite, lombaire à convexité gauche*) :

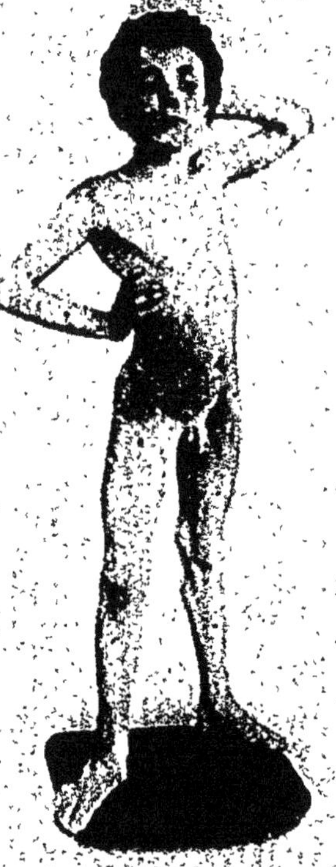
Fig. 141.

Le sujet est placé dans la position de la figure 141, le membre inférieur droit faisant un pas en avant, le pied tourné en dehors, bien appuyé sur le membre inférieur gauche, la main gauche derrière la nuque, le coude gauche fortement porté en arrière, la ma in droie ouverte, les quatre doigts en avant, le pouce en arrière, pressant fortement au niveau de la gibbosité costale droite.

Au commandement, le sujet doit fléchir énergiquement son membre inférieur droit, en même temps qu'il déplace à gauche, le haut du tronc, et qu'il porte en arrière son coude gauche.

Par ce mouvement, on obtient un abaissement du bassin du côté droit et une détorsion à droite du segment lombaire ; une flexion à gauche avec détorsion du segment dorsal.

Le chirurgien, placé derrière le sujet, repousse avec sa main le bassin vers le côté droit et incline, avec sa main gauche, le tronc vers le côté droit.

Les exercices d'auto-correction et de redressement actif sont surtout utiles comme préparation à l'immobilisation, en position rectifiée, dans des corsets rigides, comme traitement préventif des scolioses, comme moyen de correction des attitudes vicieuses et de redressement des courbures flexibles.

Ces exercices ne doivent être exécutés que pendant quelques instants et très soigneusement surveillés chez les sujets débiles qui ont des muscles peu développés.

## I. — Exercices spéciaux.

Nous recommandons à nos scoliotiques les principaux exercices suivants :

### § I — *Mouvements actifs.*

#### 1° Scoliose dorsale (scoliose dorsale à convexité gauche).

I. *Exercices dans la position horizontale.* — 1. Le sujet est étendu à plat ventre sur une table, les membres inférieurs solidement maintenus par un aide ou par une courroie, les deux mains placées derrière la tête (fig. 112).

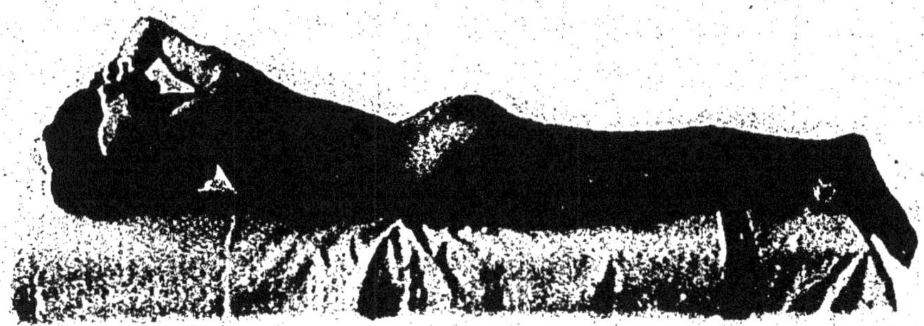

Fig. 112.

Il contracte alors les muscles du tronc, sans efforts brusques, sans secousses et se relève, autant qu'il le peut, en décrivant un arc de cercle, et en s'inclinant légèrement du côté de la convexité. Après être resté quelques secondes dans cette position (fig. 113), il se recouche doucement.

Pendant le mouvement de relèvement du tronc, il fait une large inspiration ; pendant le mouvement d'abaissement, une large expiration.

Pendant le mouvement de relèvement du tronc, le chirurgien exerce une légère pression au niveau de la gibbosité, dans la direction du diamètre diagonal allongé du thorax.

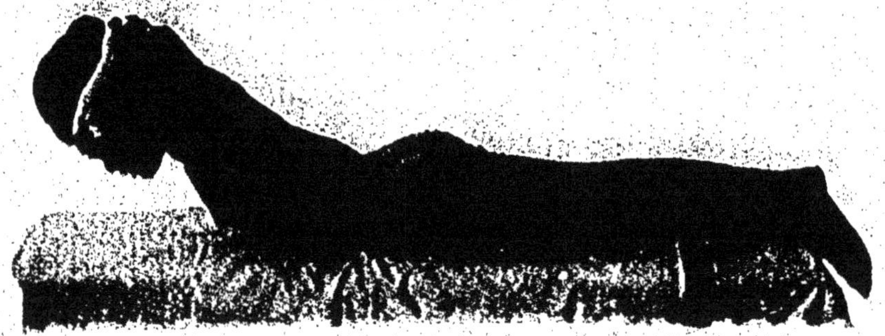

Fig. 143.

Pendant tous les exercices, le sujet doit compter à haute voix et exécuter une large inspiration, puis une expiration.

2. — Le sujet exécute le même mouvement, les mains placées derrière les hanches.

3. — Même mouvement, la main du côté de la concavité placée derrière la tête, la main, du côté de la convexité, placée derrière la hanche du même côté (fig. 144).

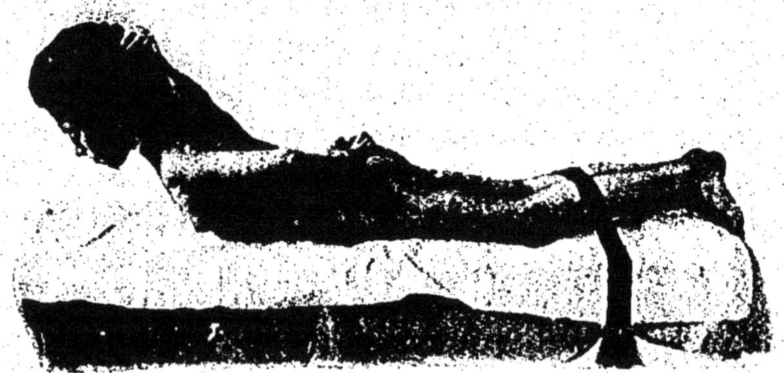

Fig. 144.

La position du membre supérieur et de l'omoplate, fortement portés en arrière, recommandée dans un grand nombre d'exercices gymnastiques pour la scoliose, produit, du côté du membre placé en arrière, non seulement la contraction des muscles scapulaires, mais encore la contraction des muscles spinaux et des gouttières vertébrales.

4. — Mêmes mouvements et mêmes positions des mains, le sujet placé dans la position de la figure 115, le bassin affleurant le bord antérieur de la table, le tronc libre dans l'espace.

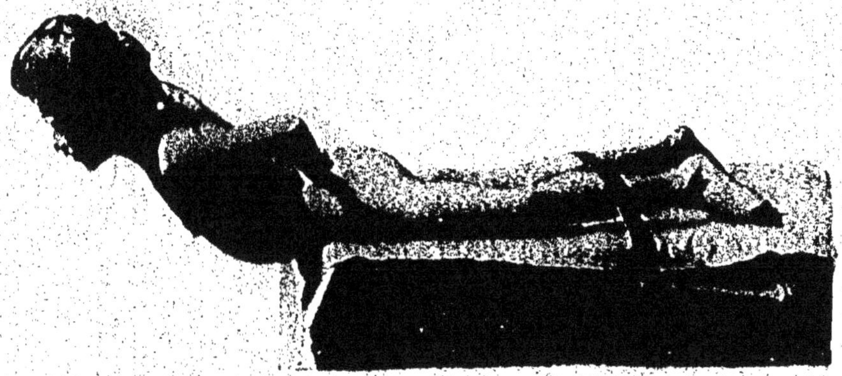

Fig. 115.

Le même exercice peut être fait, le bras étant en forte extension, du côté de la concavité, le chirurgien exerçant une résistance à l'élévation ou à l'extension du bras et pressant au niveau de la gibbosité.

5. — Le sujet est placé dans la position couchée latérale indiquée dans la figure 116, la main droite derrière la nuque, la main gauche au niveau de la crête iliaque. Il se relève sans effort, en décrivant un arc de cercle et en ayant soin de ne pas incliner son corps à droite ou à gauche. Il reste quelques instants dans la position redressée et recommence ensuite l'exercice.

Pendant cet exercice, le sujet exécute des mouvements rythmiques étendus d'inspiration et d'expiration.

Le chirurgien oppose une résistance au mouvement de relèvement du tronc du sujet, en plaçant sa main à plat sur les muscles en contraction et en pressant plus ou moins fort.

II. *Exercices dans la position assise.* — 1. Le sujet, à cheval sur une table de massage, fléchit latéralement le tronc à gauche, pendant que le chirurgien presse sur la gibbosité, dans le sens du diamètre allongé du thorax et exerce une certaine résistance au niveau du bras droit.

2. — Le sujet, dans la position de l'exercice 1, exécute une rotation active de la partie supérieure du tronc, s'il s'agit d'une scoliose à convexité gauche, de gauche à droite, si la scoliose est convexe à droite, de droite à gauche, pendant que le chirurgien, placé derrière lui, exerce une forte pression au niveau de la gibbosité et accentue le mouvement de rotation.

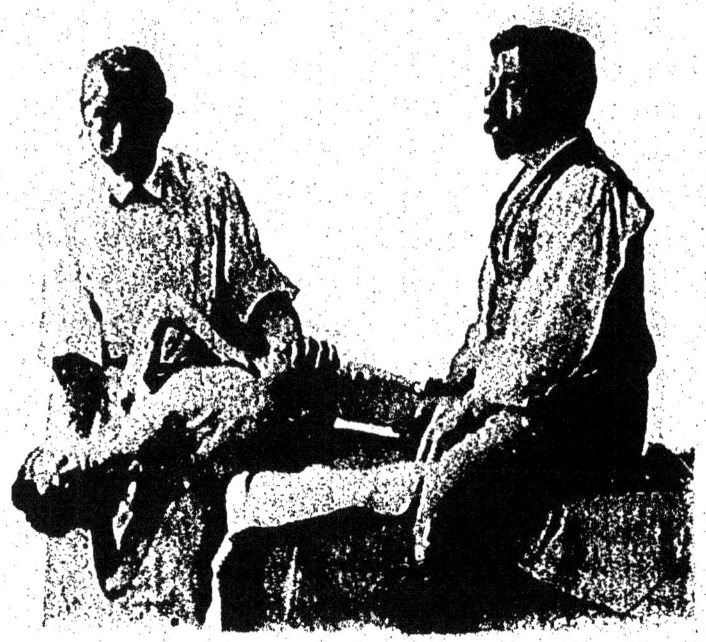

Fig. 146.

3. — Le sujet, assis sur un tabouret, incline fortement le tronc du côté de la convexité de la courbure, tandis que le chirurgien presse sur la gibbosité et exerce de la résistance au mouvement d'inclinaison du tronc, au niveau du membre supérieur étendu qui correspond à la concavité.

Cet exercice, légèrement modifié, est aussi très utile dans les cas de scoliose lombaire et de scoliose totale en C.

III. *Exercices dans la station verticale.* — 1. Le sujet, debout, fait un effort pour porter la partie supérieure du tronc en haut du côté de la concavité de la courbure, comme s'il voulait se grandir, et dirige en même temps les hanches du côté de la convexité. Il évite de se cambrer, de renverser la tête, de baisser l'épaule gauche et de se hancher.

2. — Le sujet, dans la station verticale, le rachis placé en extension active, met sa main droite au niveau de la nuque, il presse avec sa main gauche au niveau de la gibbosité dans le sens du diamètre allongé du thorax, en tournant le bras en arrière et en inclinant fortement le tronc à gauche (fig. 147).

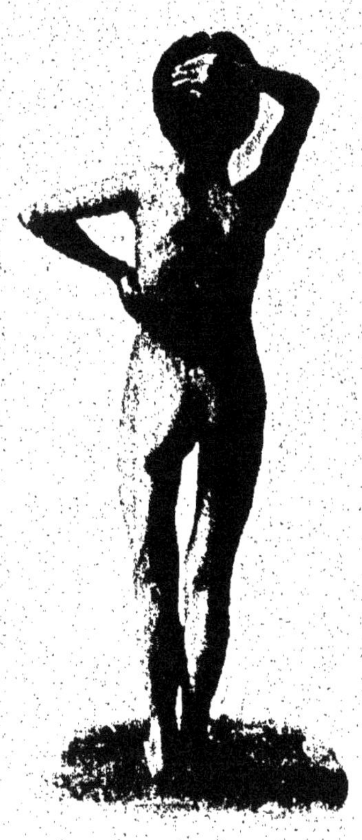

Fig. 147.

Les exercices d'inclinaison latérale du tronc, du côté de la convexité des courbures, doivent être très exactement surveillés. L'inclinaison doit se produire au niveau du sommet de la convexité de la courbure, et non au niveau de la taille ou de la courbure de compensation. Dans les scolioses à courbures multiples, le redressement de la courbure principale accentue les courbures de compensation. Contrairement à J. Teschner, nous pensons qu'il est nuisible de placer, pendant les mouvements d'inclinaison latérale, dans la main du côté convexe, une haltère plus lourde que dans la main du côté concave.

3. — Le sujet, en station verticale, la gibbosité appuyant contre le rouleau de l'appareil de Wolm, exécute des mouvements d'inclinaison latérale à droite, que peut accentuer le chirurgien.

4. — Le sujet, en station verticale, exécute des mouvements de rotation de la partie supérieure du tronc.

5. — Le sujet, en station verticale, appuyé du côté droit, contre un montant, soulève l'épaule gauche, tandis que le chirurgien résiste en saisissant le poignet gauche (exercice destiné à corriger l'abaissement de l'épaule).

### 2° Scoliose lombaire (scoliose lombaire à convexité gauche).

1. — Le sujet couché latéralement sur le côté droit, dans la position de la figure 146, se relève sans effort, en décrivant un arc de cercle.

2. — Le sujet debout, une main appliquée au niveau de la convexité de la courbure, l'autre main derrière la nuque, le membre inférieur, du côté de la concavité, faisant un pas en avant, puis se fléchissant au moment de l'exercice, incline le tronc latéralement et avec un léger mouvement de détorsion, au niveau de la convexité lombaire de la courbure.

3. — Le sujet, la région lombaire gauche, au niveau du sommet de la convexité lombaire, appuyant contre le rouleau de l'appareil de Wolm, exécute des mouvements d'inclinaison latérale que le chirurgien accentue.

4. — Le sujet incline légèrement le tronc à gauche, le chirurgien exerçant une pression au niveau de la région lombaire gauche et faisant à certains moments une légère résistance au niveau du membre supérieur droit.

5. — Le sujet, placé dans la station verticale, debout sur un tabouret, les mains appuyées sur les barreaux d'un montant, élève la hanche gauche, tandis que le chirurgien résiste à ce mouvement en exerçant des tractions au niveau de la jambe (exercice destiné à corriger l'abaissement de la hanche gauche).

### 3° Scolioses à plusieurs courbures.

Quelques-uns des exercices décrits s'appliquent au traitement des scolioses cervicales *totales* (en C), *cervico-dorsales*, *dorso-lombaires*.

L'exercice suivant convient particulièrement aux scolioses en S :

Le sujet, les talons rapprochés, maintenus par une saillie du plancher, les pieds tournés en dehors, s'appuie sur une barre rembourrée, placée au niveau du bassin. La main gauche est derrière la tête, la main droite derrière la hanche droite (*scoliose dorsale droite, lombaire gauche*). Il incline alors fortement le tronc en avant et se relève lentement pendant que le chirurgien, placé derrière, oppose une certaine résistance à ce mouvement avec la main gauche à plat au niveau de la convexité lombaire gauche, la main droite au niveau de la partie saillante de la gibbosité dorsale droite. Les efforts du chirurgien sont faits suivant des directions bien déterminées, selon une ligne diagonale, aux sommets des convexités.

### § 2. — *Mouvements passifs.*

Les mouvements passifs, employés dans le traitement gymnastique des scolioses, sont obtenus par *traction* exercée aux deux extrémités de l'arc vertébral, ou par *pression*. Ils produisent surtout la mobilisation du rachis et l'assouplissement des parties molles rétractées du côté de la concavité. Nous étudions, en diverses parties de notre Traité, les effets obtenus par la *suspension verticale oblique* et *horizontale*. Dans notre étude des *manipulations* nous décrivons les mouvements passifs qui n'agissent pas par l'action musculaire, mais sont produits par des pressions appliquées en divers points du rachis ou du thorax.

Signalons quelques exercices exécutés avec des appareils, particulièrement les exercices de suspension pratiqués avec le bâton de Lentin, avec l'appareil de traction de Larghiader, avec les échelles, avec les anneaux, avec le trapèze, etc.

Nous sommes peu partisans des exercices de suspension avec les bras qui ont souvent une action nuisible. Nous recommandons quelquefois dans les scolioses dorsales, la suspension, à deux barres parallèles d'un trapèze, la pointe des pieds touchant le sol, la main du côté de la concavité plus haute que la main du côté de la convexité.

Nous étudions en détail (p. 302), les effets et les indications de la suspension et de l'auto-suspension avec l'appareil de Sayre.

## II. — Exercices généraux.

Les exercices gymnastiques généraux sont extrêmement nombreux et variés. Ils sont surtout destinés à fortifier la musculature générale, mais ils doivent néanmoins être choisis avec soin et modifiés pour quelques cas particuliers, suivant l'indication d'agir sur les muscles vertébraux, dorsaux ou lombaires, sur les muscles affaiblis d'un des côtés du corps ou d'un des membres, sur les muscles susceptibles de corriger les attitudes vicieuses. Ils sont combinés le plus souvent avec les exercices spéciaux favorables au redressement des courbures.

Nous ne citons que les principaux exercices généraux que nous recommandons dans notre pratique.

Ces exercices sont exécutés dans diverses positions du sujet. Nous recommandons surtout les exercices pratiqués dans le décubitus dorsal ou ventral ; ces positions, en supprimant l'effet nuisible du poids du corps, permettent, en effet, d'obtenir à la fois le redressement du rachis et une action musculaire plus énergique.

Les exercices dans la position verticale sont surtout utiles pour la correction de quelques attitudes vicieuses. Les exercices dans la position verticale, le corps fléchi en avant, qui renversent l'action de la pesanteur et redressent les courbures légères, sont justement recommandés par J.-B. Reynier.

1° *Exercices dans le décubitus dorsal.* — 1. Le sujet, dans le décubitus dorsal, toute la face postérieure du tronc exactement appliquée sur une table ou sur le plancher, les talons joints, les membres supérieurs étendus le long du corps et en supination, exécute au commandement des mouvements rythmés des membres supérieurs : élévation dans le plan horizontal jusqu'au-dessus de la tête, puis abaissement dans la position primitive.

2. — Le sujet, dans la même position, élève d'abord les membres supérieurs en croix, les étend au-dessus de la tête, jusqu'à la verticale et les replace ensuite dans la position primitive.

3. — Le sujet, dans le décubitus dorsal, exécute divers exercices rythmés des membres supérieurs et inférieurs (circumduction et mouvements de rotation des hanches et des épaules; élévation, abduction et adduction des membres inférieurs; circumduction, abduction, adduction des pieds ; mouvements de flexion latérale du tronc).

4. — Le sujet, primitivement dans le décubitus dorsal, s'asseoit sans s'aider des bras, le dos droit, la tête étendue, se recouche

lentement, sans arrondir son dos, et recommence plusieurs fois le même exercice.

Cet exercice agit sur plusieurs muscles, en particulier sur les muscles respiratoires et sur le psoas-iliaque. On peut utilement, pendant l'exercice, fixer le bassin ou les membres inférieurs avec une courroie. Le même exercice peut être exécuté, le tronc dépassant en partie le bord de la table, libre dans l'espace.

5. — Le sujet, dans le décubitus dorsal, tend la jambe, l'élève verticalement, la porte en abduction et la ramène ensuite lentement dans la position horizontale.

Cet exercice agit sur les muscles du bassin et sur le muscle psoas-iliaque.

6. — Le sujet, dans le décubitus dorsal, la tête et le cou dépassant l'extrémité de la table, fléchit doucement la tête, puis l'étend, pendant que le chirurgien exerce une résistance avec sa main placée sur l'occiput.

7. — Le sujet, dans la même position, exécute des mouvements de flexion latérale, de rotation de la tête.

2° *Exercices dans le décubitus ventral.* — Le sujet, placé dans le décubitus ventral, peut exécuter la plupart des exercices précédents. Nous recommandons souvent les mouvements de la natation et surtout les exercices de flexion et d'extension dans les positions indiquées dans la figure 116, le tronc du sujet, dépassant le bord de la table, libre dans l'espace, les jambes fixées et immobilisées par une sangle.

3° *Exercices dans la station assise.* — 1. Le sujet, assis sur une chaise à dossier droit, exécute les divers mouvements des bras indiqués plus haut, les exercices respiratoires les exercices avec le bâton, surtout utiles dans la cyphose.

2. — Le malade, assis à califourchon sur une table, les mains, suivant les cas, placées derrière la nuque ou au niveau des hanches, exécute des mouvements de flexion, d'extension, de latéralité, de rotation du tronc.

4° *Exercices dans la station verticale.* — Les exercices sont faits avec ou sans appui.

1. — Le sujet exécute, dans la station verticale, les genoux tendus, les épaules effacées par la contraction des muscles trapèzes, les mouvements indiqués plus haut, mouvements de

flexion, d'extension, de rotation, de latéralité du tronc.

2. — Le sujet, dans la station verticale, les bras pendants, fléchit fortement le tronc en avant, les bras tombants en avant, jusqu'à toucher le sol. Il se redresse ensuite et se renverse en arrière, sans plier les genoux, les bras pendants en arrière. Pendant la flexion en avant, le sujet fait une profonde expiration ; pendant le renversement, une forte inspiration. Cet exercice, très utile pour assouplir la colonne vertébrale et pour fortifier les muscles thoraciques et vertébraux, est en même temps un excellent exercice respiratoire.

3. — Le sujet, dans la station verticale, renverse la tête en arrière et porte horizontalement les bras en arrière, pendant qu'il exécute une forte inspiration. Pendant l'expiration, il ramène les bras en avant et les croise sur la poitrine, exerçant une compression sur les côtes avec ses mains placées au niveau des aisselles.

4. — Le sujet, toute la partie postérieure du corps appuyée contre un poteau vertical, exécute des exercices d'extension du tronc, des mouvements d'élévation et d'abaissement des membres supérieurs, des mouvements de rotation du bassin.

5. — Le sujet debout, les pointes des pieds légèrement tournées en dehors, les mains derrière la tête, les coudes à angle droit par rapport au tronc, se tient sur la pointe des pieds, plie les genoux et les hanches, se relève ensuite en maintenant le dos aussi droit que possible. Suivant les indications, dans les cas d'asymétrie du bassin, on recommande des flexions, avec abduction ou adduction, de l'un des membres inférieurs.

Les exercices d'équilibre sur les membres inférieurs (Delpech), le port de fardeaux légers sur la tête pendant la marche sur une planche étroite (appareil de Nycander), ou sur le bord d'une planche placée de champ, la marche et la course sur la pointe des pieds sont utiles, en apprenant aux sujets à coordonner leurs mouvements et à corriger leurs attitudes vicieuses.

Les exercices de suspension avec les bras au trapèze, aux échelles, etc., sont le plus souvent nuisibles et ne doivent être que très rarement recommandés. Plusieurs exercices de la gymnastique ordinaire, exécutés avec les bras (rétablissements, etc.), développent inégalement les muscles et aggravent les courbures scoliotiques.

Nous considérons, de même, comme dangereux les exercices de gymnastique exécutés avec des poids placés dans les mains du sujet.

Récemment, J. Teschner (de New-York) a recommandé, pour le traitement des déviations vertébrales, des exercices de gymnastique exécutés devant une glace, le sujet ayant dans ses mains des barres de fer ou des haltères, dont on élève graduellement le poids de 2 à 78 livres, jusqu'aux limites des forces du sujet.

Les exercices, la plupart symétriques, consistent en divers mouvements des membres supérieurs et inférieurs, en des flexions et des extensions du tronc.

Les exercices avec des poids exposent au surmenage des muscles et à l'aggravation des courbures scoliotiques. Ils ne conviennent que dans quelques cas très particuliers, pour la correction des attitudes vicieuses.

Les *exercices respiratoires* sont la base des exercices de gymnastique générale à recommander dans le traitement des scolioses. Nous avons indiqué les rapports des déformations thoraciques avec les scolioses et étudié l'insuffisance respiratoire des scoliotiques; de là, la nécessité de modifier, dans certains cas, la forme de la cage thoracique et d'augmenter la capacité pulmonaire. Nous avons déjà signalé quelques exercices de gymnastique respiratoire, actifs ou passifs, qui s'exécutent principalement grâce à l'élévation alternative des bras. Nous recommandons encore les exercices suivants :

1. — Le sujet, couché sur le dos, sur un rouleau ou un coussin très dur placé au-dessous des épaules, dans la position de la figure 148, exécute des inspirations lentes et profondes par le nez, des expirations lentes par la bouche. Les mains du chirurgien, placées à plat sur les parties latérales du thorax, exercent, à certains moments, des pressions d'opposition aux mouvements respiratoires.

Les bras du sujet, verticalement élevés, puis reprenant la position horizontale, accompagnent les mouvements d'inspiration et d'expiration (inspiration pendant l'élévation verticale des bras, expiration pendant l'abaissement).

2. — S'il existe une déformation thoracique unilatérale, le sujet est couché latéralement sur un rouleau en bois correspon-

dant au côté non déformé. Il exécute des mouvements étendus d'inspiration et d'expiration, le bras, du côté thoracique déformé, étant élevé pendant l'inspiration, abaissé pendant l'expiration.

Fig. 118.

Les mouvements du thorax et des membres supérieurs peuvent être passifs, le chirurgien, tenant les mains du sujet, élève et abaisse les membres supérieurs, pendant l'inspiration et l'expiration.

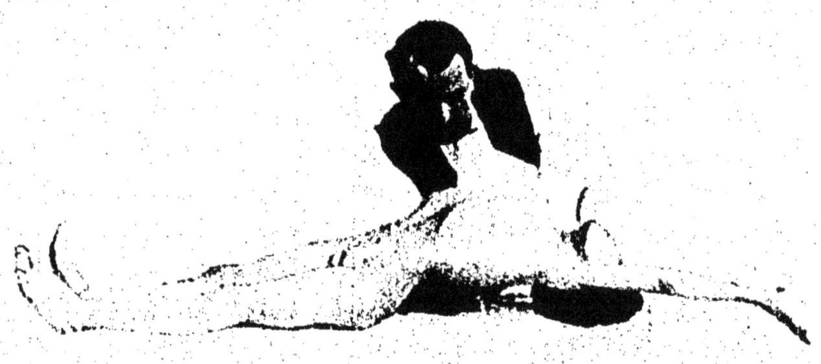

Fig. 119.

3. — Le sujet étant dans le décubitus dorsal, le chirurgien soulève le thorax et, pendant l'inspiration, lui fait prendre, ainsi qu'au rachis, une forme arquée, à l'aide de son poing fermé,

disposé suivant les indications de la figure 149; puis il laisse reprendre lentement au tronc sa position primitive, pendant l'expiration. Cet exercice respiratoire est aussi un excellent correctif de la cyphose dorsale.

4. — Le sujet étant assis sur un tabouret, le chirurgien debout, devant ou derrière, saisit le thorax au-dessous des aisselles et exécute des mouvements de soulèvement, pendant l'inspiration et l'expiration.

S'il existe une déformation thoracique unilatérale, le chirurgien soulève le thorax et le fléchit, en même temps, latéralement vers le côté qui n'est pas déformé.

5. — Le sujet étant dans la même position que dans l'exercice 4, le chirurgien, placé derrière, le saisit par les bras, au niveau de l'épaule, en passant sous l'épaule; il appuie le dos du sujet contre sa poitrine et attire fortement les bras en arrière, pendant l'inspiration, dilatant ainsi la poitrine, et la faisant bomber en avant.

Les exercices de balancement latéral, de rotation rapide et de

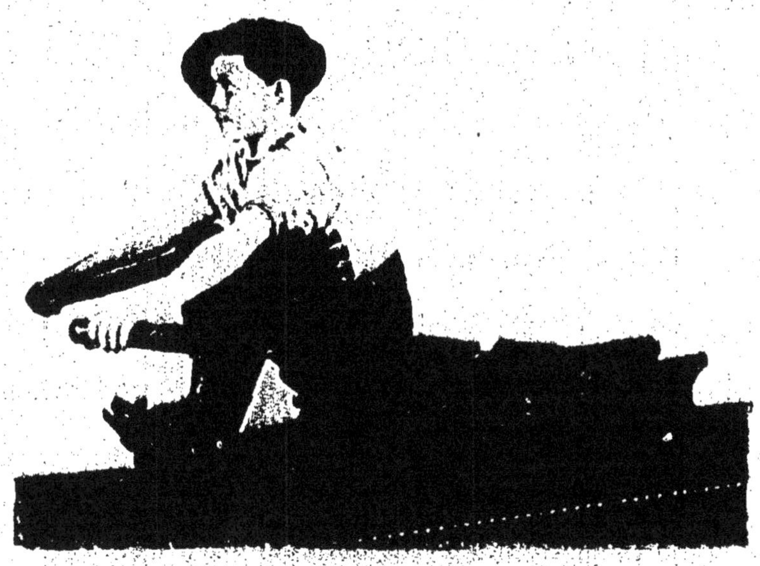

Fig. 150.

rotation alternative du tronc, les exercices avec projection rapide des bras vers la gauche, à la façon du faucheur, augmentent la mobilité thoracique.

Les exercices respiratoires peuvent être exécutés avec divers appareils, avec notre appareil à ramer (fig. 150 et 151), avec l'excellente chaise respiratoire de Rosbach (d'Iéna), que nous employons journellement.

Les figures 152 à 155 indiquent la disposition et le mode de fonctionnement de cet appareil.

On peut encore faire des exercices respiratoires avec divers

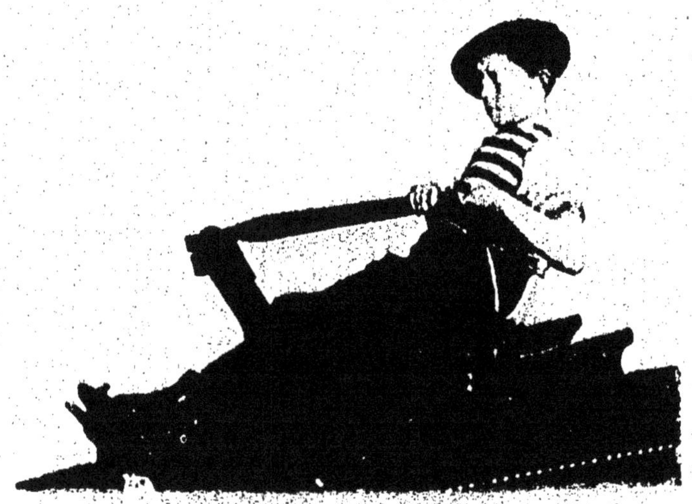

Fig. 151.

modèles de spiromètres. Nous nous servons, dans notre pratique, du spiromètre de Joal.

En dehors de l'influence favorable sur l'état général, les exercices respiratoires, ainsi que nous l'avons constaté par des recherches spirométriques très précises, augmentent, d'une façon notable, la capacité respiratoire des poumons. Combinés avec les manipulations de redressement, ils modifient la forme de la cage thoracique, si les sujets sont encore jeunes, si les os sont flexibles et si la déformation n'est pas très ancienne.

Les exercices respiratoires élargissent le thorax, augmentent sa mobilité, rendent plus active la circulation cardiaque et pulmonaire.

Parmi les appareils de gymnastique qui permettent de fortifier les muscles du tronc et de produire l'ampliation de la cage thoracique, citons le char de Pravaz, l'appareil de Paz-Burlot, les appareils de Zander, de Nycander, de Beely (fig. 156 et fig. 157).

Citons encore les exercices avec les cordes parallèles et

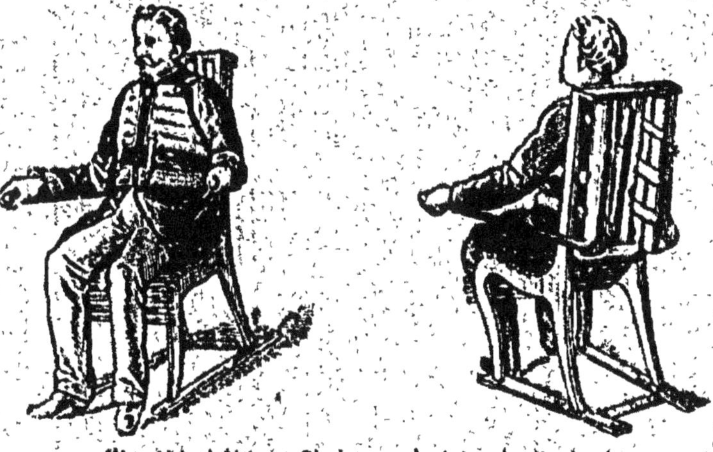

Fig. 152 et 153. — Chaise respiratoire de Rosbach.

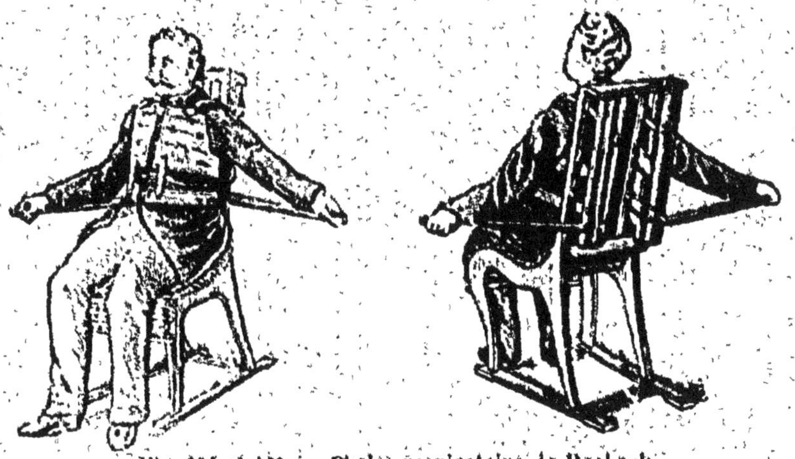

Fig. 154 et 155. — Chaise respiratoire de Rosbach.

inclinées de Delpech, avec la roue de Ch. Heiser, avec la marcheuse orthopédique de A.-L. Petit.

Pendant l'exercice de la roue de Ch. Heiser, le sujet doit faire tourner l'appareil avec la main du côté opposé à la convexité scoliotique.

La marcheuse de A.-L. Petit est disposée de telle sorte que le sujet peut exécuter des exercices de marche sur des cylindres, pendant que le rachis est redressé et que les attitudes vicieuses sont corrigées.

L'équitation et l'escrime doivent être rangées dans la catégorie des exercices nuisibles au scoliotique. L'escrime, surtout recommandée par Lachaise, et plus récemment par Félizet et par Lagrange, est très difficile à surveiller dans ses effets sur le ra-

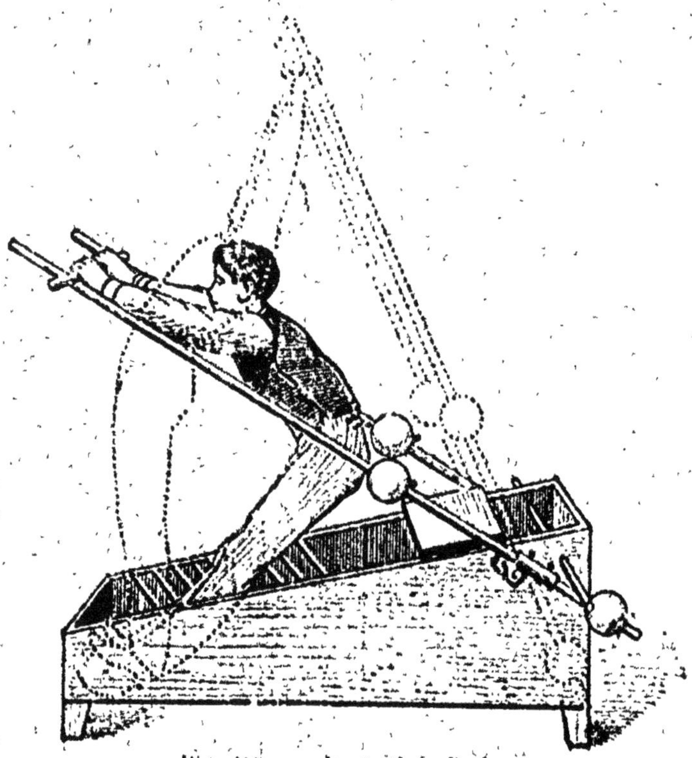

Fig. 156. — Appareil de Beely.

chis. Elle est certainement très dangereuse dans les scolioses à plusieurs courbures; exceptionnellement, elle peut servir à corriger des attitudes vicieuses; elle ne convient que dans quelques cas légers, avec des courbures longues uniques et avec position très vicieuse des épaules. Elle doit être, dans ces cas, pratiquée du bras qui répond à la concavité.

L'exercice de la bicyclette, avec attitude vicieuse du sujet, siège trop élevé dans l'axe des pédales, guidon trop bas, fatigue et surmène les muscles vertébraux, affaisse et courbe la colonne vertébrale. A l'aide de certaines dispositions du siège et du guidon, on peut cependant incliner et courber la colonne vertébrale dans un sens déterminé (Killani, Hallipré).

On peut mettre à profit ces intéressantes et utiles indications, lorsque le jeune scoliotique demande avec insistance à continuer ses exercices vélocipédiques; mais nous ne pensons pas que l'on

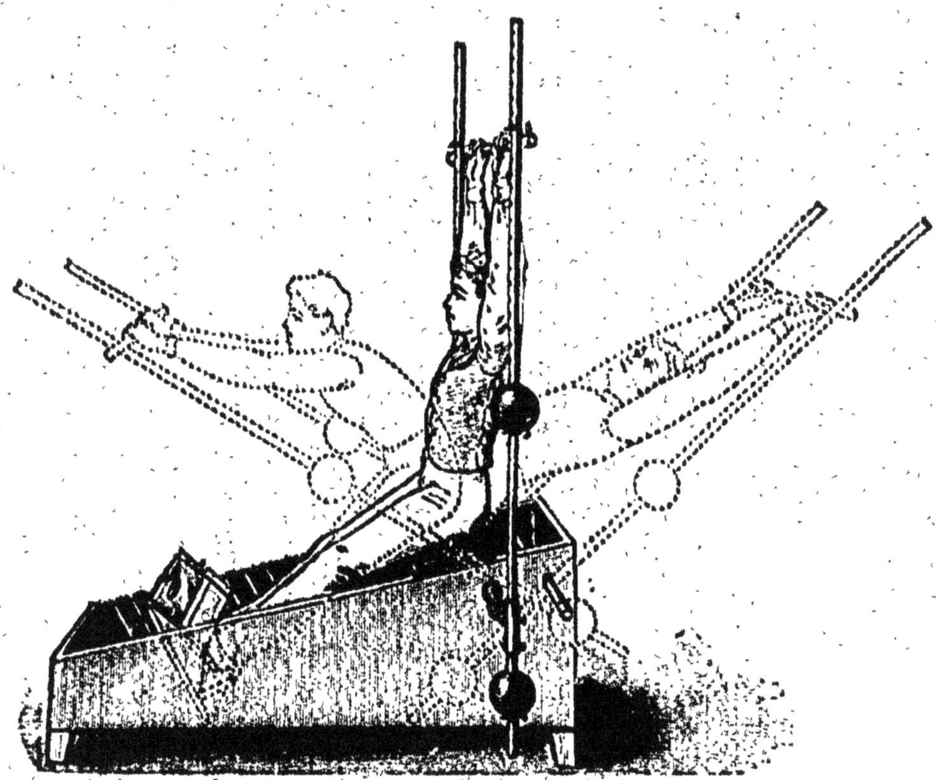

Fig. 157. — Le même, en action.

doive, de parti pris, recommander l'exercice de la bicyclette, avec des positions spéciales du siège et du guidon, aux sujets atteints de déviations vertébrales.

La position assise sur le siège de la bicyclette est peu favorable au bon fonctionnement des muscles vertébraux. Les attitudes vicieuses sont difficilement corrigées et maintenues en correction par des positions statiques spéciales.

Terminons ce chapitre en indiquant, d'après notre expérience de plusieurs années, la valeur et les indications de la gymnastique dans le traitement des scolioses.

Les exercices d'*auto-redressement* et de *redressement actif* ont une action très favorable sur les attitudes vicieuses et sur les simples flexions observées au début des scolioses.

Les exercices *spéciaux* de gymnastique, en fortifiant les muscles dorsaux vertébraux, en agissant plus particulièrement, dans quelques cas, sur certains muscles affaiblis, corrigent rapidement les attitudes vicieuses.

Ils modifient avantageusement la flexion, l'inclinaison latérale du tronc, l'inclinaison dorso-lombaire, les positions vicieuses des épaules, du bassin et des membres inférieurs. Ils améliorent l'aspect général du tronc, et, en agissant sur les flexions vicieuses, enrayent les progrès des courbures vertébrales. Ils donnent aux sujets des muscles capables de maintenir le redressement et la correction des difformités obtenus par d'autres méthodes, particulièrement par le traitement mécanique et par le redressement forcé.

Ils sont de puissants agents du traitement dit antistatique, en plaçant les sujets dans des attitudes corrigées favorables au redressement.

Ils produisent le redressement temporaire des courbures, lorsque la scoliose est flexible ou qu'elle a été rendue flexible par la mobilisation passive.

D'après nos recherches, nous admettons le redressement des courbures par la contraction de certains groupes musculaires, mis en action dans des exercices spéciaux.

Il est incontestable que la répétition de certains mouvements, les attitudes prolongées, en attitude inverse, redressent les courbures et arrêtent les progrès des déformations osseuses.

Les exercices gymnastiques modifient peu la rigidité du rachis scoliotique. Quelques exercices passifs, surtout s'ils sont exécutés avec des appareils spéciaux, produisent cependant une légère mobilisation du rachis ankylosé et l'assouplissement des parties molles, rétractées du côté de la concavité des courbures.

*La kinésithérapie, agissant surtout par l'action musculaire, n'a que peu d'influence sur l'élément déformation ; elle ne peut à elle seule, modifier la forme des os, corriger les déformations vertébrales et thoraciques, agir efficacement sur la torsion vertébrale.*

Les *exercices respiratoires*, combinés avec des manipulations, modifient cependant la forme de la cage thoracique, chez les sujets jeunes dont les os sont mobiles et flexibles.

Les exercices de gymnastique *généraux* sont très utiles en fortifiant tout le système musculaire, en agissant plus particulièrement sur les muscles vertébraux et thoraciques, en améliorant l'état général des sujets.

Nous considérons, en conséquence, que le traitement gymnastique a une assez grande valeur et de nombreuses indications.

Appliqué seul, sans adjonction d'autres méthodes thérapeutiques, il ne convient que dans les scolioses au début, dans les cas caractérisés surtout par des attitudes vicieuses et par l'asthénie des muscles vertébraux.

Combiné avec d'autres méthodes de traitement, qui s'adressent à l'élément ostéo-articulaire, il est indiqué à presque toutes les périodes de la déformation. Il est un adjuvant indispensable de ces méthodes.

Il est souvent très utile dans les scolioses rigides, à une période avancée, en fortifiant les muscles du tronc et de la poitrine, et en permettant ainsi d'atténuer les troubles circulatoires et respiratoires.

## III. — Manipulations. — Redressement passif manuel.

Les manipulations, qui agissent sur le squelette et sur les articulations vertébrales ankylosées, doivent être différenciées des exercices de gymnastique, qui ont pour base l'action musculaire et les mouvements actifs du sujet. Elles doivent être rapprochées des manœuvres de force que nous recommandons dans notre méthode de traitement des scolioses.

Elles ont pour but :

De mobiliser le rachis ankylosé;

D'assouplir les parties molles du côté concave ;

De redresser temporairement les courbures scoliotiques;

De corriger l'inclinaison du tronc, la torsion vertébrale et les difformités thoraciques.

Qu'il s'agisse de redressement par la main ou par les machines, les pressions correctives doivent s'exercer d'après les principes indiqués par la mécanique et par l'étude anatomo-pathologique des scolioses.

Les points d'application de la force de pression, la direction des pressions, varient suivant les cas. Les pressions sont exercées, le plus souvent, au niveau du sommet des courbures ou aux extrémités de l'arc vertébral. On peut encore agir sur le rachis, par voie indirecte, en exerçant des pressions sur les côtes, pressions qui sont transmises par l'extrémité vertébrale costale et modifient les courbures et la torsion.

Aux pressions directes, sont combinées, dans un grand nombre de cas, des pressions de torsion et des mouvements de circumduction du tronc.

La direction des pressions et leur point d'application varient suivant la variété de la déformation thoracique et de la gibbosité.

Dans la forme la plus fréquente, le thorax étant *obliquement rétréci*, les pressions sont faites aux extrémités du grand diamètre diagonal, suivant une ligne oblique dirigée d'arrière en avant.

Si le thorax est *transversalement* et *unilatéralement rétréci*, une main presse en avant, près du sternum, du côté de la convexité, l'autre main appuie sur la partie latérale du thorax, du côté de la concavité.

On peut encore, dans les cas d'*aplatissement* très marqué *d'un côté* du thorax, presser en avant au niveau ou près du sternum et en arrière, du côté de la convexité, dans un point correspondant de la paroi postérieure du thorax.

Les pressions sont exercées avec la paume de la main ou, dans quelques cas, avec l'extrémité des doigts. La main du chirurgien, fléchie à angle droit sur l'avant-bras, doit agir avec souplesse et légèreté. Les pressions ne doivent pas être brusques, douloureuses ; elles augmentent graduellement d'intensité, pour diminuer ensuite progressivement.

Pratiquées avec prudence et suivant une technique régulière, les manipulations sont exemptes d'inconvénients.

La façon de pratiquer les manipulations est très variée. Assez souvent, les manipulations sont exécutées pendant des mouvements actifs ou avec résistance des sujets.

Dans notre pratique, nous recommandons les principales manipulations suivantes :

1. — Le sujet étant étendu à plat ventre sur un plan résistant, le chirurgien, placé du côté de la convexité, l'extrémité des doigts des deux mains dirigés perpendiculairement au plan du dos, dans la gouttière vertébrale du côté de la convexité, repousse les corps vertébraux et les apophyses épineuses, en redressant autant que possible la courbure scoliotique. Pendant ces manœuvres, un aide immobilise le bassin, et exerce une légère pression et une contre-résistance au niveau du sommet de la convexité de la courbure de compensation.

2. — Le chirurgien se place ensuite du côté de la concavité et accroche, avec ses doigts recourbés, les apophyses épineuses, du côté de la convexité, les tirant vers lui et produisant un mouvement de mobilisation et de redressement analogue au précédent.

3. — Le sujet étant étendu à plat ventre (*scoliose dorsale à con-*

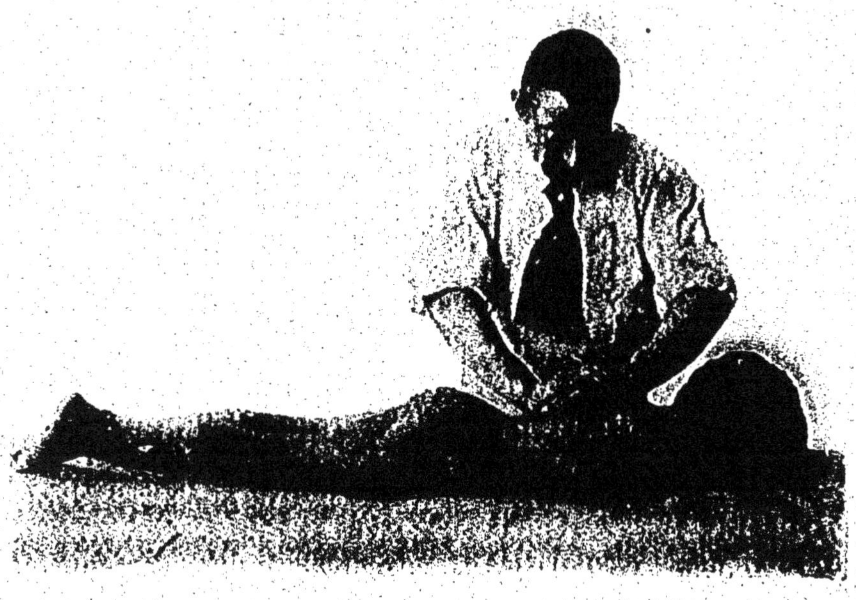

Fig. 158.

*vexité gauche*) (fig.158), le chirurgien à gauche, du côté de la gibbosité, exerce avec la paume de la main gauche, sur laquelle appuie la main droite, de fortes pressions exactement dirigées suivant le diamètre allongé du thorax, c'est-à-dire, dans le cas particulier de scoliose dorsale à convexité gauche, représenté par notre figure, suivant une ligne oblique, allant de gauche en arrière, à droite en avant.

Un aide peut exercer une contre-résistance au niveau de la partie antérieure de la poitrine, du côté opposé (gibbosité antérieure) et au niveau du bassin, ou mieux encore une main placée au niveau de la partie latérale droite du thorax au-dessous des aisselles, l'autre main appliquée sur la partie latérale droite du bassin.

Les pressions, dirigées suivant ces indications, redressent la courbure, modifient la forme de la gibbosité et du thorax.

4. — Le chirurgien, dans la position de la figure 159, presse

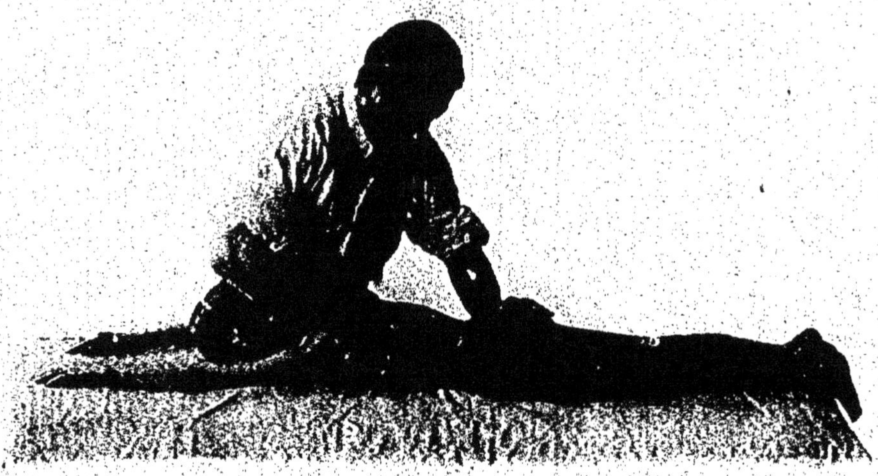

Fig. 159.

fortement, suivant la direction indiquée plus haut, au niveau de la gibbosité, avec sa main droite, sa main gauche exerçant une contre-résistance au côté droit du bassin du sujet.

5. — Le chirurgien, dans la position de la figure 159, presse avec sa main droite dans le sens du diamètre diagonal allongé, sa main gauche exerçant une contre-résistance à la partie antérieure du thorax, au niveau de l'extrémité antérieure saillante des côtes du côté droit. Il cherche, par des pressions,

à produire un mouvement de détorsion, redressant ainsi la courbure, modifiant la forme des côtes et augmentant le diamètre diagonal raccourci.

6. — Le chirurgien dans la position de la figure 160, exerce

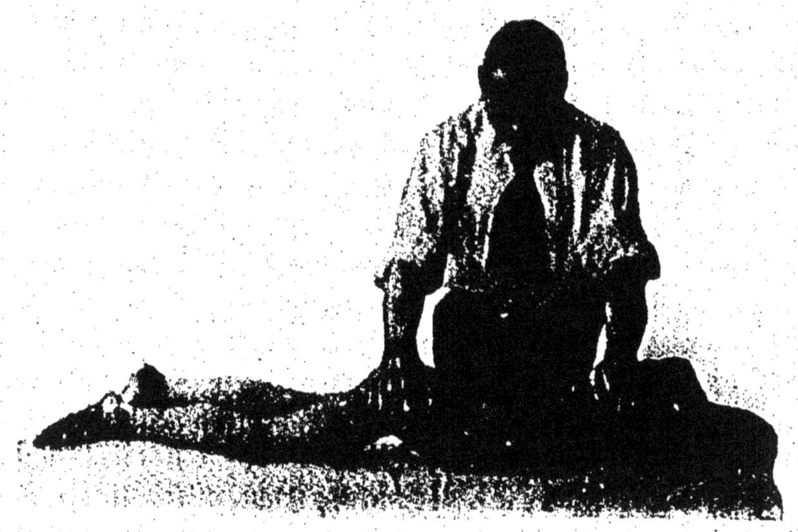

Fig. 160.

une forte pression avec son genou, suivant la direction du diamètre diagonal allongé, sa main droite placée au niveau de la partie latérale droite du bassin, sa main gauche au niveau de l'épaule droite.

7. — Le sujet, dans la position de la figure 161, la partie saillante de la gibbosité reposant sur un rouleau rigide, en *suspension latérale* analogue à celle obtenue avec des appareils spéciaux, le chirurgien, la main droite placée au niveau de l'épaule droite, la main gauche au niveau de la partie latérale droite, exerce des pressions suivant le diamètre allongé du thorax, à des intervalles rapprochés, de façon à obtenir la dilatation de la poitrine du côté opposé aplati, écartant en même temps ses deux mains et produisant une forte extension et une détorsion du rachis.

8. — Le sujet étant dans le décubitus latéral, le sommet de la gibbosité appuyant sur l'arête, légèrement rembourée, de l'extrémité de la table, le bassin et les extrémités tenus par un aide, le

chirurgien incline en bas la partie supérieure du tronc, de façon à presser fortement au niveau de la partie saillante des côtes, suivant le diamètre allongé du thorax.

9. — Le sujet étant dans le décubitus latéral, dans la position de la figure 162, le chirurgien exerce des pressions au niveau de la gibbosité, en soul[illegible]nt le sujet et en le plaçant en position de suspension latérale.

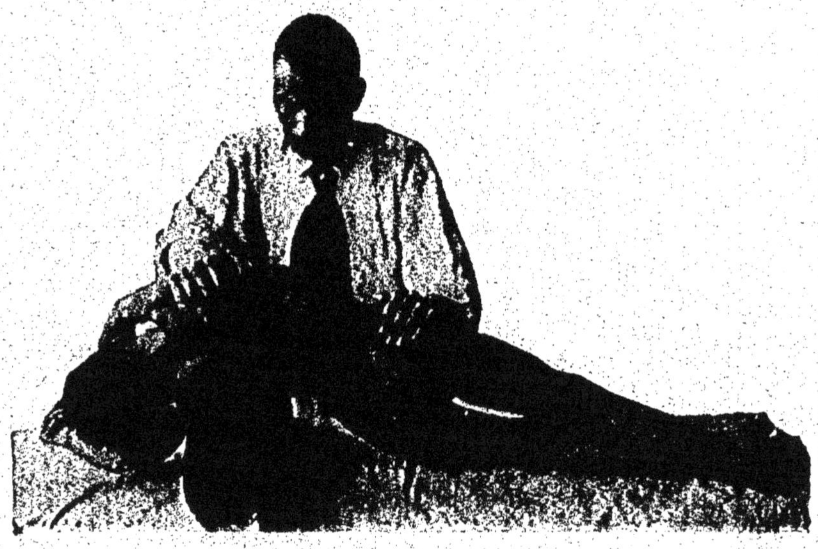

Fig. 161.

10. — Le sujet étant étendu sur une table, ou le bassin affleurant le bord de la table, le tronc suspendu dans l'espace dans la position de la figure 116, un aide immobilise le bassin et les membres inférieurs, un autre aide exerce une forte traction sur les bras, donnant au tronc une légère inclinaison à droite, pendant que le chirurgien exerce des pressions, au niveau de la gibbosité avec les mains ou le genou, suivant la direction indiquée.

11. — Le chirurgien agit par le poids de son corps pendant les manœuvres de redressement. Le sujet, dans la position précédente, saisit à sa partie moyenne le tronc du chirurgien qui exerce des pressions, suivant les indications de l'exercice 10.

12. — Le sujet pendant les manipulations est placé dans la position de la figure 218 (Voy. *Redressement forcé*, p. 116).

Dans le cas de scoliose lombaire, on recommandera des exercices analogues, mais les pressions, au lieu d'être faites au niveau de la gibbosité, seront exercées au niveau du sommet de la convexité lombaire.

Nous prescrivons souvent aussi les exercices suivants (*scoliose lombaire à convexité gauche*) :

13. — Le sujet dans la position de la figure 160, le chirurgien exerce avec ses deux mains ou avec son genou, une forte pression

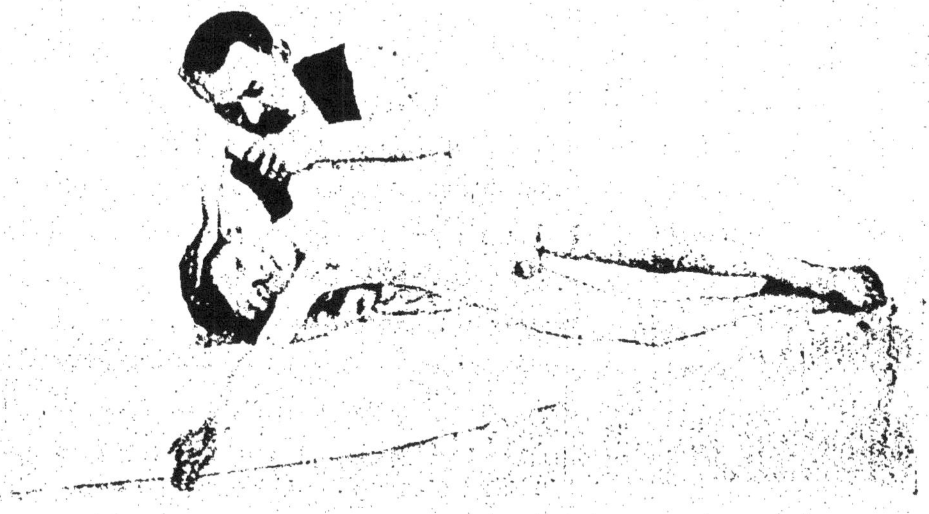

Fig. 162.

au niveau du sommet de la convexité de la courbure lombaire, pendant que le tronc du sujet est légèrement incliné à gauche.

Le chirurgien peut encore se placer au côté droit du sujet et exercer avec ses deux mains, au niveau de la convexité gauche de fortes pressions qui redressent la courbure lombaire.

14. — Le tronc du sujet étant exactement fixé par ses bras enroulés autour de la table, ou par une courroie, le chirurgien saisit avec sa main droite, les membres inférieurs et les attire horizontalement de côté, tandis qu'il presse fortement, avec son poing gauche fermé, au niveau du sommet de la convexité lombaire.

La plupart des exercices précédents conviennent aux cas de scolioses totales (scolioses en C).

Dans les scolioses à plusieurs courbures, les manipulations de redressement doivent être combinées de façon à ce que les pressions au niveau de la courbure primitive ne produisent pas l'augmentation des courbures secondaires.

Dans la scoliose dorso-lombaire, pendant que des pressions sont faites au niveau de la courbure dorsale principale, des contre-pressions sont exercées au niveau de la courbure lombaire. Une main du chirurgien presse au niveau de la courbure principale, l'autre main presse aussi, d'une façon égale, au niveau de la courbure secondaire.

Nous préférons, en général, placer le sujet, pendant les manipulations, dans la position *couchée à plat ventre* ou dans le *décubitus latéral*. Ces positions permettent d'obtenir plus de fixité du sujet et de répéter les manipulations pendant un certain temps, sans fatiguer les malades. Les positions suivantes sont cependant souvent utiles:

15. — Le sujet dans la station verticale, les deux mains derrière la nuque, le membre inférieur, du côté de la concavité, faisant un pas en avant, le chirurgien, placé derrière, exerce des manipulations, en fléchissant latéralement et en arrière le tronc du scoliotique, du côté de la convexité.

La partie latérale du bassin du sujet, du côté de la convexité, est avantageusement appliquée contre le rouleau d'un appareil de Volm.

16. — Le sujet est placé dans la position de l'exercice précédent, la gibbosité ou le sommet de la convexité appuyant sur le rouleau de l'appareil de Volm.

17. — Le sujet, dans la station verticale, entre les genoux du chirurgien auquel il tourne le dos, celui-ci immobilise le bassin du sujet, par la pression de ses genoux, et l'épaule droite avec sa main gauche placée en travers sur la poitrine (*scoliose dorsale à convexité droite*). Avec sa main droite, il exerce des pressions au niveau de l., gibbosité (Forgue).

18. — Le chirurgien incline latéralement, du côté de la convexité de la courbure, le sujet placé dans la position de l'exercice 17, jusqu'à ce que la gibbosité appuie sur sa cuisse. Appliquant une main sur le bassin, l'autre sur l'épaule, du côté de la concavité, il exerce de fortes pressions au niveau de la gibbosité et de la convexité de l'arc vertébral (Forgue).

19. — Le sujet, d'abord dans la station verticale, les pieds réunis, s'incline ensuite en avant, le dos légèrement voûté, et saisit une barre transversale fixe. Dans cette position, les courbures rachidiennes et les saillies costales sont très apparentes et les diverses manipulations, pratiquées d'après les règles habituelles, sont très efficaces.

Le chirurgien peut exercer avec une main, une résistance au niveau de la hanche, ou appliquer une de ses jambes contre la jambe du sujet, du côté correspondant à la convexité.

20. — Le sujet est dans la position assise, à califourchon sur une table ou sur un banc, les genoux et les jambes bien fixés, la main du côté de la concavité derrière la nuque, la main du côté opposé sur la hanche.

Le chirurgien, étant placé derrière, fléchit latéralement et en arrière le tronc du sujet, du côté de la convexité, pendant qu'il presse fortement au niveau de la convexité de la courbure ou de la gibbosité.

21. — Le sujet assis sur le bord d'un tabouret, le chirurgien, placé devant lui, presse avec une de ses mains au niveau de la gibbosité ou au sommet de la convexité de la courbure, en tirant sur les bras du sujet du côté de la concavité, et en entraînant le tronc de ce côté.

22. — Pendant les manipulations, le sujet est en suspension, le dos appuyé contre les barreaux d'une échelle.

Il saisit, avec ses mains, une barre de l'échelle inclinée, à peu près à la hauteur de la tête du chirurgien, d'abord en suspension verticale, il se place ensuite dans la *position arquée*, en mettant les pieds sur un échelon correspondant à la racine des membres inférieurs, les bras tendus et les membres inférieurs raidis en forme d'arc; le chirurgien, placé derrière, fait les manipulations de redressement. Un aide, placé devant, immobilise le bassin.

Après relâchement, le sujet reprend la position arquée, et ainsi de suite, deux ou trois fois.

Les manipulations dans la position arquée agissent surtout sur les déformations costales.

23. — Le sujet étant en suspension, se tient par une courroie à poignées le long d'un espalier double, la convexité de la courbure dirigée du côté de l'engin de gymnastique.

Le chirurgien, à côté de lui, en avant ou en arrière, presse obliquement sur la gibbosité, pendant que le poids du corps redresse les courbures.

24. — Nous pratiquons souvent les manipulations de redressement, le sujet étant en suspension verticale obtenue par l'appareil de L.-A. Sayre.

De même que dans l'exercice précédent, cette position permet de pratiquer les manipulations, pendant que les courbures scoliotiques sont redressées par le poids du corps du sujet.

25. — Le sujet est placé dans le décubitus abdominal, sur les genoux du chirurgien, qui est assis. Les manipulations sont exercées au niveau de la gibbosité et du sommet de la convexité de la courbure.

26. — Le chirurgien, dans la position de l'exercice précédent, une main placée au-dessous de l'aisselle du sujet, du côté de la concavité, l'autre main au niveau du bassin, exerce des pressions avec son genou, au niveau de la gibbosité.

Les manipulations dans les positions indiquées dans les exercices 25 et 26, ne peuvent être exécutées commodément que chez de jeunes sujets de faible poids.

Elles nous ont donné d'excellents résultats dans le traitement des scolioses rachitiques des jeunes sujets.

Dans le cas particulier de scoliose cervicale ou dorso-cervicale, ou cervicale supérieure, les manipulations sont pratiquées dans la position verticale ou assise du sujet, d'après les principes adoptés pour les autres variétés de déviations.

Les *manipulations*, pratiquées avec prudence et suivant des règles précises, constituent une méthode d'une très grande valeur.

Elles ont une efficacité toute particulière, lorsqu'il s'agit d'obtenir la mobilisation et l'assouplissement du rachis scoliotique, ainsi que la correction des déformations thoraciques.

Employées seules, elles sont impuissantes à procurer la cure de la difformité, car elles ne donnent que des redressements et des corrections *temporaires* ; elles doivent, en général, être combinées avec d'autres moyens thérapeutiques.

Elles sont surtout utiles comme préparation à l'application

d'autres méthodes de traitement, particulièrement au traitement par l'immobilisation en bonne position, sous des appareils rigides.

## IV. — Massage.

Le massage est un utile *adjuvant* des principales méthodes de traitement des scolioses.

Employé seul, il ne convient que très rarement, il est surtout efficace dans les formes de scolioses au début qui sont sous la dépendance de l'asthénie musculaire.

Il doit être principalement recommandé dans les scolioses avec atrophies, rétractions, contractures douloureuses musculaires, après les traitements qui ont immobilisé le rachis et atrophié les muscles thoraciques et vertébraux.

Dans notre pratique, nous pratiquons le massage suivant la technique suivante : frictions rapides et énergiques de bas en haut, de chaque côté des gouttières vertébrales, en évitant les saillies osseuses de la région.

Nous faisons des frictions plus énergiques du côté de la convexité de la courbure.

Nous massons aussi, pendant quelques minutes, les muscles latéraux du dos (grand dorsal, trapèze, grand dentelé, muscles de l'omoplate, etc.), en insistant, suivant les cas, sur les muscles du cou, du dos ou de la région lombaire.

Puis, pendant cinq à dix minutes, nous exécutons une percussion et un tapotement, d'abord léger, puis assez fort, avec le bord cubital de la main, dans les régions indiquées plus haut, agissant surtout sur les muscles qui nous paraissent particulièrement affaiblis.

Nous recommandons, dans quelques cas, le massage de la poitrine, des muscles de la partie antérieure du thorax, en faisant exécuter au sujet, par des pressions alternatives sur le ventre et la poitrine, des mouvements d'inspiration et d'expiration.

## V. — Électricité.

De même que le massage, l'électricité agit surtout sur les muscles affaiblis ou rétractés du tronc, au voisinage des courbures. Le traitement électrique est utile dans les cas de paralysies et d'atrophies des muscles du dos et des lombes. Il sert à tonifier et à renforcer les muscles rachidiens et les muscles régulateurs des attitudes.

Nous employons, en général, des courants faradiques faibles, avec des intermittences éloignées d'une seconde, les séances quotidiennes durant huit à dix minutes, sans jamais dépasser deux interruptions par seconde, afin d'éviter l'excitation.

A l'exemple de Duchenne (de Boulogne), nous n'agissons pas seulement sur les muscles vertébraux du côté de la convexité, mais sur tous les muscles affaiblis du rachis et du thorax.

Nous utilisons aussi les courants continus faibles (10 à 20 milliampères), appliqués pendant vingt à trente minutes, qui ont une action de nutrition favorable sur la fibre musculaire, dans les cas de scolioses avec atrophie importante des muscles vertébraux.

## VI. — Moyens antistatiques.

Le principe du traitement dit antistatique, qui consiste à corriger les attitudes habituelles et à placer le rachis dévié dans de nouvelles conditions statiques, inverses de celles qui caractérisent l'attitude vicieuse, se trouve dans presque toutes les méthodes thérapeutiques. Nous signalons plus particulièrement les agents du traitement antistatique dans notre étude des scolioses dites statiques.

Dans les scolioses lombaires, flexibles, sans raccourcissement apparent ou réel des membres inférieurs, on corrige la déviation en élevant obliquement le bassin, du côté de la convexité de la courbure, au moyen de chaussures, de sièges surélevés d'un côté (Volkmann, Barvell) (Voy. fig. 82, p. 151), d'un coussin placé sous la fesse du côté de la convexité lombaire.

J.-B. Reynier dispose des tubes de caoutchouc, transversalement tendus en avant, entre les bras d'un fauteuil.

Le malade, en s'asseyant, applique le tube en caoutchouc contre son bassin et place un livre entre le caoutchouc et la fesse qui doit être relevée. Il fait des efforts volontaires et instinctifs de pression qui font perdre au bassin son inclinaison vicieuse ou même l'inclinent en sens inverse.

Le *traitement antistatique* donne de bons résultats dans les scolioses lombaires primitives, *flexibles*, *sans aucune rigidité*. Il doit être attentivement surveillé. Il ne convient nullement dans les scolioses dorsales primitives. Il ne réussit que lorsque le sujet évite les positions hanchées défectueuses et maintient, pendant la marche, les membres inférieurs dans la rectitude, sans aucune flexion des genoux.

## VII. — Mécanothérapie. — Machines utilisées pour obtenir la mobilisation, le redressement, la détorsion du rachis et la correction des déformations thoraciques.

Les divers appareils mécanothérapiques, proposés pour le traitement des scolioses, sont basés sur les principes, le plus souvent combinés, des procédés d'extension, de détorsion, de correction temporaire des difformités vertébrales et thoraciques et des attitudes vicieuses.

Agissant avec une force puissante, mesurée et soutenue, ils doivent intervenir lorsque les manipulations et les exercices passifs de gymnastique sont impuissants à donner la mobilisation, le redressement et la correction désirés.

Quelques machines sont surtout destinées à mobiliser le rachis scoliotique. Le plus grand nombre ont la prétention, non seulement d'assouplir la colonne vertébrale, mais encore de redresser, de détordre les courbures scoliotiques et de réduire les difformités thoraciques.

Nous décrirons les principaux appareils qui sont appliqués sur le sujet placé dans la position *horizontale*, *oblique* ou *verticale*.

L'application des agents mécaniques de mobilisation, de pression, d'extension et de détorsion, pendant la *position horizontale* du sujet, est surtout réalisée dans les différents modèles de lits orthopédiques que nous étudions plus loin.

L'extension dans la position horizontale, avec pressions correctives, d'après le dispositif que nous avons adopté dans notre méthode de traitement des scolioses (p. 410 et fig. 221, 222), permet d'obtenir, mieux que la suspension verticale, une extension puissante du rachis et une correction exacte des difformités.

Dans les appareils à *plans inclinés* de Beely et de Zander (fig. 163) et dans notre appareil (fig. 164, 165), les pressions laté-

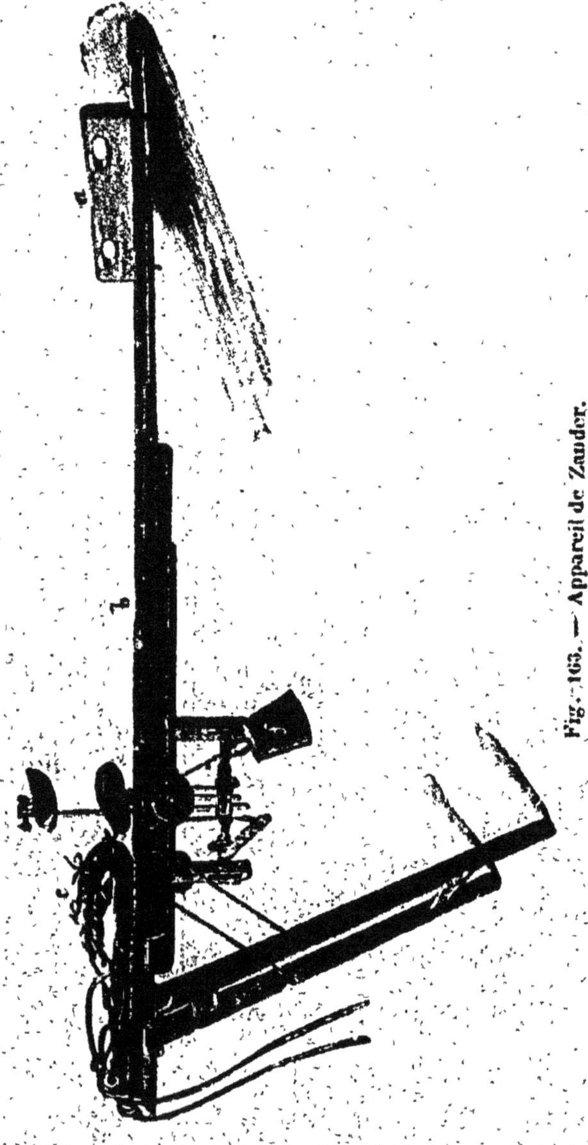

Fig. 163. — Appareil de Zander.

rales et la détorsion sont obtenues pendant que le sujet est en suspension oblique.

Dans l'*appareil de Beely*, le sujet est placé sur une planche à laquelle on peut donner une obliquité plus ou moins grande. Une mentonnière de Sayre, reliée à un arc métallique qui est fixé sur le bord supérieur du plan incliné, exerce une traction sur la tête du scoliotique. La contre-extension est réalisée par des poids de 15 ou 20 kilos attachés au niveau des membres inférieurs. Des ceintures, fixées par des crochets, aux parties latérales de la planche, pressent sur la gibbosité.

Dans l'*appareil de Zander* (fig. 163), les pressions, exercées par des plaques obliques et mues par une grue et des poids, sont dirigées de façon à obtenir la détorsion du rachis et la correction des difformités thoraciques.

Nous utilisons souvent, dans notre pratique, l'appareil représenté dans les figures 164 et 165.

La planche, qui peut être placée en position plus ou moins oblique, présente dans sa partie centrale une assez large ouverture.

Le sujet est suspendu obliquement, la tête prise dans une mentonnière de Sayre, de telle sorte que la région des gibbosités thoraciques corresponde à la partie perforée de la planche (fig. 164).

Trois plaques, mobiles sur des arcs métalliques, viennent exercer des pressions :

La plaque postérieure, mobile sur l'arc postérieur que l'on peut fixer à diverses hauteurs en arrière de la planche, sur le sommet de la gibbosité postérieure ; la plaque antérieure, au niveau de la gibbosité antérieure, à l'extrémité antérieure du diamètre diagonal allongé du thorax ; la plaque latérale, au niveau de la partie latérale du thorax, du côté correspondant à la gibbosité postérieure.

Les plaques antérieure et latérale sont mobiles sur l'arc métallique antérieur.

La plaque antérieure et la plaque postérieure ont seules un rôle actif de pression, suivant le diamètre allongé du thorax.

La plaque latérale donne simplement un point d'appui au tronc, afin d'éviter son déplacement pendant les pressions. Elle doit être disposée avec grand soin, de façon à ne pas gêner l'expansion de la poitrine, suivant son diamètre diagonal rétréci.

La disposition des plaques est modifiée, suivant la forme de la déformation du thorax et de la gibbosité.

Si le thorax est transversalement rétréci, une plaque exerce une pression à la partie postérieure de la poitrine, une autre

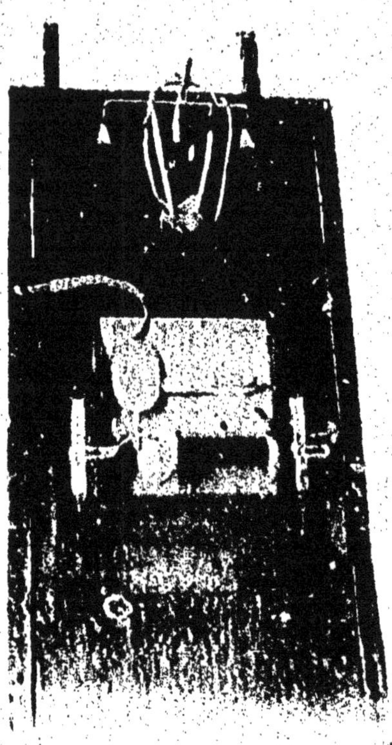

Fig. 164. — Appareil de P. Redard.

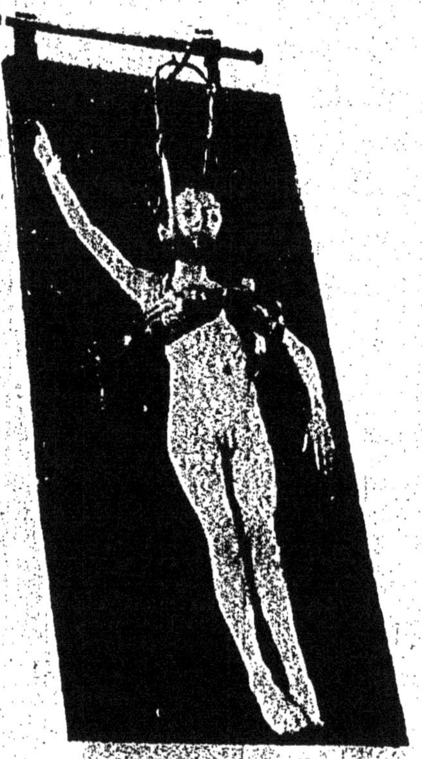

Fig. 165. — Le même, pendant son application.

plaque à la partie antérieure, dans un point diamétralement opposé.

Notre appareil a surtout une action de réduction puissante sur les gibbosités et sur les autres déformations thoraciques. Il mobilise, et redresse aussi, assez notablement les courbures scoliotiques. Son mécanisme est basé sur les mêmes principes que notre corset de réduction décrit page 382 (fig. 196).

E.-H. Bradford et G. Brackett ont recommandé un appareil de pression au niveau des gibbosités, postérieure et antérieure, le sujet étant placé, dans la *position horizontale*, sur une toile fixée sur un cadre. Deux arcs métalliques mobiles, l'un supérieur, l'autre inférieur, donnent appui à des tiges à vis, terminées par des pelotes, qui viennent exactement presser, dans la direction convenable, sur les parties saillantes.

Dans la méthode (*rachilysis*), préconisée par R. Barwell, des tractions sont exercées dans une direction convenable, au moyen de ceintures rembourrées, au niveau du sommet des courbures, dans le but d'assouplir le rachis et de redresser les déviations.

Le sujet étant placé dans le décubitus latéral et sur un matelas dur, le tronc est suspendu au moyen d'une ceinture rembourrée, une courbure dorsale se produit dans une direction opposée à celle de la déviation pathologique (Barwell).

Dans le cas de courbure unique, le redressement est exécuté, le malade étant debout, la ceinture venant presser au niveau de la convexité de la courbure, le sujet inclinant le tronc du côté de la convexité.

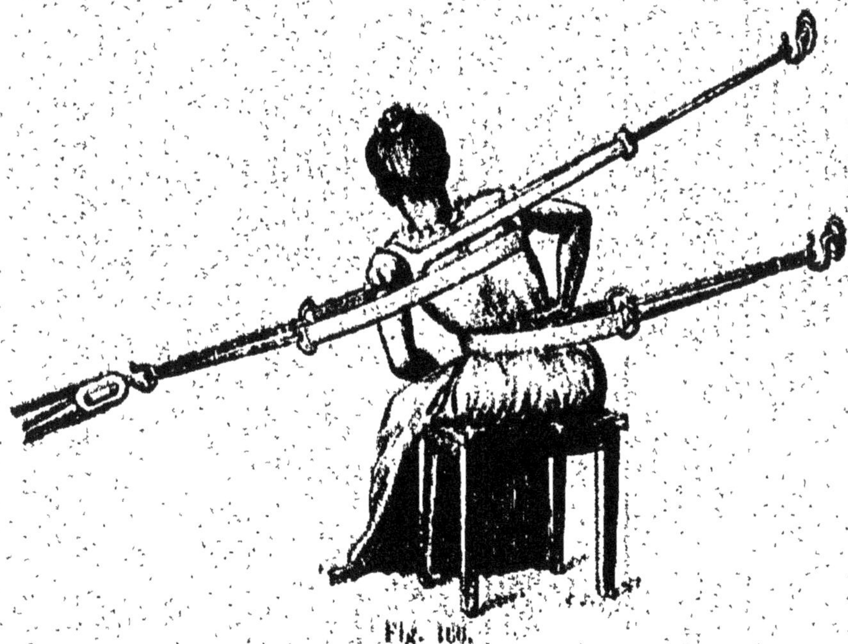

Fig. 160.

Dans les courbures multiples, le sujet est assis, les courroies de traction disposées suivant les indications de la figure 160.

Nous recommandons souvent, dans le cas de scoliose dorsale droite, l'exercice suivant :

Le sujet est en auto-suspension, la main du côté de la concavité plus haute que celle du côté de la convexité; une forte courroie est placée autour de la gibbosité, dans le point le plus saillant, tenue par le chirurgien ou fixée à un anneau du mur, un peu en avant, d'après la direction du diamètre allongé du thorax. Une planchette écarte, dans leur partie libre, les deux chefs de la courroie et évite la compression de la poitrine dans le sens antéro-postérieur. Par cette disposition, on obtient des pressions, suivant le diamètre allongé du thorax, qui redressent la courbure scoliotique et corrigent en même temps la déformation thoracique.

On peut aussi se servir utilement de l'appareil (fig. 167) de Hoffa, construit d'après les principes de la méthode de *rachilysis*.

La traction est exercée par des poulies qui développent une force de 15 à 40 kilogrammes.

Dolega a perfectionné cet appareil en ajoutant deux pelotes qui pressent, l'une sur la gibbosité antérieure, l'autre sur la gibbosité postérieure, dans le sens diagonal. Ces pelotes sont reliées à des courroies qui se fixent sur deux barres latérales coudées.

Ainsi modifié, cet appareil mobilise et redresse le rachis, corrige les déformations costales, tout en produisant un mouvement énergique de détorsion.

Nous préférons placer le sujet dans notre cadre à suspension, dans la position assise, le bassin très exactement fixé, suivant les indications de la figure 180. La fixation précise du bassin nous a permis d'obtenir d'excellents résultats de ce procédé de redressement.

Quelques-uns des appareils portatifs décrits plus loin, particulièrement les appareils de décubitus et de détorsion, peuvent servir à exécuter des exercices de mobilisation et de détorsion.

Les redressements, dans la position horizontale ou oblique et par la méthode rachilytique de Barwell, sont souvent très utiles. Ils procurent des réductions temporaires importantes des déformations scoliotiques et l'assouplissement du rachis. Ils conviennent surtout dans les scolioses avec ankylose vertébrale.

La *suspension latérale*, recommandée par A. Lorenz en 1886, a pour but d'obtenir un relâchement des articulations vertébrales, une mobilisation et un redressement de la partie de la colonne vertébrale déviée et rigide.

A. Lorenz se sert, pour pratiquer la suspension latérale, de

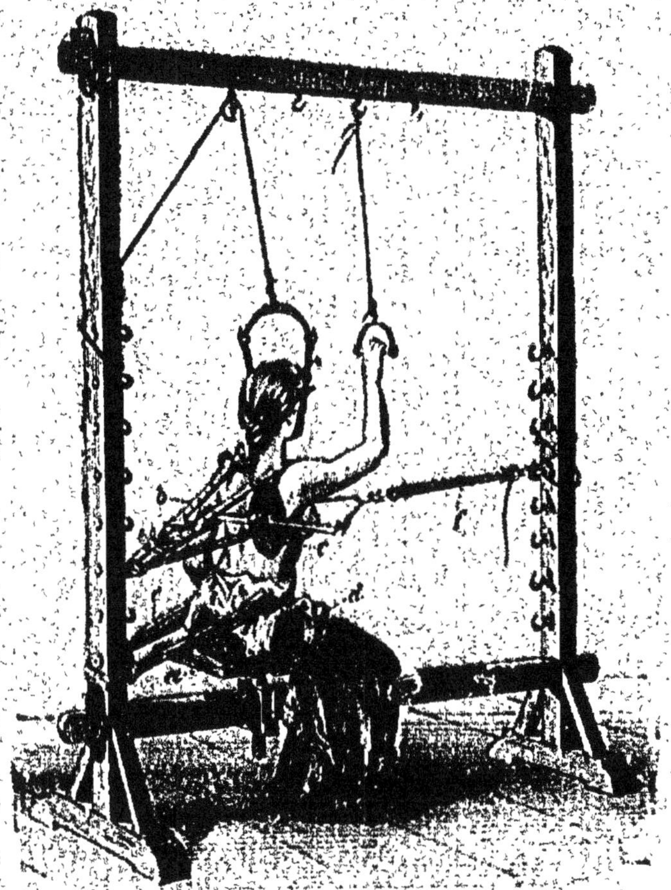

Fig. 167. — Appareil de Hoffa.

l'appareil de Wolm, modifié suivant les indications de la figure 168.

Nous avons proposé depuis longtemps l'appareil représenté dans les figures 169, 170 et 171, que nous utilisons journellement dans notre pratique.

Les figures 169 à 171, indiquent la disposition et le mode d'application de l'appareil dans un cas de scoliose dorsale à convexité gauche.

Le sujet étant d'abord dans la position indiquée dans la figure 170, est placé ensuite dans la position de la figure 171, la planche sur laquelle il repose étant plus ou moins abaissée.

Dans le cas de scoliose lombaire, le sujet s'incline plus en

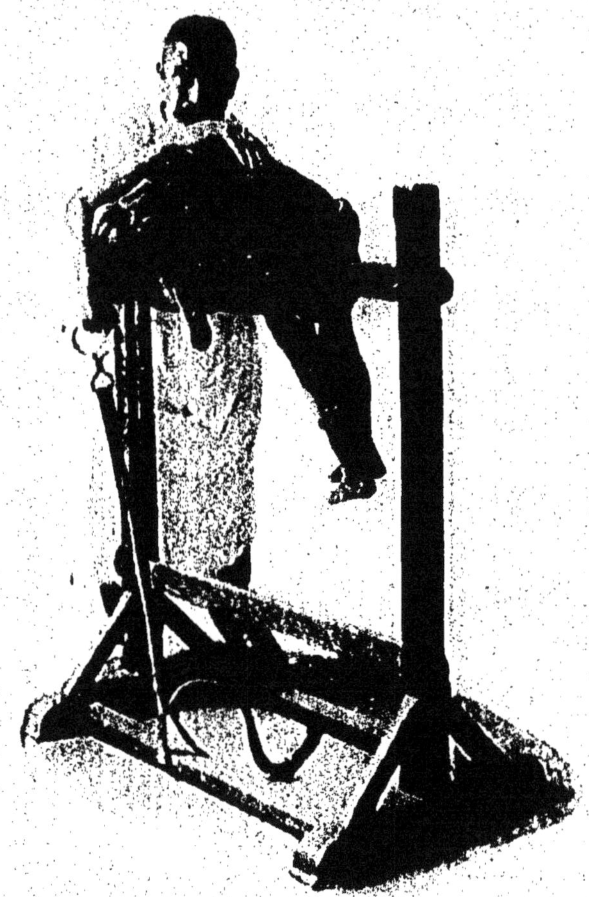

Fig. 168.

avant, le coussin devant être en rapport avec la région lombaire du côté convexe.

On choisit avec soin le coussin qui convient au cas particulier que l'on traite; trois ou quatre modèles suffisent pour les cas habituels de la pratique.

L'examen des figures indiquent le mode d'action de la suspension latérale. Le corps du sujet suspendu représente assez exactement un levier à deux branches, la longue branche est constituée par la partie inférieure du thorax, la colonne lombaire, le bassin et les membres inférieurs ; la courte branche, par la partie supérieure du thorax, la tête et l'extrémité supérieure gauche. Le point d'appui du tronc suspendu et une partie de la gibbosité, forment la résistance.

Le tronc scoliotique, ainsi que le fait remarquer Lorenz, est,

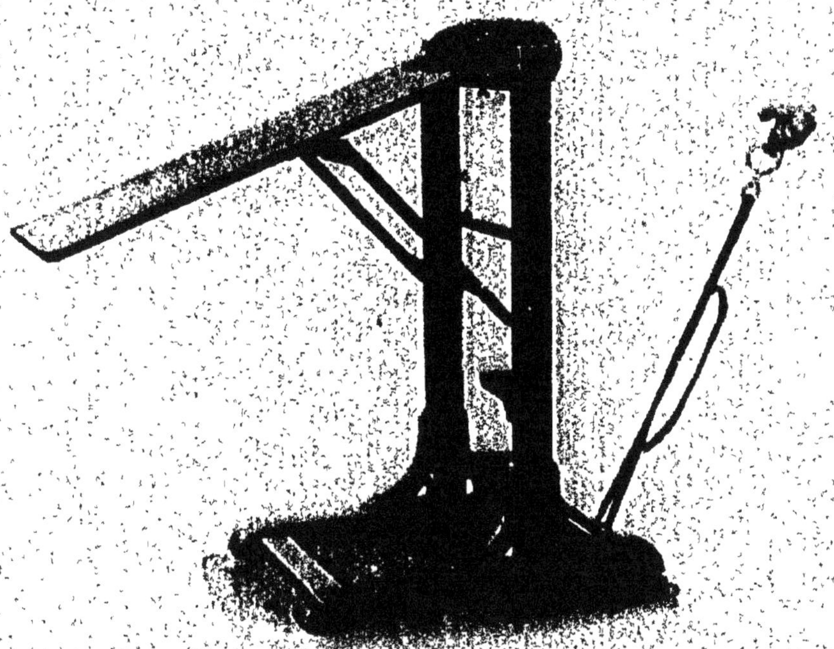

Fig. 160. — Appareil de P. Redard pour la suspension latérale.

pour ainsi dire, pendu sur la gibbosité costale. Le redressement se produit avec une force, qui correspond au poids total du corps. On augmente cette force, en fixant par des boucles, aux chevilles des sujets, de petits sacs en cuir, remplis de plomb, pesant 8 à 10 kilogrammes.

Le chirurgien peut aussi, en appliquant à plat sa main droite sur le côté du thorax opposé à la déviation, exercer une forte pression verticale, qui se transmet à la gibbosité, et aider ainsi au redressement et à la mobilisation des parties déformées.

Quelles sont les modifications produites par la suspension

latérale, combinée avec la pression sur la colonne vertébrale et le thorax des scoliotiques?

Supposons le cas représenté par la figure 170, une scoliose dorsale primitive gauche, avec une légère courbure lombaire de compensation à droite. Si la scoliose n'est pas ancienne, on voit très nettement, pendant la suspension, la partie du thorax sail-

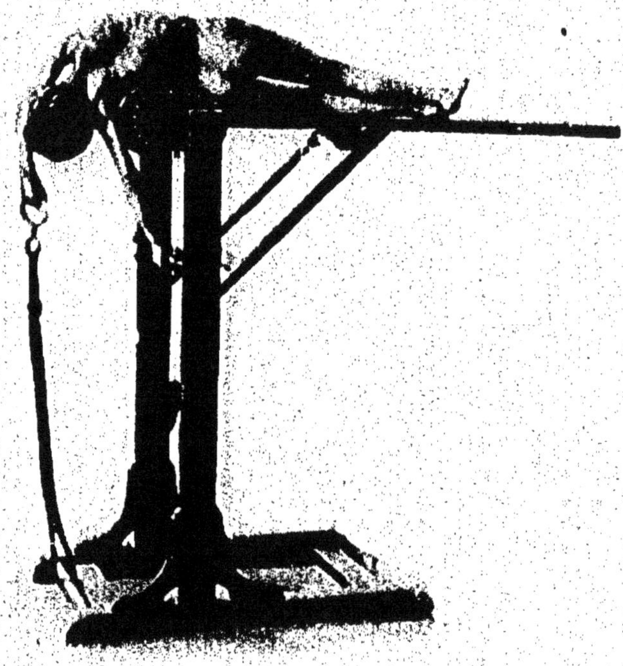

Fig. 170. — Le même, pendant son application.

lante, gibbeuse, changer de forme ; la voussure exagérée des angles costaux du côté convexe est aplatie, les angles costaux du côté droit ont une voussure plus prononcée, le thorax s'élargit dans son diamètre diagonal gauche, toute la cage thoracique prend une meilleure forme. La colonne vertébrale subit aussi un redressement très marqué, les apophyses épineuses sont ramenées dans une situation normale, et on obtient même, dans quelques cas, une déviation du côté opposé, la colonne vertébrale se modelant exactement sur la courbe du cylindre qui donne un point d'appui au thorax.

La déviation lombaire secondaire se redresse sous l'influence de la suspension verticale, produite par le poids de la partie inférieure du corps. C'est là évidemment un des avantages de la suspension latérale, *qui permet d'agir simultanément sur les deux points déviés de la colonne vertébrale.*

Comme dans tous les exercices de redressement mécanique, il

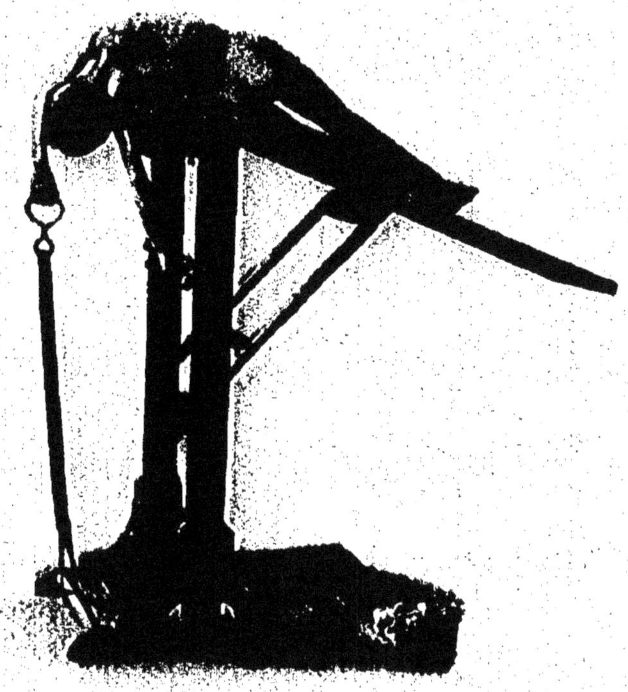

Fig. 111. — Le même, pendant son application.

faut veiller attentivement à ce que la correction se produise simultanément sur toutes les courbures, primitives et de compensation. Il faut éviter qu'en redressant une courbure, l'autre courbure ne s'accentue.

Les pressions doivent uniquement porter sur la partie la plus saillante de la gibbosité, dans le sens de son aplatissement. Il faut, par conséquent, veiller bien attentivement à ce que le sujet ne se déplace ni en avant ni trop en arrière.

La suspension latérale a en outre une action incontestable sur la forme du thorax; elle est, par conséquent, préférable, dans les scolioses dorsales, à la suspension verticale, qui ne peut modifier en aucune façon la forme de la cage thoracique.

En résumé, la suspension latérale agit d'une façon énergique en mobilisant et en distendant les articulations vertébrales ankylosées et rigides ; elle modifie d'une façon heureuse la forme du thorax, redresse les côtes déformées qui se placent dans une meilleure position. Elle nous paraît surtout efficace contre les dépressions thoraciques et les flexions latérales ou antéro-postérieures, au-dessus ou au-dessous des courbures rachidiennes. Notre expérience ne nous permet cependant pas d'affirmer que cette méthode ait une action sur la rotation des vertèbres et la torsion des côtes. Le thorax et la colonne vertébrale prennent, à la suite du traitement, lorsque la torsion et la déviation ne sont pas trop avancées, une meilleure forme, mais c'est surtout par les compensations qui se produisent dans les parties voisines de la colonne vertébrale et aux extrémités de longues courbures.

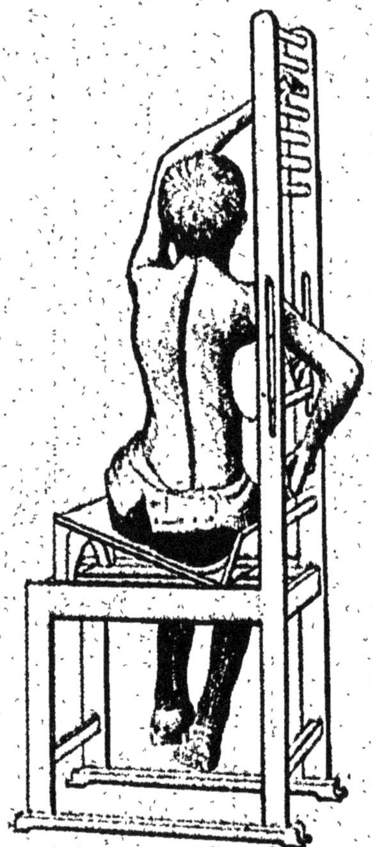

Fig. 172. — Chaise de redressement par pression latérale de Zander.

La suspension latérale pratiquée avec l'appareil de la figure 168, a l'inconvénient d'être très douloureuse et de ne pouvoir être supportée pendant longtemps.

Les appareils à suspension latérale et à pression latérale de Zander ont une action à peu près analogue à celle de notre appareil.

D'après nos observations, la suspension convient surtout aux scolioses du premier degré, moyennement rigides.

Nous avons obtenu d'excellents résultats de cette méthode

chez les enfants atteints de scolioses rigides. Dans ces cas, la mobilisation et le redressement du rachis sont assez vite obtenus.

Nous recommandons souvent la chaise de redressement par pression latérale de Zander (fig. 172), pour la mobilisation et le redressement des scolioses lombaires et des scolioses totales flexibles.

Dans le cas de scoliose lombaire ou totale droite, le sujet appuiera la partie latérale droite du tronc contre le coussin, immédiatement sous le creux axillaire, le bras droit placé dans la position indiquée dans la figure, la main gauche saisissant un des barreaux placés à différentes hauteurs sur le dossier. Le chirurgien, par des pressions exercées sur le côté gauche, corrigera la difformité et essaiera de produire une contre-courbure dans le sens opposé. Le siège sera plus ou moins éloigné. La correction étant produite, le sujet restera dans la position redressée, pendant cinq à dix minutes.

La position à donner au sujet, atteint de scoliose dorsale droite avec courbure de compensation lombaire gauche, diffère peu de la précédente.

Le siège sera plus rapproché du dos de la chaise; de cette façon le coussin pressera plus fortement contre la courbure dorsale. Cette pression sera augmentée, si le patient saisit de la main gauche une des traverses supérieures du dossier et applique fortement le côté convexe contre le coussin latéral.

Les figures 173 et 174, représentent l'appareil de Beely, destiné à produire le redressement et la mobilisation du rachis, et aussi la correction de la difformité des côtes, par des pressions énergiques des parties déformées pendant l'extension.

On peut, d'une façon plus simple, placer le sujet dans la position indiquée dans la figure 175.

La position du chirurgien et du sujet sont, dans ce cas, pénibles. Les pressions sont moins efficaces.

Hoffa, W. Schulthess, Dolega, se servent d'appareils analogues à celui de Beely.

Dans l'appareil de Hoffa, deux montants verticaux viennent se fixer au milieu des longs côtés d'un trapèze en bois très allongé. Une échelle de corde, à quatre montants parallèles, est attachée à la partie supérieure du trapèze. Deux traverses rembourrées peuvent se déplacer sur les longs côtés du trapèze et s'immobiliser à la hauteur voulue.

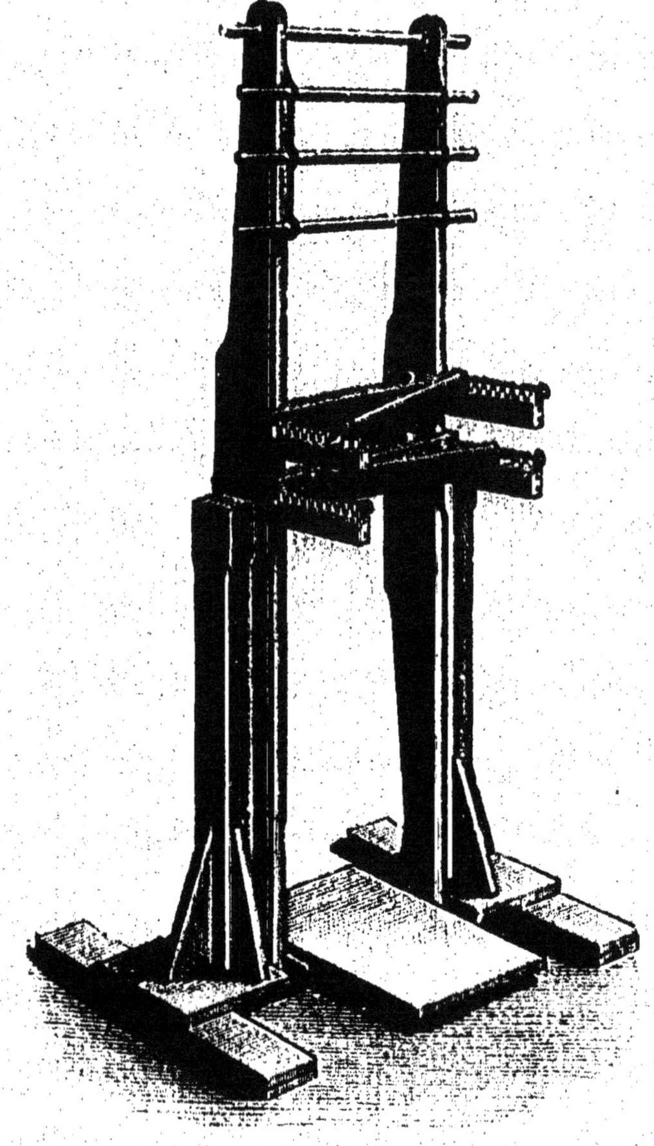

Fig. 173. — Appareil de Beely.

Le sujet doit saisir, avec ses deux mains, un des montants de l'échelle de corde, de telle sorte que la gibbosité costale appuie par son sommet sur le manchon rembourré. La partie supérieure du trapèze est alors lentement rabattue, de telle manière que la gibbosité corresponde à la partie moyenne d'un arc de cercle représenté par l'ensemble du corps.

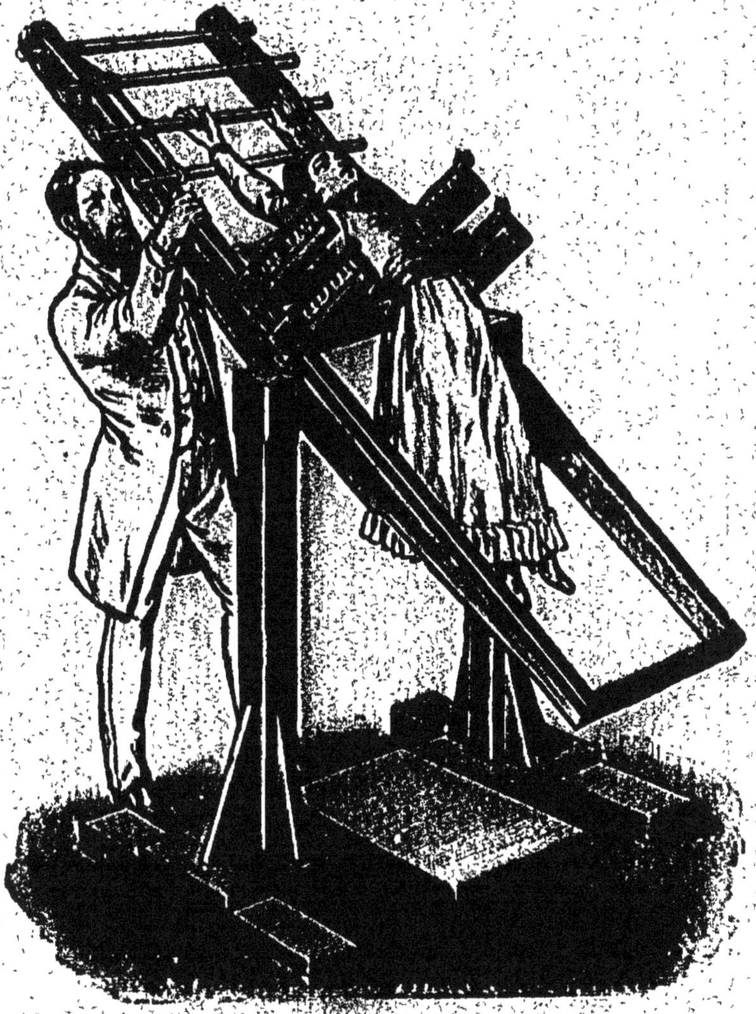

Fig. 171. — Le même, pendant son application.

Ainsi donc, dans ces derniers appareils, les pressions de redressement sont exercées par une barre rembourrée au niveau de la gibbosité costale, pendant que le sujet est en *suspension postérieure*, les deux bras enroulés autour du rouleau, ou placés verticalement, les mains saisissant un montant d'un trapèze mobile ou fixe. Nous préférons les pressions exercées pendant que le sujet est en suspension latérale. Avec notre appareil correctement appliqué, les pressions peuvent être exécutées avec une grande énergie, exactement appliquées sur le

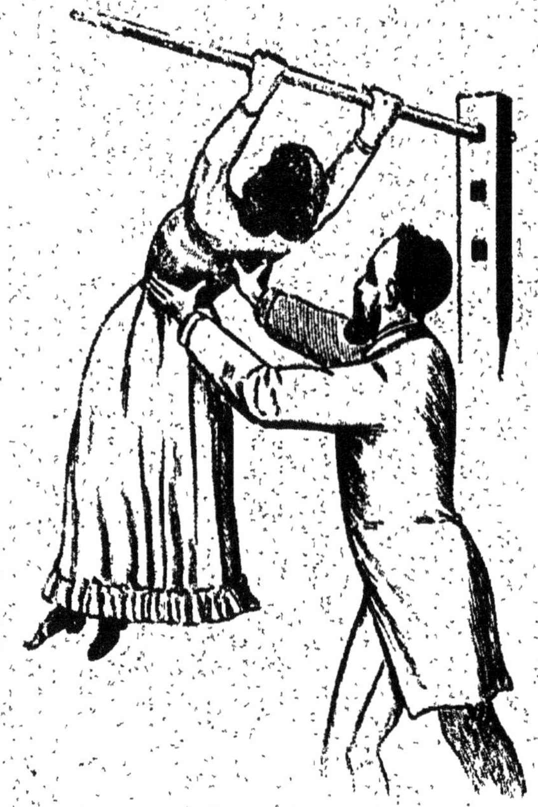

Fig. 135.

sommet de la gibbosité dans le sens de son aplatissement, et sans gêner l'expansion du côté concave du thorax.

Fischer, afin d'obtenir la détorsion et la mobilisation du rachis, a proposé d'agir sur le tronc au moyen de tractions puissantes, dans des directions déterminées, par des courroies ou des bandes élastiques reliées à des poids de 20 à 100 kilogrammes.

La disposition des points d'appui, la direction des tractions changent pour chaque variété de scoliose.

Cet appareil a une action énergique par la pression et la dé-

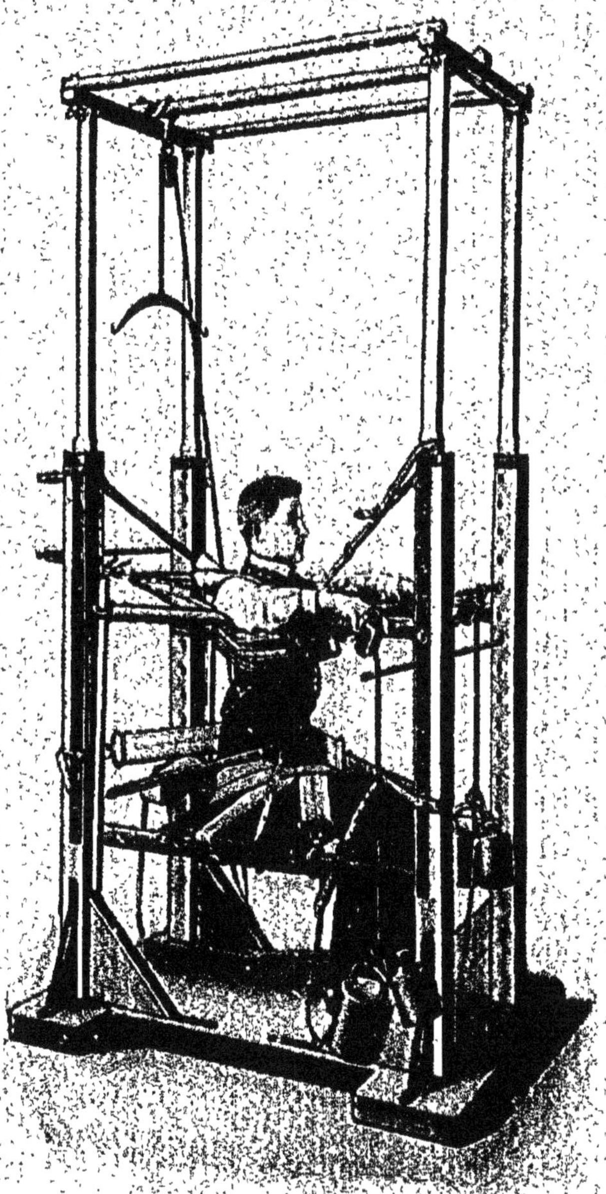

Fig. 116. — Appareil de Beely.

torsion qu'il produit, mais il ne peut être appliqué que quelques heures pendant la journée et fatigue trop les muscles. Son application mal surveillée, est dangereuse, des courbures en sens contraire et des courbures de compensation exagérées se produisant très rapidement.

On ne doit jamais, à notre avis, employer des tractions avec des poids pesant plus de 50 kilogrammes.

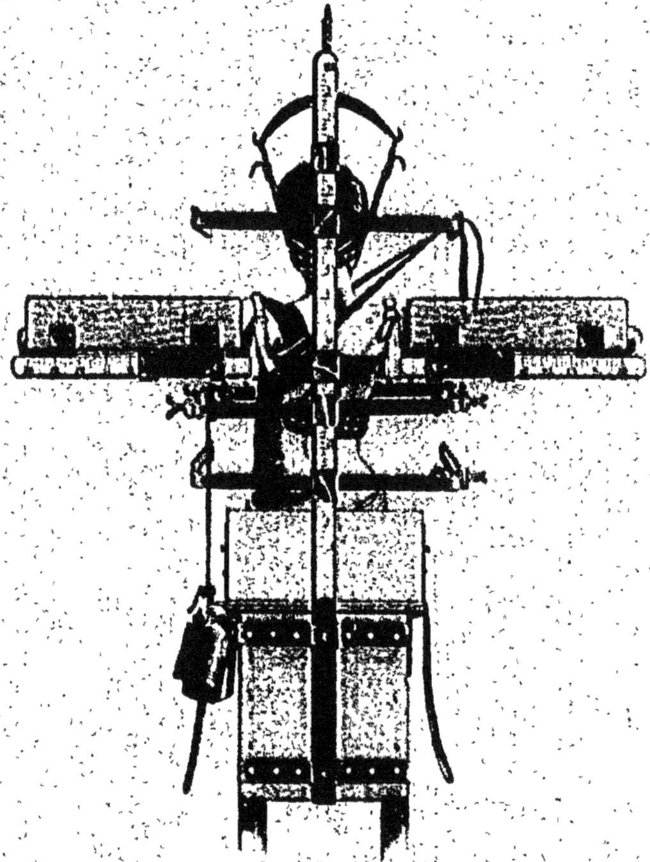

Fig. 177. — Appareil de Beely.

Les figures 176 et 177 représentent les derniers modèles d'appareils de Beely, qui remédient aux principaux inconvénients de la méthode de Fischer.

Nous avons décrit plus haut quelques appareils de détorsion qui agissent pendant la position horizontale ou oblique du sujet.

K.-B. Schwarz (de Prague) recommande la suspension avec

détorsion et déplacement latéral du tronc, le bassin étant fixé.

Le sujet est suspendu au moyen d'une mentonnière de Glisson et de courroies axillaires, le bassin soigneusement immobilisé.

Un grand anneau de fer de forme ovale est placé au-dessous des aisselles. Une courroie est fixée sur la partie antérieure de cet anneau. Deux autres courroies relient le thorax à l'anneau et permettent une action compressive sur le diamètre diagonal allongé du thorax ; l'une passe sur la gibbosité costale postérieure et vient s'attacher en avant sur l'anneau, la seconde s'attache à la partie antérieure de l'anneau, passe sur la gibbosité antérieure et va se fixer sur la partie postérieure de l'anneau.

Les tractions exercées sur la première courroie, déplaçant l'anneau latéralement, le font tourner autour de son axe vertical, en produisant un mouvement de détorsion en sens opposé à la rotation du rachis.

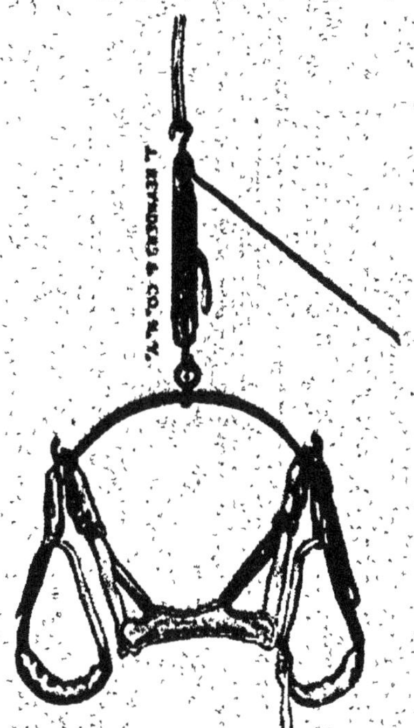

Fig. 178. — Appareil pour suspension verticale.

La difformité étant ainsi corrigée, on peut appliquer un corset plâtré amovible.

Un grand nombre d'appareils mécanothérapiques exercent leur action, pendant que le sujet est placé en *suspension verticale*. Cette position permet, en effet, de mobiliser, d'étendre, de redresser et de décharger le rachis. Des tractions sont exercées au niveau de la tête au moyen d'une mentonnière avec arc métallique relié à une poulie, le poids du corps produit la contre-extension.

Glisson (1650), G.-H. Nuck (1696), Huermann (1751-1757), Hirsch, Delpech et, plus récemment, B. Lee, L.-A. Sayre (fig. 178 et 179), Deloré, ont recommandé cette méthode, qui est la base de la thérapeutique des déviations vertébrales. La suspension verticale n'est pas seulement utile pour l'application des appareils contentifs, après redressement du rachis et du tronc, elle rend encore d'inestimables services en permettant de faire des exercices de mobilisation et de redressement, préparation indispensable à l'application des corsets rigides.

Cette suspension doit être exécutée avec l'appareil repré-

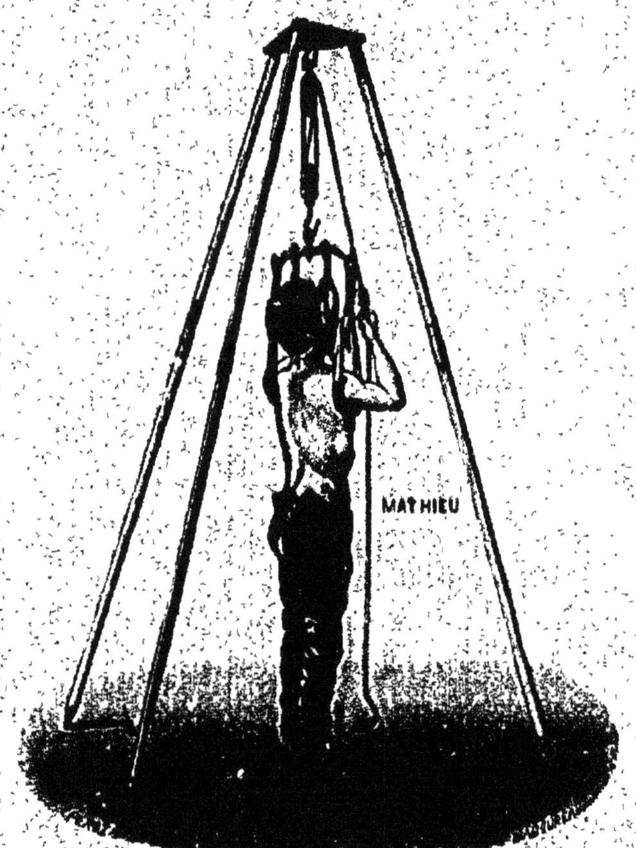


Fig. 170. — Appareil de L.-A. Sayre, pour la suspension verticale.

senté figure 170, et suivant la technique aujourd'hui bien connue. Le sujet doit être complètement suspendu dans l'espace, ou n'appuyant sur le sol que par l'extrémité des orteils, le plus souvent sans l'aide des courroies sous-axillaires, inutiles et presque toujours nuisibles.

Afin d'augmenter la force de traction exercée sur le rachis par le poids du corps en suspension, nous plaçons souvent des poids de 2 à 5 kilos soutenus par des guêtres fixées sur les membres inférieurs (Voy. p. 86, fig. 43).

Le sujet peut lui-même tirer avec ses mains sur la corde de la poulie, la main du côté de la concavité de la courbure placée au-dessus de la main du côté de la convexité (*auto-suspension*).

La suspension avec les bras, l'auto-suspension donne, d'après nos mensurations, une extension moins grande du rachis que la suspension avec traction principale exercée au niveau de la tête.

La disposition de l'appareil de Wagner, construit par Knoke et Dressler (de Dresde), et représenté (fig. 180 à 182) est surtout utile pour exécuter des exercices de suspension, les membres supérieurs étant fléchis, élevés ou abaissés.

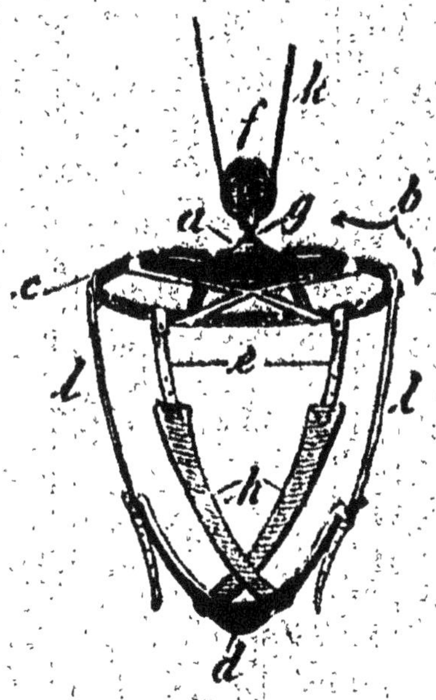

Fig. 180. 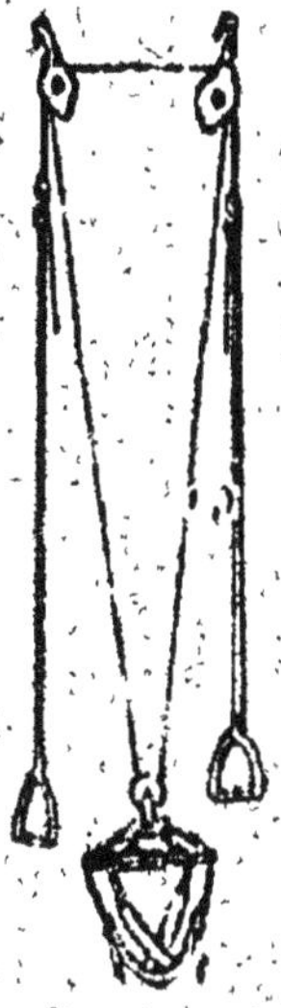 Fig. 181. 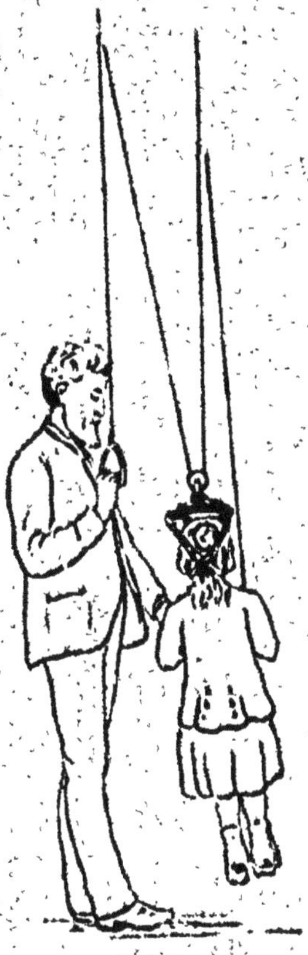 Fig. 182.

On peut encore se servir de l'appareil de Kunde-Lofller dans lequel les appareils de suspension de la tête, reliés à des ressorts spirales, sont suspendus à des tiges horizontales qui tournent autour d'un poteau vertical. Pendant la suspension, le malade appuyant la pointe des pieds sur le sol, se déplace, exécutant des tours de manège.

Pendant les exercices de suspension, le sujet doit être mis dans la meilleure position rectifiée, en soulevant un des membres

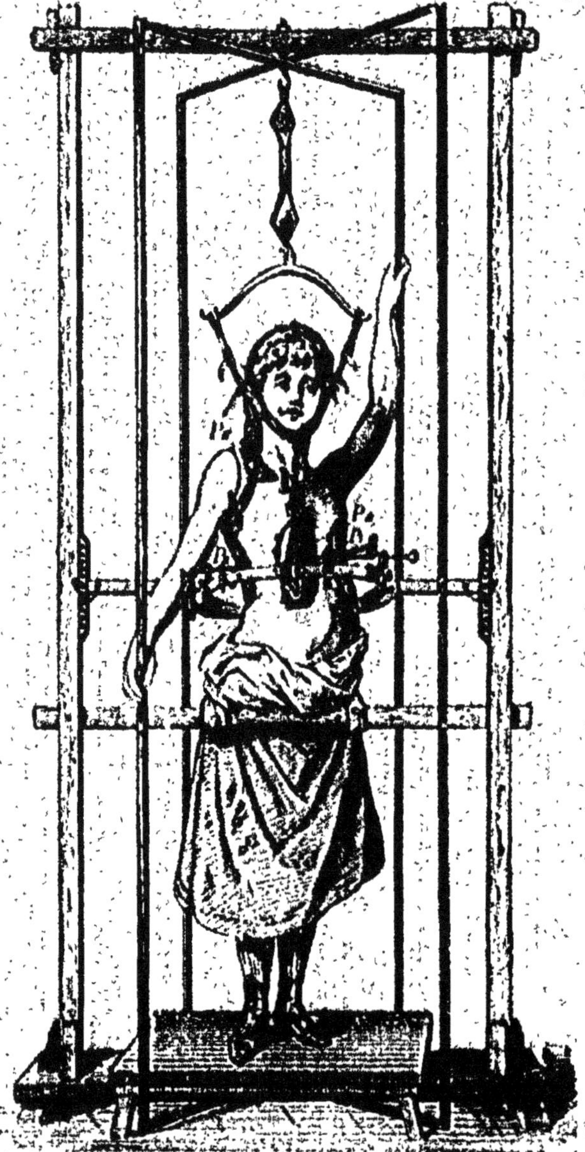

Fig. 184. — Appareil de Hoffa.

inférieurs au moyen de cales en liège, en élevant ou en abaissant un des membres supérieurs, en plaçant des poids dans une des mains, en immobilisant le bassin suivant la forme de la déviation.

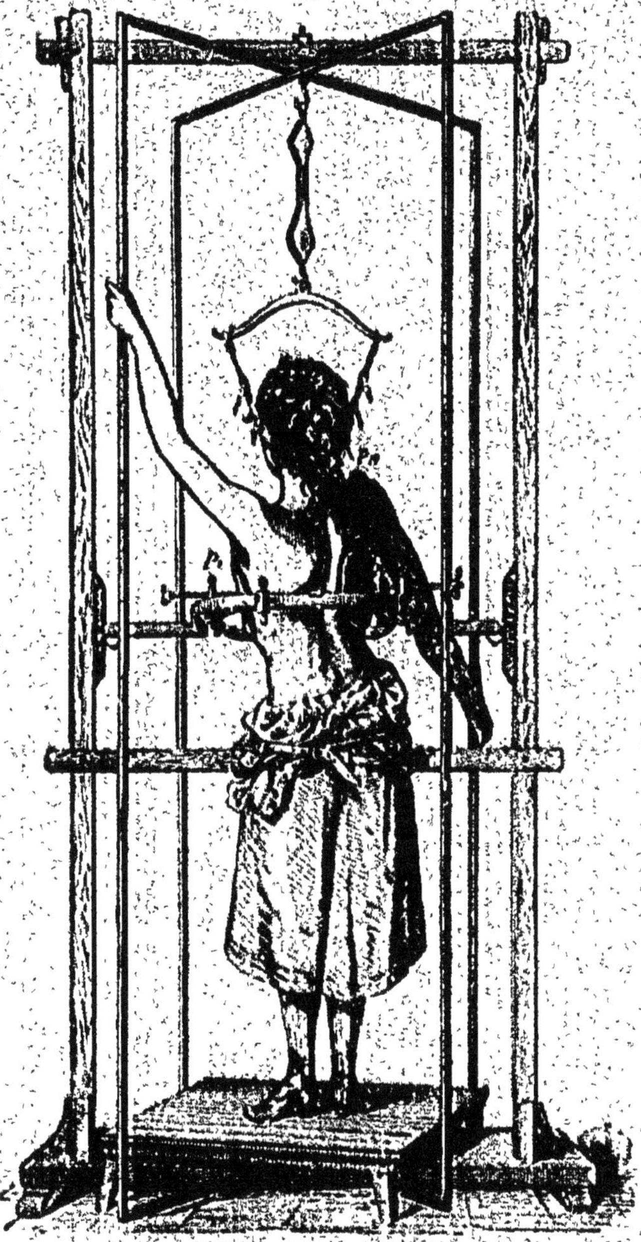

Fig. 181. — Appareil de Hoffa.

Dans divers modèles d'appareils verticaux et à cadre, le sujet étant en suspension verticale, on exerce des pressions de réduc-

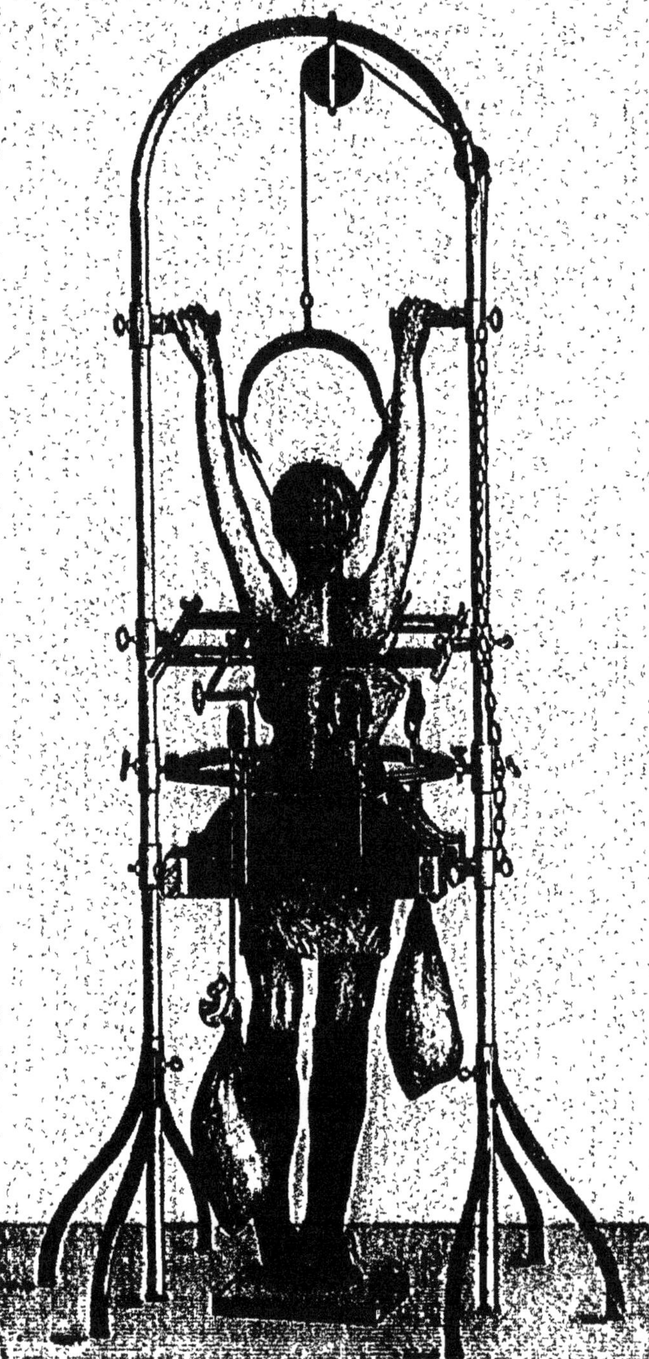

Fig. 185. — Appareil de M. Schede.

tion ou de détorsion au moyen de plaques ou de bandes. Divers dispositifs permettent de corriger les attitudes vicieuses du sujet.

Nous citerons les appareils de Hoffa, de M. Schede, de Dolega, de Müller, de Schulthess, de Bradfort, de Kirmisson et notre appareil.

Hoffa fixe sur son cadre à détorsion (fig. 183 et 184), à une hauteur convenable, l'appareil représenté dans les figures. Cet appareil est surtout destiné à corriger les déformations de la poitrine, en exerçant des pressions en divers points du thorax. Pendant les pressions, la détorsion du rachis est obtenue par le dispositif et la position du sujet représentés dans les figures 183 et 184.

La figure 185 représente l'appareil de M. Schede dans lequel les pressions et la détorsion sont obtenues à l'aide de tractions obliques par des poids.

L'appareil de Dolega est constitué par un cadre fixe, en bois, sur lequel sont placés à diverses hauteurs des appuis-main et un cercle en fer, qui donne point d'appui à diverses plaques de pression et à des béquillons. Dans ce cadre, est encastré un autre cadre en fer, formé par quatre montants, fixé en haut, en bas et en son milieu, sur un disque mobile. Sur les montants, glisse l'appareil à fixation du bassin. Un crochet, placé à la partie supérieure, soutient l'appareil à suspension. Grâce à la mobilité du second cadre, on peut imprimer des mouvements de détorsion au tronc du sujet préalablement immobilisé en bonne position, le thorax pressé dans les directions voulues (fig. 186).

L'appareil de W. Schulthess, représenté dans la figure 187, agit de même que les appareils précédents, en produisant la détorsion du rachis scoliotique.

Des séances de réduction et de détorsion peuvent être utilement faites, en adoptant la disposition recommandée par Lorenz (p. 394, fig. 213), les pressions correctives étant exercées au moyen d'une bande en caoutchouc disposée en spirale.

La figure 188 représente l'appareil de détorsion à plaques recommandé par H. Chipault.

Nous nous servons depuis longtemps de l'appareil représenté dans la figure 189. On fixe sur le cadre de cet appareil diverses pièces pour suspension, pour immobilisation du bassin, pour appuis-main (anneaux, barre transversale pouvant être placés à diverses hauteurs), pour pression au moyen de plaques latérales

Fig. 186. — Appareil de Dolega.

ou obliques, pour rachilysis ou pour détorsion par une bande de caoutchouc, etc.

Citons enfin les appareils mécanothérapiques récemment proposés par Delcroix et par W. Schulthess.

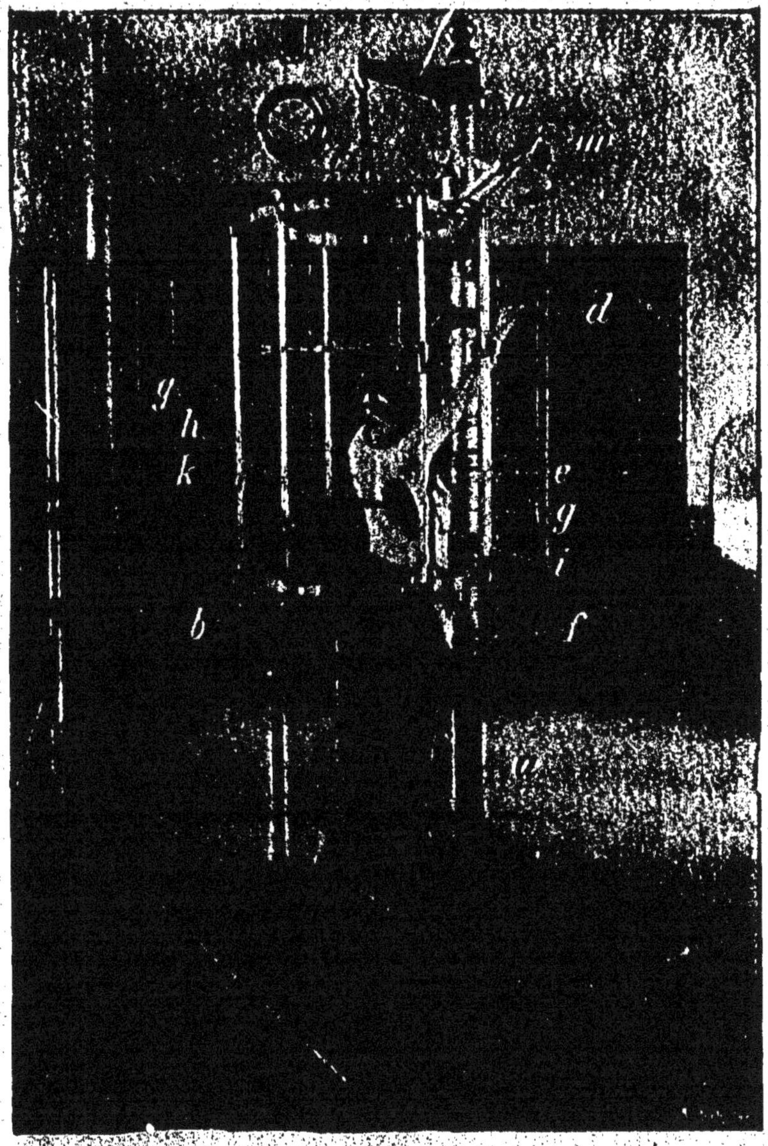


Fig. 187. — Appareil de détorsion de W. Schulthess.

La *potence de Delcroix* est destinée à mobiliser le rachis et à produire des contractions musculaires énergiques favorables au redressement des courbures scoliotiques. Delcroix donne la description suivante de son appareil :

Une potence se meut autour d'un axe horizontal, et, dans cet axe, est immobilisé le bassin. Au centre de la barre transversale, décrivant un arc de cercle, se trouve un pivot mobile se terminant par un appareil de Sayre. Soit un cas de scoliose dorsale à convexité droite : l'enfant est placé dans le décubitus latéral

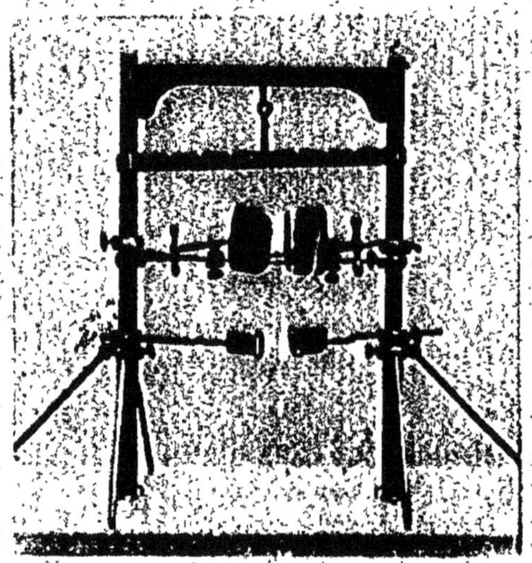

Fig. 188. — Appareil de détorsion à plaques, de A. Chipault.

gauche, le haut du cou dépassant le bord de la table. On fixe le bassin, puis à l'aide d'une mentonnière, on produit l'extension de la colonne vertébrale. L'enfant exécute lui-même un second et troisième temps, par la contraction des muscles du côté droit du rachis, du cou, du thorax, de l'abdomen, il porte le haut du corps en haut et en arrière. La région dorsale de la colonne vertébrale, de convexe devient concave. Ce mouvement de redressement est facilité par deux poids qui glissent le long des tubes latéraux de la potence, sous l'axe fixe et qui, placés plus ou moins loin de ce dernier, exigent des contractions plus ou moins énergiques.

Les appareils de W. Schulthess sont destinés à produire la *flexion latérale* et la *rotation* du rachis des scoliotiques.

1. *Appareil à flexion latérale* (fig. 190). — Sur le pied de

l'appareil, est fixée une planche horizontale, que l'on peut élever ou abaisser à volonté et sur laquelle repose le sujet.

Deux tiges ascendantes parallèles et une forte tige descendante sont reliées à un axe très solide et facile à mouvoir.

Sur les tiges ascendantes sont fixées :

1° Une petite barre horizontale métallique, munie d'une poulie

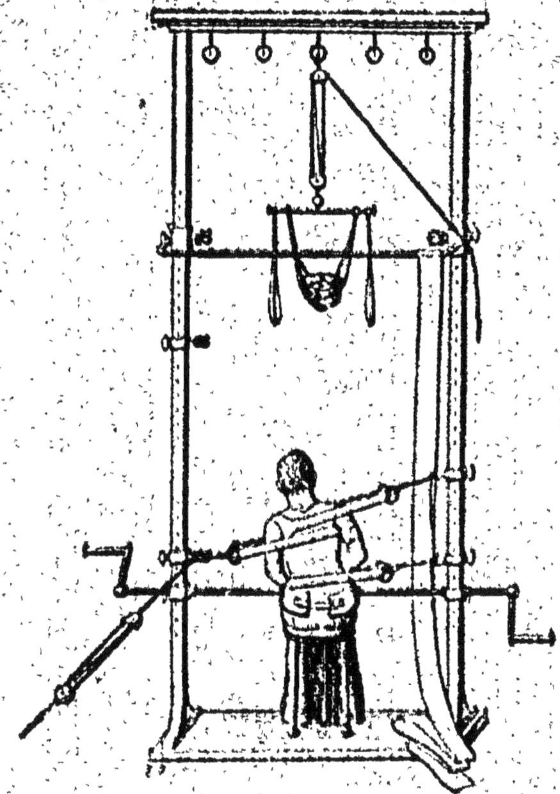

Fig. 189. — Appareil de P. Redard.

sur laquelle s'enroule la corde de l'appareil à suspension verticale ;

2° Deux barres transversales parallèles qui soutiennent deux solides béquillons destinés à fixer les épaules et qui peuvent se déplacer en haut, en bas, en avant, en arrière ;

3° Une barre horizontale terminée par une plaque de compression, qui peut se déplacer dans tous les sens.

La tige descendante, constituant un balancier, est pourvue d'un contrepoids et d'une échelle de mensuration fixée sur un segment de disque.

Elle peut être plus ou moins inclinée, de façon à former avec les tiges ascendantes un angle plus ou moins obtus.

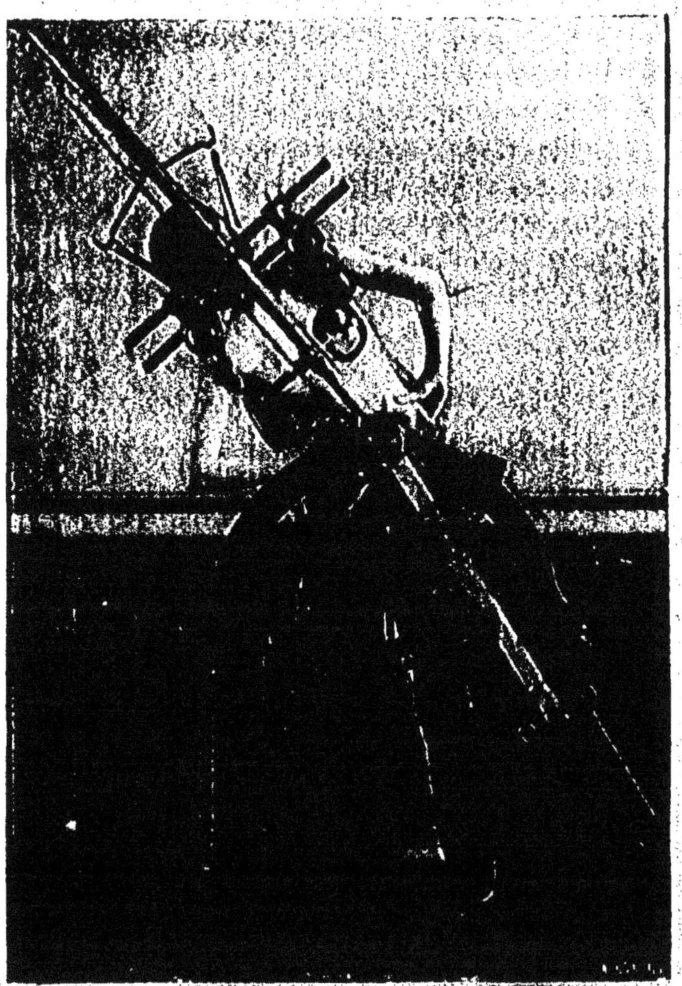

Fig. 190. — Appareil à flexion latérale de W. Schulthess.

Le bassin est immobilisé au moyen de plaques que l'on peut éloigner ou rapprocher par l'action d'une vis à engrenage, qui est mue par une manivelle.

Ainsi constitué, cet appareil permet d'obtenir des mouvements de flexion latérale du rachis, pendant que le bassin est solidement maintenu, que les épaules sont fixées, avec résistance, dans une situation déterminée, que la colonne vertébrale est en extension verticale et que la gibbosité costale subit une forte pression.

Le mode d'application des diverses parties de l'appareil doit varier suivant les cas.

1° L'axe peut être fixé à diverses hauteurs de façon à obtenir, pendant les mouvements de flexion, une action très énergique de redressement au niveau du sommet de la courbure.

2° Les épaules peuvent être :

*a*. Disposées symétriquement ;

*b*. Poussées en avant ;

*c*. Tirées en arrière (dans les cas où il existe une forte courbure en avant ou en arrière, une tendance à l'inclinaison en avant ou en arrière) ;

*d*. L'une des épaules poussée en avant, l'autre tirée en arrière (par cette disposition, on obtient, pendant la flexion latérale, une plus forte inclinaison en arrière d'une épaule, et une plus forte rotation du rachis dans la direction de l'épaule tirée en arrière);

*e*. Déplacées dans le sens vertical,] c'est-à-dire une épaule placée plus haut que l'autre (il en résulte un mouvement asymétrique, en raison du raccourcissement de l'arc du côté de l'épaule la plus basse).

3° La pelote de compression peut enfin s'appliquer à diverses hauteurs, sur des points et dans une direction déterminés, avec une pression plus ou moins forte qui dépend de l'état de tension du ressort dont elle est munie.

4° Le contrepoids de la tige descendante peut être placé plus ou moins bas, la tige peut être plus ou moins inclinée, de façon à augmenter ou à diminuer, pendant son fonctionnement, la force centrifuge de l'appareil.

Dans l'application de l'appareil, on se conformera aux principes généraux suivants :

1° Les béquillons corrigeront, par leur position, l'inclinaison vicieuse des épaules ;

2° L'épaule, anormalement inclinée en avant, devra être tirée en arrière ;

3° La pelote de compression s'appliquera du côté où la torsion sera la plus forte ;

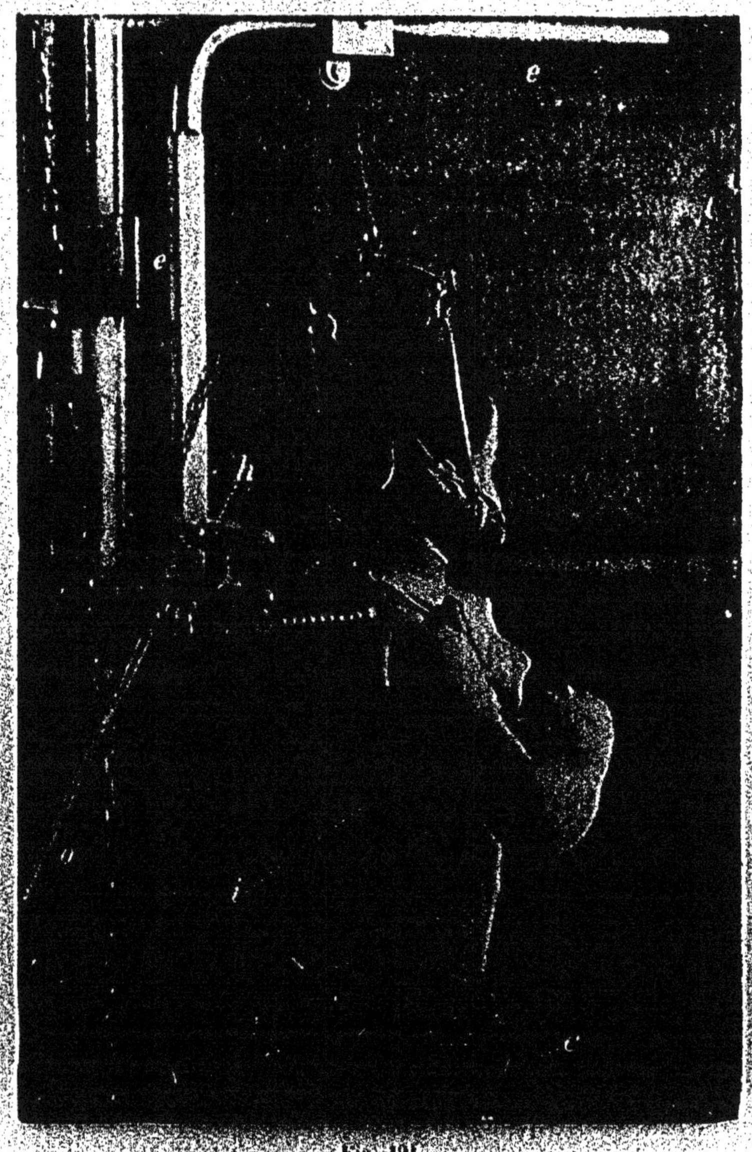


Fig. 191.

4° La plus grande résistance sera, en général, appliquée du côté pressé par la pelote.

II. *Appareil à rotation* (fig. 191). — Sur une forte colonne en fer, sont fixés deux bras en fonte, que l'on peut déplacer et immobiliser à diverses hauteurs : l'inférieur portant le système pour fixer le bassin, le supérieur soutenant l'appareil de rotation proprement dit.

La figure 191 représente la disposition et le mode d'application des principales pièces de l'appareil à rotation : axe rotatif ; poulie destinée à recevoir la corde de l'appareil à suspension ; tige de soutien des béquillons et pelote de compression qui se déplacent de la même façon que dans l'appareil à flexion latérale.

Une résistance au mouvement de rotation de l'appareil sur son axe vertical peut être obtenue, grâce à un système de poulies horizontales et verticales, reliées par une corde qui se termine par une chaîne fixée à un levier pourvu d'un contrepoids.

La figure fait bien comprendre le mouvement de rotation obtenu pendant le fonctionnement de l'appareil, son étendue, sa direction, son action de redressement et de détorsion sur les courbures scoliotiques.

Suivant la disposition des diverses parties de l'appareil, suivant la situation des épaules, suivant le degré de pression des pelotes, suivant le degré de résistance au mouvement de rotation, on peut obtenir, d'une façon plus ou moins énergique, et dans des points déterminés, le déplacement du tronc et la détorsion du rachis.

Ces appareils, que nous avons vus fonctionner chez notre collègue et ami W. Schulthess, mobilisent et assouplissent rapidement le rachis scoliotique ; ils corrigent temporairement les attitudes vicieuses du tronc et des épaules, ils produisent une détorsion favorable et ont, d'après Schulthess, une action corrective importante sur les gibbosités costales.

Le *traitement mécanique* donne surtout la mobilisation et l'assouplissement du rachis scoliotique, la correction temporaire des déformations thoraciques.

Il procure des attitudes corrigées qui ne peuvent être maintenues que *temporairement* pendant la durée des exercices.

Les exercices de redressement mécanique ne peuvent, en effet, être exécutés que pendant quelques heures de la journée.

La difformité et l'attitude vicieuse se reproduisent, dès que le sujet n'est plus soumis à l'action de la machine.

La mécanothérapie est principalement un traitement *préparatoire* à l'emploi d'autres moyens de traitement. Toute tentative thérapeutique échoue, en effet, si le rachis rigide n'est pas préalablement mobilisé et redressé. Employée seule, elle ne donne que des résultats imparfaits.

Complément des manipulations et des exercices passifs de gymnastique, elle agit surtout par des redressements passifs, à l'inverse des exercices actifs de gymnastique, d'auto-redressement, de direction qui sont basés sur le réveil de l'énergie musculaire du sujet et sur la correction personnelle, quotidienne et presque constante, des attitudes vicieuses.

D'après notre expérience, elle n'a que très peu d'action sur la torsion du rachis.

## VIII. — Appareils de redressement portatifs. Lits orthopédiques.

Les principaux appareils de redressement, portés par le sujet presque constamment, ou seulement pendant toute la journée, agissent par l'*extension* et les *pressions*. Ils sont appliqués sur le sujet pendant la position *verticale*, *oblique* ou *horizontale*.

Quelques-uns des modèles décrits dans le chapitre précédent rentrent dans la catégorie des appareils portatifs de redressement.

A. *Extension dans la position verticale du tronc.* — Nous avons souvent signalé dans notre Traité, l'importance de la *suspension verticale* dans le traitement des déviations du rachis.

L. Heister, Huermann, Levacher, I. Sheldrake essayèrent de pratiquer l'extension du rachis dans la position verticale du tronc, au moyen d'appareils portés pendant toute la journée.

Quelques corsets, que nous décrivons plus loin, doivent rentrer dans la catégorie des appareils portatifs de redressement.

Dans l'appareil de Heister, connu sous le nom de *Croix de Heister*, la traction sur le rachis était exercée au moyen de courroies attachées sur une pièce métallique horizontale, placée en arrière au niveau des épaules, et d'une fronde agissant sur la tête, prenant point d'appui sur une tige rigide verticale, fixée derrière la tête et le rachis.

Dans l'appareil de Levacher, l'extension se faisait au moyen d'une tige en fer recourbée jouant à l'aide d'une crémaillère dans une douille en cuivre.

Les appareils de Portal et de Sheldrake ont une disposition analogue à celui de Levacher.

Dans quelques appareils, la suspension se pratiquait en agissant sous les aisselles au moyen de béquillons (*béquilles cachées* de Portal).

Quelques orthopédistes ont recommandé des appareils d'extension du rachis qui, le sujet étant assis, prenaient leur point d'appui sur des fauteuils à disposition spéciale (fauteuils de Levacher de la Feutrie, de Huermann, de Darwin, de Blœmer, de Mayor).

Le fauteuil de Levacher de la Feutrie (1768) était constitué par un siège assez élevé. Les barres verticales se prolongeaient en haut, au-dessus de la tête du sujet assis ; à leur point de terminaison, elles étaient reliées par deux barres horizontales croisées. Le bassin du sujet assis était solidement immobilisé au moyen de deux planchettes actionnées par des vis sans fin avec manivelles.

Des lacs, fixés sur les montants verticaux du fauteuil, exerçaient des pressions de redressement et de véritable détorsion en divers points du tronc. Nous retrouvons une disposition analogue pour plusieurs appareils modernes, dits à détorsion, et notamment dans l'appareil de Hoffa (fig. 183 et 184, p. 365).

Nous apprécions plus loin la très grande valeur de la suspension verticale par la méthode de L.-A. Sayre, qui est la base des exercices de gymnastique rachidienne et qui sert si utilement dans la confection des appareils rigides et particulièrement des appareils plâtrés.

L'extension, à l'aide d'appareils portatifs dans la position verticale ou assise, qui est difficilement supportée par les sujets, ne donne pas une traction continue et n'est plus employée actuellement d'une façon continue, comme exercice utile.

B. *Extension dans la position horizontale ou oblique. — Décubitus dorsal et lits orthopédiques.* — Le *décubitus horizontal*, proposé par Duverney (1751) dans le but de diminuer les inconvénients du poids du corps, est devenu l'origine des lits orthopédiques. Venel (1788) ajouta l'*extension* et F. Hanchin (1751) les *pressions latérales*.

Les lits orthopédiques se composent, en général :

1° D'un *plan* résistant, horizontal ou oblique;

2° De *moyens d'extension ou de contre-extension* agissant sur la tête et les épaules, et quelquefois sur le bassin, au moyen d'une ceinture rembourrée;

3° D'*appareils de pression latérale*, coussins ou pelotes, reliés

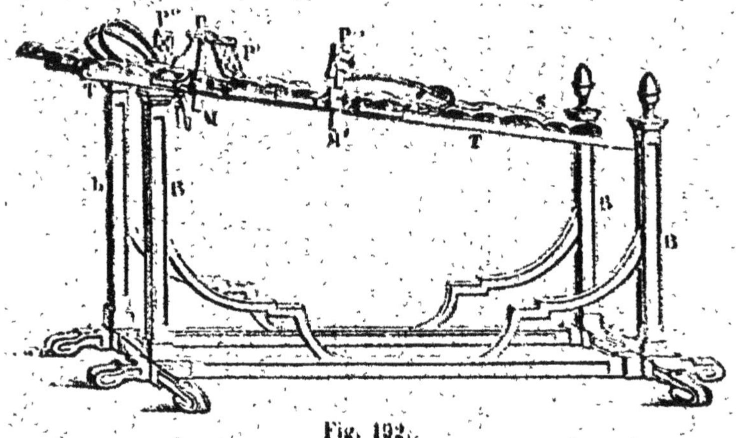

Fig. 192.

à des vis ou des courroies et qui compriment dans un sens déterminé.

Dans la scoliose dorsale droite, avec thorax obliquement rétréci, les pressions destinées à corriger à la fois la courbure vicieuse des côtes et la déviation rachidienne doivent être faites aux extrémités du grand diamètre diagonal droit du thorax, en arrière au niveau de la gibbosité droite, en avant, à la partie inférieure du thorax, au niveau de la convexité des côtes gauches.

Venel (1788), Shaw, Delpech, Jalade-Lafont, Maisonabe, S. Hare, Mellet, Lonsdale, Goldschmidt, J.-G. Heine, Schildbach, Bouvier, J. Guérin, H. Bigg, J.-C.-T. Pravaz, Staffel, Beely, Lorenz ont proposé des lits basés sur ces principes.

Les figures 192, 193, 194, représentent les lits orthopédiques actuellement en usage à l'Institut orthopédique de Pravaz, à Lyon.

Le sujet est placé sur un plan résistant, obliquement incliné, le tronc est maintenu par des courroies et des plaques latérales

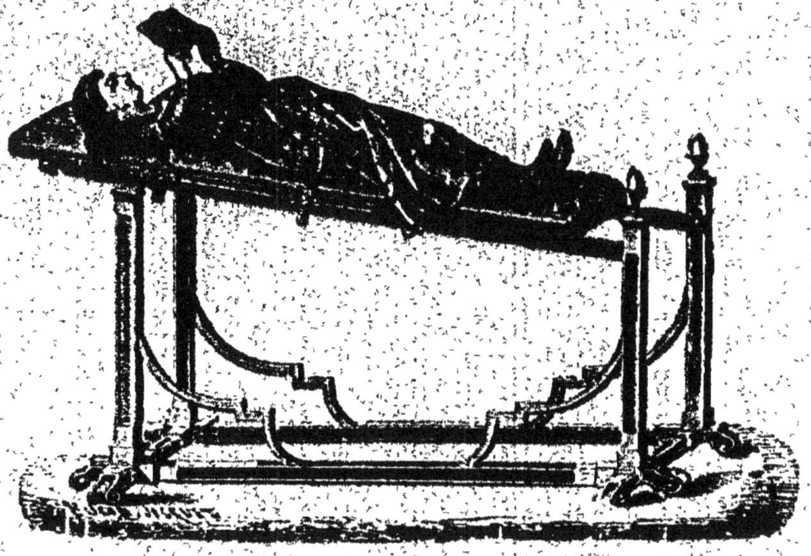

Fig. 193.

de pression ; l'extension du rachis est produite par le poids du corps.

Dans les courbures dorsales ou lombaires uniques et à grand

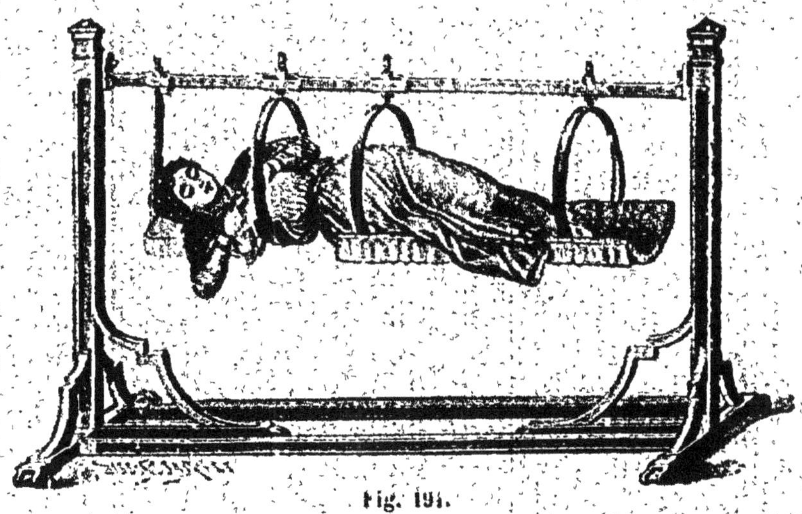

Fig. 194.

rayon, le sujet étant couché latéralement sur la partie convexe de la courbure, le tronc est soulevé au moyen d'un cercle métallique ou d'une courroie reliée à une poulie (fig. 194), de telle sorte que la courbure est renversée par l'action que le poids de la tête et des épaules d'un côté, du bassin et des membres inférieurs de l'autre, exerce sur les deux extrémités de l'arc.

Bühring, Hueter ont proposé des appareils indépendants que l'on peut placer sur un lit à plan horizontal résistant.

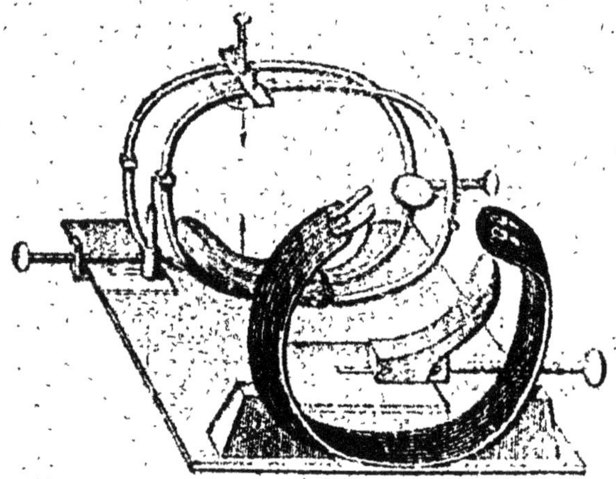

Fig. 195. — Appareil de Bühring, modifié par Hueter.

La figure 195 représente l'appareil de Bühring, modifié par Hueter.

En plus des plaques dorsales et lombaires, une pelote fixée sur un arc métallique vient presser au niveau de la convexité antérieure des côtes du côté opposé, comprimant ainsi le thorax, obliquement rétréci, suivant le diamètre oblique allongé.

Si le thorax est unilatéralement et transversalement rétréci, une pelote presse sur la face inférieure du thorax, du côté de la convexité scoliotique, au niveau de la forte courbure que décrivent les côtes avant leur insertion sur le sternum. Une deuxième pelote s'applique sur la paroi latérale du thorax, au niveau de la concavité de l'incurvation dorsale et maintient dans l'élévation l'épaule de ce côté.

La figure 196 représente le corset que nous recommandons souvent, principalement dans le but de modifier favorablement les déformations thoraciques. Les plaques de pression et de contre-pression peuvent être déplacées et appliquées en des points convenables, suivant la forme de la déformation. L'appareil est appliqué pendant plusieurs heures dans la journée, le sujet étant couché sur une planche, ou mieux en suspension verticale ou oblique.

Dans l'*appareil de décubitus* de Beely (fig. 197 et fig. 198) des courroies élastiques, convenablement disposées, viennent exer-

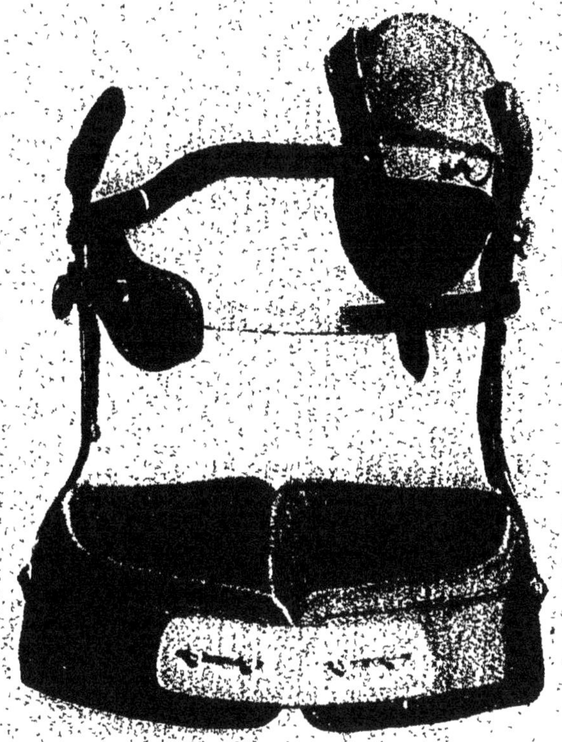

Fig. 196. — Corset de P. Redard.

cer une action corrective sur les parties déformées et saillantes du thorax et du rachis.

Lorenz a recommandé, il y a quelques années, un lit à détorsion, constitué par deux plans inclinés. La partie supérieure du thorax est fixée sur un de ses plans dans le décubitus dorsal, l'autre plan incliné contient un mécanisme de fixation du bassin et des membres inférieurs dans le plan vertical ; il est mobile et permet d'imprimer un mouvement de torsion du bassin sur le tronc.

Lorenz ne se sert plus de cet appareil et lui préfère son lit *plâtré à détorsion*.

Le sujet est placé dans un lit plâtré ; des courroies sont disposées de façon à imprimer au tronc une torsion sur le bassin, en sens inverse de la déviation pathologique.

Quelques modifications au lit plâtré de Lorenz ont été proposées par Dolega et Jagerink.

Nous employons fréquemment, dans notre pratique, le lit plâtré

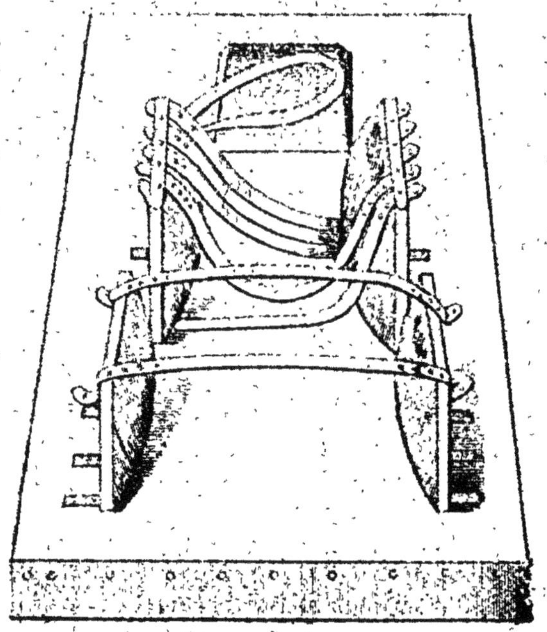

Fig. 197. — Appareil de décubitus de Beely.

à détorsion et à traction latérale, principalement chez les très jeunes enfants et pour les scolioses rachitiques. Cet appareil est surtout utile par l'immobilisation en position redressée qu'il procure et qu'il maintient exactement.

Afin d'avoir un moule du tronc, dans une position aussi redressée que possible, nous plaçons le sujet dans l'extension horizontale obtenue avec notre appareil. La technique pour la confection de ce lit diffère peu de celle que nous avons recommandée pour le lit plâtré destiné au mal de Pott. L'appareil doit descendre assez bas jusqu'à la partie moyenne des cuisses, se terminer en haut au niveau de la septième cervicale, bien emboîter le thorax et les épaules. Il doit être muni de deux tiges verticales en fer, placées en des points opposés, qui servent à fixer la courroie à détorsion et à traction latérale, de courroies axillaires, de larges bandes en toile avec boucles qui entourent le thorax et l'abdomen.

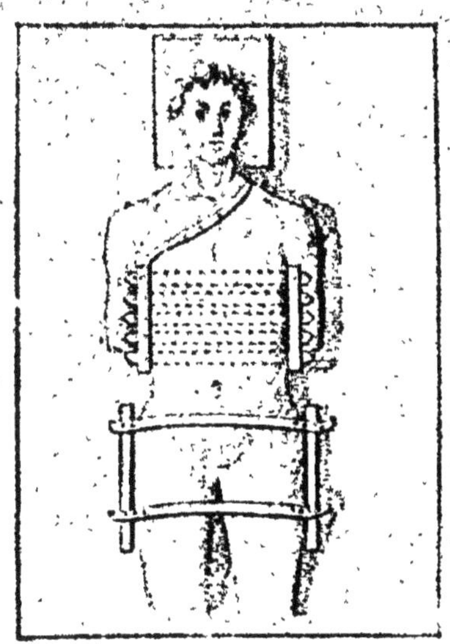

Fig. 198. — Appareil de décubitus de Beely.

La disposition des courroies et des bandes de traction varie suivant la forme de la difformité.

Afin d'obtenir la fixation parfaite et d'éviter le balancement, le lit plâtré est placé sur un plancher en bois, muni de deux planchettes verticales excavées suivant la forme extérieure de l'appareil.

Les plans inclinés de Beely, de Zander (p. 345, fig. 163), notre appareil (p. 347, fig. 164 et 165), sont de véritables lits orthopédiques qui permettent la correction des difformités, pendant que le sujet est dans une position de repos.

Nous rapprocherons de ces appareils la planche qu'a récemment proposée A. Chipault pour la réduction des scolioses (fig. 199 et fig. 200).

Dans cet appareil, les pressions s'exercent au niveau du sommet et des extrémités de l'arc scoliotique, à l'aide de plaques à vis mobiles sur des rails parallèles au grand axe de la planche. Deux dispositifs permettent, l'un de faire agir les plaques horizontalement au-dessus du niveau de la planche, l'autre de les faire agir obliquement de bas en haut et de dehors en dedans ; ce dernier, permettant de presser plus directement sur la gibbosité costale, a en outre l'avantage de joindre, à la force de pression, une notable force de détorsion. Les tractions, suivant l'axe, s'exécutent à l'aide de simples bandes de toile, fixées d'une part à la circonférence occipito-mentonnière, d'autre part au bassin ou au-dessus des genoux; ces bandes s'adaptent à deux pas de vis, fixés aux extrémités de la table et manœuvrés par des cabestans.

Chipault utilise cet appareil pour des séances nocturnes de

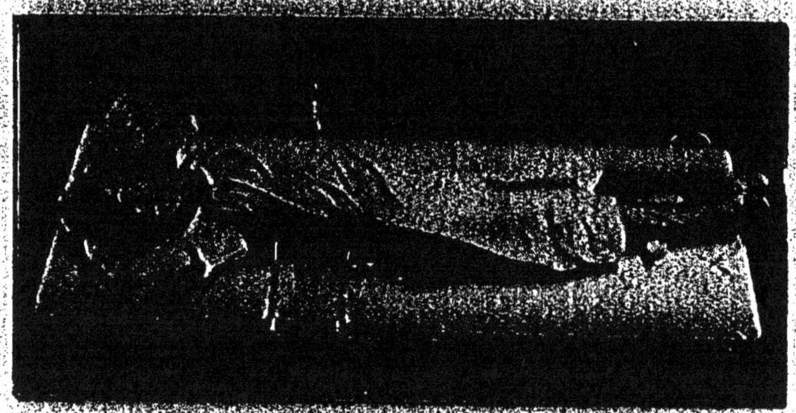

Fig. 199. — Planche de A. Chipault pour la réduction nocturne des scolioses.

pression, et diurnes de pression et de traction, exercées par le chirurgien lui-même, destinées à assouplir le rachis, avant la réduction définitive et la contention en bonne position.

Fig. 200. — Pièces accessoires de la planche de Chipault : — *a*, vis horizontale à plaque de pression; *b*, vis oblique à plaque de pression; *c*, cabestan; pour joindre aux pressions des tractions à l'aide d'une poulie, deux cabestans doivent s'adapter à la planche, l'un à la tête, l'autre au pied.

Notre appareil d'assouplissement des scolioses (fig. 215 et 216) doit être rangé dans la catégorie des appareils ou lits destinés à redresser et à assouplir le rachis pendant le décubitus dorsal.

Le décubitus permanent, horizontal ou oblique, avec immobilité, est difficilement supporté par les jeunes sujets, aussi les lits orthopédiques ne donnent-ils que des résultats peu importants. Ils ne sont pas recommandables comme méthode unique de traitement de la scoliose. Ils sont très utiles comme complément des exercices gymnastiques.

Nous recommandons habituellement à nos scoliotiques, dans l'intervalle des exercices orthopédiques, et pendant plusieurs heures, le repos sur une planche horizontale ou oblique, le rachis en extension et dans la meilleure position de redressement.

Nous employons souvent l'appareil représenté dans les figures 164 et 165, qui permet d'obtenir une puissante extension du rachis, ainsi que le redressement des courbures et la correction des difformités thoraciques.

Nous conseillons toujours de placer, pendant la nuit, nos scoliotiques sur une planche matelassée, assez douce, très légèrement inclinée de la tête vers les extrémités. Nous recommandons souvent de mettre, aussi, pendant le décubitus dorsal, sous le segment lombaire, un coussin en crin qui, d'après H. Staffel, produit une lordose lombaire et évite l'aplatissement du rachis dorsal, qui favorise le développement des scolioses graves.

## IX. — Corsets et ceintures orthopédiques.

Un très grand nombre d'appareils portatifs, corsets ou ceintures orthopédiques, ont été recommandés dans le but de corriger les difformités thoraciques, de redresser le rachis, de modifier l'inclinaison vicieuse du tronc.

Nous ne citerons que les principaux types de corsets, renvoyant, pour plus de détails, aux ouvrages de Malgaigne, Bouvier, E. Fischer, Gaujot et Spillmann, et à notre *Traité pratique de chirurgie orthopédique.*

Les divers corsets orthopédiques agissent *par la pression, par l'inclinaison, par l'extension et le soulèvement du rachis, par la détorsion.* En général, plusieurs mécanismes sont combinés.

*Corsets agissant par pression.* — Les pressions et les contre-pressions sont exercées par des pelotes à ressorts ou à vis, au niveau de la gibbosité, dans une direction diagonale sur les deux gibbosités, aux deux extrémités de la courbure et, dans quelques cas, sur les hanches.

Citons les corsets de Bouvier et Bouland, de Mathieu, d'Eulenburg, de Nyrop, de H. Staffel.

Le corset de Nyrop est le type des corsets agissant par pression. Il est constitué par une ceinture pelvienne avec tuteur médian, à l'extrémité duquel s'articulent deux branches horizontales qui se terminent sous les aisselles, en forme de béquillons. Deux tuteurs latéraux, placés à droite ou à gauche, suivant le cas, relient la ceinture pelvienne à l'une des branches horizontales. Au tuteur médian postérieur, sont fixés : 1° un ressort d'acier recourbé, sur lequel glisse une pelote qui doit presser sur la gibbosité; 2° une ou deux bandes élastiques qui, contournant les deux tuteurs latéraux et prenant point d'appui sur eux, viennent se relier à l'extrémité libre du ressort d'appui. Les pressions, lorsque l'appareil est appliqué, sont exercées dans une bonne direction, c'est-à-dire suivant le diamètre diagonal allongé. La contre-pression est obtenue par la bande élastique qui presse au niveau des deux tuteurs latéraux.

Comme la plupart des corsets, l'appareil de Nyrop se déplace facilement, sous l'influence des mouvements du sujet.

Les pressions et les tractions sont réalisées par des courroies ou des bandes élastiques dans les appareils de Duchenne, de Barwell, de Kölliker, de Fischer, de Lorenz, de Hoffa, de Bidder.

*Corsets avec inclinaison.* — Dans les corsets de Delpech, de Jorg, de Hossard (fig. 201), une pression unique très forte, exagérée, agit sur le thorax dans un seul sens, de façon à renverser les courbures par inclinaison.

Mathieu a très heureusement modifié et simplifié la ceinture de Hossard en remplaçant par un système de tractions l'engrenage qui retient le levier (fig. 202).

*Corsets avec extension et soulèvement du tronc.* — Dans ces corsets, dont le type est l'appareil de Portal (1767), l'extension du rachis est obtenue au moyen de soutiens axillaires, de béquillons qui prennent leur point d'appui sur une ceinture pelvienne moulée sur le bassin. Des pièces accessoires, courroies, pelotes, plaques métalliques, coussins, servent à combiner la pression et l'extension.

Dans la plupart des corsets, le mécanisme d'extension est combiné avec d'autres systèmes, le plus souvent avec les pressions et quelquefois avec l'inclinaison et la détorsion.

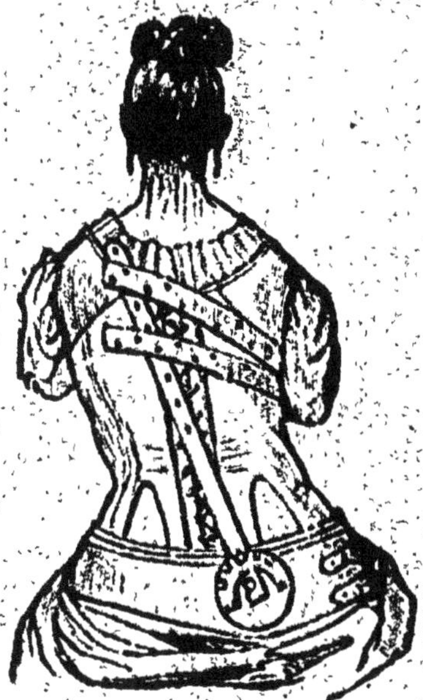

Fig. 201. — Ceinture Hossard.

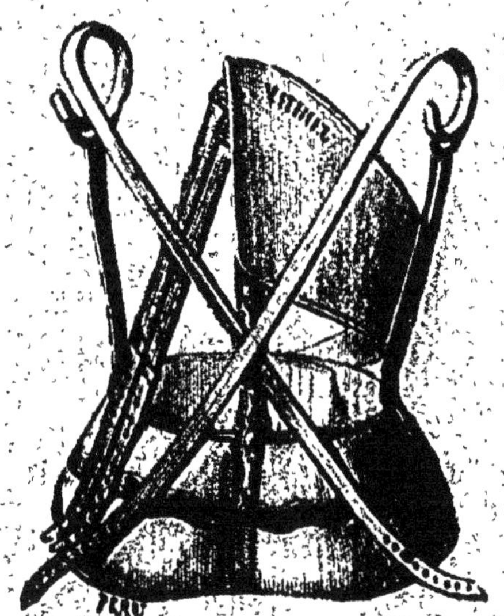

Fig. 202. — Corset à pression élastique de Mathieu.

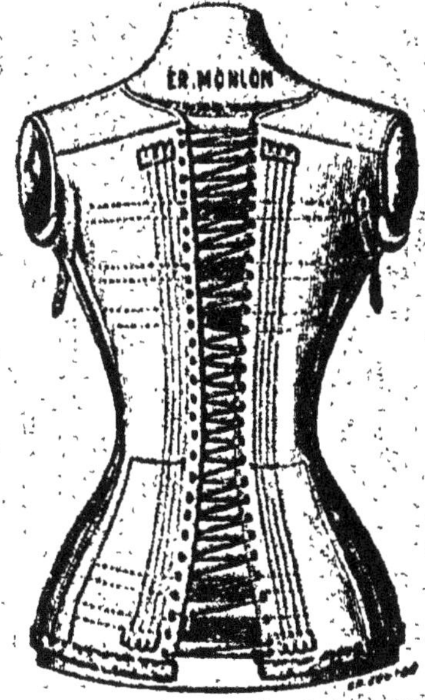


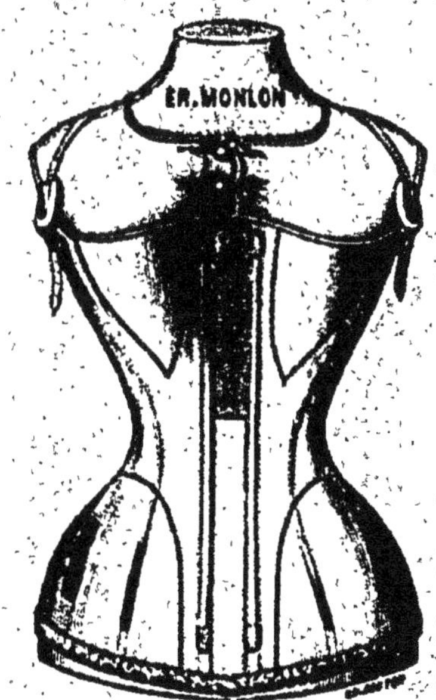


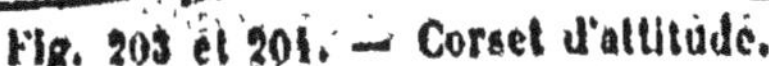

Fig. 203 et 204. — Corset d'attitude.

Citons les corsets de Bigg, de Bouvier, de Panas, de Mathieu, de Trélat, de L. Lefort, de Collin. le corset en étoffe à barrettes ou d'attitude de Ducresson (fig. 203 et 204) et ses différents modèles, le corset de maintien (fig. 205 et 206) le corset de F. Hessing (fig. 211, modifié par Hoffa, Beely (fig. 207 à 210), Roth, Dolega.

Le corset de F. Hessing, très apprécié par les orthopédistes allemands, est en coutil, très exactement ajusté, avec lacets à la partie antérieure et postérieure médiane. D'après Hoffa, les deux moitiés latérales du corset doivent être très exactement reliées, d'une façon inamovible, aus vi ligne médiane postérieure,

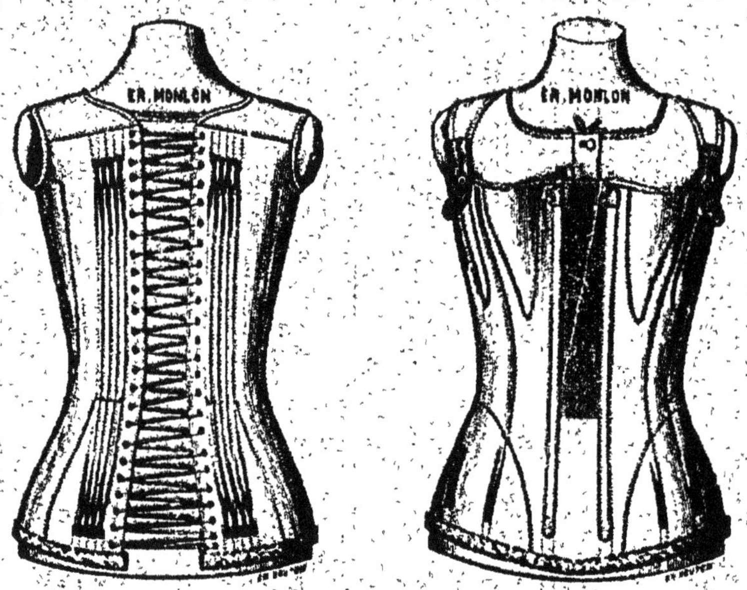


Fig. 205 et 206. — Corset de maintien.

et ne s'ouvrir qu'à la partie médiane antérieure. Les lacets, placés à ce niveau, permettent de serrer plus ou moins.

Deux lames en acier, en forme de fer à cheval (fig. 211), d'une largeur de un centimètre et demi et d'une épaisseur de 6 millimètres environ, emboîtent très exactement les os iliaques de chaque côté, suivant le contour des crêtes pectinées, descendent en avant jusqu'au-dessous de l'épine iliaque antérieure et supérieure et en arrière jusqu'à la limite postérieure du grand trochanter. Elles sont très solidement immobilisées sur le bassin par deux barres métalliques transversales, qui unissent leurs branches descendantes postérieures.

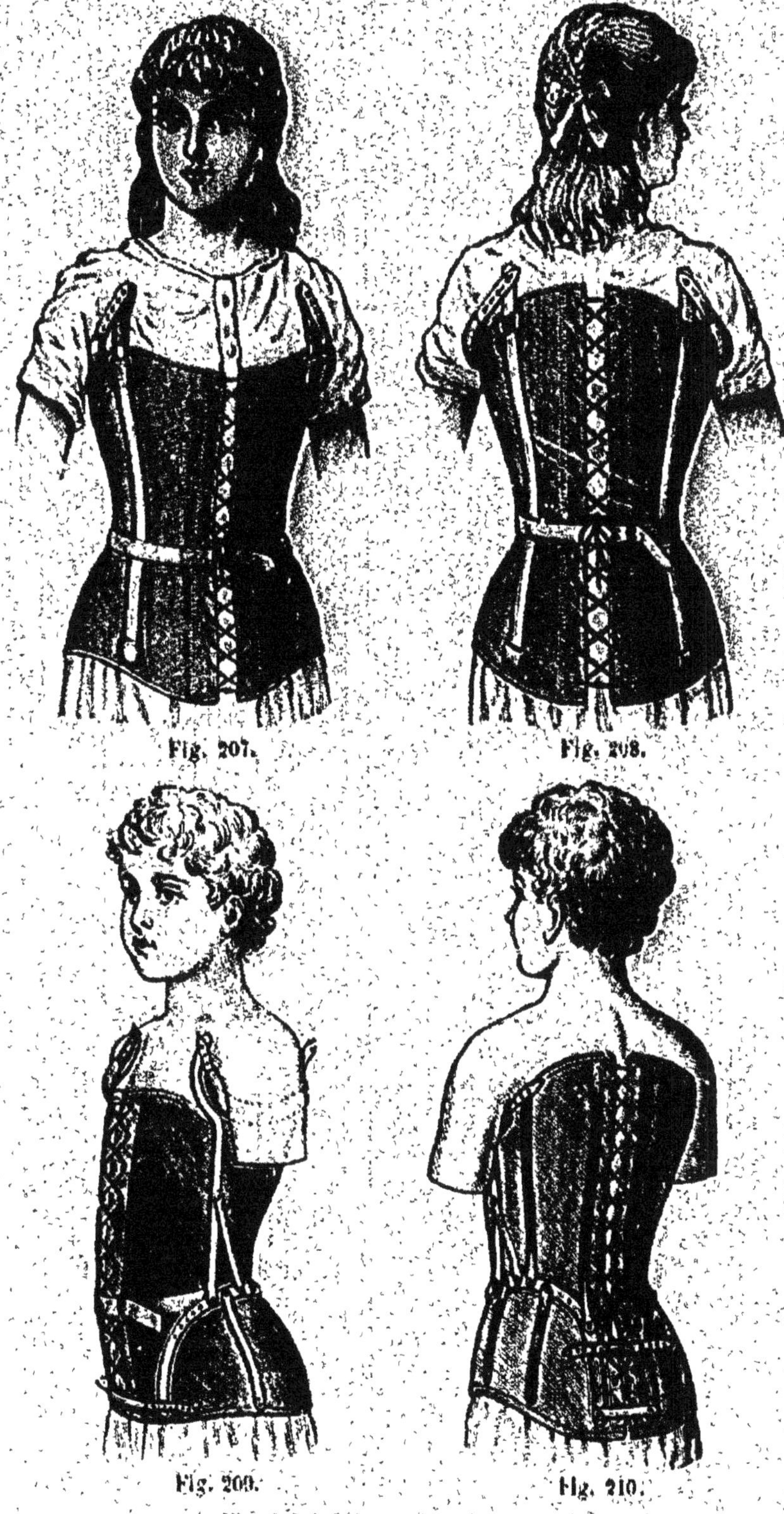

Fig. 207. Fig. 208.

Fig. 209. Fig. 210.

Fig. 207 à 210. — Corsets de Betly.

Deux lames d'acier qui s'élèvent verticalement et supportent à leur extrémité un béquillon rembourré que l'on fixe à la hauteur voulue, sont vissées de chaque côté, sur leur partie moyenne. D'autres lames d'acier, verticales, sont aussi placées à la partie postérieure du tronc de chaque côté des apophyses épineuses. Leur extrémité supérieure remonte jusqu'au-dessus des épines de l'omoplate ; leur extrémité inférieure descend jusqu'au niveau de la ligne de réunion des deux trochanters.

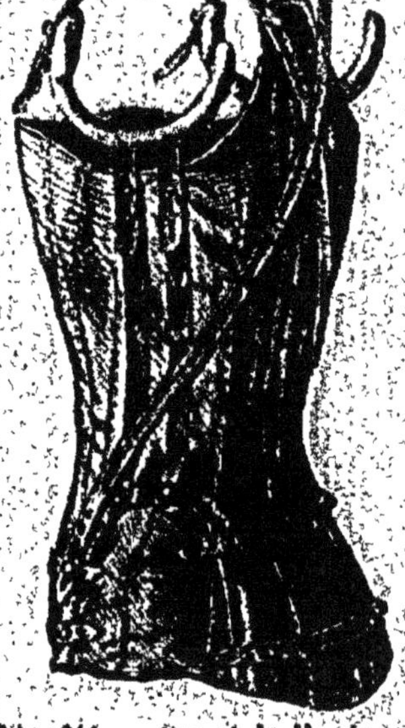
Fig. 211. — Corset de Hessin.

Des baleines placées à la partie antérieure, donnent de la rigidité au corset et protègent les seins.

Des courroies, destinées à renverser les épaules en arrière, sont fixées et disposées de la façon indiquée dans la figure 211.

D'autres courroies s'appliquent sur le ventre et sur la partie inférieure du tronc, dans le cas de lordose lombaire. Si le tronc est fortement déplacé, on se sert d'une bande élastique qui s'attache d'un côté sur la partie antérieure du béquillon, descend obliquement derrière le dos, pour venir se fixer, plus ou moins tendue, à un bouton de la branche antérieure pelvienne du côté opposé.

La bande élastique peut être placée à l'intérieur du corset, disposée en spirale, contournant tout le tronc et exerçant surtout des pressions au niveau des gibbosités postérieure et antérieure. Elle se fixe, dans ce cas, à la partie antérieure de l'un des béquillons et s'attache, après avoir décrit une spirale, à un bouton fixé sur la branche descendante antérieure de la pièce pelvienne du même côté.

Divers modèles d'appuie-tête ont été recommandés par Hoffa, pour les scolioses cervicales ou dorsales supérieures.

L'efficacité du corset de Hessing dépend de l'adaptation rigoureuse de toutes ses parties au tronc préalablement redressé.

Afin d'obtenir cette adaptation, on place le scoliotique, suivant la technique recommandée par Hoffa et Beely, revêtu du corset en coutil, en légère suspension verticale. Les courbures rachidiennes étant redressées, l'inclinaison du tronc étant corrigée, on prend la forme de la pièce pelvienne en fer à cheval, ainsi que des autres barres verticales, avec des bandes, assez malléables, composées d'un mélange de deux tiers de plomb et de un tiers d'étain, que l'on courbe avec des clefs anglaises.

L'ouvrier fabrique, d'après ces modèles, des pièces en acier, dont la forme peut encore être modifiée à l'essayage et qu'il trempe ensuite, afin de leur donner une rigidité et une configuration définitives.

Si l'on désire plus de précision, on donne la forme aux pièces métalliques en les modelant sur un positif en plâtre de tout le tronc, y compris les épaules, que l'on obtient d'après un négatif fait avec des bandes plâtrées, pendant que le sujet est dans une position de redressement aussi parfaite que possible.

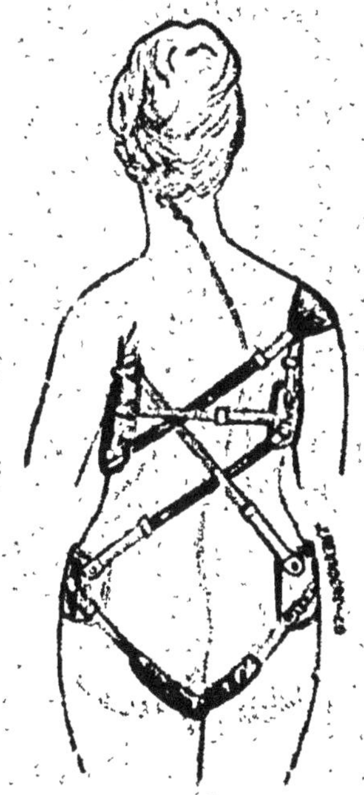

Fig. 212.

Les pièces métalliques sont encore rectifiées, à l'essayage, sur le corps du sujet.

Les pièces métalliques qui entourent le bassin peuvent enfin être remplacées par des lames de celluloïde qui se moulent très exactement sur le bassin et qui remontent plus ou moins haut sur le tronc. Le corset en coutil et les barres verticales en acier sont fixés sur ces lames (Dolega).

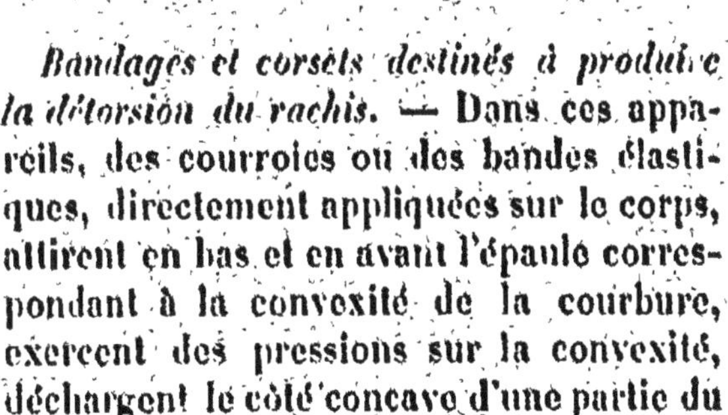

*Bandages et corsets destinés à produire la détorsion du rachis.* — Dans ces appareils, des courroies ou des bandes élastiques, directement appliquées sur le corps, attirent en bas et en avant l'épaule correspondant à la convexité de la courbure, exercent des pressions sur la convexité, déchargent le côté concave d'une partie du poids du corps, produisent ainsi un mou-

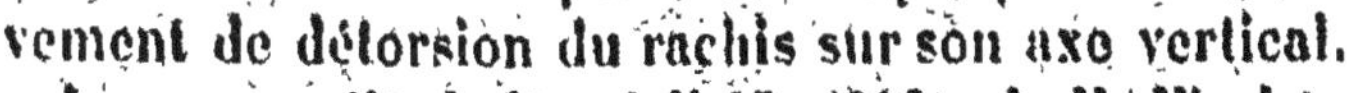

vement de détorsion du rachis sur son axe vertical.

Les appareils de Barwell (fig. 212), de E. Fischer, de Lorenz, de Bidder, de Tausch, de Wolfermann rentrent dans cette catégorie d'appareils.

Le corset de Wolfermann (de Strasbourg) est destiné à agir à la fois contre l'inclinaison latérale et le mouvement de torsion du rachis.

Il se compose d'une pièce pelvienne fixe qui embrasse très exactement le bassin; d'une portion thoracique, mobile autour de l'axe longitudinal du rachis au moyen d'un ressort spiral, dont la torsion peut être réglée à volonté.

*Corsets rigides amovibles construits par le chirurgien.* — A côté des corsets que nous venons de décrire et qui sont entièrement fabriqués par des constructeurs spéciaux, signalons les corsets rigides construits par le chirurgien lui-même (corsets en plâtre, en silicate de potasse, en gutta-percha), ou avec l'assistance d'ouvriers, d'après des moules rectifiés par le chirurgien (corsets en cuir, en feutre, en bois, en aluminium, en celluloïd).

Citons en première ligne, le *corset plâtré*, recommandé, il y a vingt ans, par L.-A. Sayre et actuellement adopté par un grand nombre d'orthopédistes.

Le grand mérite de Sayre est d'avoir recommandé l'application d'un corset devenant rigide en quelques minutes, *surprenant* le rachis dans une position rectifiée obtenue par la suspension verticale.

Le corset, appliqué d'après la technique spéciale que nous avons indiquée, peut être rendu amovible. Le sujet peut tous les jours enlever et remettre son corset, *pendant la suspension verticale*.

Parmi les modifications les plus importantes du corset plâtré, citons le *bandage à traction latérale*, le *bandage à pression*, le *bandage-ceinture*, le *bandage avec application de bande spirale en caoutchouc*, proposé par A. Lorenz (fig. 212), le *corset amovible plâtré* de Forgue.

Le *bandage à traction latérale* est destiné à lutter contre l'inflexion latérale et à fixer la partie supérieure du corps dans une position inverse à celle qu'elle a prise d'une façon vicieuse.

La figure 211 représente cet appareil appliqué dans un cas de scoliose primitive assez marquée avec inclinaison notable à gauche de la partie supérieure du tronc.

Le *bandage à pression* est destiné à corriger les altérations

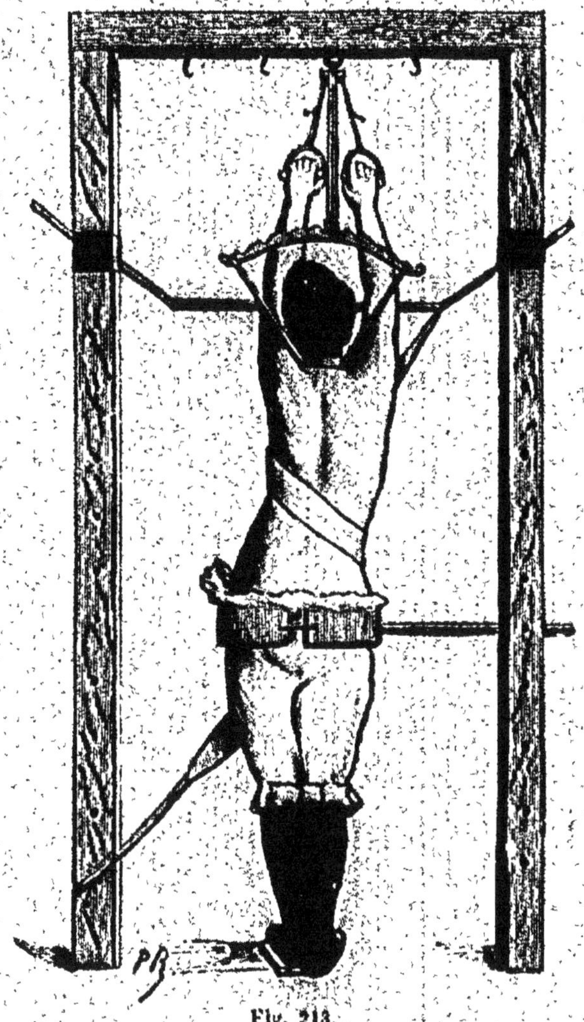

Fig. 213.

dépendant de la torsion dans les cas de scolioses dorsales, principalement la déformation thoracique.

Soit un cas de scoliose dorsale à droite, des plaques de feutre mou, plus ou moins épaisses, étant placées au niveau des points aplatis, au niveau de la partie antérieure droite du thorax et de la région de l'angle des côtes à gauche, le corset plâtré est appliqué suivant les règles ordinaires, le sujet étant en suspension. La limite supérieure du bandage doit se trouver au niveau de l'angle de l'omoplate.

Le corset étant alors enlevé et présentant des parties creuses au niveau des omoplates et au niveau de la partie antérieure du thorax à droite et de la région des angles costaux à gauche, on

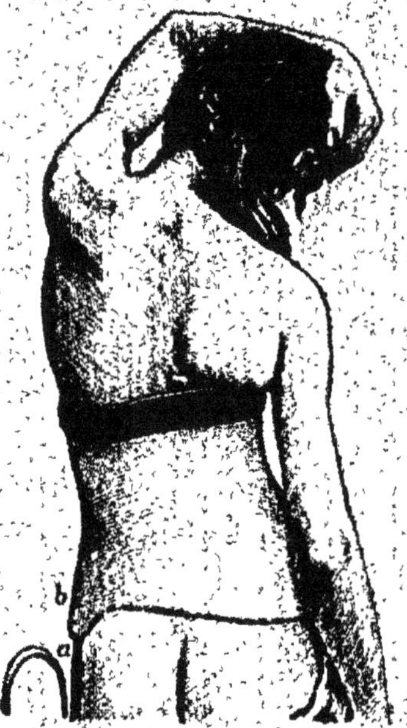


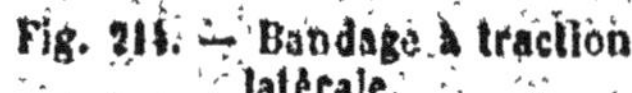

Fig. 214. — Bandage à traction latérale.

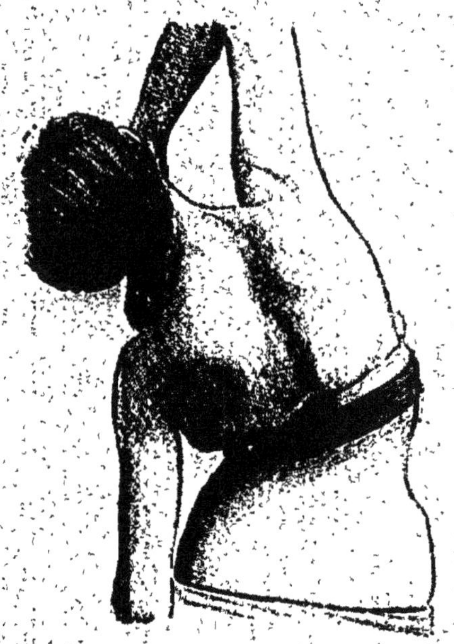

Fig. 215. — Bandage-ceinture pour une scoliose lombaire primitive convexe à gauche.

met des morceaux de feutre épais au niveau de la partie antérieure du thorax à gauche et de la région des angles costaux à droite. On applique à nouveau le corset ; en le serrant fortement, on obtient alors une pression énergique dans le sens du diamètre diagonal droit, les parties creuses permettant un élargissement du thorax dans le sens du diamètre diagonal gauche primitivement raccourci.

Le *bandage-ceinture* a pour but de corriger les courbures des scolioses lombaires et de modifier la scoliose dorsale de compensation au début (fig. 215).

Soit une scoliose lombaire primitive convexe à gauche. Le

corset plâtré devra produire et maintenir une contre-déviation convexe à droite et redresser la courbure de compensation commençante de la région dorsale convexe à droite. La partie gauche du bassin étant élevée grâce à une semelle en liège de 2 à 3 centimètres placée sous le pied gauche, le sujet s'incline fortement à gauche, dans la position représentée dans la figure 215, produisant une forte courbure, convexe à droite, du rachis lombaire.

Lorsque le corset, rendu amovible, est appliqué à nouveau, il maintient la contre-déviation à droite du rachis lombaire. Le sujet reprenant la position verticale, il incline à droite la partie supérieure du tronc; la moitié droite du thorax vient presser contre la partie droite et interne du bandage et corrige en partie la déviation à droite du segment dorsal.

On maintient l'élévation de la semelle du côté gauche et on exerce une traction au moyen d'une sangle fixée dans un anneau à la partie inférieure gauche du corset et reliée à un cuissard placé au niveau de la cuisse du même côté.

Forgue a récemment recommandé le corset plâtré amovible, appliqué, suivant la technique de Sayre, après manœuvres d'assouplissement vertébral continuées pendant plusieurs mois.

Il pratique une fenêtre au corset, au niveau de la bosse costale et, au moyen de tampons d'ouate appliqués fortement et maintenus par la pression d'une bande en caoutchouc, il comprime la gibbosité.

Les corsets rigides en *papier* (Weigel, H. Waters), en *bois* (Waltuch), en *feutre*, en *celluloïd* (Lorenz), en *aluminium* (Phelps), en *silicate de potasse*, en *dextrine*, en *paraffine* doivent être faits sur des moules plâtrés obtenus en position rectifiée, suivant la même technique que pour les corsets plâtrés. La confection des corsets en celluloïd et en aluminium nécessite le concours d'ouvriers spéciaux.

Le *corset plâtré inamovible*, recommandé par L.-A. Sayre, dès 1876, est la base de la méthode de redressement *progressif* ou *forcé* des scolioses. En proposant de maintenir par un corset plâtré, rigide et *inamovible*, le tronc du scoliotique redressé par la suspension, Sayre a doté la chirurgie orthopédique d'un incomparable procédé de traitement des scolioses. Des modifications malheureuses et surtout l'amovibilité, proposée par Sayre lui-même, ont fait perdre, pendant longtemps, au corset plâtré sa qualité principale d'agent de contention.

Le corset plâtré inamovible est destiné non seulement à maintenir les corrections de la difformité obtenues par diverses méthodes, mais encore à fixer le rachis et le tronc dans une attitude d'hypercorrection. Avant l'application de l'appareil, le sujet doit être placé dans une position statique inverse de celle de l'attitude scoliotique, les courbures redressées et en détorsion, le tronc incliné du côté opposé à son inclinaison pathologique.

Nous avons indiqué, en plusieurs points de notre Traité, la technique de la suspension et du corset plâtré de L.-A. Sayre.

Nous rappellerons que la suspension doit être faite sans le secours des courroies sous-axillaires. Nous recommandons de faire la contre-extension au moyen de poids fixés au niveau des membres inférieurs.

Les bandes plâtrées doivent être enroulées directement sur un maillot, de préférence en tissu des Pyrénées, sans adjonction de ouate qui empêche la contention exacte.

Dans quelques cas, on ajoute au corset plâtré des épaulettes en tarlatane plâtrée, ou une partie céphalique et cervicale destinée à maintenir la tête en extension.

Si les orthopédistes modernes ne s'entendent pas sur la valeur et les indications des corsets dans le traitement des scolioses, ils admettent presque tous que cet appareil ne peut, seul, améliorer ou guérir une déviation rachidienne, qu'il ne joue que le rôle secondaire de tuteur et de soutien. Un examen attentif démontre que la plupart des corsets, de types si variés, n'ont que très peu de valeur thérapeutique. Ils n'empêchent pas l'affaissement du rachis ; ils ne redressent pas les courbures ; ils ne modifient pas la forme des gibbosités et n'évitent pas leur accroissement ; ils n'ont aucune action sur la torsion vertébrale. Ils ont l'inconvénient d'atrophier les muscles, d'exercer des compressions nuisibles sur les organes respiratoires, circulatoires et digestifs.

Certains mécanismes sont excellents, en *théorie*, mais, en *pratique*, ils ne rendent aucun service.

Les diverses pièces du corset se déplacent en effet au bout de quelques heures après leur application, les pressions dans des points déterminés ne sont pas supportées; le scoliotique, sous le corset, reprend sa position vicieuse.

Les corsets les mieux conçus au point de vue du mécanisme et des indications, ceux qui agissent par pression aux extrémités du diamètre diagonal du thorax déformé, les corsets avec inclinaison ou avec détorsion ne donnent que des résultats insignifiants. Si leur application n'est pas bien surveillée, ils aggravent certaines déviations.

Les corsets fabriqués d'après des modèles de pièces métalliques, faits sur le sujet en position de redressement, ou sur des moules plâtrés obtenus après correction des difformités, peuvent seuls donner de bons résultats.

Nous employons souvent, avec avantage, *les corsets en étoffe* analogues à ceux de Hessing, la pièce métallique principale étant très exactement fixée autour des os iliaques et donnant un solide point d'appui aux autres parties constituantes de l'appareil et aux béquillons.

Nous devons faire remarquer cependant que les béquillons qui prennent leur point d'appui sur l'épaule, essentiellement mobile, sont impuissants à maintenir l'extension du rachis et le soulèvement du tronc.

Quelques corsets, principalement les corsets de F. Hessing, associés à d'autres méthodes de traitement, sont quelquefois utiles. Leurs indications sont néanmoins très restreintes. Dans les scolioses flexibles ou rendues flexibles par la mobilisation, surtout dans les scolioses au début, ils corrigent l'inclinaison latérale, le déjettement du tronc; ils luttent assez efficacement contre la laxité ligamenteuse et l'asthénie musculaire. Dans les scolioses avec grande laxité ligamenteuse, dans les scolioses avec déformation importante, ils sont assez utiles.

Le *corset plâtré amovible*, bien construit, de même que les différents modèles de corset rigide qui prennent point d'appui sur de larges surfaces, surtout au niveau des hanches, est un puissant agent de soutien du tronc et de correction de l'inclinaison latérale.

Dans les scolioses flexibles, cet appareil corrige les attitudes vicieuses et maintient, en partie, les résultats obtenus par d'autres méthodes; dans les scolioses anciennes, avec forte déformation, il diminue les compressions nerveuses, les pressions sur les organes respiratoires et circulatoires qui sont la cause de douleurs, de dyspnée et de cyanose. Il convient surtout dans la pratique hospitalière, en raison de son application facile et de son prix peu élevé. Il ne maintient pas cependant d'une façon suffisante le redressement des courbures, la correction des difformités et de l'inclinaison vicieuse du tronc. Nous avons, en effet, souvent remarqué, après l'application du corset pendant la suspension, que le tronc s'affaisse, au bout de quelques minutes, et que les courbures et l'inflexion latérale ne sont que très peu corrigées.

Le bandage plâtré à *traction latérale* et le *bandage-ceinture* de Lorenz sont utiles dans quelques cas de scolioses lombaires avec forte inclinaison latérale.

Les corsets rigides amovibles en cuir moulé, en feutre, en bois, en aluminium, en celluloïd, ont les avantages et les inconvénients du corset plâtré amovible.

Les corsets *en bois* que nous avons souvent appliqués, sont longs et difficiles à faire; ils se déforment facilement; ils sont imperméables et occasionnent des transpirations locales.

Les corsets *en feutre* conviennent mieux aux déviations du mal de Pott qu'aux scolioses.

Le corset *en aluminium* est très léger, durable, peu apparent sous les vêtements, mais il est assez coûteux.

Nous recommandons souvent dans les scolioses, au début et après le traitement par d'autres méthodes plus rigoureuses, les corsets *en celluloïd*, solides et légers, qui ont une action efficace contre l'inclinaison et le déplacement du tronc.

Ces corsets ont cependant l'inconvénient de causer des transpirations; s'ils sont perforés, ils se cassent très facilement. Après expérience, nous estimons que le *corset plâtré inamovible*, appliqué d'après notre technique, a, seul, une très grande valeur. Appliqué après mobilisation du rachis, et surtout après le redressement forcé, d'après notre méthode, il donne d'excellents résultats. Il permet de fixer exactement le rachis et le tronc dans une position d'hypercorrection et d'obtenir ainsi de nouvelles conditions statiques inverses de celle de l'attitude pathologique. Il a une action corrective importante sur les difformités thoraciques.

Il est surtout recommandable dans les scolioses rachitiques, dans les scolioses des adolescents, dans les variétés dorsales à une période avancée de l'affection, et aussi dans quelques cas de scolioses avec déformation et inclinaison du tronc très prononcées. Nous indiquons plus loin les excellents résultats donnés par le corset plâtré inamovible, après la mobilisation et le redressement forcé des scolioses.

Ajoutons enfin que le corset inamovible ne donnera de bons résultats qu'à la condition d'être exactement appliqué sur le tronc, sur un simple maillot et sans aucune interposition de coton. Les corsets plâtrés, appliqués d'après la technique que nous recommandons dans divers chapitres de notre Traité, donnent seuls une fixation précise du tronc et du rachis dans la position voulue.

De même que les autres formes de corsets, le corset plâtré n'a que peu d'action sur les scolioses cervicales et dorsales supérieures. Il est nécessaire d'ajouter, dans ces cas, une partie céphalique plâtrée ou des appuis-tête (jury-mast) avec ext ·nsion.

### X. — Redressement progressif suivi de contention.

L.-A. Sayre, le premier, a recommandé la méthode de redressement progressif suivi de contention. Il plaçait son sujet en suspension verticale et, après redressement des courbures, il immobilisait le tronc en bonne position au moyen d'un appareil plâtré inamovible.

Les orthopédistes modernes ont peu ajouté à cette excellente méthode ; quelques-uns ont proposé des modifications malheureuses.

Actuellement, la plupart des chirurgiens mobilisent, assouplissent le rachis par diverses méthodes ; par des séances rapprochées de manipulations, ils obtiennent progressivement le redressement des courbures et la réduction des gibbosités. Après ce *traitement préparatoire* et lorsque la réduction maximum est obtenue, ils appliquent l'appareil rigide de contention.

Divers moyens ont été proposés afin de faire conserver au sujet, pendant l'application de l'appareil plâtré, la meilleure position rectifiée, avec réduction des difformités, aussi parfaite que possible.

Quelques orthopédistes ont surtout cherché, dans ces derniers temps, à obtenir, pendant la confection du corset plâtré, la détorsion du rachis scoliotique.

La plupart des appareils verticaux à cadre, décrits plus haut, peuvent servir à placer le scoliotique dans une bonne position de redressement et de détorsion. Pendant la dessiccation du plâtre, des plaques exercent des pressions en bonne direction.

Nous appliquons souvent des appareils plâtrés, dans les cas de scolioses flexibles et facilement réductibles, en nous servant d'une bande spirale en caoutchouc, suivant l'excellente technique de A. Lorenz (Voy. fig. 212).

La disposition du sujet et de la bande spirale en caoutchouc varie suivant les cas.

Le modèle obtenu par l'application directe du plâtre sur le tronc et les bandes spirales peut être utilisé comme corset, ou servir à fabriquer un moule sur lequel on construit un appareil rigide définitif.

A. Hoffa obtient la correction des difformités thoraciques et la détorsion du rachis, pendant l'application de l'appareil plâtré, en exerçant des pressions au niveau de la gibbosité postérieure, au moyen de plaques de pression, pendant que le sujet est en position de suspension verticale et de détorsion.

Hoffa a récemment recommandé de fixer le rachis et le tronc au moyen d'un appareil plâtré appliqué pendant que le sujet est dans une attitude d'hypercorrection et dans une position statique inverse de celle de l'attitude scoliotique.

Après mobilisation du rachis et exercices de redressement actif, il place le sujet dans un cadre à détorsion. S'il s'agit d'une scoliose dorsale à convexité droite avec courbure lombaire à convexité gauche, le membre inférieur droit est mis en abduction, le pied droit devant le gauche. Par un mouvement de flexion du genou droit, on obtient l'abaissement du bassin à droite, la détorsion et la lordose du segment lombaire. On recommande ensuite au sujet de mettre les mains derrière la tête, en lui indiquant les efforts qu'il doit faire, afin de corriger la flexion et de produire la détorsion du segment dorsal (Voy. fig. 141).

On fixe le bassin et le rachis dans la position de correction et de détorsion obtenue, et on exagère même cette position, au moyen de deux courroies qui embrassent l'une le bassin, l'autre, la surface latérale droite du thorax, qui tirent le tronc à gauche et se fixent de ce côté au cadre à détorsion.

L'appareil plâtré, appliqué dans cette position, doit entourer le tronc, les épaules, le bassin, ainsi que la cuisse droite fléchie. Il est laissé en place pendant deux à quatre mois, ou changé au bout de quelques jours, si la correction primitive n'est pas jugée suffisante.

Dans le but de conserver leur vigueur aux muscles vertébraux, Hoffa prescrit à ses malades de continuer tous les jours des exercices d'extension active, le tronc pouvant sans inconvénients être soulevé hors du corset plâtré.

Nebel place le sujet en suspension horizontale d'après la disposition indiquée dans la figure 52, page 95.

Des bandes, convenablement placées (fig. 52), réduisent les difformités et corrigent les attitudes vicieuses. L'appareil plâtré est appliqué sur les bandes qui peuvent être facilement enlevées ensuite sous l'influence d'une légère traction.

De même que Nebel, nous avons adopté l'extension dans la position horizontale (Voy. fig. 221) pour l'application de nos appareils plâtrés de contention. Cette position a, en effet, de très sérieux avantages.

A. Chipault a récemment fait connaître sa méthode de traitement des scolioses qui comprend deux étapes : une étape d'*assouplissement* et une étape d'*immobilisation en bonne position*.

Après avoir assoupli le rachis par div rses manœuvres et surtout par des séances diurnes et nocturnes de pressions et de tractions sur la planche représentée dans la figure 199, Chipault place son sujet dans l'appareil représenté figure 188. Après redressement et détorsion obtenus au moyen de plaques de pression et de la suspension verticale, il confectionne un appareil plâtré de contention définitive (*corset de détorsion à plaques*). Les bandes plâtrées sont appliquées sur les plaques de pression qui restent ensuite dans l'appareil.

La méthode de redressement progressif suivi de contention, qui se rapproche par quelques points de notre procédé de redressement forcé, donne d'excellents résultats. Elle est actuellement adoptée par un grand nombre d'orthopédistes.

A notre avis, les différents procédés de détorsion du rachis, recommandés pendant l'application des appareils plâtrés de contention, ont peu d'action sur cet élément de la difformité scoliotique. Les sujets conservent difficilement la position de détorsion sous leur appareil plâtré.

## XI. — Redressement forcé suivi de contention.

La méthode de traitement des scolioses graves que nous avons adoptée depuis trois ans, répond d'une façon précise aux diverses indications : mobiliser le rachis, corriger les déformations osseuses, placer la colonne vertébrale et le tronc en position corrigée, inverse de la position vicieuse, maintenir enfin pendant longtemps les redressements obtenus et faire conserver aux sujets leur nouvelle attitude.

Elle utilise, comme temps principal, le *redressement forcé* en une seule séance, recommandé, il y a plusieurs années, par X. Delore et, plus récemment, par Calot, Bilhaut, Noble Smith.

Nous nous sommes efforcés de perfectionner, non seulement la technique du redressement forcé, mais encore celle des appareils d'immobilisation en attitude de redressement.

Notre technique comprend plusieurs temps. Elle diffère suivant la forme, l'ancienneté de la déformation, suivant surtout le degré de la rigidité du rachis.

1. *Traitement préparatoire.* — Dans presque tous les cas de scolioses rigides, avec déformation prononcée, qui résistent aux manipulations de redressement, et surtout dans les scolioses invétérées avec ankylose du rachis, nous soumettons le sujet, avant le redressement forcé définitif, à des manœuvres qui ont pour but d'obtenir la mobilisation du rachis et l'assouplissement des parties molles du côté de la concavité des courbures.

En dehors des exercices orthopédiques habituels, de la suspension, des manipulations et du massage, nous faisons, plusieurs fois par jour, des pressions de redressement qui agissent au point

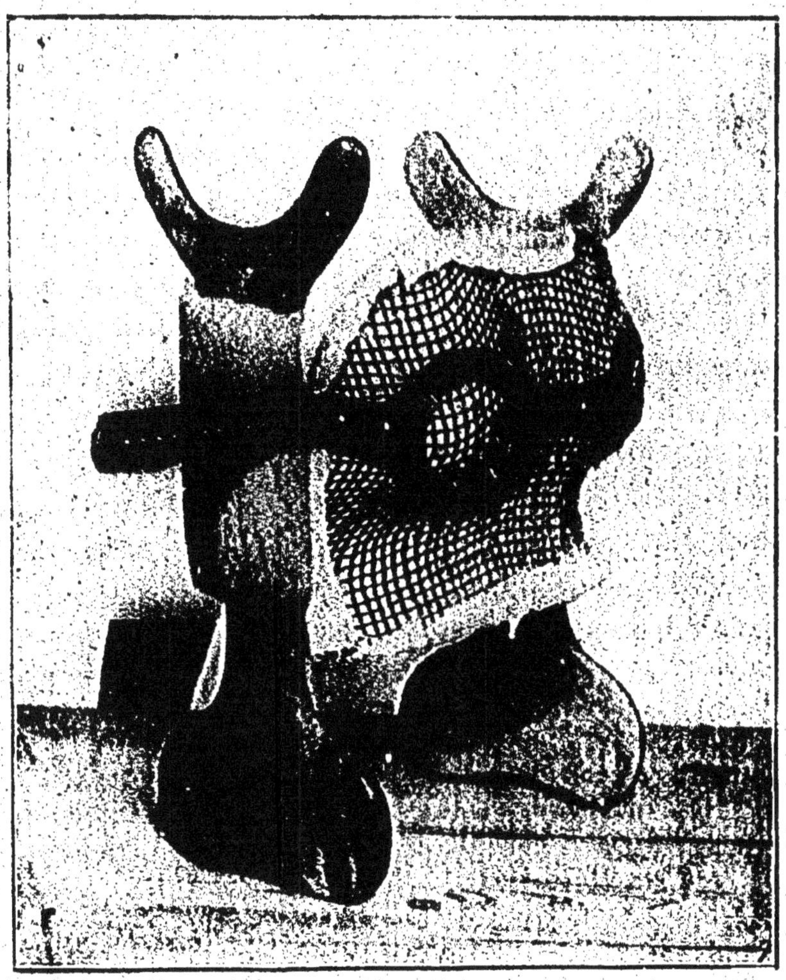

Fig. 216. — Appareil de P. Redard pour l'assouplissement des scolioses préliminaire à leur redressement.

culminant de la gibbosité, et suivant le diamètre diagonal allongé du thorax au moyen d'une bande élastique, suivant la disposition de la figure 217.

Notre appareil, dont les figures 216 et 217 indiquent le détail et le mode d'application, doit être placé sur le sujet reposant horizontalement sur une table solide, ou mieux pendant la suspension dans la position oblique.

Les applications fréquentes, plusieurs fois par jour, de cet ap-

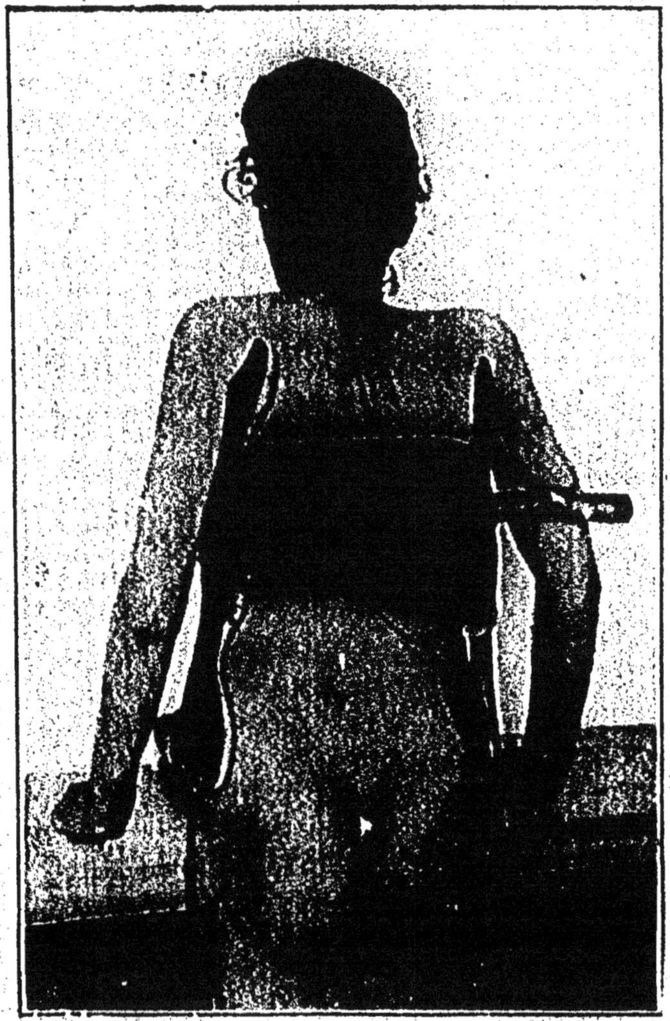

Fig. 217. — Le même appareil, pendant son application.

pareil, que l'on laisse en place pendant au moins un quart d'heure, sont rapidement suivies de la mobilisation et du redressement temporaire des courbures rigides scoliotiques, ainsi que d'une modification très favorable de la forme de la gibbosité et du thorax.

L'appareil est facilement supporté, sans douleur vive, sans gêne respiratoire, grâce à la cuirasse en fil de fer qui protège en avant la partie antérieure de la poitrine et empêche toute pression à ce niveau. Les tuteurs latéraux, qui prennent point d'appui au niveau des aisselles et du bassin, débordent en arrière et sont disposés de telle sorte que les pressions élastiques n'agissent que sur la partie la plus saillante de la gibbosité.

Des morceaux de feutre mou, plus ou moins épais, convenablement disposés sur la peau, au niveau de la gibbosité, servent à augmenter la force des pressions élastiques et à leur donner une bonne direction.

Après mobilisation préparatoire, aussi complète que possible, nous exécutons le *redressement forcé* en une séance.

II. *Redressement forcé.* — Nous obtenons le redressement et la correction forcés en agissant au moyen de fortes tractions exercées aux deux extrémités de la tige rachidienne, combinées avec des pressions au niveau de la gibbosité et des courbures scoliotiques.

Le *redressement forcé manuel* pratiqué suivant les indications de la figure 218, suffit dans quelques cas.

Les pressions énergiques sont pratiquées sans trop grande violence, sans secousses brusques, suivant les règles que nous avons recommandées dans notre étude des manipulations, jusqu'à ce que le rachis soit mobilisé, redressé, dévié du côté opposé à la courbure scoliotique primitive.

Nous employons d'abord, dans toutes nos interventions, le redressement forcé manuel ; si les résultats obtenus ne sont pas absolument satisfaisants, nous utilisons alors notre procédé de *redressement forcé instrumental.*

Dans ce cas, le sujet est placé dans la position de la figure 220 ; une pelote concave, reliée à un long bras de levier (fig. 219), suivant la disposition de la figure 220, permet d'exercer en bonne direction de fortes pressions, qui modifient la forme de la poitrine, mobilisent et redressent le rachis.

Grâce à la longueur du bras de levier, on peut obtenir de très fortes pressions que l'on gradue insensiblement sans secousse violente et sans brusquerie.

Les pressions exercées sur la gibbosité, au voisinage de la con-

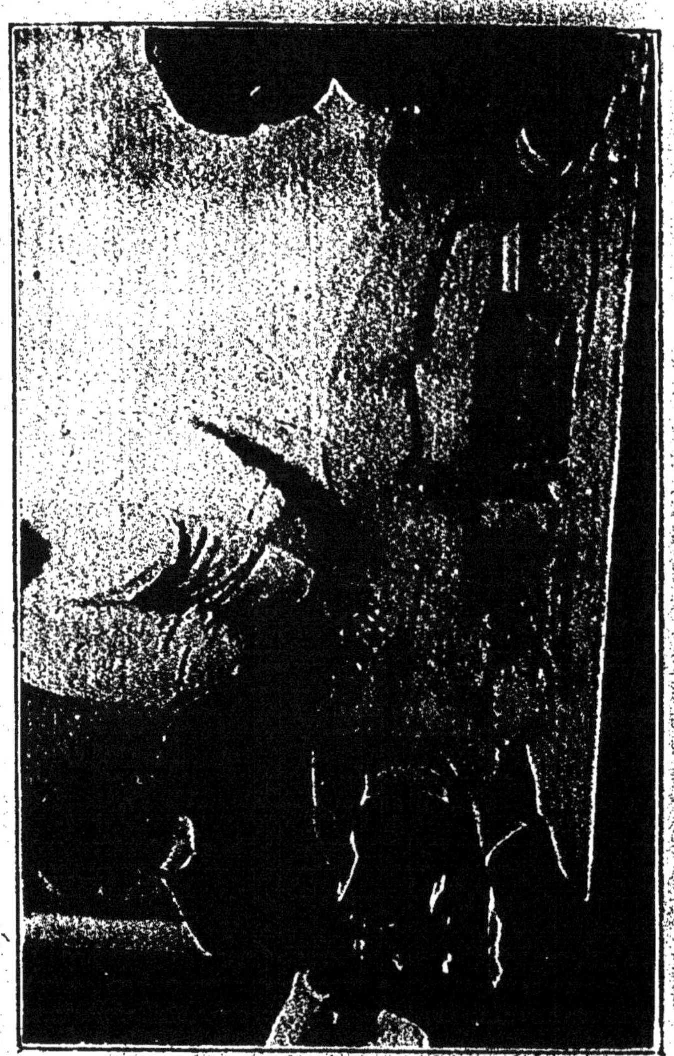

Fig. 218. — Redressement forcé manuel.

vexité de la courbure, agissent sur le rachis par l'extrémité vertébrale des côtes et ont une action de redressement incontestable.

Le sujet est ensuite étendu horizontalement sur une table ; des béquillons axillaires soutiennent la partie supérieure du tronc et un coussin dur soulève le bassin, d'après la technique que nous avons adoptée pour le redressement du mal de Pott (Voy. p. 88, fig. 44 à 46).

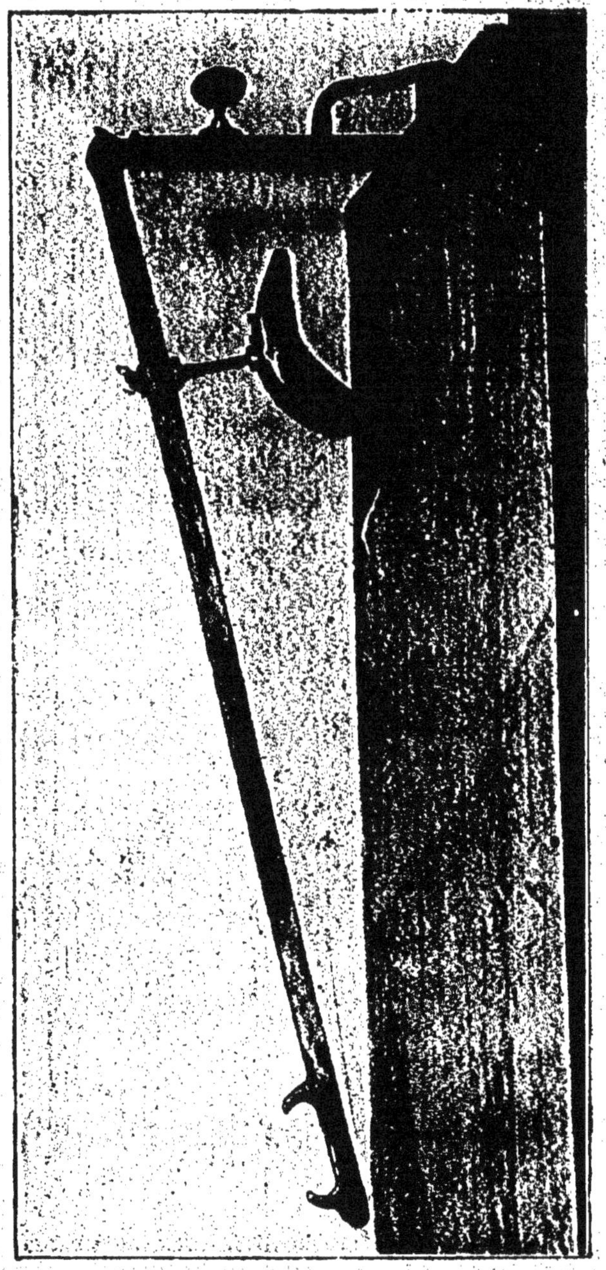

Fig. 219. — Levier de P. Redard pour la réduction des scolioses.

Des tractions, au moyen de vis sans fin, sont faites graduellement au niveau de la tête et des membres inférieurs, jusqu'à ce

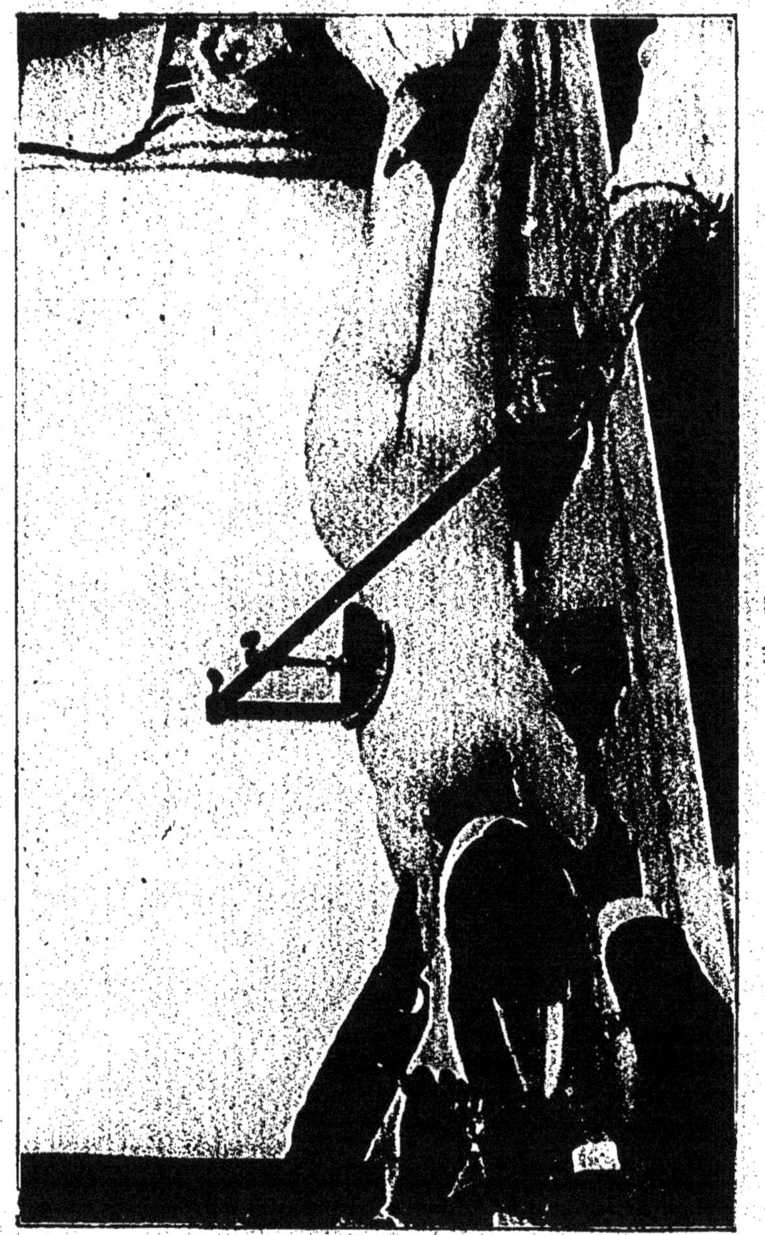

Fig. 220.

que les courbures scoliotiques soient bien redressées, et que la forme de la gibbosité soit modifiée.

Une force de traction de 30 à 40 kilos, mesurée au dynamomètre, suffit en général. Nous conseillons de ne jamais dépasser une force de traction de 50 à 80 kilos.

Pendant les tractions graduelles dans la position horizontale, des aides tirent vigoureusement au niveau de la racine des membres supérieurs.

En général, la traction doit être plus vigoureuse du côté du

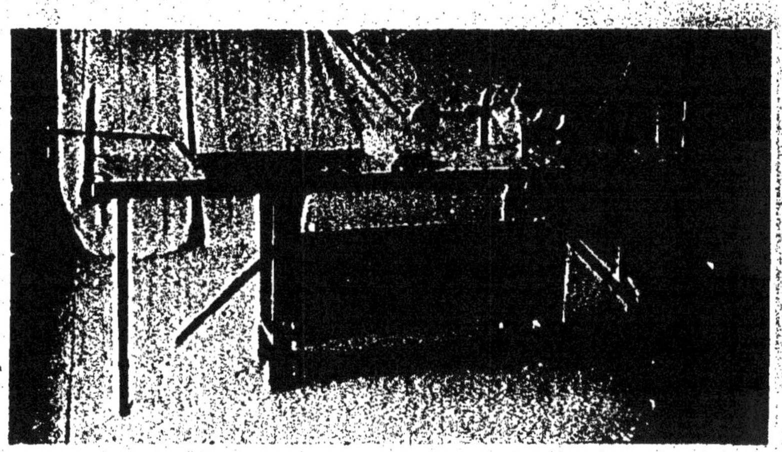

Fig. 221.

membre supérieur qui correspond à la concavité de la courbure que du côté opposé.

D'après nos recherches, l'extension dans la position horizontale, mieux que la suspension verticale, allonge le rachis, redresse les courbures et atténue la déformation thoracique.

La légère lordose totale du rachis, obtenue dans cette position, est très favorable au redressement des courbures latérales.

Après le redressement des courbures, aussi parfait que possible, obtenu par l'extension, nous appliquons l'arc métallique représenté dans la figure 221.

Cet arc, qui peut être fixé en divers points de la table d'opération, donne attache :

1° A une tige à vis qui actionne une plaque de pression ;

2° Du côté opposé à cette tige, à une barre métallique de contre-pression, terminée en haut par un large béquillon sousaxillaire, et en bas par une plaque matelassée qui doit s'appliquer sur la partie latérale du bassin.

Les figures 221 et 222 donnent les détails de construction et le mode d'application de cette partie de notre appareil.

La tige à vis reliée à la plaque de pression peut être déplacée et fixée à diverses hauteurs sur l'arc métallique. La plaque de pression peut elle-même être inclinée en divers sens.

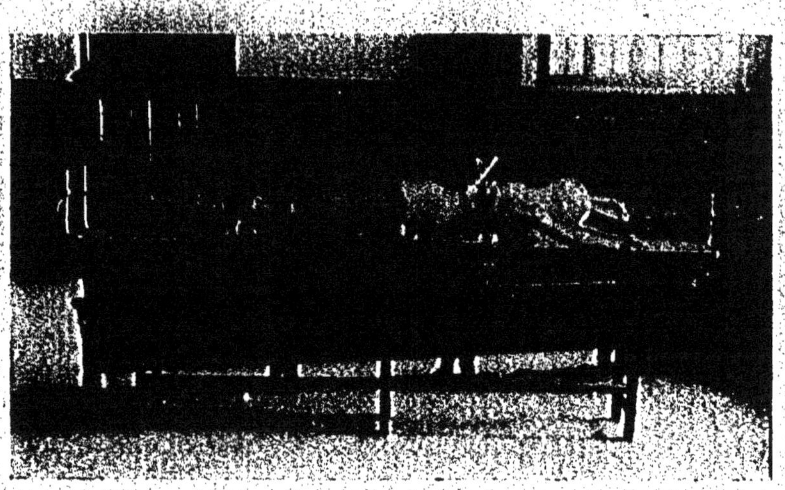

Fig. 222.

Cette disposition permet d'exercer les pressions dans la direction voulue.

La barre de contre-pression, munie de deux vis sans fin, est éloignée ou rapprochée du plan latéral du sujet. Grâce à ce mécanisme, on augmente l'action de la plaque qui presse sur la gibbosité, et on obtient le redressement maximum des courbures, ainsi que l'inclinaison du tronc dans une attitude inverse à celle de la déviation.

Les épaules et le bassin sont placés, par le réglage de l'appareil, dans une attitude corrigée.

Nous attachons une grande importance au redressement des courbures en sens inverse et au renversement du tronc dans le sens opposé à la flexion et à l'inclinaison vicieuses. Ce résultat est obtenu par l'action de la plaque de pression et de la barre de contre-pression, et aussi par la traction inégale exercée sur les membres supérieurs par les aides.

Nous agissons sur la courbure lombaire au moyen d'une bande en caoutchouc qui presse sur le sommet de la convexité et se fixe sur une barre horizontale métallique vissée sur un des bords de la table d'opération.

Afin d'éviter une trop grande lordose, nous plaçons, sous le sujet, au niveau de l'abdomen et du tiers inférieur du thorax, du côté de la concavité, un support, en forme de coin, dont la partie supérieure est constituée par une large sangle en cuir. Une vis à crémaillère modifie la tension et l'obliquité de cette sangle.

La tige avec vis à extension, fixée à une des extrémités de la table, qui sert à exercer des tractions sur la tête du sujet, peut être déplacée de façon à incliner latéralement la tête et la partie supérieure du tronc.

L'appareil peut servir pour les scolioses à convexité droite ou gauche.

L'anesthésie chloroformique est assez souvent nécessaire et facilite les diverses manœuvres du redressement forcé. Chez des sujets dociles et qui ont subi très rigoureusement le traitement préparatoire de mobilisation, l'opération étant peu douloureuse, le chloroforme devient inutile. Le redressement forcé, sans anesthésie, donne, dans ces cas, des résultats très complets.

Ainsi disposé, notre appareil permet d'obtenir, avec une très grande rigueur, le redressement des courbures et la correction des déformations thoraciques.

Il place les courbures scoliotiques en contre-déviation. Il corrige surtout l'attitude vicieuse du tronc, des épaules et du bassin, il rétablit l'égalité des triangles de la taille, il incline et fléchit le tronc du côté opposé à l'attitude vicieuse et modifie ainsi favorablement les conditions statiques du scoliotique.

Le redressement forcé étant exécuté, l'appareil étant bien réglé, les tractions et les pressions étant faites en bonne direction, on enlève l'arc métallique et on applique l'appareil plâtré de contention. Avant la solidification du plâtre, on replace l'arc métallique et ses diverses pièces que l'on met en action et que l'on immobilise ensuite, suivant les indications données par le précédent essai (fig. 222).

III. *Contention.* — Le succès de l'opération du redressement forcé dépend en grande partie de l'application méthodique de l'appareil de contention.

L'appareil plâtré qui se solidifie rapidement sur le sujet en position redressée, qui, en raison de ses points de contact multiples, est un agent de soutien incomparable, maintient exactement le redressement des courbures, la correction de la déformation thoracique et les modifications obtenues dans l'attitude du tronc et des épaules.

Nous appliquons les bandes plâtrées suivant la technique que nous avons décrite, directement sur un maillot en tissu des Pyrénées, une très petite quantité de coton étant placée au niveau des seins, de l'estomac, de l'abdomen, des épines iliaques et de la partie antéro-latérale de la poitrine, du côté de la concavité de la courbure.

L'interposition d'une grande quantité de ouate entre le tronc et l'appareil, empêche le maintien précis de la correction obtenue par l'intervention opératoire.

Après confection de la partie thoracique de l'appareil plâtré et solidification sous la pression des diverses parties de notre arc métallique, nous faisons la partie céphalique de l'appareil, suivant la technique indiquée pour le redressement du mal de Pott, le sujet étant placé en suspension verticale.

On peut remplacer cette partie céphalique plâtrée par un jury-mast.

Lorsque les courbures scoliotiques ne sont pas à un niveau très élevé et n'empiètent pas sur la région cervicale, nous nous contentons souvent d'un appareil plâtré descendant très bas jusqu'au niveau des articulations de la hanche, remontant assez haut vers la région cervicale, et relié à des épaulettes en tarlatane plâtrée.

Ces épaulettes sont appliquées, pendant que le sujet est en station verticale, les membres supérieurs légèrement écartés du tronc, les pieds reposant à plat sur le sol, et non pendant la suspension verticale complète.

Des fenêtres peuvent être pratiquées au niveau des seins et de la partie antérieure et inférieure de la poitrine.

Au bout de quelques jours, dès que le plâtre est sec, nous permettons la marche qui, en raison des nouvelles conditions statiques obtenues par l'attitude corrigée du tronc, a une action continue très favorable sur le redressement de la scoliose.

En résumé, nous nous conformons, dans notre méthode, aux

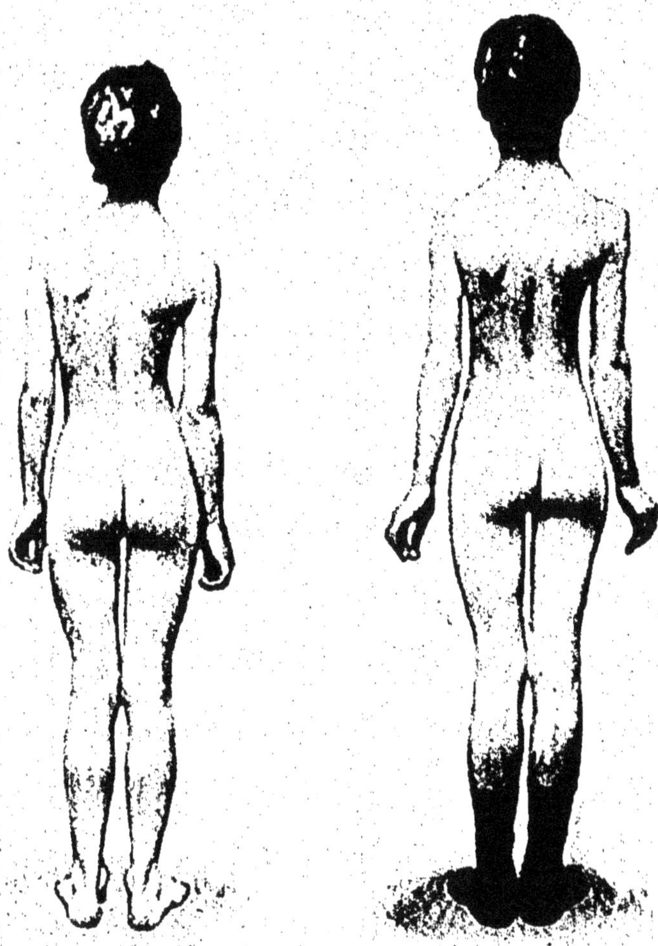

Fig. 223. — Avant le redressement.

Fig. 224. — Après le redressement et le traitement.

principes généraux du traitement des scolioses. Nous adressan aux éléments osseux et articulaire sous la dépendance desquels est le plus souvent la déformation, nous immobilisons le tronc dans une position rectifiée, après mobilisation vertébrale et correction, aussi parfaite que possible, de la difformité.

Avant l'application de l'appareil de contention, nous ne cherchons pas seulement à redresser les courbures et à corriger la forme de la gibbosité par des tractions ou des pressions, mais nous inclinons encore le tronc du sujet dans le sens opposé à

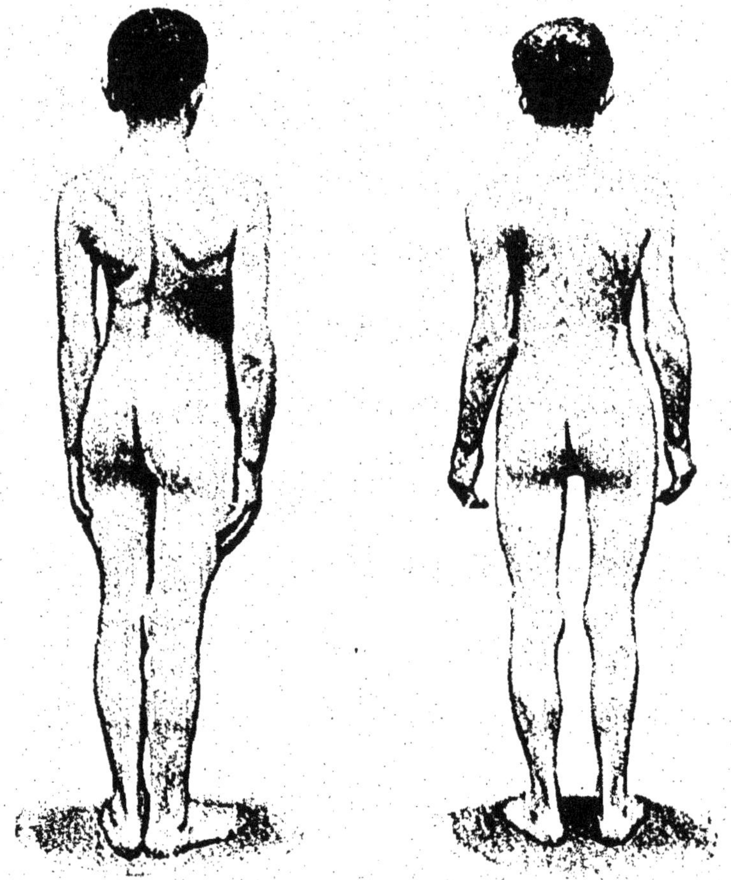

Fig. 225. — Avant le redressement. Fig. 226. — Après le redressement et le traitement.

l'inclinaison vicieuse, de façon à modifier les conditions statiques qui ont présidé au développement de la difformité.

La durée du traitement par notre méthode de redressement forcé varie suivant la forme de scoliose et, surtout, suivant la gravité et l'ancienneté du cas.

Plusieurs séances de redressement forcé, à des intervalles de deux à quatre mois, qui corrigent graduellement la difformité, sont, en général, nécessaires. La guérison est très rapide dans quelques cas.

Les sujets supportent bien les longues séances de redresse-

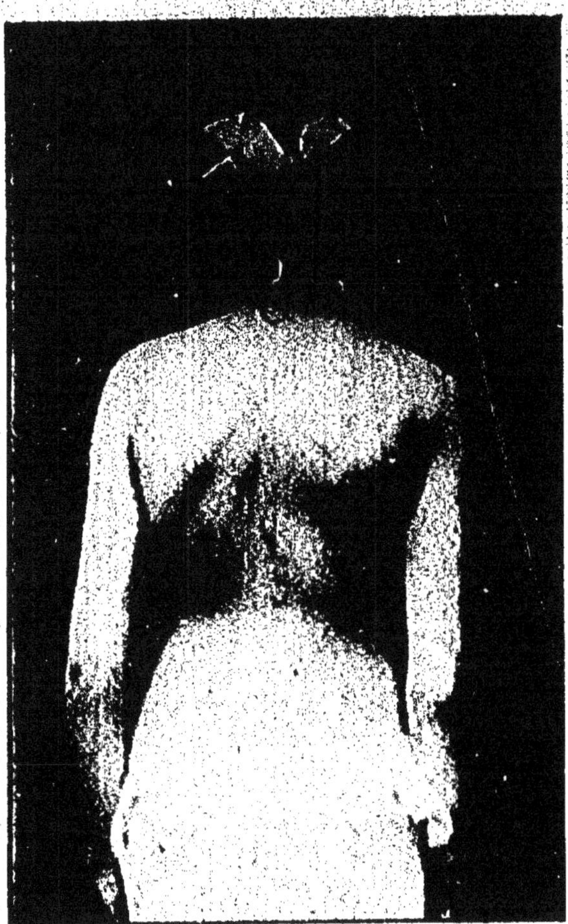

Fig. 227. — Avant le redressement.

ment forcé, même sous le chloroforme. Nous n'avons jamais eu d'accident primitif ou consécutif. La respiration se continue régulière sous le chloroforme, s'arrêtant quelquefois cependant au moment des fortes pressions. Une surveillance attentive doit être exercée à ce moment.

Nous n'avons jamais noté aucun retentissement fâcheux

consécutif sur la plèvre, le poumon ou le cœur. La légère atrophie des muscles du tronc, qui s'observe au sortir des appareils plâtrés, cède rapidement sous l'influence du massage, de l'électricité et des exercices orthopédiques.

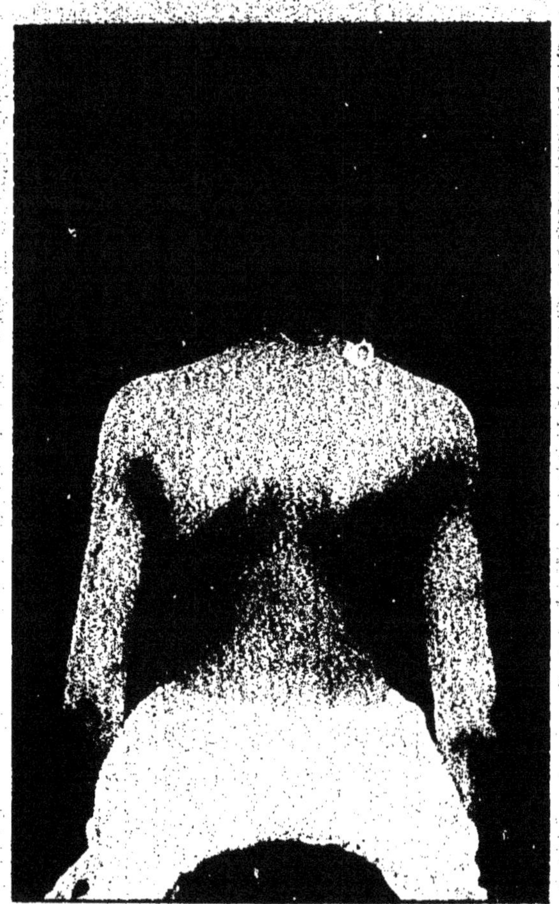

Fig. 228. — Après le redressement et le traitement.

D'après notre expérience, notre méthode convient surtout aux scolioses rachitiques et aux scolioses graves de l'adolescence rebelles aux traitements orthopédiques habituels. Elle convient aussi aux scolioses à évolution rapide, qui présentent plusieurs courbures et des déformations costales importantes, aux scolioses réductibles et moyennement rigides, aux scolioses caractérisées par des attitudes vicieuses du tronc.

L'examen des résultats obtenus dans 45 cas démontre que l'on peut obtenir, dans les scolioses moyennes, dites du second

Fig. 229. — Avant le redressement.

degré, le redressement définitif des courbures scoliotiques et des modifications favorables de la forme des gibbosités.

Le perfectionnement actuel de notre technique nous permet d'obtenir des cures plus parfaites et plus rapides qu'au début de nos tentatives de redressement forcé des scolioses.

Notre traitement agit surtout sur l'élément attitude. Dans plusieurs de nos observations, l'inclinaison et la flexion vicieuses

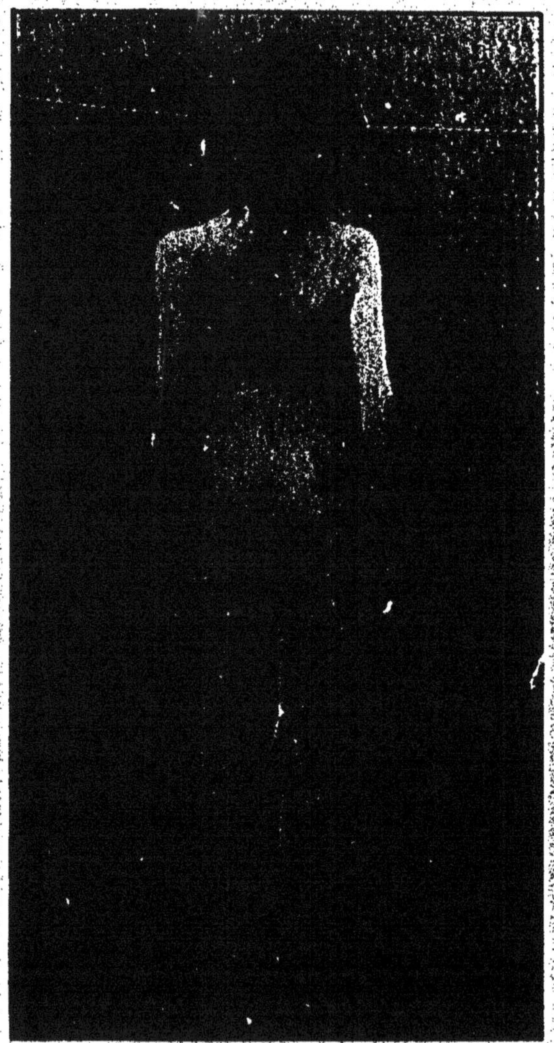

Fig. 230. — Après le redressement et le traitement.

du tronc, la position défectueuse des épaules ont été promptement corrigées ; l'évolution de la difformité a été arrêtée.

L'action sur la torsion vertébrale nous a paru peu importante.

Dans plusieurs cas, nous avons constaté d'une façon précise la correction de la déformation de la poitrine, la diminution de volume de la gibbosité.

Dans les scolioses invétérées avec déformation notable, notre méthode donne d'excellents résultats. Elle ne fait pas disparaître complètement la difformité, mais elle procure de très notables améliorations. Elle permet d'obtenir dans ces cas :

Le redressement partiel, notable, des courbures scoliotiques;

La diminution du volume de la gibbosité;

La correction de la flexion et des attitudes vicieuses du tronc, des épaules et du bassin;

Le développement de la poitrine et l'augmentation de la capacité respiratoire;

L'augmentation de la taille;

La disparition des névralgies intercostales et lombaires.

Dans plusieurs de nos observations, chez des sujets cependant âgés de dix-huit à vingt-quatre ans, nous avons modifié l'attitude du tronc, des épaules et du bassin à un tel point que la difformité auparavant très disgracieuse, pouvait être absolument dissimulée.

Les figures 223 à 230, d'après nos photographies, indiquent quelques résultats obtenus par notre méthode de redressement forcé.

## XII. — Opérations chirurgicales.

La *myotomie rachidienne*, ou section sous-cutanée des muscles spinaux, proposée par J. Guérin, en 1838, n'est indiquée que dans quelques cas exceptionnels. Il est en effet démontré aujourd'hui que la scoliose n'est pas sous la dépendance de la rétraction primitive des muscles spinaux.

L.-A. Sayre a pratiqué, dans un cas de scoliose, la myotomie sous-cutanée du grand dorsal qui se dessinait sous forme d'une corde très saillante. L'opération fut suivie d'un redressement surprenant du rachis.

Les myotomies sont utiles dans les scolioses par rétraction cicatricielle des muscles spinaux, à la suite de traumatismes (Busch, Volkmann).

R. Volkmann a pratiqué, en 1889, dans deux cas, et avec d'assez bons résultats, la *résection sous-périostée* de la partie des côtes déformées qui constituaient la gibbosité postérieure.

Casse (de Middelkerke) a pratiqué, en 1894, dans un cas de scoliose rachitique, avec gibbosité très prononcée, chez un jeune enfant de cinq ans, la résection sous-périostée de la partie des côtes (5ᵉ, 6ᵉ, 7ᵉ et 8ᵉ) qui constituaient la bosse.

Afin d'empêcher le renversement des côtes du côté du poumon et de la plèvre, et la blessure de ces organes, il fit la suture des deux fragments de la 6ᵉ côte qui avaient été sectionnés et rendus libres à la suite de la résection.

La forme de la poitrine et de la gibbosité fut très améliorée.

A. Hoffa a exécuté, en 1895, la même opération sur un jeune garçon de dix ans atteint de forte scoliose dorsale à convexité gauche avec gibbosité postérieure angulaire très saillante. Les 3ᵉ, 4ᵉ, 5ᵉ, 6ᵉ, 7ᵉ, 8ᵉ et 9ᵉ côtes furent réséquées par la méthode sous-périostée, dans l'étendue correspondant à la gibbosité.

La bosse diminua considérablement de volume, la taille augmenta de 10 centimètres, la déviation latérale du rachis fut en partie corrigée. L'action sur le rachis, dans ce cas, n'est certainement pas la conséquence de l'opération, mais le résultat du traitement mécanique consécutif qui fut continué pendant plusieurs années.

Jaboulay préfère à la résection sous-périostée des côtes, la section de plusieurs cartilages costaux (*desternalisation*). D'après cet auteur, la section des cartilages, du 3ᵉ au 7ᵉ, doit être faite au bistouri, bien en dehors de l'artère mammaire interne, isolément pour chaque cartilage et par des incisions différentes aussitôt suturées. Cette opération aurait pour résultat d'arrondir le thorax, de relever le rachis et de faire disparaître la convexité du côté opéré.

Nous ne pensons pas que la *résection des côtes*, l'*ostéotomie linéaire* des côtes du côté concave (A. Hoffa) ou même la *desternalisation*, puissent avoir une action sur le rachis et favoriser son redressement.

La résection des gibbosités, qui ne peut avoir aucune action sur la déviation latérale, mais qui permet de supprimer la saillie disgracieuse des côtes, doit être considérée, à notre avis, comme un traitement absolument exceptionnel. L'opération n'est pas sans danger et ne donne que de très minimes résultats.

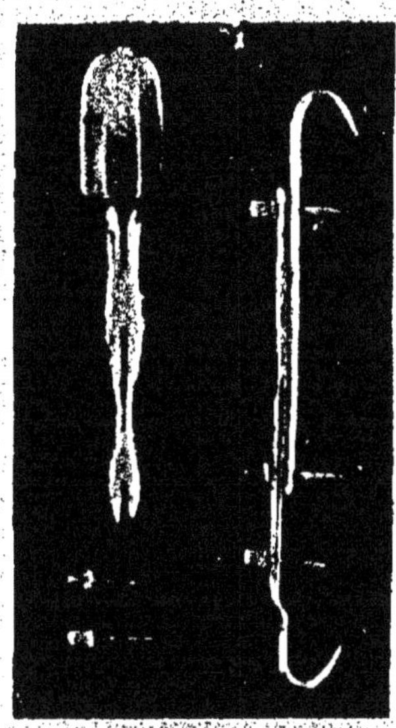

Fig. 231. — Griffe de Chipault pour la fixation apophysaire de la scoliose; vis et tournevis de cette griffe.

La *fixation apophysaire*, soit à l'aide de fils d'argent enroulés en huit autour des apophyses, soit à l'aide de griffes spéciales (fig. 231), proposée par Hadra et A. Chipault, est un moyen d'exception qu'il ne faut employer que si la contention par l'appareil plâtré ne donne pas le résultat cherché.

## XIII. — Traitement général.

Les modificateurs hygiéniques et généraux sont utiles dans presque tous les cas de scolioses, principalement dans les formes constitutionnelles.

On doit surveiller l'alimentation, recommander les exercices modérés, dans les meilleures conditions hygiéniques possibles, au grand air ou au bord de la mer. On utilisera les diverses préparations pharmaceutiques toniques et reconstituantes (phosphate de chaux, iode, huile de foie de morue, etc., etc.).

L'hydrothérapie, les bains de mer, les cures thermales à Luchon, Barèges, Salies de Béarn, Biarritz, seront très souvent prescrits.

*En résumé*, le traitement de la scoliose des adolescents varie suivant la forme, le degré, la *flexibilité* ou la *rigidité* du rachis, la prédominance de certains symptômes.

Le traitement, suivant les cas, s'adressera à la rigidité du rachis, à l'inflexion latérale, à la flexion, à la rotation, à la déformation thoracique, aux muscles affaiblis ou en contracture.

Nous avons indiqué dans les précédents chapitres la valeur de chaque méthode et comparé les divers agents thérapeutiques qui agissent sur les muscles (*méthodes musculaires*) ou sur les articulations et les os (méthodes *ostéo-articulaires*). Dans la majorité des cas, on doit combiner l'emploi de *plusieurs méthodes* de traitement.

Dans les *scolioses au début flexibles*, dites du premier degré, les procédés qui s'adressent aux muscles (*exercices de gymnastique, massage, électricité*) suffisent en général à cette période de la difformité. Le traitement antistatique et les corsets d'attitude sont souvent utiles.

Dans les *scolioses à une période plus avancée*, surtout caractérisées par de la rigidité vertébrale, il faut d'abord mobiliser, assouplir le rachis (*exercices actifs de redressement, manipulations, mécanothérapie*), puis maintenir le redressement des courbures et la réduction des gibbosités au moyen d'agents de contention permanents.

Les corsets amovibles sont, en général, insuffisants ; le corset *plâtré inamovible*, appliqué suivant une technique régulière, donne seul une contention exacte.

Pendant l'application des appareils plâtrés, le tronc et le rachis doivent être en position de redressement, dans une situation inverse de la position vicieuse, de façon à modifier les conditions statiques qui ont présidé au développement de la scoliose ; les difformités thoraciques seront aussi exactement réduites que possible. On utilisera, dans ce but, les machines avec système de suspension, d'extension dans la position horizontale, de pressions au moyen de plaques, ou de détorsion.

Plusieurs séances de redressement avec application d'appareils plâtrés, sont en général nécessaires. La difformité est ainsi corrigée *progressivement, par étapes.*

Lorsque la rigidité vertébrale est très prononcée dans les *scolioses invétérées*, si le traitement préparatoire d'assouplissement n'a pas donné un résultat absolument satisfaisant, il est nécessaire de redresser et de réduire la difformité en une séance, avec ou sans anesthésie (*redressement forcé*).

Après le redressement forcé, on applique un appareil plâtré de contention qui maintient le redressement obtenu et la position en sens inverse de l'attitude vicieuse primitive.

Notre méthode de redressement forcé est très souvent indiquée dans la cure des scolioses.

# BIBLIOGRAPHIE

## DÉVIATIONS DE LA COLONNE VERTÉBRALE EN GÉNÉRAL


ADAMS (W.). — Lectures on the pathology and treatment of lateral and other forms of curvature of the spine. London, 1882.

ANDRY (N.). — L'orthopédie ou l'art de prévenir, etc., in-8, 2 vol. Paris, 1741.

BAMPFIELD (R.-V.). — An essay on distort. and diseases of the spine and chest. London, 1826.

BARDELEBEN. — Lehrb. der Chir. und Operationsl., t. II, p. 561. Berlin, 1867.

BARETTE. — Art. *Orthopédie*, in Encycl. int. de chir., Paris, Baillière, 1886.

BARWELL (R.). — The causes and treatment of lateral curvature of the spine, 5e édition. London, 1895.

BEAUNIS. — Nouveaux éléments de physiologie humaine. Paris, 1888.

BEAUNIS. — Revue médicale de l'Est, 1874.

BÉCLARD. — Traité élémentaire de physiologie humaine. Paris, 1866.

BICHAT. — Anatomie générale appliquée à la médecine et à la physiologie. Paris, 1821.

BONNET. — Traité de thérapeutique des maladies articulaires. Paris, 1853.

BONNET. — Traitement des maladies articulaires. Paris, 1860.

BOUCHARD. — Article *Rachis*. Dict. encyclop. des sciences méd., p. 420.

BOULLAND (P.). — Recherches anatomiques sur les courbures du rachis chez l'homme et chez les animaux. Journ. de l'anat. et de la physiol., 1872, et Comptes rendus de l'Acad. des sciences, 1874.

BOUVIER. — Articles *Vertébral* et *Orthopédie*, in Dict. de méd. et de chir. prat.

BOUVIER. — Leçons cliniques sur les maladies chroniques de l'appareil locomoteur. Paris, 1858.

BOUVIER ET BOUCHARD. — Article *Rachis*, in Dict. encyclop. des sciences méd.

BRADFORD (H.) AND LOVETT (W.). — A treatise on orthopedic surgery. New-York, 1890.

BRODHURST (B.-E.). — Lectures on orth. surg. London, 1870 et 1883, et 4e édit 1888.

BRODHURST (B.-E.). — On curvatures and diseases of the spine. London, 1883.

BRODHURST (B.-E.). — The deformities of the human body. London, 1877.

BUSCH. — Allg. orthop. Gymn. u. Massage : dans Ziemssens Handb. der allg. Ther., t. II, 2e partie. Leipzig, 1882.

CHARPY. — De la courbure lombaire et de l'inclinaison du bassin. Journ. de l'anat. et de la physiol., 1885.

CHIPAULT (A.). — La thérapeutique des gibbosités (fractures et luxations vertébrales, mal de Pott, cyphose rachitique, rhumatisme vertébral, scolioses diverses et essentielles). Travaux de neurologie chirurgicale, 2e année. Paris, 1897.

COTLONS (W.). — Du traitement des déviations de la colonne vertébrale par la méthode de Sayre. Paris, 1881.

COULSON. — On the deformities of chest and spine. London, 1830.

CRUVEILHIER. — Traité d'anatomie descriptive. Paris, 1862-1868.

CUNNINGHAM. — The lumbar curve in man and apes. Dublin, 1886.

DALLY. — Des ressources de l'orthopédie physiologique, in-8. Paris, Masson, 1872.

DELPECH. — Orthomorphie, 2 vol. avec atlas. Paris et Montpellier, 1828 et 1829.

DELPECH ET TRINQUIER. — Observations cliniques sur les difformités de la taille et des membres. Paris et Montpellier, 1833.

DESBORDEAUX (P.-P.). — Nouvelle orthopédie, in-12, p. 177. Paris, 1805.

DUBREUIL. — Éléments d'orthopédie, 1882.

DUCHENNE. — Physiologie des mouvements, 2e partie. Paris, 1867.

DUVAL (V.). — Aperçu sur les principales difformités du corps, in-8. Paris, 1833.

DUVERNEY. — Traité des maladies des os, 2 vol. in-12. Paris, 1751.

EULENBURG (M.). — Rückgratsverkr. In Real Encyclop. des ges. Heil., XI, p. 550-585. Vienne et Leipzig, 1882.

FISCHER (F.). — Article *Orthopédie*, in Édition américaine de l'Encyclopédie int. de chirurgie.

FERMMIO (F.). — The treatment of the disease of spinal column. Lancet, 1887.

GEVAERT (G.). — Du traitement des déviations rachidiennes par les corsets plâtrés. Thèse d'agrégation. Bruxelles, 1889.

HARTELIUS. — Traitement des maladies par la gymnastique suédoise. Trad. Fick et Vullemin. Paris, 1891.

HEATHER BIGG. — A short manual of orthopædy, in-8. London.

HEATHER BIGG (H.). — On curvature of spine and its mechanical treatment, in-8. Churchill, 1871.

HEATHER BIGG (H.). — Orthopragms of spine (London, 1880), et Orthopraxy. The mecanical treatment of deformities. London, 1877.

HEATHER BIGG (H.). — Spinal curvature. London, 1882.

HÉDON. — Précis de physiologie. 1898 (collection Testut).

HIRSCH. — Die Orthopädie. Prague, 1815.

HOFFA (A.). — Lehrbuch der orthopädischen Chirurgie. Dritte Auflage. Stuttgart, 1898.

JACKSON-CLARKE (J.). — Orthopædic surgery. London, 1899.

KORMANN (F.). — Compend. d. Orthop. Leipzig, 1874.

LAGRANGE (L). — La médication par l'exercice. Paris, 1894.

LAGRANGE (L.). — Physiologie des exercices du corps (Paris, 1889), et Mécanothérapie. Paris, 1899.

LANGGAARD (O.). — Zur Orthopädie, etc. Berlin, Hirschwald, 1868.

LANDERER (A.). — Mécanothérapie. Handbuch der Orthopädie, Gymnastik und Massage, édit. W. Vogel. Leipzig, 1896.

LEWIS (PERCY G.). — The relief and cure of spinal curvature. London, 1897.

LING (P.-D.) — Reglement foer Gymn. Stockholm, 1836.

LŒWENSTEIN (A.). — Die Rückgratsverkrümmungen u. die Heilgymnastik. Berlin, 1869.

LORENZ (A.). — Ueber Rückgratsverkrummüngen, in Real Encyclopædie des ges. Heil. Vienne, 1889.

MAISONABE (C.-A.). — Orthopédie clinique sur les difformités, in-8, II vol. Paris, 1834.

MALGAIGNE (J.-A.). — Leçons d'orthopédie. Paris, 1862.

MELLET (F.-L.). — Manuel pratique d'orthopédie, etc. Bruxelles, 1835.

MEYER (O.-H.). — Die Statik und Mechanik des menschlichen Knochengerüstes. Leipzig, 1873.

MORA (A.). — L'homme ; — Équilibre et mouvements ; — Physiologie. Paris, 1890.

NEBEL (H.). — Die Behandlung mittelst Bewegungen und Massage. Wiesbaden, 1891.

NÉLATON ET PÉAN. — Déviations du rachis, in Élém. de pathol. Paris, 1870.

NOBLE-SMITH. — Curvatures of the spine. London, 1883 et 1888.

NUNN (W.). — On certain disregarded defects of development chiefly in relation to the curves of the spine. London, 1885.

PETIT (J.-L.). — Traité des maladies des os. Paris, 1758.

PRAVAZ. — Traité des déviations de la colonne vertébrale, avec atlas. Paris, 1875.

REDARD (P.). — Traité pratique de chirurgie orthopédique. Paris, 1892.

REEVES (H.-A.). — Bodaly deformities and their treatment; a handbook of practical orthopædics. London, 1885.

REYNIER (J.-B.). — Des traitements des déviations de la taille. Paris, 1889.

SABATIER. — Mémoire sur l'anatomie des gros vaisseaux. Appendice du Traité d'anatomie, 1791, vol. III.

SAINT-GERMAIN (DE). — Chirurgie orthopédique, in-8. Paris, 1883.

SAPPEY. — Traité d'anatomie descriptive. Paris, 1867-1868.

SAYRE (L.-A.). — Spinal disease and spinal curvature. Lectures on orthopædic surgery and diseases of the joints. Smith. Elder and C^ie, London, 1877, et trad. française, 1887.

SCHILDBACH (G.-H.). — Orth. Klin., p. 61. Leipzig, 1877.

SCHREBER (G.-M.). — Das Buch der Erziehung an Leib und Seele. Leipzig, 1882.

SCHREBER (G.-M.). — Gymnastique de chambre. Leipzig, 1863.

SCHREBER (G.-M.). — Kallipädie. Leipzig, 1857.

SCHREBER (G.-M.). — Kinesiatrik oder die gymnastiche Heilmethode. Leipzig, 1852.

SCHREIBER (AUG.). — Allg. u. spec. orthop. Chir., etc. Vienne et Leipzig, 1888.

SCHREIBER (JOS.). — Prakt. Anleit. zur Beh. durch Massage u. meth. Muskelüb., in-8. Vienne et Leipzig, 1883.

SHAW (ALEX.). — Lat. curv. of the spine in I. Holmes, in-8, 2e édition, 1871.

SHAW (J.). — On the nature and treatment of the distorsions, etc. Londres, 1833, avec atlas.

SHAW (J.). — Obs. on the causes and early symptoms of defects in the form o the spine, etc. Londres, 1827.

STAFFEL (F.). — Die menschlichen Haltungstypen und ihre Beziehungen zu den Rückgratverkrümmungen. Wiesbaden, 1889.

STAFFORD. — Two essays on diseases of the spine. Londres, 1844.

TAMPLIN (W.-H.). — Lectures on the nature and treatment of deformities, etc. London, Med. Gaz., 1844 et 1845.

TESTUT (L.). — Traité d'anatomie humaine, t. I. Paris, 1890.

TILLAUX. — Traité d'anatomie topographique. Paris, 1897.

TUBBY (A.-H.). — Deformities. A treatise on orthopœdic surgery, in-8, t. XVI, 598 p., avec figures. Londres.

VOGT (P.). — Moderne Orthopädik. Enke, Stuttgart, 1883.

VOLKMANN (VON). — Orthop. Chir., in Pitha-Billroth's Hand. der Chir., t. II. Erlangen, 1872.

WAGNER. — Die Orthop. in der aerzt. Praxis. Deut. med. Woch., n° 36, 1881.

WEBER (E.-H.). — Recherches anatomico-physiologiques sur quelques dispositions particulières dans le mécanisme de la colonne vertébrale chez l'homme. Journ. complémentaire, t. XXIX.

WEBER (G. et E.). — Mécanique des organes de la locomotion chez l'homme. Paris, 1843.

WIDE (A.). — Traité de gymnastique médicale suédoise. Trad. M. Bourcart, 1898.

YOUNG (J.-K.). — Orthopedic surgery. Philadelphia, 1894.

ZANDER. — Die Apparate für mechanisch. heilgym. Behandlung. Stockholm, 1890.

## CYPHOSE. — LORDOSE. — MAL DE POTT

AHRONHEIM. — Zur Pathologie u. Therapie der Pott'schen Kyphose. Deut. Zeit. f. prakt. Med.

ALDIBERT. — Fistule trachéo-bronchique dans un cas de mal vertébral postérieur. Rev. mens. des mal. de l'enfance, n° 6, 1889.

ALTHAUS. — Paraplegie in Folge von Pott'scher Krankeit, etc. Deut. med. Woch., n° 23, 1886.

ANDERS (E.). — Ueber Behandl. der Spondylitis mittelst tragbarer Apparate aus Filz, etc. Petersb. med. Woch., 1881.

ANDERS (E.). — Statische und pathologische Wirbelsäule. Arch. f. klin. Chir., LVI, 4.

ARBUTHNOT LANE. — Angular curvatures; rapidly developing paraplegia; laminectomy; recovery. Lancet, 5 juillet 1890, p. 11.

ATKIN. — Spin. caries : paraplegia; trephining, etc. The brit. med. journ., avril 1883.

AUDRY. — Du pseudo-mal de Pott hystérique. Lyon méd., 23 oct. 1887.

AVICENNE. — Le canon de la médecine. Venetiis, 1552.

BADIN (L.-V.). — Des déviations latérales du rachis dans le mal de Pott. Thèse de Bordeaux, 1895.

BAMPFIELD. — On the diseases of the spine and chest. Édition allem. Leipzig, 1831.

BARTHEZ (E.). — Contribution à l'étude du traitement du mal de Pott. Thèse de Paris, 1880.

BARWELL (R.). — On the treatment of angular curvature of the spine. Londres, Lancet, n° 27, 1877.

BARWELL (R.). — On an expensive and efficient support for the head in caries of the cervical spine. Lancet, 15 déc. 1889.

BAUDOUIN. — Contribution à l'étude de la tuberculose de la région cervicale, etc. Centralbl. f. Orthop., n° 3, 1890.

BEELY (F.). — Ein Wagen zum Phelps'schen Stehbett. Cent. für orth. Chir., mai 1889.

BEYER. — Brückengypsverband bei Spondylitis cervicalis. Berl. klin. Woch., 1881, n° 33.

BILHAUT. — Résultats immédiats et éloignés du corset de Sayre dans le mal de Pott. Ann. d'orthop., n° 7, 1889.

BILHAUT. — Le traitement du mal de Pott. Revue méd., 16 juin 1897 et 7 juillet 1897.

BILHAUT ET LAVASSORT (CH.). — Mal de Pott et son traitement. Journ. de méd. de Paris, n° 24, 13 juin 1897.

BLONDEZ. — Annales de la Société belge de chirurgie, 6e année, nos 2, 72.

BOUVIER. — Mal de Pott. Discussion à la Société de chirurgie, 1858.

BOUVIER. — Sur le rapport des lésions dans le mal vertébral. Soc. de chir., 1858.

BRALLET. — Essai sur le traitement antiseptique des abcès par congestion, d'origine vertébrale, Thèse de Strasbourg, 1883.

BRUN. — Mort pendant le redressement d'une gibbosité de mal de Pott. Soc. de chir., 1897.

BRUNS. — Ueber die Jodoformbeh. der tuberc. Abcesse, insbes. der spondyl. Senkungsabcesse. Beitr. z. klin. Chir., t. IV, Tübingen, 1888.

BUCCI (E.). — Contributo ai moderni metodi di cura del male di Pott. Sett. med. dello Sperimentale, 24 et 31 déc. 1898.

CALOT. — Note sur quelques modifications apportées à la technique du redressement des maux de Pott, in-8, 14 p. avec fig., 1897.

CALOT. — Sur les moyens de corriger la bosse du mal de Pott, d'après trente-sept opérations, et sur les moyens de la prévenir. Arch. prov. de chir., fév. 1897.

CALOT. — Traitement de la bosse du mal de Pott. Acad. de méd. de Paris, 22 septembre 1896, et Arch. prov. de chir., n° 2, fév. 1897, p. 65-70.

CALOT. — Traitement du mal de Pott. Congrès méd. int. de Moscou, 1897.

CALOT. — Traitement du mal de Pott. Acad. de méd. de Paris, séance du 31 mai 1898.

CALOT ET PIERRE. — Est-il permis, dans l'état actuel de la science, d'opérer les malades atteints de paralysie du mal de Pott? Revue d'orthopédie. Paris, juin 1895.

CALOT, REDARD, CHIPAULT, BILHAUT. — XIe Congrès de chirurgie, 1897, p. 290 et suiv.

CAPELLI (L.). — Sur le redressement forcé de la cyphose du mal de Pott. Arch. de Ortop., 1898.

CAPILLERY. — Contribution au traitement chirurgical du mal de Pott. Thèse de Lyon, 1893.

CATTEREL. — Paraplégie pottique. Redressement. Guérison. Soc. Harveyenne de Londres, 3 mars 1898, et Clin. Soc. of London, 25 fév. 1898.

CHÉNIEUX. — Mal de Pott dorsal avec rejet de fragments osseux par le larynx et la trachée. Thèse de Paris, 1873.

CHIPAULT. — Chirurgie opératoire du système nerveux, Paris, 1894.

CHIPAULT (A.). — Les ligatures apophysaires. Gaz. des hôp., 20 fév. 1897.

CHIPAULT. — Le traitement du mal de Pott. Œuv. méd. chir., nos 2, 24, 1897.

CHIPAULT (A.). — Nécessité de la fixation apophysaire directe pour la guérison durable des déviations vertébrales réduites. Acad. de méd., 10 août 1897.

CHIPAULT (A.). — Nouveau traitement du mal de Pott. Ligature apophysaire. Journ. de méd. et de chir. prat., 1896. Méd. moderne, oct. 1895 et 30 déc. 1896.

CHIPAULT. — Traitement des déviations vertébrales (scoliose et mal de Pott) par réduction en un temps sous chloroforme et immobilisation. Acad. de méd., 6 avril 1897, et Presse méd., 7 avril 1897.

CHIPAULT (A.). — Travaux de Neurologie chirurgicale, 1re et 2e années.

CIVEL. — Bull. et Mémoires de la Soc. de chir. de Paris, 26 mai 1897.

CLARK (E.). — A new apparat for supporting the head, etc. Brit. med. journ., 31 oct. 1885.

CONGRÈS DES CHIRURGIENS ALLEMANDS A BERLIN. — Discussion, 3-6 avril 1898, in Sem. méd., 13 avril 1898.

CONGRÈS DE LA SOCIÉTÉ BELGE DE CHIRURGIE (IVe) 1898. — Traitement du mal de Pott. Rapporteur Gevaert et Discussion.

CONTA (Mme). — Du mal de Pott au-dessous de la moelle chez les enfants, etc. Thèse de Paris, 1887.

COTREL (P.). — De l'arthrite sous-occipitale. Thèse de Paris, 1872.

COUDRAY. — Redressement brusque de la gibbosité du mal de Pott. Méd. infantile, no 12, août 1897.

COUDROY DE LAURÉAL. — Quelques considérations sur le mal vertébral chez l'enfant. Thèse de Paris, 1874.

COULOMB (N.). — Du traitement des déviations de la colonne vertébrale par la méthode de Sayre. Thèse de Lyon, 1881.

DALLY. — Traitement des déformations de la colonne vertébrale. Journ. de thérap., 1888, no 1.

DAVID. — Sur les effets des mouvements et du repos en chirurgie, 1779.

DAVY. — Clinical remarks on the treatment of angular curvature of the spine. Brit. med. journ., 12 déc. 1885.

DELCROIX. — Mal de Pott lombaire ancien. Redressement. Suture périostée des apophyses épineuses lombaires. Ann. de la Soc. belge de chir., nos 5-6, 1897.

DELCROIX. — Technique du redressement forcé du mal de Pott. Ann. de l'Inst. chirurg. de Bruxelles, 15 déc. 1897.

DELCROIX. — Traitement de la bosse du mal de Pott. Journal. de méd. de Paris, 16 mai 1897.

DELORE (X.). — Du redressement forcé des bossus. France médicale, 1897.

DEMARS ET DUMOULIN. — Mal de Pott dorso-lombaire, etc. Progrès méd., no 48, 27 nov. 1886.

DENUCÉ (M.). — Le mal de Pott. Paris, 1896.

DENUCÉ (M.). — Réduction de la gibbosité pottique par le procédé de Calot. Soc. de méd. et de chir. de Bordeaux, 1er oct. 1897. Analyse in Revue mens. des mal. de l'enfance, no 12, 1897.

DOLEGA. — Zur Behandlung der habituellen Kyphose (des runden Rückens). Therap. Monatsch., mai 1895.

DOLLINGER (J.). — Die frühe oper. Beh. der eitrigen Wirbelentzündung. Wien. med. Woch., XXXV, 52, 1885.

DOLLINGER (J.). — Die Behandlung der tuberculosen Wirbelentzündung. Stuttgard, 1896.

DORNBLÜTH. — Zur Beh. der Rückgratsverkr. Jahrb. f. Kinderheilk. Leipzig, 1885, p. 313.

DUCROQUET. — Contribution à l'étude de la consolidation du rachis après redressement de la gibbosité. Comm. au congrès int. de méd. de Moscou, 1897.

DUCROQUET. — Traitement préventif de la gibbosité pottique. Presse méd., no 83, 8 oct. 1898.

DUCROQUET. — Traitement du mal de Pott. Thèse de Paris, 1898.

DUPLAY. — Arch. gén. de méd., avril 1878.

ECHEVERIA. — De la nature des affections dites tuberculeuses des vertèbres. Thèse de Paris, 1860, no 9.

ELFERICH. — Zeitch. f. prak. Aerzte, 15 août 1897.

ENGEL. — Ueber Wirbelsäuleverkrümmungen. Eine anatom. Skizze. Wien. med. Woch., 1868, 66.

Eston. — Redressement forcé de la colonne vertébrale dans le mal de Pott. Soc. des sciences méd. de Montpellier, 11 fév. 1898.

Falkson. — Abnehmbarer Wasserglasverb. f. Spondylitis cervicalis, etc. Berl. klin. Woch., 1883, p. 53.

Favier. — Du traitement du mal de Pott, et en particulier de la réduction brusque de la gibbosité sous le chloroforme. Thèse de Lille, 1898.

Flemming. — Die Ruckgratsverkrümmungen. Dresden, 1858.

Fournerreaux (H.). — Étude sur le redressement des gibbosités dans le mal de Pott. Thèse de Lyon, 1897.

Fraenkel. — Et Tilfælde af Spondylitis cervicalis behandlet med. Vaegtextension, etc. Hospit. Tid., t. II, nº 6, p. 121. Copenhague, 6 février 1881.

Gayet. — La gibbosité du mal de Pott. Thèse de Lyon, 1897.

Gibney. — Compression myelitis of Pott's disease, etc. Med. Rec., 1888.

Gibney. — Mal de Pott traité par la réduction forcée de la déformation et discussion. Acad. de méd. de New-York (Sect. de chir. orth.), 18 mars 1898.

Gibney. — Un diagnostic précoce est le meilleur traitement du mal de Pott. Med. Rec., 17 oct. 1891.

Gillebert d'Hercourt. — Du traitement du mal de Pott. Gaz. des hôp., 1863.

Gillebert d'Hercourt. — Gaz. méd. de Lyon, 1857, nᵒˢ 16 et 17, et Bul. Soc. de chir., 1858.

Glisson. — De Rachitide, 1650.

Goldthwait. — The immediate correction of the deformities resulting from Pott's disease. Boston med. and surg. journ., 1898.

Grancher. — Mal de Pott. Gaz. des hôp., 20 sept. 1887.

Grasset. — Mal de Pott cervic. Contradiction entre le diagnostic et les résultats de l'autopsie, etc. Gazette hebd. des sc. méd. de Montpellier, 19 et 26 mars 1887.

Gray (Andrew). — Laminectomy for complete paraplegia produced by angular curvature of the spine. Brit. med. journ., 13 avril 1895.

Guyot (J.). — Contribution à l'étude de l'immobilisation dans le mal de Pott chez les enfants. Thèse de Bordeaux, 1899.

Hare (S.). — Practical observ. on the causes and treatm. of curvatures of the spine. Londres, 1838.

Harrison. — Pathologic. and practic. Obs. on spinal diseases. London, 1827.

Helferich. — Ueber Calot's Verfahren und Korrectur des kyphotischen Buckels. Zeit. f. prak. Aerzte, 1897, nº 16, in Cent. f. Chir., 1897, nº 13, p. 1128.

Heusner. — Ein Vorgänger Calot's. Deut. med. Woch., 1897, nº 48.

Hippocrate. — Des articulations, t. V, p. 213.

Hippocrate. — Redressement forcé des gibbosités. Traduct. franç. de Littré, t. V, p. 201, §. 47.

Hirsch (D.-B.). — The hammoc method of applying the plaster jacket. Phil. med. and surg. rep., mai 1885.

Hoffa (A.). — Du redressement brusque de la gibbosité pottique et discussion. XXVIIᵉ Congrès de la Soc. all. de chir. Berlin, du 13 au 16 août 1898, Deut. med. Woch., 6 et 20 janvier 1898, et Arch. f. klin. Chir. Berlin, 1898.

Horsley (V.). — The treatment of the early spinal caries; the treatment of coexistent abscess; forcible reduction of deformity (with discussion). London, Brit. med. journ., II, 1898.

Hehn (N.). — Ein Apparat zur Streckung und Ausgleich. des Buckels. Arch. f. klin. Chir., LVI, 4, 1898.

Illiot. — Paralysie par compression dans le mal de Pott. N. Y. med. journ., 2 juin 1888.

Imbenois. — Contrib. à l'étude des symptômes du mal de Pott au début. Gaz. méd., janv. 1888.

Jacobson (L.). — Ueber die Behandlung der Spondylitis mittelst des Gypscorsets. Inaug. Diss. Berlin, 1880.

Jeannel. — App. pour le redres. des gibbosités pottiques. Arch. prov. de chir., 1897.

Joffroy. — Sul sintomi nervosi del mal de Pott. Della Riforma med., 30 mars 1885.

Jones (R.) et Tubby (A.). — Brit. med. journ., 7 août 1897.

Jones (R.) et Ridlon (J.). — Contributions to orthopedic surgery. Prov. med. journ., déc. 1892.

Jonnesco (T.). — La réduction brusque des gibbosités pottiques. XII° Cong. méd. internat. de Moscou, 1897, et Centralbl. f. Chir., 1897, n° 39, p. 1013.

Judson. — A practical point in treatment of the Pott's disease of the spine. N. Y. med. journ., 22 sept. 1888.

Judson (A.-B.). — Die Behandlung der Pott'schen Wirbelerkrankung. Zeitsch. f. orth. Chir., III Band., I, 15.

Kirmisson. — Mal de Pott ; origine tuberculeuse et origine traumatique. Gaz. des hôp., 1890.

Kœnig. — Ueber die Fortschritte in der Behandlung der Pott'schen Kyphose. Berl. klin. Woch., 1880, n° 7.

Krasse. — Trépanation du rachis dans le mal de Pott (19° Congrès de la Soc. allem. de chir. ; Voir analyse dans la Semaine méd., 23 avril 1890 ou Rev. d'orthop., n° 4, 1890, p. 313).

Lacharrière. — Essai sur le traitement des abcès par congestion d'origine vertébrale. Thèse de Paris, 1883.

Lambotte (A.). — Le trait. chirurgical du mal de Pott. Belgique médicale, 1895, et Journ. de méd. de Paris, 11 avril 1897.

Lange (F.). — Die operative Behandlung des Buckels nach Calot. Münch. med. Woch., n° 16, 20 avril 1897, et Cent. f. Chir., n° 12, 26 mars 1898.

Langenbeck. — Vorstellung eines Falles von Pott'scher Krankheit, etc. Verh. der deutschen Ges. f. Chir. Berlin, 1876.

Lannelongue. — Tuberculose vertébrale. Paris, 1888.

Latouche (d'Autun). — Note sur le traitement du mal de Pott par le redressement brusque. (Procédé de Calot). Travail présenté à la Société de chirurgie. Analyse dans le Centre médical, 1er mars 1898.

Lediard. — Spondylitis deformans and osteitis deform. Brit. med. journ., juin 1883.

Lee (B.). — Suspension as a means of treating spinal distortions. Trans. amer. med. assoc., 1877.

Lewanski. — Traitement du mal sous-occipital à l'aide d'un appareil plâtré. Thèse de Paris, 1883.

Le Roy-Hubbard. — Cas de paraplégie dans le mal de Pott traité par la suspension. Acad. de méd. de N.-Y., séance du 21 mars 1890.

Levacher. — Mém. de l'Acad. de méd., t. V, 1768.

Levassort. — Des avantages de la position tête en bas dans le traitement du mal de Pott. Méd. moderne, 7 août 1897, et Ann. de chir. et d'orth., t. X, n° 4, avril 1897.

Lévy (S.). — Bidrag til den mekaniske behandling af ryggens deformiteter. Copenhague, 1881.

LORENZ (A.). — Die Behandlung der tuberculœsen Spondylitis. Wiener Klinik, 5, 1889.

LORENZ (A.). — Spondylitis, in Real Encycl. der ges. Heilk., Vienne, 1889.

LORENZ (A.). — Traitement du mal de Pott tuberculeux. Congrès de Berlin, octobre 1890.

LORENZ (A.). — Ueber das Brisement des Buckels nach Calot. Deut. med. Woch., 1897, nº 35.

LORENZ (A.). — Ueber das Redressement der spondylitischen Wirbelsäule durch totale Lordosierung in horizontaler Suspension. Wien. med. Woch., p. 1162, XLVIII, nºs 24, 25, 26, 27, 1898.

LOUIS. — Recherches sur l'état de la moelle épinière dans la carie vertébrale. Mém. ou Recherches anatomo-pathologiques sur diverses maladies, p. 410, ob. 2315.

LOVETT (R.-W.). — Lateral deviation of the spine as a diagnostic symptom in Pott's disease. Boston med. and surg. journ., 9 oct. 1890.

MADELUNG. — Ueber die Sayre'sche Methode der Behandlung von Wirbelsæuleerkrankungen. Berlin. klin. Woch., nºs 5 et 6, 1879.

MAISONABE. — Orthopédie clinique. Paris, 1834, t. 1, p. 51.

MALHERBE. — Mort à la suite d'un redressement de gibbosité pottique. Gaz. méd. de Nantes, 12 juin 1897.

MAQUET. — Du traitement de L. Sayre (corset plâtré) dans le mal de Pott. Thèse de Montpellier, 1885.

MAYOR. — Mém. sur le traitement des gibbosités. Paris, 1829. Journal des progrès des sciences, 1829, et Inst. méd., t. XIII, p. 161.

MELUX. — Reducerea Gibostătilor Pottice. Thèse Bucuresci, 1898.

MÉNARD (V.). — Du redressement brusque de la gibbosité du mal de Pott. Acad. de méd. et Gaz. hebd. de méd. et de chir., nº 43, 1897.

MÉNARD (V.). — Note sur les altérations vertébrales dans le mal de Pott. Revue d'orthopédie, p. 173, 301, 370, 1899.

MÉNARD (V.) ET GUIBAL (P.). — Gibbosités expérimentales. Revue d'orthopédie, p. 35 et 123, 1900.

MERLIN. — Du pseudo-mal de Pott hystérique. Thèse de Paris, 1889.

MEYER (H.). — Deux cas de redressement brusque de la gibbosité pottique. Correspond. Bl. f. Schweiz. Aerzt., 1898. Analyse in Presse méd., 25 juin 1898.

MICHAUD. — Sur la méningite et la myélite dans le mal de Pott. Thèse de Paris.

MILLOT. — Du traitement des gibbosités pottiques. Thèse de Paris, 1898.

MOLLIÈRE (D.). — Complications et traitement du mal de Pott. Prov. méd., 16 et 23 avril 1887.

MONOD (CH.). — De la réduction des gibbosités pottiques. Rapport à l'Acad. de méd., 8 juin 1897, et Discussion.

MOTTA. — Della cifosi, etc. Archiv. di ortop. Ann. 1, 1884, p. 393.

MOTTA. — Di un caso di cifosi dorsale con paraplegia curato col bandaggio Sayre. Giorn. della R. Accad. di med. di Torino, 1885.

MOTTA. — Sulla cura della cifosi. Arch. di ortop., 1888, p. 204.

MURALT (W.). — Zur Beh. von Spondylitis mit Sayre'schem Gypsverband. Correspond. f. Schweizer Aerzte, 1888.

MURRAY (R.-W.). — Brit. med. journ., 1897, nº 4.

NEBEL (H.). — Die Beh. der Rückgratsverkr. mittelst des Sayre'schen Corsets. Volkmann's Samml. klin. Vortr., nºs 277, 278.

NEBEL (H.). — Die Redrissirung des Pott'schen Buckels im Schwebelagerungsapparat. Samm. klin. Vorträge, nº 191. Leipzig, 1897.

NEBEL (H.). — Ueber einige im Allgemeinen Krankenhause in Hamburg mittelst der Sayre'schen Methode erzielte Resultate. Deut. med. Woch., n° 5, p. 72, 4 fév. 1886.

NÉLATON. — Recherches sur l'affection tuberculeuse des os. Thèse de Paris, 1836.

NICHET. — Mém. sur le mal vertébral de Pott. Gaz. méd., 1835 et 1840.

NOBLE SMITH. — Spinal caries. Second edition. London, 1897.

NOBLE SMITH. — The Lancet, fév. 1897.

NÜENCHEN (H.). — Das Stehbett. Deut. med. Woch., mai 1886.

NOTA (A.). — Contrib. alla cura della cifosi. Rivista clin., juin 1889, p. 48.

OMBREDANNE (L.). — La correction des gibbosités. Gaz. méd. de Paris, 11, 18 et 25 sept. 1897.

ORY. — Mal de Pott vertébral. Injections d'éther iodoformé. Guérison. Journ. de méd., 8 janv. 1888.

OXLEY (Martin). — Caries of the spine wit' partial paraplegia, treated by application of Sayre's Jacket. Londres, Lancet, 25 avril 1885.

PAPAIL (H.). — De l'emploi du corset plâtré dans les lésions de la colonne vertébrale. Thèse de Paris, 1889.

PAPAZIAN. — Quelques considérations sur le mal vertébral et sur la pachyméningite caséeuse. Thèse de Paris, 1875.

PARANT (P.). — Contribution au traitement du mal de Pott cervical. Nouvelle minerve plâtrée. Thèse de Lyon, 1892.

PARÉ (A.). — Œuvres chir., éd. flamande, p. 441. Amsterdam, 1655.

PERL (J.). — Zur Behandlung der Spondylitis. Arch. f. Kinderheilk., XXVI, 3, 4.

PETERSEN (E.). — Ueber Gypspanzerbehandlung. Arch. f. klin. Chir., t. XXXII, 1.

PHOCAS. — Du traitement du mal de Pott, et en particulier de la réduction brusque de la gibbosité sous le chloroforme. Arch. prov. de chir., t. VII, p. 133, mars 1898.

PHOCAS. — Traitement du mal de Pott. Nord médical, 1er sept. 1897.

POST (S.-E.). — On basilar cyphosis : its relation to the certain cerebral deformities. N.-Y. med. Record, 21 déc. 1889, t. XXXVI, p. 681.

POTT (Percival). — Œuvres chirurgicales. Traduites de l'anglais, t. III, 1792. 1er mém. publié en 1779, traduit en 1790; 2e mém. publié en 1783, traduit en 1792.

PUEL (G.). — Traitement du mal vertébral. Thèse d'agrég., 1878.

REDARD (P.). — Du lit plâtré dans le traitement du mal de Pott. Gaz. méd. de Paris, n° 13, 26 mars 1890.

REDARD (P.). — Du traitement de la gibbosité du mal de Pott. XIe Congrès français de chirurgie, 1897, et Communications sur le même sujet au Congrès de la Société belge de chirurgie tenu à Gand en 1898 et à la Société clinique de Londres, 1898.

REDARD (P.). — Technique des corsets orthopédiques, IIIe Congrès français de chir. Paris 1888.

REDARD (P.). — Traitement des déviations de la colonne vertébrale, et principalement du traitement de la gibbosité du mal de Pott. XIIe Congrès int. de médecine. Moscou, 19-26 août 1897.

REINAULT (F.). — Correspondant médical, 15 août 1897.

REYHER. — Die Behandlung der Spondylitis dors. (Rauchfuss'sche Schwebe). Langenb. Arch., t. XIX, p. 310.

RICHARD (A.). — Du lit plâtré dans le traitement du mal de Pott. Thèse de Paris, 1892.

RIDLON. — Notes on two cases of Pott's disease. N.-Y. med. Rec., 28 avril 1887.

RIDLON. — Continuous traction in the treatment of Pott's disease, *ibid.*, 7 fév. 1885.

RIPOLL. — Essai sur l'arthrite vertébrale. Thèse de Paris, 1850.

RIPOLL. — Note sur l'arthrite vertébrale. l'Union méd., 1868, p. 850.

RIVIÈRE (LAZARE). — Les observations de médecine de Lazare Rivière, 2e édit., p. 678. Lyon, 1691.

ROBERTS (G.). — Mechanical treatment of caries of the lumbar vertebrae. The Lancet, 27 janv. 1883.

ROMANO. — La sospensione ed il corsetto gessato nella cifosi di Pott, etc. Movim. med. chir. fasc. 1-8, 1885.

ROTH. — Die rationnelle Beh. der Erkrankungen der Wirbelsäule. Centralbl. f. Orthop., n° 3, 1890.

ROTHSCHILD (H. DE) et DUCROQUET. — Traitement curatif de la gibbosité pottique. Progrès médical, nos 41, 48, 53, 1898.

SANTER (P.-O.). — Ein Apparat zur bequemen Anlegung des Lorenz'schen Extensions und Reclinationsbettes bei Spondylitis. Zeitsch. f. orth. Chir. I Band, p. 218.

SAYRE (L.-A.). — Congrès de Manchester, 1877.

SAYRE (L.-A.). — Mal de Pott depuis la deuxième jusqu'à la neuvième dorsale, etc. Centralbl. f. Chir., n° 7, 1881.

SCHANZ (A.). — Bemerkungen zur Calot'schen Buckeloperation. Deut. med. Woch., 24, § 381.

SCHEDE (M.). — Eine praktische Modification des Calot'schen Verfahrens zur Behandlung der Spondylitis. Zeitsch. für prakt. Aerzte, 15 juillet 1898.

SCHILDBACH. — Erfahrungen über Spondylarthrocace. Wien. Jahrb. f. Kinderheilk. V. 2, p. 51.

SCHLESTENDAL. — Ueber das Sayre'sche Gypscorset nach der vervollkommneten. Methode. Deut. med. Woch., 1885, n° 45.

SCHMAUS. — Die Kompressionsmyelitis bei Caries der Wirbelsäule. Wiesbaden, Bergmann, 1890.

SCHREIBER. — Contributo alla cura delle malattie delle vertebre cervicali. Arch. di ortop., 1888, p. 161.

SCRIBA. — Beitrag zur mechanischen Behandlung der Spondylitis. Berl. klin. Woch., 1878, nos 28 et 29.

SHAFFER. — Pott's disease; its pathology and mechan. treatment, etc. New-York, 1878.

SOCIÉTÉ DE CHIRURGIE DE PARIS. — Discussion sur le traitement des gibbosités pottiques. Séance du 12 mai 1897.

SOCIÉTÉ DE MÉDECINE DE BERLIN. — *Id.* 19 et 26 janvier 1898.

SOCIÉTÉ CLINIQUE DE LONDRES. — *Id.*, 12 nov. 1897 et 25 fév. 1898.

SONNENBURG. — Erfahrungen über die Verwerthbarkeit des Sayre'schen Gypscorsets. Berl. Klin. Woch., 1883, 3, 8, 9.

STAFFORD. — Treatise on the injuries, the diseases, etc. Londres, 1832.

STILLMAN. — Mechanical treatment of Potts disease. Journ. of the amer. med. assoc., 1883.

STILLMAN. — Physiological method of treating caries of the dorsal vertebræ. Bost. med. and surg. Journ., 1883.

STILLMAN (C.-F.). — Round shoulders. Trans. of the Am. orth. Assoc., t. I, p. 62, 1889.

SCHBOTIN. — Redressement de la gibbosité pottique par le procédé de Calot. Wratch., 1898. Analyse in Med. Int., 1er avril 1898, et Revue ill. de polyc. méd. et chir., 30 avril 1899.

TAVIGNOT. — Recherches sur le mal vertébral de Pott. L'Expérience, 1841.

TAYLOR-LINO. — A case of Pott's disease with an unusual deformity. Med. Rec., 19 nov. 1887.

TAYLOR (G.-H.). — Angular curvature. N.-Y. med. journ., 5 et 12 oct. 1889, t. I, p. 337 et 400.

TAYLOR (G.-H.). — La cure du mal de Pott avec disparition de la difformité. Med. Rec., 8 janv. 1887.

TERRILLON. — Abcès froids ossifluents. Progrès méd., 1887, n° 1.

THOMPSON (H.). — Mal de Pott; gibbosité angulaire; paraplégie récente; résection des lames vertébrales, guérison. The Lancet, 17 août 1889, t. II, p. 315.

TILANUS (C.-B.). — Over de Behandeling van Pott's Kyphose met Redressement forcé. Nederl. Tijdsch. voor Geneesk., 12 mars 1898.

TOUNISSOT. — Des déviations aortiques dans le mal de Pott. Thèse de Paris, 1887.

TOURNADOUR. — De l'ostéomyélite de la colonne vertébrale. Thèse de Paris, 1890.

TREVES. — The direct treatment of spinal caries by operation. Amer. journ. of med. sc., avril 1881.

TREVES. — Vices de conformation et affections de la colonne vertébrale. Article *Mal de Pott* dans Encyclop. intern. de chir., t. V, p. 718.

VERNEUIL. — De la cyphose des adolescents. Gaz. méd., 3-10 août 1880.

VINCENT (E.). — Contribution à la chirurgie rachidienne. Revue de chirurgie, 1892, et Note au Congrès français de chirurgie, 1892.

VINCENT. — Sur le redressement des gibbosités pottiques. Mémoire lu à la Soc. de méd. de Lyon, 21 juin 1897.

VINCENT (E.). — Sur le redressement des gibbosités pottiques. Soc. de méd. de Lyon, 21 juin 1897.

VOLKMANN. — Behandlung der Senkungsabcesse. Beitr. z. Chir. Leipzig, 1875.

VOLKMANN (R. VON). — Chirurgische Erfahrungen über die Tuberculose. Ber. und Verhandl. Deut. Ges. f. Chir. XIV° Congrès. Cent. f. Chir., n° 24, p. 1 et suiv., 1885.

VORONOFF. — Le redressement forcé des gibbosités du mal de Pott au x° siècle, avec 6 figures. Arch. orient. de méd. et de chir., n° 3, mars 1899.

VULPIUS (O.). — Die Behandlung des Spondylitis im Gipsbett. Terap. et Munch. med. Woch., 1898. Monatsch., fév. 1899.

VULPIUS (O.). — Ueber das gewaltsame Redressement des Buckels. Münch. med. Woch., n° 36, 7 sept. 1897, et Cent. f. Chir., 11 déc. 1897.

VULPIUS (O.). — Un cas de redressement de la gibbosité pottique suivi de mort. Cent. f. Chir., n° 49, 11 déc. 1897.

VULPIUS (O.). — Zur Technik des Redressements und der Verbandanlegung beim Calot'schen Verfahren. Deut. med. Woch., n° 24 et 27, 16 juin 1898, et Arch. f. klin. Chir, 1898.

WALSHAM (W.-J.). — On the treatment of angular curvature of the spine, etc. Brit. med. journ., 31 oct. 1885.

WALZBERG. — Sayre's Gypsjacket. Berl. klin. Woch., 1879, 10 et 20.

WEIR-MITCHELL. — Treatm. of Pott's paralysis by suspension. Journ. of med. amer. sc., 1889.

WEISS. — Ein Beitrag zur Beh. der Spondylitis. Centralbl. f. die ges. Therapie. Vienne, nov. 1881.

WESTERMANN. — Du redressement des gibbosités pottiques sans anesthésie. Thèse de Bordeaux, fév. 1898.

WIART (P.). — Du redressement des gibbosités pottiques. Revue de chir., sept. 1898, janv. et fév. 1899.

WILLEMS (CH.). — De la suppression de l'anesthésie dans le redressement des gibbosités pottiques. Semaine méd., 28 juillet 1897.

WITTELSHÖFER. — Die Beh. von Verkr. der Wirbelsäule mittelst starrer Verbände. Wien. med. Woch., 1880, n° 20.

WITZEL. — Erworbene Krankh. der Wirbelsäule. Gerhard's Handb. VI Abtheil. der Kinderkrankh.

WOLFF (J.). — Ueber das Redressement des Buckels. Communication à la Soc. de méd. de Berlin et discussion, 26 janvier 1898, et Berl. klin. Woch., XXXV, p. 147, 151, 1898.

WOOD. — Traitement du mal de Pott et des traumatismes de la colonne vertébrale par la suspension. Bull. méd., 6 février 1789.

WULLSTEIN (L.). — Die anatomischen Veränderungen nach Calot'schen Redressement, mit Demonstration experimentell gewonnener Präparate; Angabe einer schonenderen Methode. Arch. f. klin. Chir. Berl., LVII, 485-496, 1898, et Cent. f. Chir., XXV, 705-710, 1898.

ZESAS. — Ueber die Behandlung der Paraplegie bei Spondylitis. Arch. f. klin. Chir., t. XXXI, n° 2.

## SPONDYLOSE

ACHARD et CLERC. — Ankylose spondylo-rhizomélique et syringomyélie. Soc. de neurologie, 1er fév. 1900.

BECHTEREW (W. VON). — Steifigkeit der Wirbelsäule und ihre Verkrümmung als besondere Erkrankungsform. Neurol. Cent., 1893, n° 13, Deut. Zeitsch. f. Nervenheilk., XI, 3, 4, et Semaine médicale, 2 fév. 1898.

BOYER (M.). — Contribution à l'étude de la spondylose rhizomélique. Thèse de Toulouse, 1899.

BRADFORD. — Ankylosis of the spine; three cases folowing rheumatism, two being of gonorrhœal origin. Ann. of anat. and surg. 1883.

BRICON. — Exostoses, hyperostoses et synostoses multiples de la colonne vertébrale chez un chat. Bull. de la Soc. anat., p. 478, juillet 1884.

CHARCOT. — Société médicale des hôpitaux.

FEINDEL et FROUSSARD. — Spondylose rhizomélique. Nouvelle Iconographie de la Salpêtrière, sept.-oct. 1898.

GASNE (G.). — Spondylose rhizomélique. Soc. méd. des hôpitaux, 3 mars 1899.

KOEHLER (R.). — Ein seltener Fall von Spondylitis deformans. Chanb. Annalen, XII, p. 619, 1887.

LAIGNEL-LAVASTINE. — Un cas de spondylose rhizomélique. Soc. de neurologie, 1er fév. 1900.

LANCEREAUX. — Anatomie pathologique, t. II, p. 206, 1889.

LERI (A.). — La spondylose rhizomélique. Revue de médecine, 10 octobre 1899.

LEYDEN et GOLDSCHEIDER. — Spondylose rhizomélique. Nouvelle Iconographie de la Salpêtrière, sept.-oct. 1898.

MARIE (P.). — Leçons de clinique médicale. Hôtel-Dieu, 1891-96. Revue de médecine, p. 285, avril 1898.

MARIE (P.) et ASTIÉ (C.). — Sur un cas de cyphose hérédo-traumatique. Presse méd., n° 82, p. 8, 1897.

MARIE (P.) et LÉRI. — Autopsie d'un cas de spondylose rhizomélique. Soc. méd des hôpitaux, 24 fév. 1899.

MARKUSZEWSKI. — Contribution à l'étude de la spondylose rhizomélique. Thèse de Paris, 1899.

MERY. — Spondylose rhizomélique. Soc. méd. des hôpitaux, 30 juin 1899.

MILES. — Un cas d'ankylose du rachis. The Lancet, 1894, vol. II, S. 1028.

MILIAN. — Autopsie d'un cas de spondylose rhizomélique. Soc. anat., 3 fév. 1899.

MILIAN. — Deux cas de spondylose. Soc. méd. des hôpitaux, 25 nov. 1898.

MULLER (L.-R.). — Inflammation ankylosante chronique de la colonne vertébrale (spondylose rhizomélique). Munch. med. Wochensch., n° 41, p. 335, 1899.

RAYMOND. — Spondylose rhizomélique. Soc. méd. des hôpitaux, 3 mars 1899.

RENDU. — Spondylose rhizomélique. Soc. méd. des hôpitaux, 11 fév. 1898.

STRÜMPELL. — Bemerkung über die chronische ankylosirende Entzündung der Wirbelsäule und der Hüftgelenke. Deut. Zeitsch. f. Nervenheilk., p. 333, 1897.

VITORIO ASCOLI. — Contribution à l'étude de la spondylose rhizomélique. Policlinico, 1898, n° 12, p. 537.

## SCOLIOSE CONGÉNITALE

ADAMS (W.). — Lectures on the pathology and treatment of lateral and other forms of curvature of the spine. London, 1882.

ALBERTI. — Dissert. de morbis hæreditariis, 1710.

BARDELEBEN. — Lehrbuch der Chirurgie. Bd. IV, Berlin, 1882.

BOUVIER et BOULAND. — Article *Rachis* du Dictionnaire encyclopédique.

BRESCHET. — Medico-chirurgical Trans. Vol., IX, London, 1818.

BURNETT. — V. Froriep's Notizen. Bd. XIII, n° 21. Bd. XVI, n° 1.

BUSCH (F.). — Allgemeine Orthopädie, Gymnastik und Massage. Angeborene Skoliose, p. 135, in Handbuch der Allg. Therapie von Ziemssen, 1882.

CAM (I.-C.). — Journ. der Ausländ. med. Litteratur, von Hufeland, Schreyer und Herbst, December 1802.

CARUS (C.-G.). — Zur Lehre der Schwangerschaft. Leipzig, 1822 et Siebold's Journal, Bd. VI.

CASTELLI. — Giorn. di Torino, nov. 1847.

COVILLE. — De la scoliose congénitale. Revue d'orthopédie, p. 301, 1er juillet 1896.

DEPAUL in ROBERT. — Thèse de concours sur les vices congénitaux des articulations, p. 45, 1851.

FISCHER (H.). — Spec. Chir. Berlin, 1892.

FLEISCHMANN. — De vitiis congenitis circa thoracem et abdomen. Erlangen, p. 6, 1810.

FÖRSTER (A.). — Hand. der spec. path. Anat. Leipzig, 1854; et Die Missbildungen des Menschen. Iena, 1861.

GEOFFROY-SAINT-HILAIRE. — Anomalies de l'organisation, etc. Paris, 1832.

GESCHER (D. VAN). — Bemerkungen über die Entstellungen des Rückgrates. Aus dem Holländischen. Göttingen, 1791.

GUÉRIN (J.). — Résumé de l'ouvrage sur les difformités du système osseux, in-8, Paris, 1836; et Recherches sur les difformités congénitales. Paris, 1880.

HERRMANN. — Med. chir. Zeitung. Bd. IV, Innsbrück, 1822.

HIRSCHBERGER (A.-M.). — Beitrag zur Lehre der angeborenen Skoliosen. Zeitsch. f. orth. Chir., VII Band, 1 Heft., p. 128.

HOFFA (A.). — Lehrbuch der orth. Chir. Stuttgart, 1898.

HOHL (A.-F.). — Die Geburten missgestalteter, kranker und todter Kinder, 1850.

HUMBY. — Phys. med. Journ. aus dem Englischen von Kühn. Leipzig, 1801.

Meckel (J.-F.). — Handbuch der path. Anat. Bd. II, Leipzig, 1816.

Meissner. — V. Siebold's Journ. f. Geburtshülfe, Bd. VI, 2.

Méry. — Histoire de l'Académie des sciences. Paris, 1700.

Mouchet (A.). — Un cas curieux de scoliose congénitale dorso-lombaire. Gaz. hebd. de méd. et de chir., 1898; et Scoliose congénitale. Bull. et Mém. de la Soc. anat. de Paris, nov. 1899, p. 972.

Mohrt (G.-C.). — De spinæ dorsi distorsionibus et pede equino. Diss. Göttingen, 1829.

Museum der Heilkunde. — Helvetische Gesellschaft. Zurich. Bd. V, 1791.

Nevert. — Archives générales de médecine, t. XIII, p. 618.

Noble Smith. — Clin. sketches. London, sept. 1885.

Philipeaux. — Société de biologie, 1873 (pièce déposée au Musée Dupuytren).

Potthof. — Diss. inaug. sist. descriptionem casus rarissimi spinam bifidam totalem et columnam vertebralem antrorsum insigniter curvatam exhibentis. Berol., 1827.

Rokitansky (C.). — Hand. der spec. path. Anat. Bd. II, Wien., 1844.

Roy (H.). — Comm. de scoliosi, L. B., 1774, in Walz's neuen Ausz. aus Diss. f. Wundärzte. Bd. XV.

Sachero. — Archives générales de médecine, 8e année, t. XXIV. Paris, 1830.

Sartorius. — Rachitidis congenitæ observ., 1826.

Sayre. — Scoliose congénitale. Revue d'orthopédie, p. 144, 1892.

Siebenhaar (F.). — Erblichkeit der orth. Krank. Gräfe-Walter's Journ. der Chir. Bd. XVI, 4, Berlin, 1831.

Vogt (P.). — Moderne Orthopädik. Berlin, 1890.

Walter (P.-F. von). — System d. Chirurgie. Bd. V, Freiburg i. B., 1851.

Weber. — V. Siebold's Journ. Bd. IX, 2.

Wendelstadt. — In Hufeland's und Henle's Journ. der prakt. Heilk., 1818.

Yeatman. — London med. and. phys. journ., nov. 1824.

## DÉVIATIONS VERTÉBRALES D'ORIGINE TRAUMATIQUE

Bechterew. — Steifigkeit der Wirbelsäule und ihre Verkrümmung als besondere Erkrankungsform. Neurol. Centr., 1893, n° 13.

Gillette. — Report of cases of traumatic spondylitis. Meet of the American Orthopedic Association. Mai 1897.

Hahn. — Beiträge z. klin. Chir., XIV, p. 263.

Hattemer (W.). — Ueber traumatische Spondylitis und sekundäre traumatische Kyphose. Beitrage z. klin. Chir., XX, 1.

Henle. — Archiv. f. klin. Chir., 1896, t. 52, p. 1. Beitrag zu der Lehre von den traumatischen Erkrankungen der Wirbelsäule. Arch. der Kœniglichen chirurgischen Klinik in Breslau, et Arch. f. klin. Chir. 1896, t. XXII.

Kœnig. — Lehrbuch der speziellen Chirurgie für Aerzte und Stud. Bd. II. Berlin, 1891.

Kümmell (H.). — Ueber die traumatischen Erkrankungen der Wirbelsäule. Deut. med. Woch., 1895, p. 180.

Mancini. — Caso di spondilite traumatica con pachimeningite spinale ed elephantiasi. Morgagni, 1880, n° 3.

Marie (P.) et Astié (C.). — Sur un cas de cyphose hérédo-traumatique. Presse médicale, n° 82, 1897.

MÜLLER (W.). — Ueber acute Osteomyelitis der Wirbelsaüle (Deut. Zeitsch. Chir., Bd. XLI, p. 445.

MUTZEL. — Ueber Spondylitis traumatica. Inaugural Dissertation. Würzburg, 1898.

QUALLMALE. — Scoliose myopathique traumatique. Thèse de Würzbourg.

RUSSEL (J.). — Osteitis of the dorsal vertebræ from a fall. Brit. med. journ., March 22, 1879, p. 425.

SCHEDE. — Ueber ein typische Wirbelsaülefractur mit Demonstration eines Präparates. Deutsche Gesellschaft für Chirurgie X, 1881, I.

SCHNELLER. — Ein Fall von traumatischer Spondylitis. Münch. med. Woch., 12 janv. 1897.

## DÉVIATIONS VERTÉBRALES D'ORIGINE PLEURÉTIQUE

BILHAUT. — Scoliose consécutive à la pleurésie. Actualité méd., n° 1, 1889.

BOUVIER. — Bulletin de l'Académie de médecine, t. I, p. 812, et art. *Rachis* du Dict. encyclopédique de Dechambre.

BOUVIER. — Dict. Dechambre, article *Rachis*.

DELPECH et TRINQUIER. — Observations cliniques sur les difformités de la taille et des membres. Paris, 1833.

DRUMMOND (D.). — Brit. med. journ., 22 nov. 1879.

ESTLANDER. — Revue de médecine et de chirurgie, 1879.

GRANCHER (J.). — Leçons cliniques. Paris, 1890.

LAENNEC. — Traité du diagnostic des maladies du poumon et du cœur. Paris, 1837.

LARREY. — Clinique chirurgicale, t. IV.

MOINE (C.). — Quelques recherches sur les modifications de forme et de dimensions du thorax dans la pleurésie aiguë. Thèse de Paris, 1872.

PEYROT (J.-J.). — Étude expérimentale et clinique sur la pleurotomie. Thèse de Paris, 1876.

POTAIN. — Des modifications du poumon dans la pleurésie. Indépendance médicale, 1896, p. 73.

VOSWINKEL. — Traitement des empyèmes chroniques au moyen de résections costales étendues. Deut. Zeitsch. f. Chir., LXV, 1, 2.

WOILLEZ (E.-S.). — Traité clinique des maladies aiguës des organes respiratoires. Paris, Delahaye, 1872.

## DÉVIATIONS VERTÉBRALES D'ORIGINE RHUMATISMALE

ADAMS. — Soc. of anat. and phys., 1839.

MASSALONGO. — Riforma medica, 1893. Rev. neurologique, 15 sept. 1897, n° 17, p. 472.

MOORE. — Dorsal and lumbar vertebral showing rheumatic arthritis. The Lancet, 1883.

REGNAULT (F.). — Fréquence des lésions des vertèbres d'origine rhumatismale. Bulletin Soc. anat. de Paris, oct.-nov. 1897.

REGNAULT (F.). — Lésions vertébrales d'origine rhumatismale. Bull. Soc. anat. de Paris, oct.-nov. 1897.

SMITH. — A treatment of fractures in the rheumatism of the joints. Dublin, 1847; et Société pathologique de Dublin.

Thanassesco (G.). — Contribution à l'étude du rhumatisme chronique de la colonne vertébrale. Thèse de Paris, 1892.

Vergely. — Anatomie pathologique du rhumatisme articulaire chronique progressif. Thèse de Paris, 1866.

## DÉVIATIONS VERTÉBRALES DANS LE RACHITISME ET L'OSTÉOMALACIE

Baginsky. — Traité des maladies des enfants. Trad. Guinon, I, p. 330.

Bar. — Rachitisme intra-utérin. Soc. médico-chirurgicale, 1894. Analyse in Journal des praticiens, IX, 1894.

Barlow. — De la scoliose infantile et de ses rapports avec le rachitisme. Brit. med. Journ., 10 nov. 1895.

Berger (P.). — Ostéomalacie masculine ; déformations extrêmes du squelette. Presse médicale, 1er juillet 1899, n° 52.

Baylard. — Du rachitisme, de la fragilité des os, de l'ostéomalacie. Paris, 1852.

Bouland (P.). — Recherches sur le rachitisme de la colonne vertébrale. Comptes rend. de l'Acad. des sc., 1873.

Bouvier et Bouland (P.). — Article *Rachis* (Déviations) du Dict. encyclop. des sciences médicales.

Bouvier. — Maladies de l'appareil locomoteur, 1858, et atlas.

Brunelli (F.). — Le rachitisme et ses difformités. Archivio di Ortopedia, 1892.

Busch. — Berl. klin. Woch., 1880, Bd. I, p. 106.

Carton. — Du rachitisme intra-utérin. Thèse de Paris, 1893, n° 13.

Chipault. — La cyphose infantile. Médec. moderne, 1896.

Chipault et Daleine. — Note sur l'anatomie chirurgicale de l'enfant. Revue d'orthopédie, 1895, p. 121 et 201.

Collineau (A.-C.). — De l'ostéomalacie en général, et au point de vue tocologique en particulier. Thèse de Paris, 1859.

Comby (J.). — Le rachitisme. 1892.

Delmond-Bebet (S.). — Cyphoses rachitique et de l'adolescence. Leur diagnostic avec le mal de Pott. Revue mens. des mal. de l'enfance, juillet 1896.

Detdier. — Rachitisme tardif. Thèse de Lyon, 1894-1895.

Dolega. — Ein Fall von Cretinismus, beruhend auf einer primären Hemmung des Knochenwachsthums. Ziegler's Beiträge zur pathologischen Anatomie, Band IX.

Eberth. — Ueber fötale Rachitis.

Eulenburg. — Beitrag zur Ætiologie und Therapie der Scoliosis habitualis. Berlin, 1861, et Berl. klin. Wochensch., nos 18-19, 1865.

Eulenburg. — Seitliche Rückgratsverkrümmungen. Journal f. Kinderkrankheiten, XXXVIII. Berlin, 1876.

Frank (J.-P.). — De Rachitide, 1788.

Glisson. — De Rachitide. Lug. Bat., 1671.

Guérin (J.). — Mémoire sur le rachitisme, 1839.

Hutchinson. — New-York med. Record, 27 avril, 89, p. 464.

Lannelongue. — Art. *Rachitisme* du Dict. de Jaccoud.

Legay. — Torticolis rachitique. Médecine moderne, 12 janv. 1895.

Levacher de la Feutrie. — Traité du rakitis, etc., in-8, Paris, 1772.

Levrat. — Le rachitisme tardif. Cong. français de chirurgie, 1892.

Lorenz (A.). — Rachitische Scoliose in Ueber Rückgratsverkrümmungen. Real Encyclopädie der Gesammten Heilkunde, 1889.

MAGNY. — Mém. sur le rakitis, in-8. Paris, 1780.

MARSH (H.). — Des faits rares concernant les maladies de la colonne vertébrale. The Lancet, 30 sept. 1893.

PHOCAS. — Torticolis rachitique. Leçons cliniques de chirurgie orthopédique, 1898.

POMMER. — Untersuchungen über Osteomalacie und Rhachitis. Leipzig, 1885.

PORTAL. — Observations sur la nature et le traitement du rachitisme, in-8. Paris, 1797.

RIBBERT. — Recherches anatomiques sur l'ostéomalacie. Bibliotheca medica, 1893, 2e livraison.

RUPPRECHT. — Centr. f. orth. Chir., 1886, 2.

SARTORIUS. — Rachitidis congenitæ observ. 1826.

SIEGERT (E.). — Un cas d'ostéomalacie chez l'enfant. München. med. Wochensch., 1898, n° 44, p. 1401.

STANSKI. — Recherche sur les maladies des os; ostéomalacie. Paris, 1851.

TOWNSEND. — Sur une forme particulière de scoliose. Acad. de méd. de New-York, section de chirurgie orthopédique, 17 nov. 1893.

TRIPIER (L.). — Art. *Rachitisme* du Dict. encyclop. des sciences médicales, 1875.

VINCENT. — Article *Rachitisme* de l'Encyclop. internationale de chirurgie, t. IV, p. 330. Paris, 1885.

VIRCHOW. — Das normale Knochenwachsthum und die rhachit. Störungen desselben. Virchow's Archiv., Band V.

Voir aussi Bibliographie : *Cyphose*, *Lordose*.

## DÉVIATIONS VERTÉBRALES D'ORIGINE STATIQUE

BILHAUT. — Plusieurs cas de scoliose dus à un accroissement inégal des membres inférieurs. Congrès français de chirurgie, 1888.

CALLENDER. — St. Bartholomew's Hospital Reports, 1878.

COX (W.-C.). — American journ. of med. sciences, avril 1875.

GARSON. — Journ. of anat. and phys., 1879.

GENDRON (P.) et BAUDET (P.). — Des scolioses liées à un développement inégal des membres inférieurs. Annales de la policlinique de Bordeaux, mars 1896.

MORTON (P.-G.). — Inégalité dans la longueur des deux membres inférieurs comme cause de scoliose. Congrès médical de Washington, 1887, et Philadelphia medical Times, 1889.

REDARD (P.). — De la scoliose dans ses rapports avec le pied plat. Gaz. méd., n° 32, 1892.

ROBERTS (B.-JOHN). — Medical Times, 1878.

SALIFOBOWSKY (N.-W.). — Beit. zur Aetiol. der hab. Skol. Vratch., 1883, et Centr. f. Chir., 1884, p. 43.

STAFFEL. — Ueber die statischen Ursachen des Schiefwuchses. Deut. med. Woschensch., 1883, 2.

TAYLOR (H.-T.). — Primary crural asymmetry. New-York med. Rec., 1881, p. 453

TAYLOR. (H.-T.). — Two cases of peculiar type of primary crural asymmetry. Meeting of American orthopedic Association. Washington, sept. 1891.

TERRILLON. — Scoliose simulée due au raccourcissement d'un des membres inférieurs. Bull. médical, 30 oct. 1887.

## DÉVIATIONS DU RACHIS DANS SES RAPPORTS AVEC L'OBSTRUCTION DES VOIES RESPIRATOIRES SUPÉRIEURES

BALME. — Thèse de Paris. 1888.

BARTOLI (L.). — Des végétations adénoïdes du pharynx nasal. Thèse de Paris, 1893.

BRUNON. — Des déformations thoraciques chez les jeunes gens, remarques faites par les tailleurs. Ann. d'hygiène. Paris, 1891, p. 320-323.

CHAPARD (A.). — Des déformations thoraciques et des déviations rachidiennes dans leurs rapports avec les obstructions chroniques des voies respiratoires supérieures. Thèse de Paris, 1896.

CHATELLIER. — Des tumeurs adénoïdes du pharynx. Thèse de Paris, 1886.

DELAVAN. — The journ. of the Amer. Assoc., XX<sup>th</sup> meeting, 1890.

DUPUYTREN. — Mémoire sur la dépression latérale des parois de la poitrine. Répertoire général d'anatomie, etc., 1828, n<sup>os</sup> 110-119.

FABRE. — Contribution à l'étude des déformations du thorax et des troubles respiratoires, particulièrement dans les scolioses. Thèse de Paris, 1899.

HELME. — Traitement des végétations adénoïdes. Société française d'otologie, laryngologie et rhinologie, mai 1896. Analyse in Presse méd., 1896.

LOWENBERG. — Les tumeurs adénoïdes du pharynx nasal. Paris, 1879, n° 12030 de la Bibliothèque de l'École.

PHOCAS. — Déformations thoraciques dues à l'hypertrophie des amygdales. Rev. d'orthopédie, n° 5, 1890, et Gaz. des hôpitaux, p. 567.

REDARD (P.). — De l'obstruction nasale, principalement par les tumeurs adénoïdes, dans leurs rapports avec les déviations de la colonne vertébrale et les déformations thoraciques. Gaz. méd. de Paris, 22 mars 1890, et Traité pratique de chirurgie orthopédique, p. 338 et 461, 1892.

ROBERT. — Mémoire sur le gonflement chronique des amygdales chez les enfants. Bull. gén. de thérapeutique, 1843, t. XXIV, p. 343.

SOTTAS. — De l'influence des déviations rachidiennes sur les fonctions de la respiration et de la circulation. Thèse de Paris, 1865.

WAREN (de Boston). — Philadelphia medical Examiner, 1838.

ZIEM (de Dantzig). — Allg. med. Cent. Zeit., 1885, n° 61, et Ueber Asymmetrie des Schädels bei Nasenkrankheiten. Monatsch. f. Ohrenheilkunde, 1888, n° 2, et Ueber Verkrümmung der Wirbelsaüle bei obstruirenden Nasenleiden. Monats. f. Ohrenheilkunde, 1890, n° 5.

## DÉVIATIONS VERTÉBRALES D'ORIGINE NERVEUSE

### 1° Maladies du cerveau. — Affections nerveuses en général.

Voir les divers Traités sur les maladies du système nerveux et particulièrement :

AUDRY. — Athétose double. J.-B. Baillière, 1892.

BOURNEVILLE. — Recherches sur l'épilepsie et l'idiotie, 1881.

CHARCOT. — Leçons sur les maladies du système nerveux.

FÉRÉ (Ch.). — Déviations du rachis chez les épileptiques et les dégénérés. Nouvelle iconographie de la Salpêtrière, 1892, n° 2, p. 89.

GRASSET et RAUZIER. — Traité des maladies du système nerveux, 4° éd., 1891.

HALLION. — Des déviations vertébrales névropathiques. Thèse de Paris, juillet 1892.

JASINSKI. — Ueber neuropathische Skoliosen. Przeglad Lekarski, Krakow 1890.

LONDE. — Hérédo-ataxie cérébelleuse. Thèse de Paris, 1895.

MARIE. — Semaine médicale, 1893, p. 444.

MICHAELOWITCH. — De l'athétose. Thèse de Paris, 1892, et Nouvelle Iconographie de la Salpêtrière, 1892.

MIRAILLÉ. — Des déviations du rachis en neuro-pathologie. Rev. d'orthopédie, sept. et nov., nos 5 et 6, 1898.

MONSARRAT. — Des scolioses myélopathiques. Thèse de Paris, 1891.

## 2° Maladies de la moelle épinière.

### *Paralysie infantile.*

HEINE (J.). — Spinale Kinderlähmung. Stuttgart, 1860.

KIRMISSON. — Des scolioses liées à l'existence de la paralysie infantile. Rev. d'orthopédie, juillet 1893, p. 281.

LABORDE. — De la paralysie dite essentielle de l'enfance. Thèse de Paris, 1864.

LEYDEN. — Maladies de la moelle épinière.

MARIE. — De l'hémiplégie infantile. Article du Dict. encyclop. des sc. méd. de Dechambre.

MESSNER. — Ueber Asymetrie (halbseitige Atrophie) des Thorax und Kontrakturen der Wirbelsäule nach Kinderlähmung (paralytische Skoliosen). Centr. f. Chir., 5 nov. 1892.

PLAVOUST. — Scoliose et paralysie infantile. Thèse de Lille, 1896.

SAINTON (R.). — Trois cas de scoliose liée à la paralysie infantile. Rev. d'orthopédie, juillet 1894, p. 294.

### *Maladie de Friedreich.*

SOCA. — Maladie de Friedreich. Thèse de Paris, 1898.

### *Ataxie locomotrice progressive.*

DJELALIAN. — Contribution à l'étude de l'arthropathie tabétique. Thèse de Paris, 1896.

KRŒNIG. — Wirbelerkrankungen bei Tabikern (avec plusieurs planches). Zeit. f. klin. Med., 1888, Bd. XIV, p. 61.

PITRES et VAILLARD. — Contribution à l'étude des névrites périphériques chez les tabétiques. Rev. de médecine, 1886, p. 574.

### *Syringomyélie. — Maladie de Morvan.*

BERNHARDT. — Syringomyélie et scoliose. Centr. f. Nervenheilkunde, 1889, et Cent. f. Chir., 1890.

BROCA (A.). — Des scolioses trophiques. Gaz. hebd. de méd., 1888, n° 30.

BRUHL. — Contribution à l'étude de la syringomyélie. Thèse de Paris, 1891.

CRITZMANN. — Essai sur la syringomyélie. Thèse de Paris, fév. 1892.

DÉJERINE et MIRAILLÉ. — Archiv. de physiol., 8 oct. 1895.

DÉJERINE et SOTTAS. — Soc. biol., 1892.

DÉJERINE et TUILANT. — Médecine moderne, 28 août 1890.

HALLION. — Déviations vertébrales névropathiques, juillet 1892.

LANCEREAUX. — Syringomyélie. Maladie de Morvan. Ann. de derm. et syph., 1885, p. 282.

LONDE (Paul) et PERRY. — Des arthropathies syringomyéliques. Nouvelle iconographie de la Salpêtrière, n° 4, juillet 1891, p. 235.

MARIE. — Traité de médecine, t. VI, p. 476.

MORVAN. — De la scoliose dans la paréso-analgésie. Gaz. hebd. de méd. et de chir., 1887 et 1889.

PROUFF. — Gaz. hebd. de méd. et de chir., n° 15, 15 avril 1887, p. 240.

## 3° Système nerveux périphérique.

*Sciatique.*

ALBERT. — Eine eigenthümliche Art der Totalskoliose. Wiener mediz. Presse, 1er mars 1880, und Bd. 217, nos 35, 240, 1888.

ANDERS. — Scoliosis ischiadica. Peter. med. Woch., 1890, 1.

BABINSKI. — Sur une déformation particulière du tronc causée par la sciatique. Arch. de neurologie, XV, janv. 1688.

BAHR (F.). — Kritische Bemerkungen zur Scoliosis ischiadica. Arch. f. klin. Chir., LVI, 2, et Cent. f. Chir., 11 mars 1890.

BAHR (F.). — Zur Entstehung der Scoliosis ischiadica. Chirurg. Centr., 1890, XXIII, 11.

BALLET (G.). — Soc. méd. des hôp., 8 juillet 1887.

BEELY. — Ein Ruderapparat f. Skoliotische. Zeit. f. Orthop., 1893, Bd. II, Heft 1.

BERBEZ. — Deux cas de sciatique déformante. France médicale, nov. 1887 p. 1693.

BONADORFF (VON). — Ein Fall von schias scoliotica. Ref. im Neurolog. Cent., S. 760, 1890.

BONSDORFF (H.-J.). — Ein Fall von ischias scoliotica. Finska lackare Sallskapets handl., mai 1890.

BOUCHAUD. — Attitude du corps dans la sciatique. Journ. des sc. méd. de Lille, 1888.

BREGMANN. — Ueber die Entstehung der Skoliose bei Ischias. Wiener med. Woch., 29 juin, 6 et 13 juillet 1895.

BRISSAUD (E.). — Des scolioses dans les névralgies sciatiques. Arch. de neurol., XIX, janv. 1890, p. 1-10.

BRÜHL (I.) et SOUPAULT (M.). — Sur les déviations de la colonne vertébrale dans la sciatique, Méd. mod., 21 déc. 1892.

BRUNELLI. — La scoliose nelle neuralgie sciatiche. Archivio diortopedia, 1891, nos 3 et 4.

CHARCOT. — Leçons du mardi, 30 oct. 1888, et in Babinski. Arch. neurol., 1888.

CHAUFFARD (A.). — Sciatique guérie ; scoliose croisée persistante. Bull. Soc. méd. des hôp., 5 mai 1893.

DESUCÉ. — La scoliose dite sciatique. Rev. d'orthopédie, n° 5, 1er sept. 1893.

DUMOLARD. — Lyon médical, 1888, p. 153.

DUPONT (J.). — De la sciatique spasmodique. Thèse de Paris, 1895.

ERB. — Neurolog. Centralb., 1888, n° 680.

ERBEN. — Ischias scoliotica. Beitr. z. klin. med. u. Chir. Wien., 1897, 10.

FISCHER (H.) et SCHÖNSWALD. — Ueber Ischias scoliotica. Wien. med. Woch., 15, 22, 25 avril, 6, 13 et 20 mai 1893.

FOPP. — Ein seltener Fall v. Scoliosis neuromuscularis ischiadica. Zeit. f. orthop. Chirurg., 1899, Bd. VI, Heft 3.

FRANÇON (A.). — Six cas de sciatique avec scoliose guéris par le traitement d'Aix. Lyon médical, 1893, nos 6, 7, 8, 9, 10; et Déformation du tronc dans la sciatique. Soc. des sc. méd. de Lyon, 11 et 18 janv. 1893.

GOLDSCHEIDER. — Bewegungstherapie bei Erkrankungen des Nervensystems (Ischias). Deut. med. Wochensch., 24 Jahrg. Jan. u. Febr. 1898.

GORHAN. — Ueber Scoliosis ischiadica. Wien. klin. Woch., 1890, no 21.

GUSE. — Wiener medizin. Presse, 1894, nos 30 et 33.

GUSSENBAUER. — Rapport de la clinique chirurgicale de Liége, 1878.

GUSSENBAUER. — Ueber Ischias scoliotica. Wiener klin. Woch., 1890, no 10. et Prag. med. Woch., 1890, 1.

HALLION. — Des déviations vertébrales névropathiques. Thèse de Paris, 1892, no 319, p. 47.

HAYEM. — Revue de médecine, août 1890.

HEINE. — Ueber Scoliosis ischiadica. Inaug. Diss., Greifswald, 1895.

HIGIER. — Fünf Fälle von Ischias scoliotica. Deut. med. Woch., 1892, 27 et 28, p. 627 et 610, et Neur. Cent., 15 nov. 1895.

HOFFA. — Lehrbuch der orthopädischen Chirurgie. III Auflage, 1898, Seiten 455-57.

JASINSKI. — Przegl. Lekarski, 1890, XXIX, 7 et 8.

KYPER-BUCHARDI. — Ueber Ischias und die dabei zuweilen auftretende Skoliose. Inaug. Diss., Erlangen, 1892.

LAGRELETTE. — Thèse de Paris, 1869.

LAMY. — Deux cas de sciatique spasmodique. Progrès médical, 10 janv. 1891.

LAMY. — Scoliose dans la sciatique. Rev. d'orthopédie, 1891, p. 210.

LAVERAN. — Au sujet de la scoliose sciatique. Bull. Soc. méd. des hôp., 12 mai 1893.

LEBON. — Bulletin de la Société clinique, 1890.

MANN (L.). — Ueber das Vorkommen motorischer Störungen bei der Ischias, u. s. w. Deut. Arch. f. klin. Med., 1893, LI, 583.

MASSALONGO. — Il segno, anno I, Juglio 1890, no 7.

MASUCKE. — Vier Fälle von Isch. scoliot. Inaug. Diss., Kœnigsberg, 1891.

MAYER. — Ueber einen Fall von Ischias scoliotica alternans. Inaug. Diss., Freiburg i. Br, 1895.

MIHALLIE. — Déviations du rachis en neuropathologie. Rev. d'orthop., nov. 1896, p. 410.

NICOLADONI. — Ein weiterer Fall von durch Ischias bedingter Skoliose. Wiener mediz. Presse, 1887, no 39, col. 1323.

NICOLADONI. — Uebe eine Art des Zusammenhanges zwischen Ischias und Skoliose. *Ibid.*, 1886, nos 26 et 27.

OPPENHEIM. — Lehrb. der Nervenkrankh. Berlin, 1894.

PITOT. — Thèse de Paris, 1895.

PHULPIN. — La sciatique; étude des scolioses homologue et alternante et des réactions électriques. Thèse de Paris, mai 1895, no 273.

RAUZIER. — Sur la scoliose sciatique. Nouv. Montpellier médical, 14 oct. 1893.

REMAK. — Alternirende Skoliose bei Ischias. Deut. med. Woch., 1891, 17.

REMAK. — Ueber Ischias scoliotica. Deut. med. Woch., 1892, no 27, p. 626.

SACHS (W.). — Zur Frage der Ischias scoliotica. Arch. f. klin. Chir., 1893, Bd. XLVI, p. 681.

SALOMONSON. — Ischias scoliotica. Weekbl. van het Nederl. Tijdschr., 1890, II, 23 (apud Virchow-Hirsch's Jahrbuch, 1890).

SCHMIDT. — Scol. ischiadica. Schmidt's Jahrbuch, 1891, Bd. 212, n° 4.

SCHÜDEL (H.). — Ueber Ischias scoliotica (thèse de Berne). Arch. f. klin. Chir., 1889, XXXVIII, p. 1.

SOUQUES. — Deux cas de guérison complète de la déformation du tronc dans la sciatique. Nouvelle Iconographie de la Salpêtrière, 1890, n° 5.

TEXIER. — Déformation particulière du tronc causée par la sciatique. Thèse de Paris, mars 1888, n° 150.

TORALBO. — Etiologia della sciatica e di una deformazione particulare del trunco causata della sciatica. Gaz. med. lomb., Milano, 1889.

TOURNIER. — Revue générale de clinique et de thérapeutique, 1891, n° 6, p. 83.

VALENTINI. — Ischias scoliotica. Deut. med. Woch., 1891, XVII, 16, S. 568.

VULPIUS (O.). — Ein Fall von alternirender Scoliosis neuropathica. Zeitsch. f. orthop. Chir., 1895, Bd. IV, Heft 1. Deut. med. Woch., sept. 1895, n° 35.

VULPIUS (O.). — Zur Entstehung der Scoliosis ischiadica. Centr. f. Chir., 4 avril 1896.

ZAMBONI. — Déformation du tronc dans la sciatique. Gazetta degli osped., 20 mars 1898.

*Névrite interstitielle. — Névrite interstitielle hypertrophique et progressive de l'enfance.*

DÉJERINE. — Leçon à l'hospice de la Salpêtrière inédite, juin 1896.

DÉJERINE et SOTTAS. — Soc. de biologie, 18 mars 1893.

GOMBAULT et MALLET. — Arch. de méd. expér., 1889, p. 385.

## 4° Névroses.

*Déviations vertébrales d'origine hystérique.*

SCOLIOSES NÉVROPATHIQUES, MYÉLOPATHIQUES, NEURASTHÉNIQUES.

AUDRY. — Du pseudo-mal de Pott hystérique. Lyon méd., 23 oct. 1887.

BEAUJOLIN. — De la rachialgie hystérique. Thèse de Paris, 1876.

BRIQUET. — Traité de l'hystérie, 1859.

BRODIE. — Lectures illustratives of certain local nervous affections. London, 1837.

BURNET. — Contribution à l'étude de l'hystérie infantile. Thèse de Paris, fév. 1891.

CHARCOT. — Leçons du mardi, 1887-1889.

CHARCOT. — Leçons sur les maladies du système nerveux, t. III.

CONTURIE. — De l'hystérie chez les jeunes enfants. Thèse de Paris, 1806.

CRACUR. — Allg. Zeitsch. f. Psych., 1875, p. 223.

DUCHENNE (de Boulogne). — De l'électrisation localisée, 3e éd., 1872.

DURET. — Déformation de la région lombaire de nature neuro-musculaire. Cyphoscoliose hystérique. Nouvelle Iconographie de la Salpêtrière, p. 101, 2 fig., 1888.

GILLES DE LA TOURETTE. — Traité clinique et thérapeutique de l'hystérie.

GRANCHER. — In Thèse de Besson : Études sur les déviations de la taille, d'origine réflexe, 1888.

GRANCHER. — Union médicale, 1890, n° 131.

GUINON (G.). — A propos des travaux récents sur l'hystéro-traumatisme. Progrès médical, 1888 ; et Hystérie dans ses rapports avec la chirurgie. Rev. de chir., 1888, 10-11.

HIRT. — Manuel de pathologie nerveuse. Traduct. franç. Voir les figures 133 et 134.

HOUZIX DE LA BROUSSE. — De la scoliose hystérique. Thèse de Bordeaux, 1898.

JANET (P.). — Note sur quelques spasmes des muscles du tronc chez les hystériques. France méd., 6 déc. 1895.

JASINSKI (R.). — Ueber Neuropathische Skoliosen. Travail lu au 1er Congrès des chirurgiens polonais. Przeglad lekarski, Krakow, 1890, nos 7 et 8, XXIV, p. 89 et 102; Analyse in Schmidt's Jahrb., I, 227.

KIRMISSON. — Bulletin médical, 1890, p. 810.

KLUMPKE (Mme). — Des contractures hystériques. Rev. de méd., 1885.

LANDOIS (E.). — Des déviations du rachis dans leurs rapports avec la névropathie héréditaire. Thèse de Paris, 1889.

LANDRY. — Moniteur des hôpitaux, 2 juillet 1855.

LEE (B.). — The nervous and muscular elements in the causation of idiopatic lateral curvature. Tr. of the Am. orth. Association, 1890.

MERLIN. — Du pseudo-mal de Pott hystérique. Thèse de Paris, 1889.

MIRALLIÉ et CHAPUS. — Scoliose et torticolis hystérique. Rev. d'orthop., 1er janvier 1898.

MÖBIUS. — Allg. Zeitsch. f. Psych., 1881.

MONTAZ. — Gazette des hôpitaux, 1881.

PETIT (L.-H.). — Rapports de la neurasthénie avec la scoliose. Association française pour l'avancement des sciences. Bordeaux, 1895; et Neurasthénie et scoliose. Gazette des hôpitaux, 3 oct. 1895, no 115.

PITRES. — Leçons cliniques sur l'hystérie et l'hypnotisme, 2 vol., 1891.

RENARD. — De la contracture hystérique chez les enfants. Thèse de Paris, 1888.

RICHER (P.). — Paralysies et contractures hystériques. Paris, 1892.

TUFFIER. — Sur une maladie générale caractérisée par une infériorité des tissus. Semaine médicale, 20 juin 1891, no 30.

VIC. — De la scoliose hystérique. Thèse de Paris, 1892.

WRONER. — Scoliose d'origine hystérique. Deut. Zeitsch. f. Chir., t. L, nos 1 et 2, p. 108.

*Déviations vertébrales d'origine réflexe.*

BESSON. — Étude sur les déviations de la taille, d'origine réflexe. Thèse de Paris, 1888.

CHARON et GEVAERT. — Scolioses d'origine réflexe, in Leçons de chirurgie infantile. Bruxelles, 1891.

DRUMMOND. — British. med. journ., 22 nov. 1870, p. 812.

KIRMISSON. — Manuel de pathologie externe, t. II, p. 142.

PAULET. — Société de chirurgie. Séance du 23 mai 1877. Bulletins et mémoires de la Société de chirurgie, 1877, t. III, p. 312.

VOGT. — Moderne Orthopædie, 1880.

Voyez aussi : *Déviations vertébrales d'origine hystérique.*

DÉVIATIONS VERTÉBRALES DANS LES MALADIES DYSTROPHIQUES.

*Myopathies, dystrophies.*

BROCA (A.). — Note sur les scolioses trophiques. Gaz. hebd. de méd. et de chir., 28 sept. 1888.

Duchenne (de Boulogne). — Physiologie des mouvements, IIIe partie, chap. II.

Erb. — Traité d'électrothérapie. Trad. du D. Rueff, 1884.

Flandre (H.). — Contribution à l'étude de la myopathie atrophique progressive. Thèse de Paris, 1893.

Landouzy et Déjerine. — Note à l'Académie des sciences, 7 janvier 1884, et Revue de médecine, 1885.

Lévy-Brauns. — Sur une maladie générale caractérisée par une infériorité des tissus. Thèse de Paris, 1898.

Marie. — Leçons de clinique médicale, 1896, p. 39.

Sacaze. — Arch. de neurologie, 1894, p. 356, 367.

Tuffier. — Sur une maladie générale caractérisée par une infériorité des tissus. Semaine méd., n° 36, 20 juin 1891.

### *Acromégalie.*

Alibert. — Précis théorique et pratique des maladies de la peau, 1822.

Binet. — Bull. de la Soc. clin., 1882.

Bourcheret, Bathery, Leloir. — Revue de méd., 1881

Friedreich. — Observation citée par Marie.

Henrot. — Clin. méd. Reims, 1877.

Marie. — Revue de médecine, 1886, p. 300.

Richardière. — In Thèse de Rogier, 1884.

Saucerotte. — Mélanges de chirurgie, 1801.

### *Ostéite pneumique. — Ostéite déformante.*

Lancereaux. — Traité d'anatomie pathologique, t. III.

Marie. — Ostéite hypertrophiante pneumique. Revue de méd., 1890.

Stilling. — Archives de Virchow, 1890.

## SCOLIOSE DES ADOLESCENTS

Adams (W.). — Lectures on orthop. Med. Times and Gaz., 1855 et 1861.

Adams (W.). — Lect. on the pathol. and treatm. of lateral and other forms of curvature of the spine. London, 1865-1832.

Adams (W.). — On the treatm. of lat. curv. Brit. med. journ., p. 810, 1880.

Ahrowheim. — Die Skoliose in ihrer rationnellen Beurtheil. u. Beh. Deutsche Klin., 1873, 32.

Albert (E.). — De la scoliose. Comm. à la Société imp.-roy. des méd. de Vienne 29 nov. 1895.

Albert (E.). — Die Skoliose. Acad. de Vienne, séance du 7 fév. 1890.

Albert (E.). — Eine eigenthüml. Form der Totalskoliose. Wien. med. Presse, XXVII, 80.

Albert (E.). — Nekolik poznamek o theorii patere skoliotike, Sbornik Lekarski, III, 2-3.

Albert (E.). — Ueber Skoliose. Wien. med. Woch., 1890.

Albert (E.). — Weitere Beiträge zur Anatomie der Skoliose. Wiener klin. Rundschau, 1895, nos 48 et 49.

Albert (E.). — Zur Theorie der Skoliose. Vienne, 1890.

Albert (E.). — Der Mechanismus der skoliotischen Wirbelsäul. Vienne 1899.

Albrecht. — Base anatomique de la scoliose, in-8, 9 p., 3 pl. Hambourg, 1887.

Andrews. — The inconveniences of the plaster jacket and how to avoid them. Chic. M. J. and Exam., 1879, XXXVIII, 358-361.

Ascher (L.). — Zur orthop. Beh. der hab. Skoliose. Prag. med. Woch., XI, 12, 1886.

Auerbach (A.). — Ein neuer Apparat für Skoliotische. Berl. klin. Woch., 1873, p. 538.

Bachmann (M.). — Die Veränderungen der inneren Organe bei hochgradigen Skoliosen und Kyphoskoliosen. Stuttgard, 1899, in-8, 175 p. avec figures.

Backer (H.-F.). — On the treatment of spinal curvature with special reference to Sayre's methode. Int. med. congress, 1881.

Bahr (F.). — Die Zander'sche Behandlung der Skoliose. Zeit. f. orth. Chir., Bd. II, p. 210.

Bampfield. — Diseases of the spine. Trad. all. de Siebenhaar. Leipzig, 1831, p. 101.

Barwell (R.). — Méthode de traitement des déviations du rachis. Internat. journ. of surg., p. 137, juin 1888.

Barwell (R.). — Rachilysis : a meth. of treatment, etc. Lancet, 27 avril 1889.

Barwell (R.). — Traitement de la scoliose par la rachilysie. Lancet, 15 mars 1890, p. 601.

Bayonne (S.). — Traitement de la scoliose. Thèse d'agrégation, 1883.

Bayer (C.). — Die habituelle Scoliose und ihre Behandlung. Prag. med. Woch., 15 et 22 juillet 1891.

Béclard. — La courbure latérale du rachis dépend-elle du voisinage de l'aorte? Bull. de la Soc. des prof. de la Fac. de méd. Paris, 1813, t. III, p. 451.

Beely (F.). — Apparat zur gewalts. Geradericht. skol. Wirbels. Centr. f. orthop. Chir., oct. 1886.

Beely (F.). — Appareil de gymnastique médicale pour le traitement de la scoliose. La Clinique, n° 22, 1891.

Beely (F.). — Contribution to the pathological anatomy of scoliosis. Trans. of the Am. orth. Assoc., sept. 1891.

Beely (F.). — Demonstr. orthop. Apparate. Chir.-Kongr. Verh. I, p. 57, 1883.

Beely (F.). — Lagerungsapparat für Skoliotische. Centr. f. orthop. Chir., 1er mars 1888.

Beely (F.). — Sammlung klin. Vorträge, n° 62; Berlin klin. Woch., n° 15; Illustr. Vierteljahresschrift der aerztl. Polyt., p. 108 et 150, 1880.

Beely (F.). — Skoliosenbarren zur Gewichtsbehandlung der Skoliose, nach Fischer. Centr. f. orthop. Chir., juillet 1889.

Beely (F.). — Skoliosis capitis, caput obliquum. Zeitsch. f. orth. Chir. Bd. II, p. 30.

Beely (F.). — Stützapparat für die Wirb. Cent. f. ort. Chir., 1885, n° 1, et 1888.

Bend. — Thèse de Würzbourg.

Bernhardt. — Die hohe Schulter. Skoliosis, etc. 1869.

Bigault. — Nouveau corset orthopédique. Journal de médecine de Paris, 1890.

Bilhaut. — Quelques considérations sur la scoliose et son traitement. Ann. de chir. et d'orth., n° 10, oct. 1897, et Congrès de chirurgie, 1897.

Bird (Golding). — On the mech. treatm. of diseases of the spine. Brit. med. journ., 13 mai 1882.

Bird (G.). — Sur la valeur de la méthode de Sayre dans le traitement des scolioses. Rev. d'orth., n° 1, p. 35. Paris, 1893, et Guy's hosp. rep., t. XLV, 1888, p. 91.

BOULAND (P.). — Ceintures orthopédiques, etc. Gaz. des hôp., p. 860, 1875.

BOULAND (P.). — De l'électricité dans le traitement de la scoliose. Paris, 1872.

BOULAND (P.). — Des actions musculaires capables de déterminer l'extension latérale du rachis, etc. Comptes rendus de l'Acad. des sc., 1860.

BOULAND (P.). — Les courbures latérales pathologiques du rachis. Nice médic., 1889, nº 49.

BOULAND (P.). — Traitement physiologique de la scoliose spontanée. Bull. de la Soc. de méd. prat., 1868.

BOUVIER. — Appréciation de la myotomie appliquée au traitement des déviations rachidiennes. Ann. de la chir. franç. et étrangère. t. III; Bull. de l'Acad. de méd., 1841, t. VII.

BOUVIER. — Art. *Attitude* du Dictionnaire encyclopédique de Dechambre.

BOUVIER. — Gaz. des hôp., 1857, nº 141.

BOUVIER. — L'Expérience, nº 8, 1839.

BOUVIER. — Mémoire sur l'état anatomique des muscles du dos dans les déviations latérales du rachis. Bull. de l'Acad. de méd., 1839-40.

BRAATZ. — Die Anfertigung des Filzkorsetts. Centr. f. orthop. Chir., p. 1 et 2, 1881.

BRACKETT (E.-G.). — An etiological factor in lateral curvature. Trans. of the Amer. orth. Assoc., 1896, t. IX.

BRACKETT (E.-G.). — Exercises in the treatment of lateral curvature. Boston med. journ., 1891.

BRACKETT (E.-G.). — Traitement de la scoliose. Boston med. journ., 3 sept. 1895.

BRADFORD. — Methods of recording scoliosis. Transact. of the Amer. orth. Assoc., 1891, t. IV, p. 361.

BRADFORD (E.-H.) et BRACKETT (E.-G.). — Treatment of lateral curvature by means of pressure correction. Boston med. and chir. journ., 11 mai 1893.

BRENNSOHN (J.). — Ueber den heutigen Stand der Skoliosentherapie. St-Petersb. med. Woch., 6 janv. 1890, p. 10.

BRODHURST (B.-E.). — Traitement de la scoliose. Revue d'orthop., 1891, nº 2, p. 115.

BRUCKNER (A.). — Zur Electrotherapie der Scoliose. Berl. klin. Woch., 1860, VI, 196-198.

BRUINE (H. de). — Over het Onderzoek en de Behandeling van Scoliosis. Thèse inaug. Amsterdam, 1889.

BRUNELLI. — Des déviations latérales simulant le mal de Pott. Thèse de Lille, 1893.

BUCKNER. — Zur Schulbankfrage. Berlin, 1869.

BÜHRING. — Die seitliche Rückgratverkr. Berlin, 1851.

BUSCH. — Die Belastungsdef. der Gelenke. Berl. klin. Woch., 38 et 39, 1879, nº 8, 1880.

CALOT. — Note sur la correction opératoire des scolioses graves. XIᵉ Congr. de Chir. Paris, 335.

CAPURON. — Traité des maladies des enfants. Paris, 1813, 1820.

CASSE. — De la résection costale dans la scoliose. Note au sujet d'un traitement d'accidents de la scoliose. Bull. de l'Acad. royale de méd. de Belgique, 30 déc. 1893 et 27 janv. 1894.

CECCHERELLI. — Le deviaz. della col. vert., 1880.

CHASSAIGNAC. — Sur l'appréciation des appareils orthopédiques. Thèse de Paris, 1841.

CHIPAULT (A.). — Du traitement des scolioses par l'immobilité en bonne position. Acad. de méd., 1ᵉʳ fév. 1898, et Gaz. des hôp., fév. 1898.

CHIPAULT (A.). — Les ligatures apophysaires. Cong. franç. de chir., 1896.

CHIPAULT (A.). — Thérapeutique de la scoliose des adolescents. Paris, 1900.

CHURCHILL. — The aetiology of spine curvature. Med. Times, 23 août 1881.

CLARKE. (J.). — Lateral curvature of the spine or scoliosis. Min. J. Lond., 1898.

CRUVEILHIER. — Bull. de la Soc. anat., t. I, 1826.

DA CUNA. — Les bossus et la méthode de Sayre. Med. Int. Cong. London, 1881.

DALLY. — Déformations scoliotiques de la colonne vertébrale. Gaz. hebd., p. 185, 1880.

DALLY. — Du traitement des déformations du rachis par la suspension cervico-axillaire. Paris, 1879.

DALLY. — Sur les déformations du corps pendant la période scolaire. Congrès intern. d'hygiène, 1883.

DALLY. — Traitement des déviations idiopathiques de la colonne vertébrale. Bull. de thérap., nº 1 et suiv., 1883.

DEBOVE. — Gaz. hebd., 1889.

DELCROIX. — Traitement de la scoliose essentielle des adolescents. Nouvel appareil de redressement. Ann. de l'Inst. chir. de Bruxelles, janv. 1897.

DELORE (X.). — Du redressement de la scoliose par le massage forcé. Soc. des sc. méd. de Lyon, mars 1895, et Lyon méd., 30 juin 1875.

DELPECH. — Considérations anatomo-médicales sur l'art appelé orthopédie, etc. Rev. méd. franç. et étrang., avril 1827, et Journ. de clin., t. XIV, Paris, 1827.

DENUSSY (A.). — Histoire de quelques affections de la colonne vertébrale, in-8. Paris, 1812.

DENUCÉ. — Traitement de la scoliose essentielle des adolescents. Rev. d'orthop., 1892, p. 172.

DICK. — Brit. med. Assoc., août 1861.

DOLEGA. — Ueber die grundlegenden Gesichtspunkte und Methoden der modernen Skoliosentherapie. Zeits. f. orth. Chir., Bd. V, p. 439.

DOLEGA. — Zur Pathologie und Therapie der kindlichen Skoliose und über die Unterscheidung einer habituellen und constitutionellen Form derselben. Leipzig, 1897. F. C. W. Voel.

DOLLINGER (J.). — Messungen zur Gypspanzerbeh. der Skoliose. Wien. med. Woch., 1880, nº 30.

DOLLMAYR. — Dollmayr's Schulbank. Wien, 1885.

DORNBLUETH (F.). — Die Skoliose. Samml. klin. Vortr., nº 172. Leipzig, 1879.

DORNBLUETH (Fr.). — Hueter's Theorie der Skoliose. Virch. Arch., t. LXXVI, nº 2, p. 255, 1879.

DRACHMANN (A.-G.). — Mechanik u. Statistik der Skoliose. Berl. klin. Woch., nº 15, 1885.

DRUMMOND (D.). — Brit. med. journal, 22 nov. 1879, p. 812.

DUBREUIL-CHAMBARDEL. — Traitement des déviations du rachis. Soc. de chir., 4 oct. 1874. *Ibid.*, nº 15, p. 721, 1874.

DUCHENNE (de Boulogne). — Électrisation localisée. Paris, 1861, p. 876.

DUFOUR. — Mémoire sur l'art de prévenir et de corriger les difformités du corps, etc. Rev. méd., janv. et juin 1817.

ELLIOT (W.-A.). — On lat. curv. of the spine and its treatm. Dubl. Journ. of med. soc., 1873.

ENGEL. — Ueber Wirbelsäulekrümm. Eine anat. Skizze. Wien. med. Woch., 1868 nºs 66-68.

ESMARCH. — Zur Belehrung über das Sitzen der Schulkinder. Kiel, 1881.

EULENBURG (M.). — Beitr. zur. Aetiol. u. Therap. der Scoliosis habitualis, 1862.

EULENBURG (M.). — Berl. klin. Woch., n° 40, 1871.

EULENBURG (M.). — Die seitl. Rückgratsverkr., 1862. Journ. f. Kinderkr., 1 et 2, 1862.

EULENBURG (M.). — Die seitl. Rückgratsverkr., in-8. Berlin, 1870.

EULENBURG (M.). — Langenb. Arch., t. IV, 1863.

EULENBURG (M.). — Zur Aetiol. der hab. Skoliosen. Berl. klin. Woch., nos 18 et 19, 1865.

FABRE (G.). — Contribution à l'étude des déformations du thorax et des troubles respiratoires, particulièrement dans les scolioses. Thèse de Paris, 1899.

FISCHER (Ernst). — Das Drehungsgesetz bei dem Wachstume der Organismen. Strasbourg, 1886.

FISCHER (E.). — Die Beh. der Skol. mittelst elastisch rotirenden Zuges. Centr. f. Chir., 1885.

FISCHER (E.). — Eine neue Behandlungsmeth. der seitlichen Rückgratsverkr. Berl. klin. Woch., 1888, p. 181 et 808.

FISCHER (E.). — Geschichte u. Beh. der seitl. Rückgratsverkr., etc. Strasbourg, 1885.

FISHER. — Lateral deviation of the spine. Lancet, Londres, 28 fév. 1885.

FLEMING (W.-J.). — Extension continue dans la position horizontale dans le traitement des affections de la colonne vertébrale. Glasg. med., p. 221, 7 nov. 1886.

FLEMMING (E.). — Ueber Verhütung des Schiefwerdens der Kinder u. jungen Leute. Dresde, 1870.

FOCHIER. — Mensuration de la déviation dans la scoliose. Lyon méd., 16 mars 1879.

FODÉRÉ. — Mémoire sur les incurvations morbides de la colonne épinière. Journ. compl. du Dict. des sc. méd., mai 1821.

FOLLIN et DUPLAY. — Traité de pathologie externe, t. III. Paris, 1870.

FORGUE. — Traitement de la scoliose. Montp. méd., sept. 1890.

FRAENKEL. — Zur Gypspanzerbeh. der Skoliose. Wien med. Woch., 1886, n° 19.

FRŒLICH (R.). — Du traitement de la scoliose à la clinique de la Faculté de médecine de Nancy. Rev. méd. de l'Est, 15 fév. 1899.

GAUJOT et SPILLMANN. — Arsenal de chir. contemp. Paris, 1867.

GAUTHIER (H.). — Manuel des bandages de chir., in-12. Paris, 1760.

GENDRON (F.). — Scoliose symptomatique d'un mal de Pott à apparition tardive. Ann. de la polici. de Bordeaux, nov. 1893.

GÉRARDIN (R.). — Contribution à l'étude de l'anatomie pathologique de la scoliose. Thèse de Lyon, 1897.

DE SAINT-GERMAIN. — Causes et traitement de la scoliose. Soc. de chir., 31 oct. 1874.

DE SAINT-GERMAIN. — Du traitement de la scoliose. L'Union méd., n° 47, 1882.

GHILLINI (C.). — Nuovo apparechio per misurare le curvature della colonna vertebrale. Soc. medico-chir. di Bologna, 1899.

GIBNEY (O.-P.). — Clinical lectures on lateral curvature of the spine. Philad. med. Times, déc. 1886.

GIBNEY (O.-P.). — Scoliose traitée par la réduction forcée. Acad. de méd. de New-York, 18 mars 1898, et Rev. d'orthop., 1898, p. 189.

GIBNEY (O.-P.). — The prognosis of lateral curvature in young girls. N.-Y. med. rec. 23 août 1890, p. 205.

GIBNEY (O.-P.). — The treatment of lateral curvature of the spine by post. and exercise. N.-Y. med. journ., sept. 1868, et Am. Journ. of obst. and Dis. of wom. and child., avril 1870.

Gluck. — Appareil contre la scoliose. Soc. méd. de Berlin, 1895.

Gorin. — Étude du bassin cyphotique au point de vue obstétrical. Thèse de Paris, 1896.

Goussy. — Dissertation inaugurale sur le développement de la colonne vertébrale, in-4. Paris, 1828.

Graham. — The treatment of scoliosis by means of massage. Ann. surg. Saint-Louis, 1887.

Granches. — De la scoliose. Union méd., 1890.

Granilko. — Neue Messungsmethode der Rückgratverkrümmungen. Berl. klin. Woch., nº 43, 1881.

Grattan. — On treatment of spinal curvature. Brit. med. journ., 13 mars 1882.

Guéneau de Mussy. — Union méd., nº 9, 1880.

Guérin (J.). — Bull. de l'Ac. de méd., 4 mars 1870.

Guérin (J.). — Gaz. méd., p. 732, nov. 1835.

Guérin (J.). — *Ibid.*, nºˢ 15 et 16, 1839.

Guérin (J.). — *Ibid.*, nº 11, 1840.

Guérin (J.). — Rapport sur les traitements orthopédiques, etc. Paris, 1848.

Guérin (J.). — Traitement des déviations latérales de l'épine par la myotomie rachidienne. Gaz. méd., 1839.

Hacker (von). — Zur Kenntniss des Einflusses der Krümmungen der Wirbelsaüle auf die Weite und den Verlauf des Œsophagies. Wien. med. Woch., 1887, nº 46.

Haliprè. — Traitement des déviations scoliotiques de la colonne vertébrale par la bicyclette modifiée. Normandie méd., 1897, XIII, p. 58.

Haller. — Opusc. pathol., 1768, obs. XIII.

Harisson (Ch.-R.). — Deformities of the spine and chest, etc. London, 1842.

Hauder (Max). — Die Gymnastik in der Behandlung der Skoliose. Zeit. f. orth. Chir., Band VII, Heft 1.

Hauder (Max). — État actuel du traitement de la scoliose. Wien. K. Rundschau, nºˢ 37, 38 et 39, sept. 1898.

Heath. — Déviations latérales de l'épine et corsets orthopédiques. Brit. med. journ., 1895.

Heath (C.). — Leçon sur la scoliose. Brit. med. journ., 16 mai 1896.

Heather Bigg. — Orthopragms of the spine. London, 1880.

Heckenbach. — Unters. an einen skol. Thorax. Diss. inaug. Greifswald, 1872.

Heinecke. — Hilfsapp. f. Skoliosenmess. Illust. Monats. f. orth. Chir., 1882.

Heinleth (O. von). — Ein neuer Scoliosen und Körpermessapparat « Thoracometer ». Arch. f. klin. Chir., Bd. XLVI, S. 208, 1893, et Langenbeck's Arch., Bd. XLVI, Heft 2.

Heisen. — Contribution à l'étude de la scoliose essentielle des adolescents. Thèse de Paris, 1893.

Henie (R.). — Zur path. Anat. und Mech. der Torsionsskoliose. Zeitsch. f. orth. Chir., 1891. Band I, Heft 2 u. 3, p. 123.

Hess (J.). — Weitere Beiträge zur Pathologie der Totalskoliose. Zeit. f. orth. Chir. Band VI, p. 556.

Heusner (L.). — Beit. zur Behandlung der Skoliose. Lang. Arch. f. klin. Chir., XLIV, Heft 4, 1893.

Hirsch (J.-J.). — Wie wird man schief? Wie wird man gerade? Leipzig, 1801.

HOADLEY (A.-E.). — Scoliosis and spondylitis. Differentiation and indications for treatment. Clin. lect. deliv. at the Chicago's Policlinic. Avril 1892.

HOFFA. — Anatomie pathologique de la scoliose. Sitzungsberichte. Wurzbourg, 1891.

HOFFA (A.). — Das Problem der Skoliosenbehandlung. Berl. klin. Woch. XXXIV, Berlin, 1893, 65-67.

HOFFA (A.). — De l'emploi de la traction et de la pression élastique dans le traitement de la scoliose. LXI<sup></sup>e Cong. des natur. allem. à Bonn. Berl. klin. Woch., p. 872, 22 déc. 1888.

HOFFA. — Ein Beitrag zur Skoliosenbeh. Münch. med. Woch., nos 20 et 21, 1880.

HOFFA (A.). — Ein neuer Redressionsapparat für Skoliosen. Mitth. a. d. Chir. orthop. Privatklin. Hoffa zu Würzburg. München, 1891, 88-93.

HOFFA. — Eine Redressionsvorrichtung zur Corr. der Thoraxdeformität bei der Skoliose. Zeit. f. orth. Chir., 1891, Band I, Heft 1.

HOFFA. — Lehrbuch der orthopädischen Chirurgie, 2e et 3e éditions.

HOFFA. — Le problème de la cure de la scoliose. Cent. f. Chir., 1896.

HOFFA. — Mittheilungen aus der chirurgisch-orth. Privatklinik., 1889.

HOFFA (A.). — Operative Behandlung einer schweren Skoliose (Resection des Rippenbuckels). Zeit. f. orth. Chir., Band IV, 1895.

HOFFA. — Traitement de la scoliose. Centr. f. ärzt. Polyt., 30 mai 1890, et Münch. med. Woch., no 26, 25 juin 1888.

HOFFA. — Verbesserungen resp. Ergänzungen an meinem Stützcorset f. Scoliosen. Mitth. a. d. Chir. orthop. Privatklin. Hoffa zu Würzburg. München, 1891, 03-98.

HOFFMANN. — Traitement de la scoliose mobile. Berl. klin. Woch., 1897.

HOSSARD (J.). — Traitement des déviations de la taille sans lits mécaniques; système d'inclinaison employé à l'établissement orthopédique d'Angers. Angers, 1835.

HÖNSCHER (C.). — Redressir und Massapparat; ein Beitrag zur Therapie der fixierten Skoliose. Beit. z. klin. Chir., XIII, 1.

HUCHARD. — État du cœur chez les bossus. Journ. de méd. et de chir. prat., t. LXVII, 1896.

HUETER (C.). — Die Formentwickl. am Skel. des menschl. Thorax, p. 100, 1865.

HUETER (C.). — Klin. der Gelenkkr., t. III, 1861.

HUMBERT et JACQUIER. — Traité des difformités du système osseux, etc., in-8 avec atlas in-4. Paris, 1835-1838.

HUNT. — Philad. med. Times, janv. 1875.

HUTCHINSON (J.-C.). — Contrib. to orthop. surg. New-York, 1880.

JABOULAY. — La desternalisation. Prov. méd., nov. 1891.

JACH (O.). — Klin. Stud. über das Verhalten der Torsion bei Skoliose. Zeit. f. orth. Chir., 1891, Band I, Heft 2 u. 3.

JAFFÉ (M.). — Zur Therap. der hab. Skoliose. Samml. klin. Vortr., no 318, 28 déc. 1889.

JAGERINK (M.). — Das Gipsbett zur Behandlung der Skoliose. Zeit. f. orth. Chir., Band V, p. 21, et Nederl. Tijdschr. voor Geneesk., 9 août 1898.

JAGERINK (M.). — Offener Brief an Herrn Dr G. Zander in Stockholm. Zeit. f. orth. Chir., Band VII, Heft 1, p. 107.

JALADE-LAFOND. — Exposé succinct des moyens mécaniques oscillatoires, etc., in-8. Paris, 1825.

JALADE-LAFOND. — Recherches pratiques sur les principales difformités, etc., in-4. Paris, 1827.

JESSEN (F.). — Ueber eine Modification in der Anwendung der Barwell'schen Schlinge. Zeit. f. orth. Chir., Band II, p. 235.

JOACHIMSTHAL. — Ein neues Messverfahren f. seitliche Rückgratsverkrümmungen. Zeit. f. orth. Chir., 1891, Band V, Heft I, S. 66, et Cent. f. Chir., 1897, p. 38-40.

JONES. — On Sayre's treatment of spinal curvatures by plaster jacket. Med. Press. and cir. London, 1898, 2e S., XXVI, 189.

JUDSON (J.-B.). — M. Brodhurst's view of the causes of rotation in lateral curvature of spine. Med. rec., p. 65, 19 janv. 1881.

JUDSON (J.-B.). — On the causes of rotation in lateral curvature of the spine. New-York med. rec., XXII, 17 sept.

JUDSON (A.-B.). — Practical inferences from clinical observations in lateral curvature of the spine. Med. News, 13 June 1896.

JUDSON (J.-B.). — The treatment of lateral curvature of spine. New-York med. rec., nov. 1865.

KARSWSKI. — Ein neues Skoliosenkorset. Deut. med. Woch., 1883, n° 9, et Berl. klin. Woch., 1881, 20, VIII, p. 521.

KEETLEY. — Sur une cause de rotation dans la scoliose. The Lancet, 20 juillet 1895.

KILIANI. — The bicycle for scoliosis. Med. rec., 1898, II, p. 615.

KIRCHOFF (E.). — Eine einfache Methode die laterale Deviation und die antero-posteriore Krümmung der Dornfortsatzlinie zu messen. Zeit. f. orth. Chir., Bd. II, p. 95.

KIRMISSON. — Art. *Scoliose* dans Traité de chir. de Duplay et Reclus.

KIRMISSON. — Scoliose essentielle des adolescents. Rev. d'orth., 1890, nos 5 et 6.

V. KLEYSSAHL (Th.). — Ueber die Ursache u. Verhütung des Schiefwuchses, scol. hab. Petersb. med. Zeit., 1870.

KLIPPEL. — Lésions de la moelle dans la scoliose de l'enfance. Gaz. hebd. de méd. et de chir., mars 1891.

KOCHER. — Ueber die Schenk'sche Schulbank, eine klinische Vorlesung über Skoliose. Corresp. f. Schweizer Aerzte, 1887, p. 11.

KŒLLIKER. — Notes statistiques sur la scoliose. Cent. f. Chir., 1886, n° 21, p. 37.

KŒNIG (A.). — Neueste Andeutungen über die Seitwärtsbeugung des Rückgrats, etc. Stuttgart, 1838.

KŒNIG (Fr.). — Lehrb. der Chir., 1890.

KOLACZECK. — Zur Theorie u. Beh. der hab. Skol. Bresl. aerzil. Zeit., 1883, n° 4.

KONTEWKO. — Tijds. voor Geneesk., n° 52, p. 919, déc. 1883.

KRUG. — Ueber Rückgratsverkrümmungen der Schulkinder. Jahrb. f. Kinderheilk. N. F., XXXVII.

KRUSCHWITZ. — Zur Path. u. Therap. der Skol. Munich, 1887.

KUNZE (F.). — Die Schulbankfrage. Leipzig, 1868.

LABORDE. — Résultats comparatifs de l'application de divers corsets. Acad. de méd., 9 fév. 1897.

LACHAISE. — Arch. gén. de méd., août 1825.

LACHAISE. — Précis physiologique sur les courbures de la colonne vertébrale, etc. Paris, 1827.

LANE (A.). — The forms of spinal deformity. Med. chir. trans., vol. 67, p. 233, 1884.

LANDERER (A.). — Vorschriften für die Beh. von Rückgratsverkr. mit Massage. 2e edit., in-8. Leipzig, 1887.

LANGE (C.). — Zur Aetiologie der Skoliose. Zeit. f. orth. Chir., Band V, p. 301.

LANGENBECK (M.). — Apparat gegen Rückgratsverkr. Deut. Klin., 16 fév. 1850.

LANIQUE. — De la scoliose essentielle des adolescents et de son traitement. Rev. méd. de l'Est, 1er et 15 août 1897.

LANNELONGUE. — Traitement de la scoliose. Bull. méd., 31 juillet 1895.

LEE (B.). — The nervous and muscular elements in the causation of idiopatic lateral curvature. Trans of the Am. orth. Ass., 1890, vol. III.

LESSER (L. VON). — Experim. und Klin. über Skoliose. Virch. Arch. f. path. Anat. und Phys., Bd. CXIII, 1888.

LESSER (L. VON). — Ueber Skoliose. Berl. klin. Woch., 1881, n° 38.

LESSER (L. VON). — Zur Theorie der Skoliose. Verh. der deuts. Ges. f. Chir. Berlin, 1880.

LE VACHER. — Nouveau moyen de prévenir et de guérir la courbure de l'épine. Mém. de l'Acad. roy. de chir., t. IV, p. 596-613. Paris, 1768.

LÉVI-BRAM. — Sur une maladie générale caractérisée par une infériorité des tissus. Thèse de Paris, 1893.

LEVY (Sigfr.). — Bidrag til den mekaniske behandling af ryggens deformiteter. Copenhague, 1881.

LEVY (Sigfr.). — Klin. Beitr. z. Aetiolog. der Skoliose. Orthop. Centr., 1887.

LEVY (Sigfr.). — Om Trojebeh. supplerende Meddelser hosp. Copenhague, 18 mars 1883.

LEWIS (G. Percy). — Early scoliosis or curable curvatures of the spine. London, 1895.

LEY (O. VON). — Zur Skoliosenbehandlung. Münch. med. Woch., 25 août 1899.

LONSDALE (Ed.). — An analysis of 3000 cases of various kinds of deformities, etc. Lancet, sept. 1855.

LONSDALE (Ed.). — Observations on the treatment of lateral curvature of the spine, in-8. Londres, 1817.

LORENZ (A.). — Beitrage zur Therapie der Skoliose. Zeit. f. orth. Chir. Band I, Heft I, 1891.

LORENZ (A.). — Die heutige Schulbankfrage. Vienne, 1888. Hœlder.

LORENZ (A.). — Die Torsion der skol. Wirbels. Wien. med. Woch., XXXVI, 1-4, 1886.

LORENZ (A.). — Lagerungsapp. zur Detorsion der Wirbels. in der Beh. der Skoliose Wien. med. Woch., 13 nov. 1887.

LORENZ (A.). — Pathol. u. Therap. der seitl. Rückgratsverkr. Vienne, 1886.

LORENZ (A.). — Ueber die Indicationen bei Anlegung des Filzverbandes bei der Skoliosenbeh. Wiener med. Presse, n° 11, 1885.

LORENZ (A.). — Ueber Rückgratsverkr. dans Realencyclop. der ges. Heilk. Vienne, 1889.

LORET. — Dissertation sur les déviations de la courbure vertébrale. Thèse de Paris, 1820.

LORINSER (F.-W.). — Scheinbare u. wirkliche Skoliose. Wien. med. Woch., 1850, n° 22, et 1881, n° 62. *Ibid.*, 1886, n° 27.

LOVETT (R.-W.). — The etiology of lateral curvature. Trans. of the Am. orth. Ass., 1890, vol. III.

MACKENZIE (R.-T.). — The accurate mensurement of spinal curvature, with the description of a new instrument for the purpose. Montreal med. journ., fév. 1893.

MAISONABE (C.-A.). — Mémoire sur l'incurabilité de la déviation latérale droite de la colonne vertébrale. Paris, 1837.

MALGAIGNE (J.-F.). — Mémoire sur la valeur réelle de l'orthopédie, etc. Comptes rendus de l'Acad. des sc., t. XIII, 1841. Journ. de chir., t. I, 1844.

MARSH (H.). — Des faits rares concernant les maladies de la colonne vertébrale. The Lancet, 30 sept. 1893.

MASSOL. — Contribution à l'étude des forces appliquées au traitement des déviations scoliotiques. Thèse de Montpellier, 1896-1897.

MAYER (W.). — Unters. über die Anfænge zu Wirbelsaüleverkr. der Kinder. Bayer. aerzt. Intelligenzbl., 1882, nos 27 et 28.

MEINERT. — Der Einfluss des Schnürens auf die seitlichen Rückgratsverkrümmungen und seine Darlegung durch den Anatomen Sommering. Zeit. f. orth. Chir., Band I, p. 397.

MERY (M.). — Observation faite sur un squelette d'une jeune femme, etc., 22 fév. 1706. Hist. de l'Acad. roy. des sc. méd., p. 472 et 480, 1706.

MEYER (H.). — Die Mechanik der Skoliose. Virch. Arch. f. pathol. Anat., 1866, p. 225.

MEYER (H.). — Die Beh. der Skoliose. Inaug. Diss. Bonn, 1880.

MEYER (H. VON). — Zur Schulfrage. Zeit. f. Hygiene.

MEYER (W.). — Ueber die Anfænge der seitl. Wirbelsæulekr., etc. Bayr. aerzt. Intelligenzbl., t. XXIX, 27-28.

MIKULICZ. — Skoliosometer, etc. Cent. f. Chir., 1885, no 20.

MILD (G.). — Bijdrage tot de Scoliose-Therapie. Nederl. Tijdschrift voor Geneeskunde, 1897, no 11.

MONTAZ. — Du traitement de la scoliose par la méthode de Sayre. Résultats éloignés. Gaz. des hôp. Paris, 1887.

MORTON (Ph.-G.). — On spinal curvature with remarks on its pathology and treatment. Philad. med. Times, fév. 1883.

MULLER (E.). — Die Therapie der Skoliose. Med. Korr. des Wurt. Aertzt. Landesvereins, 15 avril 1892, et Arch. f. Kinderh., 1891.

NADKOTTE-WILBORCHAWICH. — De la gymnastique dans le traitement de la scoliose et de la cyphose. Presse méd., 11 oct. 1890.

NEBEL. — Betracht. über Skoliose, etc. Deut. med. Woch., 1887, no 20.

NEBEL (A.). — Mittheilungen über die Zander'sche Mechanotherapie. Zeit. f. orth. Chir., Band II, p. 335.

NEBEL. — Traitement des déviations de la colonne vertébrale par les corsets de Sayre et l'appareil de Phelps. Samml. klin. Vortr., nos 277 et 278, 1886.

NEBEL. — Ueber eine neue Art der Anlegung von Corsetverbänden durch Schrägschwebelagerung und deren Verwendbarkeit bei Skoliose, angeborener Hüftverrenkung. Coxitis und Spondylitis. Arch. f. klin. Chir., LIX, 3.

NEIDERT. — Ueber die Todesursachen bei Deform. der Wirbels. Inaug. diss. Munich, 1886.

NICOLADONI. — Die Architectur der skol. Wirbels. Vienne, 1889. (F. Tempsky.)

NICOLADONI (C.). — Die Architectur der kindlichen. Skoliose. Wien, 1891.

NICOLADONI. — Ueber Torsion der skol. Wirbels. Stuttgart, 1882.

NITZSCHE. — Beitrag zur Therap. der Rückgratverkr., etc. Dresde, 1860.

NORNCHEN. — Zur typischen Skoliose. Centr. f. orth. Chir., juin 1889.

NUCK (A.). — Operationes et experimenta chirurgica, in-12. Lugduni Batav., 1690.

NYROP (C.). — Praktiske Anvisninger. Copenhague, 1881.

ŒHLER (R.). — Photographische Messung der Skoliose. Zeit. f. orth. Chir. Band II, p. 169.

OXSBY. — Curvatures of the spine treated by suspension and the plaster of Paris jacket. Med. Press. and Circ. London, 1878.

PARÉ (A.). — Œuvres complètes, éd. par Malgaigne, t. II, p. 611. Paris, 1840.

PAROW. — Studien über die physiol. Beding. der aufrechten Stellung u. der norm.

Krümmung der Wirbels. Virch. Arch., XXXI, nᵒˢ 1 et 2, 1864. Berl. klin. Woch., nº 45, 1864.

PAULET. — Bull. et mém. de la Soc. de chir. de Paris, 1877, t. II, p. 345.

PERRÉ (E.). — Consultation sur un cas de bassin cypho-scoliotique. Thèse de Lyon, 1890.

PERRET (A.). — Revue critique du traitement de la scoliose essentielle des adolescents. Thèse de Lyon, 1898.

PERLSTEIN. — Ueber hab. Skoliose. Wurzbourg, 1880.

PETERSEN (F.). — Ueber Gypspanzerbeh. Laugenb. Arch. f. klin. Chir., t. XXXII, nº 1.

PETIT (L.-H.). — Pathogénie et traitement de la scoliose essentielle des adolescents. Assoc. franç. pour l'avanc. des sciences. Marseille. 1891.

PETIT (L.-H.). — La marcheuse orthopédique. Congrès franç. de chir., 7ᵉ session, p. 850. Paris, 1893.

PFEIFFER (L.). — Die planimetrische Beurteilung der Rückgratsverkrümmungen. Münch. med. Woch., 1ᵉʳ fév. 1898.

PICQUÉ. — Réflexions cliniques sur l'emploi du corset de Sayre dans le traitement de la scoliose. Gaz. méd., 1883.

PIERRE. — Théorie et traitement de la scoliose. Berck-Plage, 1899.

POLOSSON (A.). — Note relative à l'étiologie des déviations de croissance de la colonne vertébrale. Lyon méd., 19 juillet 1885.

PORTAL. — Mémoire où l'on prouve la nécessité de recourir à l'art pour corriger et prévenir les difformités de la taille, etc. — Hist. de l'Acad. R. des sc., année 1772.

PORTAL. — Sur quelques maladies héréditaires. Mém. lu à l'Institut. p. 11. Paris, 1808.

PRAUSER (V.). — Ueber Schulbänke, Schultische, med. Stöhle. Wien, 1881.

PRAVAZ, père (C.-G.). — Journ. de méd. de Lyon, nº 1811.

PRAVAZ, père (C.-G.). — Mémoire sur l'orthopédie. Journ. hebd. de méd. Paris, 1829.

PRAVAZ, père (C.-G.). — Méthode nouvelle pour le traitement des déviations de la colonne vertébrale, in-8. Strasbourg et Paris, 1827.

PRAVAZ, fils (J.-Ch.-T.). — Du pronostic des déviations de la colonne vertébrale, etc. Lyon, 1881.

PRAVAZ, fils (J.-Ch.-T.). — Essai sur les déviations latérales de la colonne vertébrale. Mém. de la Soc. méd. chir. d'Amsterdam, 1862.

PRAVAZ, fils (J.-Ch.-T.). — Le traitement et les causes de la scoliose. Gaz. hebd., 1874, nº 43.

PROUFF. — Gaz. hebd., 1886.

RADIKE (R). — Zur Behandlung der Scoliose. Zeitsch. fur orth. Chir., Band, VII, Heft 243, 1899.

RASPAIL (C.). — Notice théorique et pratique sur les appareils orthopédiques, etc. 2ᵉ édit. Paris, 1873.

REDARD (P.). — De la scoliose dans ses rapports avec le pied plat. Gaz. méd. de Paris, nº 32, 1892.

REDARD (P.). — De la suspension latérale dans le traitement des scolioses. Gaz. méd. de Paris, 1890, 7ᵉ série, VII, 25-28.

REDARD (P.). — Du redressement forcé dans le traitement des scolioses. Trans. of the Amer. orth. Assoc. Twelfth session, held at Boston, 1890, p. 117, et XIIIᵉ Cong. franç. de chir., 1899.

— Report on recording lateral curvature et Discussion. Trans. of the Amer. orth. Assoc., XII, 1899.

REGNAULT (F.). — Des variations morphologiques des apophyses épineuses dans les déviations de la colonne vertébrale. Bull. de la Soc. anat., fév.-mars 1897.

REUSS (VON). — Ueber die Schulbankfrage. Wien. med. Presse, 1874.

REYMOND (C.) — Le corset de bois dans le traitement de la scoliose. Rev. méd. de la Suisse rom., juillet 1891.

REYNIER (J.-B). — Traitement des déviations de la taille sans corsets ni lits orthopédiques, Paris, 1889.

REYNIER (J.-B.). — Contribution à l'étiologie et au traitement de la scoliose, etc. Ann. d'orthop., 15 juin 1888.

RICHER (P.). — Rapports de la station hanchée avec la scoliose dorsale primitive. Nouv. Icon. de la Salpêtrière, janv. 1898.

RICHER (P.). — Sur une déviation de la colonne vertébrale se rencontrant chez un grand nombre d'individus bien portants. Nouv. Icon. de la Salpêtrière, 1896.

RIDLON. — Du diagnostic et du traitement rationnel des courbures de la colonne vertébrale. New-York med. rec., p. 488, oct. 1888.

RIDLON. — Scoliose cervicale. Acad. de méd. de New-York, séance du 21 mars 1890.

ROBERT. — Sur la pathogénie des difformités chez les filles. Lancet, II, 11 sept.

ROBIN. — Sur les résultats de l'extension dans le traitement de la scoliose. Lyon méd., 5 mai 1895.

ROTH (B.). — Analyse de 1000 cas d'incurvation latérale de l'épine dorsale traités par la posture et l'exercice (à l'exclusion des appareils mécaniques). Med. Gaz. Publ. comp., 1897.

ROTH (B.). — Scoliosometry or an accurate and practical methode of recording cases of lateral curvature of the spine. Brit. med. journ., 27 oct. 1888.

ROTH (B.). — The prevention of lateral curvature, etc. Londres, 1885.

ROTH (B.). — The treatment of lateral curvature of the spine. Londres, 1889, et 2e éd. 1899.

ROTH. — The treatment of lateral curvature of the spine. Brit. med. journ., mai 1887.

ROTH (B.). — 200 cases of lateral curvature, etc. Brit. med. journ., 1885.

ROTH (M.). — On essay of the prevention and rational treatment of scoliosis, in-8, p. 178. Londres, Baillière-Tindal et Cie, 1883.

ROUX. — Thèse médico-chir. Paris, 1767.

ROY (H.). — Commentatio anatomico-chirurgica de Scoliosi. Lugd. Batavorum, 1774.

RUPPRECHT. — Ueber Natur u. Beh. der Skoliose. Cent. f. orthop. Chir., 1886, 2.

SABATIER. — Mémoire sur la situation des gros vaisseaux. A la suite de l'anatomie de Sabatier, t. III, p. 406, 3e éd., 1791.

SAINTON (R.). — Des procédés employés pour la mensuration de la scoliose. Rev. d'orth., 1894, p. 103.

SAINTON. — Scoliose tardive des jeunes gens. Rev. d'orth. 1891, p. 300.

SALAGHI (M.). — Sulla scoliosi. Archivio d'ortopedia, nos 2, 3, 4, 1895.

SAYRE (L.-A.). — Spondylitis and rotary lateral curvature of the spine. New-York State Assoc., 1883.

STARR (R.). — The treatment of rotary lateral curvature of the spine. New-York med. journ., 1888.

SCHANZ (A.). — Eine einfache redressirende Lagerungsvorrichtung für Skoliotische. Deut. med. Woch., 3 nov. 1898.

SCHANZ. — Zur Messung von Skoliosen. Cent. f. Chir., no 38, 25 sept. 1897, p. 1001.

SCHEDE (M.). — Ein neuer Apparat zur Behandlung der Skoliose. Deut. med. Woch., 1892, nº 12.

SCHEELE. — 2 Fälle von Situs viscerum inversus, etc. Berl. klin. Woch., nºs 29 et 30, 1875.

SCHENK. — Thoracomètre. Centr. f. orth. Chir., 1881, p. 63.

SCHENK. — Zur Ætiologie der Skoliose. Corresp. f. Schweitzer Aerzte, nº 28, 1881, et Cent. f. orth. Chir., 1881, p. 63.

SCHENK (F.). — Zur Aetiologie der Skoliose, etc. Beitrag zur Lösung der Subsellienfrage. Berlin, 1885.

SCHILDBACH (C.-H.). — Beob. u. Betracht. über Skoliose. Amsterdam, 1862.

SCHILDBACH (C.-H.). — Die Skoliose. Leipzig, 1872, et Virch. Arch., t. XLI, 1872.

SCHILDBACH. — Die Schulbankfrage und die Kunze'sche Schulbank. Leipzig, 1869.

SCHILDBACH (C.-H.). — Einige Bemerk. zur Entstehungsweise der Skoliose. Cent. f. Orthop., 1886.

SCHILDBACH (C.-H.). — Zur Behandlung der Skoliose im elterlichen Hause. Jahrb. f. Kinderheilk., XXV, p. 351.

SCHILLING (J.-A.). — Die psychische Aetiol. der Skol. Augsbourg, 1866.

SCHMIDT (B.). — Ueber die Achsendrehung der Wirbels. bei hab. Skoliose u. deren Beh. Leipzig, 1882.

SCHOBER. — Die Olmützer Schulbank. Wien, 1873.

SCHON. — Ueber Skoliosebehandlung. Cent. f. Orthop., nº 1, 1890.

SCHULTHESS (W.). — Die Behandlung der Skoliose nach den Grundsätzen der functionellen Orthopädie und ihre Resultate. Arch. f. klin. Chir., Bd. LX, Heft 4.

SCHULTHESS (W.). — Ein neuer Mess und Zeichnungsapparat für Rückgratsv. Centr. f. orth. Chir., 1887.

SCHULTHESS (W.). — Eine neue Arbeitsschulbestuhlung in der Züricher Mädchensecundarschule. Zeit. f. orth. Chir., 1891. Band I, Heft 1.

SCHULTHESS (W.). — Einige Bemerkungen über Messungsverfahren und Messapparate für Skoliose. Zeit. f. orth. Chir., Band II, 229.

SCHULTHESS (W.). — Klin. Stud. über das Verhalten der physiol. Krümmungen der Wirbels. bei Skoliose. Cent. f. orth. Chir., sept. et oct. 1889.

SCHULTHESS (W.). — Messung und Röntgen'sche Photographie in der Diagnostik der Skoliose. Zeit. f. orth. Chir.; Band V, p. 307.

SCHULTHESS (W.). — Ueber die Wirbelsäulenkrümmung sitzender Kinder. Corresp. f. Schweitz. Aerzte, 1890, nº 1, p. 2.

SCHULTHESS (W.). — Ueber eine neue Behandlungsmethode der Rückgratsverkrümmungen mit redressirenden Bewegungsapparaten. Therap. Mon., 1897.

SCHULTHESS (W.). — Zur normalen und pathologischen Anatomie der jugendlichen Wirbelsäule. Zeit. f. orth. Chir., Band VI, p. 399.

SCHULTHESS (W.) et LÜNING (A.). — Untersuchungen über die Wirbelsäulenkrümmung sitzender Kinder, ein Beitrag zur Mechanik der Sitzens. Zeit. f. orth. Chir., 1891, Band I, Heft 1.

SCHUSTER. — Ueber Scoliosis habitualis, etc. Wurzburg, 1885.

SCHUSTER. — Ein neuer Mess und Zeichnungsapp. für Rückgatsverkr. Centr. f. orth. Chir., 1887, nº 4.

SCHWANDER. — Du traitement de la scoliose des adolescents à la clinique de chirurgie orthopédique de Nancy. Thèse de Nancy, 1899.

SCHWARZ (K.-M.). — Nouveau mode de suspension et de correction de la scoliose par les corsets plâtrés. Wien. med. Presse, 30 sept. 1888, et Centr. f. orth. Chir., 1er fév. 1889.

SCUDDER. — Appareil contre les courbures latérales du rachis. New-York med. journ., nº 7, 1888.

SECCHI. — I corsetti meccanici nella cura della scoliosi. Arch. di ortop., I, p. 23-25. Centr. f. orthop. Chir., 1881, p. 2.

SEEGER (L.). — Pathologie und Therapie der Rückgratsverkrümmungen. Wien, 1890.

SEEGER (L.). — Path. und Therapie der Rückgratsverk. Wiener Klinik, 1880.

SEEGER (L.). — Zur Pathologie der Skoliose. Wien. med. Presse, nº 37-41, 1889.

SHAFFER (N.-M.). — The present status of orthop. surg. New-York med. journ., 26 janv. 1884.

SHAW (J.). — Further obs. on the lateral serpentine curvature of the spine, etc. Londres, 1825.

SHAW (W.-C.). — The plaster of Paris jacket and a question of priority. Med. rec., nº 9, 1877, XII, 303.

SKEY. — On a new operation for the cure of lateral curvature of the spine. London, 1841.

SKLIFOZOWSKI (N.-W.). — Beitr. zur Aetiol. der hab. Skol. Vratch, 1883, et Centr. f. Chir., 1881, p. 43.

SLUYS (VAN DER). — Onderzoekingen aan eenen Scoliotischen Thorax. Amsterdam 1870.

SMITH (Noble). — Lateral curvature of the spine. Lancet, p. 90 et 130, 1882, et Centr. f. orth. Chir., p. 82, 1881.

SMITH (Noble). — Redressement forcé des courbures latérales de la colonne vertébrale. Brit. med. journ., 8 janv. 1898.

SMITH (Noble). — The recording of lateral curvature of the spine. Trans. of Am. orth. Assoc., vol. XII, 1899.

SMITH (Noble). — The treatment of lateral curvature of the spine. Brit. med. journ., 12 déc. 1885.

STAHEL (J). — Klinische Studien über die Lendenskoliose. Zeitsch. für orth. Chir., Band VII, Heft 2-3.

STAFFEL (F.). — Neue Hülfsmittel in der Skoliosentherapie. Berl. klin. Woch., juin 1885.

STAFFEL. — Orthop. Gymnastik als Grundlage der Ther. der Skoliose. Verh. der phys. med. Ges. zu Würzburg, XVII, et Cent. f. Chir., nº 10, 1881.

STAFFEL. — Zur Hyg. des Sitzens, etc. Centr. f. orth. Chir., 1885, nº 5.

STAFFEL et DORNBLÜTH. — Die Behandl. der Skoliose. Tageblatt der 60. Vers. deut. Naturf. u. Aerzte in Wiesbaden, nº 1, p. 97, 1887.

STAVEREN (W.-H. VAN). — Ueber die Wirbeltorsion bei der Skoliose. Thèse inaug., Amsterdam, 1887. Analyse dans Arch. f. Kinderheilk., 1889, p. 310.

STEINER (J.). — Klinische Studien über die Totalskoliose und die dabei beobachtete concavseitige Torsion. Zeit. f. orth. Chir., Band V, p. 401.

STETTER. — Deut. Zeit. f. Chir., 1880, 13.

STILLMAN. — Some new features in the mechanical treatment of lateral rotatory curvature of the spine. New-York med. rec., 21 mai 1887 et oct. 1888.

STROMEYER. — Beitraege zur oper. Orthop., in-8. Hannover, 1838.

STROMEYER. — Ueber Paralyse der Inspirationsmuskeln. Hannover, 1836.

SYME. — Acute Verk. der Wirbels. Dublin Presse, 1855.

TAUSCH. — Nouvel appareil de redressement de la scoliose. Zeit. f. orth. Chir., Band IV.

TAVERNIER. — Des indications principales à remplir dans le traitement des déviations de la colonne vertébrale. Bull. gén. de thérap., XIX, p. 289-297. Paris, 1840.

TESCHNER (J.). — De la guérison rapide de la scoliose avec rotation et autres déformations, par des exercices de redressement à l'aide de poids. Washington med. congress, 5 sept. 1893. Acad. de méd. de New-York, section d'orthop., 7 mai 1895. The New-York med. journ., 23 mai 1896.

TIDEMAND (A.). — Om Distriktslæge Kjolstads selvretningsorthopædi, etc. Christiania, 1876.

TILLMANNS. — Zur Pathologie der Skoliose. Arch. der Heilk., XV, p. 359, 1874.

TISSIÉ. — De la gymnastique médicale suédoise dans le traitement de la scoliose. Gaz. hebd. des sc. méd., 22 déc. 1895.

TIVY (W.). — Lateral curvature of the spine. London, 1886.

TAY. — Lateral curvature of the spine; its pathology and treatment by the poroplastic jacket, postural recumbences and exercises. London, 1885.

TYLICKA. — Du corset; ses méfaits au point de vue hygiénique et pathologique. Thèse de Paris, 1898.

ULRICH (A.-S.). — Pathol. u. Therap. der muscul. Rückgratsverkr. Bremen, 1874.

VELLAY (E.). — Contribution à l'étude de la physiologie pathologique des gibbeux. Thèse de Paris, 1898.

VENEL. — Description de plusieurs nouveaux moyens mécaniques propres à prévenir, borner et même corriger dans certains cas les courbures latérales et la torsion de l'épine du dos, in-8. Lausanne, 1788.

VERNHES. — Essai sur les déviations de la colonne vertébrale, etc. Thèse de Paris, 1827.

VINCENT (E.). — De la cuirasse plâtrée à propos d'un cas de scoliose au dernier degré considérablement amendée sous l'influence du traitement américain. Lyon méd., 1881.

VIRCHOW (H.). — Apparat zum Anschreiben der Rückenkrümmung des Lebenden, Notograp. Berl. klin. Woch., 1893.

VIRCHOW. — Demonstr. eines. App. zum Anschreiben der Rückenkrüm. beim Lebenden. Berlin. klin. Woch, 1886, nº 28.

VISSER (P.). — Untersuchungen über die Beschaffenheit der Wirbelsäule bei Schulkindern. Diss. Würzburg, 1892.

VOLK. — Verk. der Wirbels. Diss. Würzburg, 1851.

VOLKMANN (VON). — Ostéotomie costale dans la scoliose. Berl. klin. Woch., 1889, nº 50.

VULPIUS (O.). — Aus der orthopädischen chirurgischen Praxis. Leipzig, 1898.

VULPIUS (O.). — Traitement de la scoliose. Zeit. f. orth. Chir., 1895, p. 93.

WALSHAM (W.-S.). — Notes from the orth. dep. on the treatment of lateral curvature. Barthol. hosp. rep., XX, 103.

WALTUCH (Jos.). — Das abnehmbare Holzmieder u. die Holzverbænde. Centr. f. orth. Chir., janv. 1889.

WALZBERG. — On the treatment of scoliosis Glasgow med. journ., 1880.

WALZER (F.). — Ein neuer Skolioseapparat von G. Gerlitz in Gratz. Zeit. f. orth. Chir., Band III, p. 22.

WEIGEL (L.-A.). — Apparatus for recording the curve of rotation in scoliosis. Am. medico-surg. Bull., nov. 1893, et Trans. of. Am. orth. Ass. 1893.

WERNER. — Zur Aetiol. der seitlichen Rückgratverkr. bei jungen Mædchen. Wien. med. Woch., 1869, nº 70.

WILBUR. — Du décubitus latéral comme cause et traitement de la scoliose. New-York med. journ., 1894, t. LX, p. 722. Analyse in Rev. d'orth., 1895.

WILDBERGER (J.). — Die Rückgratsverkr. oder der Schiefwuchs. Leipzig, 1862.

WILKINSON. — Physiol. and philosoph. essay on the distortion of the spine. Londres, 1790.

WILSON (A.). Quelques causes d'incurvation rotatoire latérale de la colonne vertébrale. Journ. of Am. med. Assoc., 2 avril 1892.

WITZEL. — Verkr. der Wirbelsäule. Gerhard's Handb. der Kinderheilk., 1887, VI.

WŒLFLER. — Verein der Aerzte in Steiermark. Séance du 12 mars 1888.

WOLFERMANN. — Ueber eine Behandlungsweise der Skoliose. Centr. f. Chir., 1888, nº 42.

WOLFERMANN (H.). — Ueber Entstehung und Behandlung der seit. Rückgratverkrümmungen. Zeit. f. orth. Chir., Band II, p. 103.

WOLFERMANN et BŒKLE. — Ueber Entstehung u. Beh. der seitl. Rückgratsverkr. Stuttgard, 1890.

WOLFF (J.). — Anatomie pathologique de la scoliose. Berl. klin. Woch., nº 17, 1896.

WOLFF (J.). — Les causes et le traitement des déformations, etc. Berl. klin. Woch., 1885, nºs 11 et 12. Mém. lu à la Société méd. de Berlin, le 26 nov. 1884.

WOLFF (J.). — Théorie de la pathogénie fonctionnelle des déformations, 1897.

YOUNG. — Accurate measurement for scoliosis. Univ. med. Magazine, nº 5, 1893.

ZANDER (G.). — Om den habituela Skoliosens behandling medels mekanisk Gymnastik. Nordiskt Med. Arkiv., t. XXI, 1889, nº 27.

BIBLIOTHÈQUE NATIONALE R.F. IMPRIMÉS

# TABLE DES MATIÈRES

Préface........................................ v

Introduction à l'étude des déviations de la colonne vertébrale........ 1

**I. Déviations pathologiques du rachis dans le sens antéro-postérieur**........ 12

*Cyphose*........ 12

1° Cyphose (habituelle Kyphose)........ 12

2° Cyphose d'origine osseuse ou ostéopathique........ 21

Cyphose rachitique........ 24

Cyphose dans la spondylose rhizomélique........ 29

Cyphose dans l'arthrite déformante de la colonne vertébrale........ 31

*Dos plat ou plat creux*........ 31

*Lordose*........ 35

1° Lordose statique........ 36

2° Lordose de compensation........ 36

3° Lordose myopathique........ 37

4° Lordose ostéopathique........ 38

*Déviations du rachis dans le mal de Pott*........ 40

*Gibbosité dans les lésions syphilitiques des vertèbres et dans l'ostéomyélite*........ 111

**II. Déviations latérales**........ 115

1° Scoliose congénitale........ 116

2° Déviations du rachis d'origine traumatique........ 119

3° Scoliose pleurétique........ 123

4° Déviations du rachis d'origine rhumatismale........ 128

5° Scoliose dans le rachitisme et l'ostéomalacie........ 132

6° Déviations du rachis d'origine statique........ 140

7° Déviations du rachis en rapport avec l'obstruction chronique des voies respiratoires supérieures........ 155

8° Déviations du rachis d'origine nerveuse........ 161

1° Maladies de l'encéphale........ 163

Hémiplégie........ 163

Athétose double........ 164

Idiotie........ 164

2° Maladies de la moelle épinière........ 164

Paralysie infantile........ 164

Atrophie musculaire progressive........ 169

Hémiplégie spasmodique. Maladie de Little........ 169

Maladie de Friedreich........ 169

Ataxie locomotrice progressive........ 171

Sclérose en plaques ..... 174
Syringomyélie. Maladie de Morvan ..... 174
3° Maladies du système nerveux périphérique ..... 178
Sciatique ..... 178
Névrite interstitielle hypertrophique et progressive de l'enfance ..... 188
4° Névroses ..... 189
Hystérie ..... 189
Déviations vertébrales d'origine réflexe ..... 196
Scolioses des enfants et des adolescents associées aux névropathies (scolioses névropathiques, myélopathiques, neurasthéniques) ..... 198
5° Maladies dystrophiques ..... 199
Myopathies ..... 199
Acromégalie ..... 200
Ostéo-arthropathie hypertrophiante pneumique ..... 200
Ostéite déformante. Maladie de Paget ..... 201
Myxœdème ..... 201
Traitement en général ..... 201
*Scoliose des adolescents* ..... 203
Fréquence ..... 203
Anatomie pathologique ..... 206
Pathogénie et étiologie ..... 211
Symptômes ..... 257
Marche. Terminaisons ..... 290
Pronostic ..... 292
Diagnostic ..... 294
Traitement ..... 296
Prophylaxie ..... 299
Exercices de gymnastique. Redressement actif ..... 301
Exercices spéciaux. Mouvements actifs ..... 311
Exercices spéciaux. Mouvements passifs ..... 320
Exercices généraux ..... 320
Manipulations. Redressement passif ..... 332
Massage ..... 342
Électricité ..... 342
Moyens antistatiques ..... 343
Mécanothérapie. Machines utilisées pour obtenir la mobilisation, le redressement, la détorsion du rachis et la correction des déformations thoraciques ..... 344
Appareils de redressement portatifs. Lits orthopédiques ..... 377
Corsets et ceintures orthopédiques ..... 386
Redressement progressif suivi de contention ..... 400
Redressement forcé suivi de contention ..... 403
Opérations chirurgicales ..... 420
Traitement général ..... 422
Résumé ..... 422
BIBLIOGRAPHIE ..... 425


9274-00. — Corbeil. Imprimerie Éd. Crété

BIBLIOTHÈQUE NATIONALE RF IMPRIMÉS

## A LA MÊME LIBRAIRIE

**Atlas de radiographie, chirurgie infantile et orthopédique,** par P. Redard et F. Laran. 1 vol. in-4, cartonné toile, de 118 pages et 48 planches hors texte en photocollographie........................ **25 fr.**

**Leçons cliniques sur les maladies de l'appareil locomoteur** (*os, articulations, muscles*), par le Dr Kirmisson, professeur agrégé à la Faculté de médecine, chirurgien des hôpitaux, membre de la Société de chirurgie. 1 vol. in-8, avec figures dans le texte........................ **10 fr.**

**Traité des maladies chirurgicales d'origine congénitale,** par le Dr Kirmisson, professeur agrégé à la Faculté de médecine, chirurgien de l'hôpital Trousseau, membre de la Société de chirurgie. 1 vol. gr. in-8, avec 311 figures dans le texte et 2 planches en couleurs........................ **15 fr.**

**Manuel de pathologie externe,** par les Drs Reclus, Kirmisson, Peyrot, Bouilly, professeurs agrégés à la Faculté de médecine de Paris, chirurgiens des hôpitaux. Édition complète, illustrée de 720 figures. — I. *Maladies des tissus et des organes*, par le Dr P. Reclus. — II. *Maladies des régions. Tête et Rachis*, par le Dr Kirmisson. — III. *Maladies des régions. Poitrine, Abdomen*, par le Dr Peyrot. — IV. *Maladies des régions. Organes génito-urinaires*, par le Dr Bouilly. — 4 volumes in-8, avec figures dans le texte........ **40 fr.**
Chaque volume est vendu séparément........................ **10 fr.**

**Traité de Chirurgie,** publié sous la direction de M. Simon Duplay, professeur de clinique chirurgicale à la Faculté de médecine de Paris, chirurgien de l'Hôtel-Dieu, membre de l'Académie de médecine, et M. Paul Reclus, professeur agrégé à la Faculté de médecine de Paris, vice-président de la Société de chirurgie, chirurgien des hôpitaux, membre de l'Académie de médecine, par MM. Berger, Broca, Pierre Delbet, Delens, Demoulin, J.-L. Faure, Forgue, Gérard-Marchant, Hartmann, Heydenreich, Jalaguier, Kirmisson, Lagrange, Lejars, Michaux, Nélaton, Peyrot, Poncet, Quénu, Ricard, Rieffel, Segond, Tuffier, Walther. — **Ouvrage complet.** *Deuxième édition entièrement refondue*. 8 forts volumes, gr. in-8, avec nombreuses figures. **150 fr.**

**La cure radicale des hernies, particulièrement chez les enfants,** par le Dr G. Felizet, chirurgien des enfants de l'hôpital Tenon. 1 brochure in-8 avec 4 planches........................ **2 fr. 50**

**De la circoncision.** *Indications et Manuel opératoire*, par le Dr G. Felizet, chirurgien des enfants de l'hôpital Tenon. 1 broch. in-8, avec 10 fig. **1 fr. 50**

**Les hernies inguinales de l'enfance,** par le Dr G. Felizet, chirurgien de l'hôpital Tenon. 1 volume gr. in-8, avec 53 figures dans le texte... **10 fr.**

**Traité de la Cystostomie sus-pubienne, chez les prostatiques.** *Création d'un urèthre hypogastrique : application de cette méthode aux diverses affections des voies urinaires*, par Antonin Poncet, professeur de clinique chirurgicale à l'Université de Lyon, ex-chirurgien en chef de l'Hôtel-Dieu, membre correspondant de l'Académie de médecine, et Xavier Delore, chef de clinique chirurgicale à l'Université de Lyon. 1 vol. in-8, avec 42 figures dans le texte........................ **8 fr.**

**Revue d'Orthopédie,** paraissant tous les deux mois sous la direction de M. le Dr Kirmisson, chirurgien de l'hôpital Trousseau, professeur agrégé à la Faculté de médecine, membre de la Société de chirurgie, membre correspondant de l'American orthopedic Association, avec la collaboration de MM. les professeurs L. Ollier, A. Demons, Piéchaud, O. Lannelongue, A. Poncet, Phocas et de MM. les professeurs Oscar Bloch (Copenhague); — H. Maurer (Lausanne); — Lorenz (Vienne); — R. [illegible] (Royal orthop. Hosp., Londres); — Fr.-R. Fisher (Nation. orthop. Hosp., Londres); — G.-H. [illegible] (Guy's Hosp., Londres); — Wilfred Lucas (Nation. orthop. Hosp., Londres); — E.-H. Bradford (Visiting surgeon to the Children's Hospital, New-York); — V.-P. Gibney (Hosp. for the Ruptured and Crippled, New-York); — A.-B. Judson (New-York orthop. Hosp.); — Newton M. Shaffer (New-York Hospital).

*Abonnement annuel* : Paris, **12 fr.** — Départements, **14 fr.** — Étranger, [illegible] fr.

[illegible] — Corbeil, Imprimerie Éd. Crété.

www.ingramcontent.com/pod-product-compliance
Ingram Content Group UK Ltd.
Pi[illegible]ield, Milton Keynes, MK11 3LW, UK
[illegible]20151250726
[illegible]UKWH00003B/1003